Galien de Pergame ou la rhétorique de la Providence

Mnemosyne Supplements

MONOGRAPHS ON GREEK AND LATIN LANGUAGE AND LITERATURE

VOLUME 420

The titles published in this series are listed at *brill.com/mns*

Galien de Pergame ou la rhétorique de la Providence

Médecine, littérature et pouvoir à Rome

par

Caroline Petit

BRILL

LEIDEN | BOSTON

The Library of Congress Cataloging-in-Publication Data is available online at http://catalog.loc.gov

Typeface for the Latin, Greek, and Cyrillic scripts: "Brill". See and download: brill.com/brill-typeface.

ISSN 0169-8958
ISBN 978-90-04-37345-7 (hardback)
ISBN 978-90-04-38096-7 (e-book)

This book is printed on acid-free paper and produced in a sustainable manner.

Stylus Galeni ut aiunt quidam medius inter solutam orationem et carmen fluit

SYMPHORIEN CHAMPIER, *Speculum Galeni*, 1517

Table des matières

Avant-propos

L'idée de ce livre a germé au début des années 2000, tandis que je terminais ma thèse consacrée à un ouvrage attribué à Galien, l'*Introductio sive medicus* (*Galien. Œuvres, III. Le médecin, Introduction*, Paris, Les Belles Lettres, 2009). Galien rapporte, peut-être au sujet du même livre, en tout cas à propos d'un livre portant la même *épigraphè*, qu'un lecteur averti, en conversation avec un autre à l'étal d'un libraire, le rejeta comme inauthentique parce qu'il ne correspondait pas au "style" (*lexis*) de Galien[1]. Ce qui parut évident à ce lecteur romain (pour la plus grande joie de l'intéressé) ne l'est plus autant pour un lecteur moderne : le style de Galien ne frappe plus personne, ou bien laisse complètement indifférents ceux qui le consultent, prompts à dénigrer sa verbosité et son manque de clarté.

Ce livre s'inscrit en faux contre de tels jugements, car ils ont contribué à offusquer les qualités littéraires de l'un des plus grands auteurs de son époque. Galien est un des témoins les plus prolifiques de l'époque des Antonins et des Sévères. Linguistes, historiens, critiques littéraires – nul ne peut désormais faire l'économie de la lecture de Galien pour tout sujet se rapportant à cette période de l'Empire romain. Mais les spécialistes de Galien eux-mêmes répètent parfois les mêmes poncifs sur la prolixité et le fastidieux du médecin de Marc Aurèle, et se sont obstinément détournés de la question de son style, pourtant essentielle. Le style de Galien eût permis, de son temps, de décider en un instant de l'authenticité d'un ouvrage – une capacité aujourd'hui perdue, une possibilité qui s'est peut-être bien évanouie en quelques années seulement, peu après la disparition de Galien. Une stylistique de Galien paraissait donc être un *desideratum*. Owsei Temkin lui-même, l'inventeur du "galénisme", l'avait souligné[2]. C'est qu'il est également impossible de se confronter aux problèmes de la réception de Galien sans s'interroger sur la langue et l'écriture de ce dernier. L'écriture galénique, dans sa beauté et sa complexité, explique le succès de Galien – elle explique aussi la difficulté qu'ont eu ses successeurs à rendre compte d'une œuvre compliquée, érudite, littéraire. Elle explique, enfin, que tant de textes inauthentiques aient pu se glisser dans le corpus, oeuvres simplifiant de manière opportune, pour des lecteurs pressés, les enseignements du maître.

---

1 Galien, *De libris propriis*, 1 (ed. V. Boudon-Millot, Les Belles Lettres).

2 O. Temkin, *Galenism. Rise and Decline of a Medical Philosophy*, 1973, 68.

Pourtant, le présent ouvrage s'attache moins à la stylistique proprement dite qu'à la *rhétorique*. Les oeuvres de Galien ne peuvent se lire comme un bloc. Elles varient considérablement en taille, genre, objectifs : Galien sculpte chaque ouvrage en fonction du public ou du lectorat qu'il a en vue. Si chaque texte démontre une grande maîtrise du grec, la rigueur n'en est pas uniforme, le texte se plie, tout naturellement, au contexte. S'y ajoute le temps long de son déploiement : Galien fut un prosateur actif pendant plus de cinquante ans. Perfectionniste, Galien aime aussi remettre son travail sur le métier. Le style de Galien, de façon plus ou moins visible d'un texte à l'autre est donc affaire de *rhétorique*. C'est pourquoi une étude littéraire de son oeuvre a paru plus opportune, plus susceptible de situer Galien dans le contexte culturel de son temps, que ne l'eût été une froide stylistique.

Auteur prolifique, Galien est capable d'une variété qu'il fallait analyser : récits, descriptions, arguments, réfutations, éloges et invectives, autobiographie, tout s'imbrique dans le souci constant de la cohérence de la pensée, mais aussi de l'efficacité du texte. En effet, Galien n'écrit jamais sans but précis. Bien que catalogué comme auteur "technique", c'est un des grands prosateurs de son temps. Polémiste ou commentateur, médecin en consultation ou professeur d'anatomie, Galien ne perd aucune occasion de provoquer et d'amuser son public – quel qu'il fût : cercle d' "amis", public élargi, ou encore public fictif. Érudit comme l'étaient ses contemporains, les sophistes, Galien n'est pas un simple passéiste, mais un auteur capable de jouer sur la culture de l'ostentation verbale appréciée de ses auditeurs. Il fallait analyser Galien non seulement dans le contexte de la littérature et de la culture de son temps, mais plus précisément dans le cadre, fort heureusement renouvelé et rafraîchi, des études sur la Seconde Sophistique. Une "rhétorique de Galien" m'a donc paru véritablement nécessaire. D'autres auteurs ont ainsi longtemps été envisagés sous un angle réducteur – philosophique, théologique, technique : c'est le cas d'Origène, récemment honoré d'un ample travail collectif sur son oeuvre d'*écrivain*[3], mais aussi des historiens romains, et de bien d'autres. En fait, une véritable histoire de la littérature antique ne saurait faire l'économie des auteurs dit techniques (comme Galien) : ce livre se veut un jalon dans la marche vers une telle histoire, ouverte, inclusive, de la littérature.

Par ailleurs, si Galien mérite d'être lu comme un auteur impérial comme les autres, il doit aussi rester une figure particulière dans l'histoire intellec-

3 S. Kaczmarek, H. Pietras (eds) (in collaboration with Andrzej Dziadowiec), *Origeniana decima : Origen as writer : papers of the 10th International Origen Congress, University School of Philosophy and Education "Ignatianum", Kraków, Poland, 31 August-4 September 2009*, Peeters, Leuven, 2011.

tuelle : celle d'un fondateur, non seulement dans le domaine médical, qui mit des siècles à se dégager, lentement, de ses enseignements, mais aussi plus généralement dans le domaine du discours scientifique et de l'autobiographie intellectuelle. Médecin sans égal, prosateur infatigable, Galien fut l'inventeur d'une *manière* de parler de science. Par le prisme de son expérience, au travers d'un regard rétrospectif qui illumine et organise le parcours d'une vie de recherche, Galien fonde un caractère, une méthode et une posture de savant qui survivent dans maints témoignages d'intellectuels modernes. Galien pose les bases d'un discours scientifique, d'une attitude (voire d'une pose ?) d'intellectuel motivé exclusivement par l'amour (socratique) de la Vérité.

Médecins et intellectuels peuplent également l'univers de la fiction. Or, dans ce domaine également, Galien instaure, à son exemple, une lignée de personnages médecins qui emplissent cet univers de leur assurance, de leur vision du progrès, de leur toute-puissance. L'ignorer, c'est se priver d'outils indispensables pour mieux saisir le discours scientifique moderne et le rôle du savant dans la société pendant les siècles qui sont suivi sa redécouverte à la Renaissance. Etudier la rhétorique de Galien, c'est donc fournir un repère à ceux qui étudient le discours scientifique médiéval et moderne, pour peu qu'ils daignent s'en saisir. C'est aussi mettre en lumière un personnage qui est à bien des égards un archétype : médecin brillant, dont l'ascension fut irrésistible, mais aussi médecin de cour : influent, sans doute, mais aussi homme de l'ombre, otage du pouvoir, soumis à ses caprices.

Cet ouvrage s'adresse donc certes aux spécialistes de Galien, mais aussi aux lecteurs qui s'intéressent à la culture de l'Empire romain plus généralement, aux historiens des sciences et des idées, à ceux qui voient les liens tissés entre science et littérature.

Je souhaite à présent exprimer ma reconnaissance envers les institutions et les collègues et amis qui m'ont permis de terminer ce livre. Entrepris de longue date, ce travail n'aurait pu voir le jour sans la combinaison de nombreux facteurs favorables. Le principal fut l'obtention d'un Research Fellowship du Wellcome Trust (R102497) de 2007 à 2010, à l'université de Manchester. Les résultats principaux de cette période de recherche, publiés par ailleurs, comprennent une étude des particules chez Galien, un article sur la rhétorique galénique et un article sur le grec de Guillaume de Baillou, médecin de la fin du XVIe s., héritier tardif de la langue et de la pensée de Galien. J'ai pu, par la suite, affiner mon enquête grâce à une autre bourse de recherche, octroyée par l'Institute of Classical Studies à Londres de 2010 à 2012 pour un projet sur la rhétorique grecque dirigé par Mike Edwards. La rédaction finale, plusieurs fois interrompue et reprise, s'effectua de nouveau sous les auspices du Wellcome Trust, et cette fois de l'université de Warwick, depuis 2012. Durant toutes ces années, j'ai bénéficié de ressources sans équivalent en Europe grâce à l'ensemble des bibliothèques londoniennes: la Wellcome Library, la British Library, la bibliothèque du Warburg Institute, et surtout la bibliothèque de l'Institute of Classical Studies. Envers toutes ces bibliothèques que j'ai hantées avec enchantement, j'éprouve une reconnaissance sans bornes.

Parmi quelques accidents de parcours, je n'en mentionnerai qu'un: le colloque sur les *Epidémies* d'Hippocrate au Warburg Institute, organisé par Peter Pormann, m'a permis de travailler sur le rôle du vocabulaire de la clarté et de l'évidence dans le cadre de certains commentaires de Galien aux *Epidémies*. Les résultats de cette recherche ne purent être publiés à l'époque dans les Actes[4], à cause d'un stupide accident domestique. Ils forment à présent une section du chapitre "Révélation, Démonstration, Réfutation".

Aux institutions déjà mentionnées, je souhaiterais ajouter des remerciements tout particuliers. Laurent Pernot a discuté avec moi de mon plan initial et m'a invitée à explorer le champ d'une "rhétorique de la Providence", enquête qui m'a conduite à y consacrer un chapitre. Il m'a aussi invitée à venir présenter mes idées à l'Université de Strasbourg. Le chapitre "Une rhétorique de la Providence" lui est donc dédié, avec toute ma reconnaissance.

Vivian Nutton, toujours généreux de son temps, à la lecture de mon plan de départ, m'a fermement encouragée à faire preuve d'ambition sur ce sujet. J'ai reçu des suggestions bibliographiques précieuses de Peter Adamson, Sébastien Morlet et Victoria Rimell. Feu Jackie Pigeaud, l'explorateur et le promoteur le plus constant des "textes médicaux comme littérature", m'a apporté très tôt un soutien enthousiaste: je regrette qu'emporté trop tôt par la maladie, il n'ait pu assister à la parution de ce livre. À Warwick, Simon Swain et Suzanne Frey-Kupper m'ont prodigué, chacun à leur manière, des encouragements décisifs. Mes étudiants, particulièrement ceux du module *Medicine in the Ancient World* (en 2012/13 et 2014/15) m'ont encouragée sans le savoir, grâce à leur lecture de Galien, attentive et libre de préjugés.

J'éprouve une reconnaissance particulière envers Mike Edwards, qui a toujours cru en ce livre et ardemment souhaité sa parution.

Enfin, plusieurs collègues et amis se sont portés volontaires pour relire tout ou partie du manuscrit et m'ont transmis de précieux avis sur d'innombrables points. Damien Aubel a mis sa culture littéraire sans frontières au service de

4 Mais généreusement rappelés dans l'introduction de ces derniers, par P. Pormann (ed.), *Epidemics in Context. Greek Commentaries on Hippocrates in the Arabic tradition*, De Gruyter, 2012, p. 3.

Galien ; Frédérique Woerther a relu et commenté l'intégralité du manuscrit à la lumière de sa grande science de l'histoire de la rhétorique ; Maïa Todoua a exposé sans merci les passages les plus obscurs ou alambiqués. Les relecteurs anonymes de la collection *Mnemosyne Supplements* m'ont fait des remarques et des suggestions pertinentes. Chantal Petit et Damien Aubel (de nouveau) m'ont offert ou prêté des livres parfois inattendus, mais qui ont nourri ma réflexion.

Last but not least, Marie-Hélène Blanchet a su m'obliger à "tordre le cou" à mon manuscrit.

Qu'il en soient, tous, pieusement remerciés.

Je dédie ce livre aux spectateurs discrets et affectueux de sa rédaction : Chantal et Michel Petit ; Valentine Petit ; Annie et Omar El Maïzi ; et, aux premières loges, Karim, Zouine et Boussa – tous merveilleux de grâce, d'empathie et de subtilité.

Londres, 22 Avril 2018

Note sur les abréviations

Les titres de revue, lorsqu'ils sont abrégés, suivent les abréviations de *L'année philologique.*

Les textes de Galien sont cités, partout où cela est possible, dans la dernière édition critique (soit au CMG, soit aux Belles Lettres, soit chez Teubner). En général, on a ajouté la référence au volume et numéros de pages de l'édition « de référence » de Carl Gottlob Kühn (indiquée par K.). Les textes qui ne se trouvent pas dans Kühn sont cités dans les éditions disponibles.

K.	C.G. Kühn, *Claudii Galeni Opera Omnia*, 22 vols. Leipzig, 1821-1833.
CMG	Corpus Medicorum Graecorum, Leipzig/Berlin, 1908-
CUP	Cambridge University Press
OUP	Oxford University Press

Les textes de Galien, dans les notes, sont cités selon leur titre usel en latin – on en trouvera un récapitulatif dans R.J. Hankinson, *The Cambridge Companion to Galen*, CUP, 2008, annexe 1.

Le « nouveau » Galien, découvert en 2005 dans le manuscrit *Vlatadon* 14 de Thessalonique, est cité sous son titre latin le plus usuel, *De indolentia.*

Textes et éditions de Galien les plus souvent mentionnés

Ind.	*De indolentia* (*Peri alupias*). [Not in K.] Ed. tr. V. Boudon-Millot and J. Jouanna, avec la collaboration d'A. Pietrobelli : *Ne pas se chagriner.* Paris, Les Belles Lettres, 2010 (BJP)
Lib. Propr.	*De libris propriis* (*Sur mes propres livres*). [K. XIX]. Ed. Tr. V. Boudon-Millot. Paris, Les Belles Lettres, 2007
Meth. Med.	*De methodo medendi.* (*Méthode thérapeutique*). [K X]. Tr. I. Johnston and G.H.R. Horsley. Cambridge, Mass., Harvard University Press (Loeb), 2011.
Ord. Lib. Prop.	*De ordine librorum propriorum* (*Sur l'ordre de mes propres livres*). [K. XIX]. Ed. tr. V. Boudon-Millot. Paris, Les Belles Lettres, 2007
Praen.	*De praenotione ad Epigenem.* (*Pronostic*). [K. XIV]. Ed. and trans. V. Nutton. Berlin, Akademie Verlag (CMG V 8,1), 1979.
Usu Part.	*De usu partium* (*Utilité des Parties du Corps*) [K. III-IV] Ed. G. Helmreich, Leipzig, Teubner, 2 vols, 1909

Autres traductions

Boulogne	Jacques Boulogne, *Galien. Méthode de traitement*, Paris, Gallimard, 2009
Daremberg	Charles Daremberg, *Œuvres médicales choisies de Galien*, Paris, Baillière, 1856 (2 vols.)
Moraux	Paul Moraux, *Galien de Pergame. Souvenirs d'un médecin*, Paris, Les Belles Lettres, 1985

Introduction : Pour une lecture rhétorique de Galien

> As far as I know, Galen's style has not received the thorough examination it deserves.
>
> O. TEMKIN, *Galenism. Rise and Decline of a Medical Philosophy*, 1973, p. 68

•••

> talis hominibus fuit oratio qualis vita
>
> SÉNÈQUE, *Ep.* 114, 1

∴

1 La rhétorique médicale : un paradoxe ?

Eloquence et médecine ont toujours entretenu des rapports privilégiés en Occident ; dès les textes hippocratiques, on note une vive couleur rhétorique qui n'a souvent rien à envier aux textes des sophistes de l'ère classique[1]. Le style et le domaine clinique ont même été rapprochés au point de ne faire qu'un dans la tradition médicale des *Épidémies*[2]. Une telle floraison littéraire en médecine aurait pu cesser avec l'antiquité ; mais à chaque époque, sa rhétorique, y compris chez les médecins modernes. La médecine scientifique du XXe et du XXIe siècles, faite de protocoles expérimentaux, de statistiques, de décisions thérapeutiques partagées avec le patient, d'éducation thérapeutique, n'échappe pas à l'oeil critique des spécialistes de la rhétorique. C'est que la médecine ne peut se passer de stratégies de communication et de persuasion, que ce soit à l'échelle de la relation médecin-patient, ou de l'institution (hospitalière, par exemple) avec ses propres membres et avec les patients. Il est donc justifié de parler de "rhétorique médicale à travers les siècles", tout en tenant compte des infinies variations de contexte d'une époque et d'un auteur à l'autre[3]. Les

1 J. Jouanna, 'Rhétorique et médecine dans la Collection Hippocratique', *REG* 97, 1984, 26-44.
2 J. Pigeaud, 'Le style d'Hippocrate ou l'écriture fondatrice de la médecine', in M. Détienne (éd.), *Les savoirs de l'écriture en Grèce ancienne. Cahiers de Philologie* 14, 1988, p. 305-329.
3 J. Coste/D. Jacquart/J. Pigeaud (eds.), *La rhétorique médicale à travers les siècles*, Genève,

 | DOI:10.1163/9789004380967_002

recherches sur la "rhétorique scientifique" ont joué un rôle important dans la redécouverte de ce domaine, mais les stratégies à l'œuvre en médecine demeurent souvent spécifiques, et justifient l'existence d'un champ propre de la "rhétorique médicale"[4]. C'est pourtant moins la rhétorique qui servit de modèle explicite à la médecine, que la philosophie: éthique, logique, physique, toutes les parties de la discipline reine de l'antiquité ont servi à modeler, consciemment, un discours de l'art médical sur lui-même, non pas science (*épistèmè*), certes, mais art (*technè*), reposant sur des principes et usant de pratiques déductives pour découvrir la cause de la maladie et son traitement[5]. Mais l'argumentation se situe au confluent des deux disciplines ennemies que sont la rhétorique et la philosophie[6].

L'aura de l'art médical, savamment construite par les médecins au cours de l'histoire, n'aura pas brillé avec un succès constant. Les médecins, dans l'imaginaire populaire antique, valent à peine mieux que les devins; domaine de l'esbroufe, la médecine est volontiers pratiquée par des charlatans – les polémiques entre praticiens en témoignent dès l'époque classique, et font rage dans l'univers compétitif de la Rome impériale[7]. À l'extérieur du monde médical, on se méfie de ces beaux parleurs hellénophones, prêts à vous vendre tout et n'importe quoi comme la panacée[8]. Au Moyen Âge, alors même que la discipline médicale s'établit dans les toutes nouvelles universités, de Salerne en Italie du Sud à Bologne, Padoue, Montpellier et Paris, les prétentions scolastiques de la médecine sont souvent un objet de moquerie de la part du public, qui aime à rappeler la nature "pratique", terre à terre, et pour tout dire excrémentielle, de l'art médical au quotidien: les flacons d'urine, à une époque où l'uroscopie domine le diagnostic, en viennent à servir d'emblème à la médecine[9]. La veine comique, de Ménandre à Molière, confirme la tentation récur-

---

Droz, 2012; sur l'opportunité d'une analyse rhétorique de la médecine contemporaine, voir l'excellent livre de J.Z. Segal, *Health and the Rhetoric of Medicine*, 2005.

4 Sur la rhétorique scientifique, voir le livre fondateur de L.J. Prelli, *A Rhetoric of Science. Inventing Scientific Discourse*, Columbia, 1989.

5 [Galien], *Introd. s. med.* V, 1-4 (Petit p. 10-12). Celse, *De medicina*, Pref.

6 C. Perelman et L. Olbrechts-Tyteca, *Traité de l'argumentation. La nouvelle rhétorique*, Bruxelles, 1958.

7 Hippocrate, *Morb. Sacr.*, 1-4; Galien, *Praen. Epig.* 1.

8 Un thème abondamment traité chez Martial. Voir aussi Juvénal, *Sat.* III, 74-78. *Cf.* J. André, *Etre médecin à Rome*, 1987, p. 25; J.-M. André, *La médecine à Rome*, Paris, 2006, p. 25-49.

9 Des sarcasmes bien représentés par Pétrarque, *Inv. contra medicum*; cf. P. Murray Jones, 'Picturing medicine in the age of Petrarch', in M. Berté/V. Fera/T. Pesenti (eds), *Petrarca e la medicina. Atti del convegno di Capo d'Orlando 27-28 giugno 2003*, Messina, 2006, 179-200; F. Salmón, 'On whose authority? Ancient and contemporary voices in medical scholasticism', in M. Berté/V. Fera/T. Pesenti (eds), *Petrarca e la medicina*, Messina, 2006, 145-162; G.M. McClure,

rente de se moquer des médecins, dont la langue technique masque mal la fausse érudition. C'est dire s'il fallait faire assaut de rhétorique, en fait, faire feu de tout bois, pour imposer la dignité profonde de la médecine dans les esprits. Oscillant sans cesse entre solennité et ridicule, la médecine a toujours un combat à livrer[10]. Il n'y a donc pas lieu de s'étonner que, dès les premiers écrits médicaux en Grèce, les moyens de gagner l'estime du patient et du public soient explicitement recherchés[11] ; ni qu'un Galien, dans le milieu sans merci des hautes sphères de Rome, ait dû mettre en œuvre toutes les ressources de son éducation remarquable, y compris (comme on va le voir) la rhétorique, pour atteindre le sommet et s'y maintenir pendant des décennies.

2 Galien et la rhétorique

Dans le contexte de la rhétorique médicale, Galien joue un rôle suprême. C'est ce qu'on entend montrer dans ce livre, en dissipant au préalable quelques malentendus au sujet de la formation rhétorique de Galien, et de son flamboyant sophistique. Il est utile pour commencer de rappeler le jugement émis il y a déjà bien des années par un historien de la médecine à propos du traité *Sur le pronostic* de Galien :

> Of all the writings of Galen 'On Prognosis' offers the greatest links with other productions of the Second Sophistic Movement and an opportunity to study his ability and technique as a writer as opposed to a lecturer on medicine. Here, although clarity is one of his aims, literary reminiscences and the flowers of rhetoric often obscure much of the background to the cases he describes and reveal almost everything except the truth. Even when, as in the prologue, the exasperation of Galen appears to be genuine and his complaints to be justified, the commonplaces of popular philosophy and the phrases culled from Plato hint at the artifice that has gone into the passion and vividness of the writing. More than anywhere else in the corpus of his works Galen displays the value of his expensive education, the power of his rhetoric, and a talent for sophistic oratory that would rival any of his contemporaries. Brought up in a tradition of

---

'Healing Eloquence : Petrarch, Salutati and the Physicians', *Journal of Medieval and Renaissance Studies* 15, 1985, 317-346.

10 Le film de Nanni Moretti, *Caro Diario*, dresse un portrait de la médecine, à travers différents représentants, tout à fait dans la tradition du ridicule de la pratique médicale.

11 Par exemple chez Hippocrate, *Préceptes ; L'officine du médecin*.

> extempore displays of speaking by passing philosophers and rhetoricians and himself lecturing regularly in public on medicine and logic, he comes close at times to the style and language of a popular preacher. Aelius Aristides' *Hieroi logoi* show a sophist's knowledge of medicine : "on Prognosis" shows a doctor's knowledge of sophistry[12].

Vivian Nutton propose ici un effet de miroir intéressant entre deux contemporains, tous deux natifs d'Asie Mineure : le sophiste Aristide, dont les connaissances étendues en médecine lui ont permis d'écrire un texte unique, les *Discours sacrés*, témoignage de sa vie et de son expérience de malade au fil des ans ; en face, Galien, médecin de haut vol capable de manier avec brio la rhétorique des sophistes. Ce parallèle implique bien des postulats : que rhétorique et sophistique, au second siècle de notre ère, ne font qu'un ; que le "mouvement" de la Seconde Sophistique, évoqué ici par Nutton bien avant qu'il ne redevienne à la mode chez les savants, peut englober des personnalités et des auteurs aussi divers qu'un conférencier et rhéteur, et un médecin, auteur *a priori* "technique". Nutton brasse pêle-mêle divers indices, comme les citations de Platon, une écriture vivace et les "fleurs de la rhétorique", sans aller jusqu'à démontrer ce qui fait le caractère rhétorique de la prose de Galien dans ce traité ; il oppose, de manière discutable, clarté et rhétorique, quand la seconde sert évidemment la première. Mais c'est bien l'idée du talent oratoire exhibé par Galien, talent qui en fait l'égal des sophistes contemporains, qu'il nous faut retenir.

Nous suivrons ici l'intuition de Nutton, en analysant les aspects "sophistiques" de l'œuvre de Galien[13]. Pourtant, on s'aidera de repères plus techniques dans l'analyse rhétorique. Auteur antique formé auprès des meilleurs maîtres, Galien a bien sûr appris les stratagèmes de la rhétorique dès l'enfance, comme on y reviendra. Il est donc juste de lire sa prose sous l'angle des catégories antiques de la rhétorique (ses buts, ses lieux communs, ses figures, ...). Mais on voudrait ici tout autant se garder d'une lecture trop technicienne de la prose galénique : il ne s'agit pas de faire une archéologie de la théorie rhétorique chez Galien. En d'autres termes, on s'intéressera moins aux traces à demi-effacées des enseignements hermogéniens chez Galien qu'à l'intérêt plus général d'une

12 V. Nutton, dans son édition du traité *Galen. On Prognosis*, CMG V, 8, 1, 1979, p. 59.

13 Nutton propose de multiples rapprochements avec des auteurs contemporains comme Lucien dans son commentaire au traité autobiographique de Galien *Praen. ad Epig.* (déjà cité). Voir aussi, de V. Nutton, 'Galen and the Rhetoric of Certainty' in J. Coste/D. Jacquart/J. Pigeaud (eds.), *La rhétorique médicale à travers les siècles*, Genève, Droz, 2012, 39-49.

lecture rhétorique de Galien pour le lecteur moderne, qu'il s'agisse d'un spécialiste de l'antiquité ou pas. Les termes de rhétorique employés dans ce livre ne sont donc pas tous marqués du sceau d'Hermogène ou de Quintilien : mais ils sont compréhensibles pour tous ceux qui ont une formation rhétorique au sens large. Les objectifs de cet ouvrage sont les suivants : exhiber les thèmes, les mécanismes, les stratégies, les postulats qui font de Galien un homme de la Seconde Sophistique ; faire apparaître chez Galien les fondements d'une rhétorique médicale qui sera suivie et poursuivie pour des siècles ; enfin montrer, notamment dans le dernier chapitre, ce qui chez Galien relève d'une autobiographie intellectuelle, genre dont il est le fondateur négligé. Galien est donc ici tout à la fois un homme de son temps et de son milieu, mais aussi un créateur original, l'homme qui fit durablement de la médecine une littérature, et de la quête de la vérité une aventure personnelle.

3 Galien et la Seconde Sophistique

L'un des objectifs de ce livre est de situer Galien dans le contexte littéraire et culturel de son temps, et non d'entrer dans les polémiques qui ont jalonné la recherche sur la période impériale. Pourtant, il est commode de se référer à des points de repère essentiels dans la critique littéraire et l'histoire culturelle récentes : aussi a-t-il paru judicieux de se référer à la Seconde Sophistique, sans craindre d'y rattacher Galien, un sujet qui a donné lieu à controverse dans le passé[14]. En ce qui concerne la Seconde Sophistique, donc, il est prudent d'adopter au préalable (comme le fait Tim Whitmarsh[15]) une définition étroite partant de Philostrate (l'inventeur du terme) pour mieux en circonscrire les enjeux et l'influence dans la culture et la littérature impériales : la Seconde Sophistique concerne ainsi un noyau de nouveaux "sophistes", des rhéteurs spécialisés dans la performance épidictique, dont Philostrate dresse une liste partielle. Mais la notion de Seconde Sophistique n'a cessé d'être reprise et retravaillée par les modernes pour lui donner des sens nouveaux et stimu-

---

14 G.W. Bowersock, *Greek Sophists in the Roman Empire*, Oxford, 1969, 11-15 ; V. Nutton, *Galen. On Prognosis*, *CMG V, 8, 1*, Berlin, 1979, 59-63 ; J. Kollesch, 'Galen und die Zweite Sophistik' in V. Nutton (ed.), *Galen. Problems and Prospects*, London, 1981, 1-11 ; P. Brunt, 'The Bubble of the Second Sophistic', *BICS* 39, 1994, 25-52 (p. 43-46) ; S.C.R. Swain, *Hellenism and Empire. Language, Classicism and Power in the Greek World 50-250 A.D.*, OUP, 1996 ; H. von Staden, 'Galen and the 'Second Sophistic'', in R. Sorabji (ed.), *Aristotle and After*, *BICS Suppl.* 68, 1997, 33-54.

15 T.G.J. Whitmarsh, *The Second Sophistic. Greece and Rome : New Surveys in the Classics* 35, 2005.

lants, qui tous reflètent les nouvelles questions posées par les savants à l'Empire romain et à la culture grecque antique. Il apparaît alors évident que parler de Seconde Sophistique, soit comme moment historique, soit comme mouvement "culturel", soit comme mouvement littéraire, prête des qualités nouvelles aux œuvres longtemps méprisées de cette période, et permet surtout d'en souligner les points communs en termes de thématiques, de stratégies, de ressources rhétoriques[16]. L'exploration, même superficielle, des ramifications de l'éloquence épidictique dans toute la littérature impériale a tôt fait de démontrer la variété des expressions de la "Seconde Sophistique". Pourquoi, dès lors, se priver d'un tel outil d'analyse en étudiant la prose de Galien ? Graham Anderson a cherché à distinguer des cercles concentriques autour de la sophistique, schéma dans lequel Galien apparaît plutôt comme une figure périphérique, au même titre que Plutarque[17]. Mais comment décider des critères les plus appropriés pour retenir un auteur comme représentatif de la Seconde Sophistique ?

Il a été souligné que Galien ne pouvait pas être un "sophiste" : il n'a pas enseigné la rhétorique, on ne sait en principe rien de sa propre formation rhétorique, dont il ne parle pas[18]. De plus, Galien emploie le terme "sophiste" avec un mépris évident – mais c'est aussi le cas d'Aelius Aristide, qui figure, lui, dans la liste primordiale de Philostrate. Galien, en tout cas, confesse avoir écrit "pour les rhéteurs" (comme il l'indique dans le *Sur ses propres livres*) ; à la suite du chapitre séminal de Bowersock sur Galien dans *Greek Sophists in the Roman Empire* (1969), et en dépit des réserves exprimées par Anderson, Heinrich Von Staden a également relevé de multiples indices sur la pratique oratoire de Galien, notamment son recours à l'improvisation, et tout ce qui fait de lui un "sophiste", ou du moins un émule des sophistes[19]. Maud Gleason a, elle aussi, inclus Galien au sein d'une étude de la performance à l'époque impériale[20]. En réalité, comme le souligne avec raison Tim Whitmarsh, la notion même de "sophiste" est plus que glissante : dès Platon, rappelle-t-il, le sophiste est défini comme un être polymorphe, difficile à saisir. Isocrate, comme le reconnaît Brunt, joue sur cette ambiguïté profonde et préfère se présenter comme philosophe[21]. Est-ce un hasard si Galien invoque Isocrate à la fin de son traité auto-promotionnel *Sur le pronostic* ? On peut, dans l'antiquité, avoir un comportement de sophiste

16 Cf. L. Salah Nasrallah, *Christian Responses to Roman Art and Architecture. The Second-Century Church amid the Spaces of Empire*, Cambridge, 2010, p. 29-30.

17 G. Anderson, *The Second Sophistic. A Cultural phenomenon in the Roman Empire*, 1993, p. 10.

18 P. Brunt, *art. cit.* p. 44.

19 H. Von Staden, 'Anatomy as Rhetoric : Galen on Dissection and Persuasion', *J. Hist. Med. Allied Sci.*, 50-1, 1995, 47-66.

20 M. Gleason, *Making Men : Sophists and self-presentation in ancient Rome*, 1995.

21 P. Brunt, *art. cit.* p. 27.

tout en s'en défendant. Si la rhétorique n'est pas nécessairement la sophistique, elle s'en rapproche terriblement et c'est sur cette proximité que l'on tablera dans ce livre. Il faut embrasser cette ambiguïté fondamentale au lieu de limiter de manière stérile, au nom d'un prétendu réalisme, le champ de la sophistique en milieu impérial. Cette ambiguïté est féconde, créatrice. Les sophistes se jouaient de la sophistique, lui donnant volontiers le nom de philosophie – et Galien suit, dans cette perspective, l'exemple de "sophistes" authentiques comme Dion de Pruse et Favorinos.

J'entends donc Seconde Sophistique ici comme un mouvement littéraire embrassant des thèmes et des stratégies communs, repérables chez les auteurs grecs d'époque impériale, mais aussi dans le domaine latin. Ce livre entend faire apparaître les nombreux liens que *l'écriture* de Galien entretient avec un tel mouvement, en mettant en valeur les éléments qui l'y rattachent d'un point de vue thématique et formel. On verra ainsi que les thématiques retenues par Anderson lui-même se retrouvent bien souvent chez Galien ! La *paideia*, mais aussi plus formellement la formation grammaticale, rhétorique et philosophique de ces auteurs forment autant de traits d'union entre eux au-delà de genres ou d'activités littéraires pré-établies – et Galien, contrairement à ce que l'on a pu croire, ne fait pas exception. Il s'agit donc de compléter quelque peu les éléments déjà glanés par d'autres sur les liens de Galien avec ce "phénomène culturel" qui s'exprime avant tout dans des textes. Il utile de rappeler la conclusion d'une synthèse de Heinrich von Staden sur ce thème :

> In many fundamental respects Galen's commitments, aims, and methods were radically different from those of contemporaries who gained fame as sophists practising and teaching *epideixis* and *melete*. His teleogically driven investigations and arguments, his Aristotelian theory of scientific method, his Aristotelian hierarchy of premises – scientific, dialectical, rhetorical, and sophistic – and his devotion to Plato and 'Hippocrates' leave no doubt that *episteme*, not *epideixis*, is his purpose. Yet to make a persuasive case for the superiority of his scientific understanding (*episteme*) over the claims of sophists and rhetoricians, he, too, took to the public stage and, as his self-characterizations suggest, inscribed his performances in the epideictic culture represented by those of his contemporaries known as sophists. Galen's audiences, moving back and forth between sophistic and Galenic *epideixis*, probably brought similar rhetorical, theatrical, and affective expectations to both kinds of performances. If Galen's accounts are to be trusted, he did not disappoint their expectations : they found in him a superbly staged, historically aware, highly cultured, rhetorically informed, self-promoting, expert performer whose

> technical virtuosity amazed, delighted, and instructed a largely admiring public. In his keen rivalry with the sophists, and with those who, in his view, resembled them, Galen tried to secure victory by becoming a skilful performer in the very traditions represented by the 'Second Sophistic'[22].

C'est dans cette perspective élargie que l'on entend décrire ici les points de rencontre d'ordre littéraire entre Galien et ses contemporains. Von Staden a admirablement disséqué les distinctions opérées par Galien entre son travail et celui des sophistes – sans nier au passage la relative mauvaise foi du médecin, qui reproche à d'autres des défauts visibles dans sa propre prose (parfois vindicative, prolixe, procédurière); il a aussi mis en lumière les rapports de Galien avec la culture du spectacle et de la joute oratoire dans laquelle il baignait. Galien a combattu les "sophistes" avec leurs propres armes: ses textes en sont, comme on va le voir, le témoignage vivant.

4 La formation rhétorique de Galien

Le fait que Galien ne parle pas de sa formation rhétorique, on l'a vu, a pu servir d'argument à Brunt pour exclure Galien de la Seconde Sophistique[23]. L'article de Brunt est riche de remarques utiles et pénétrantes sur la place de la Seconde Sophistique dans l'histoire impériale: il distingue à bon droit influence de la rhétorique sur des champs tels que la médecine, et sophistique au sens strict. Au fond, il s'agit pour nous moins de rejetter ses conclusions que d'adopter un point de vue plus inclusif sur le lien entre sophistique et rhétorique, lieu d'un véritable jeu chez les auteurs de ce temps. Mais il est juste d'explorer plus avant la question de la formation rhétorique de Galien.

Il faut d'abord relier à cette formation une partie de l'œuvre perdue, mais connue par son propre catalogue, de Galien, dont l'intérêt pour les questions de langue et de style est bien réel. Ce que Galien concède à la rhétorique comme discipline, ou du moins à ce qui concerne l'écriture, transparaît essentiellement dans son œuvre pour les rhéteurs, comme indiqué dans le chapitre XX du *Sur ses propres livres*, sous le titre "Œuvres communes aux grammairiens et aux rhéteurs": *Sur le vocabulaire des écrivains attiques; Sur le vocabulaire courant d'Eupolis; Sur le vocabulaire courant d'Aristophane; Sur le vocabulaire courant*

22 H. von Staden, 'Galen and the 'Second Sophistic'', in R. Sorabji (ed.), *Aristotle and After*, *BICS Suppl.* 68, 1997, p. 53-54.

23 P. Brunt, *art. cit.* p. 44.

de Cratinos; Exemples de vocabulaire comique particulier; Si l'ancienne comédie est une lecture utile pour les étudiants; Contre ceux qui blâment les auteurs de solécismes dans la langue; Les impropriétés en attique; Sur la clarté et l'obscurité; Si l'on peut être à la fois critique et grammairien[24]. Les dernières lignes du *Sur l'ordre de ses propres livres* n'apportent que peu d'information sur le contenu et la raison de ces ouvrages. Mais il faudrait ajouter à cette liste, par exemple, le commentaire au traité *Du style* d'Eudème, qu'il mentionne au chapitre XIV et au chapitre XVI du même ouvrage. D'autres commentaires perdus ont pu refléter l'intérêt de Galien pour le style, par exemple le commentaire au récit de la peste par Thucydide; les commentaires à Hippocrate préservés, du reste, démontrent une érudition littéraire et une acribie linguistique considérables. De plus, si les ouvrages philologiques de Galien (pour employer un terme commode) ne sont pas nombreux, ils représentent, en nombre de livres (rouleaux) écrits, un volume considérable: soixante-dix livres rédigés sur de tels sujets démontrent une véritable passion pour ces questions. Pour être complet, il faudrait aussi tenir compte des multiples remarques de Galien sur le style des autres, et notamment sur le style d'Hippocrate, et sur le grec de ses devanciers (Dioscoride, Archigène). Certaines seront analysées au cours de l'ouvrage. Tout révèle un auteur plus qu'attentif au style, à commencer par le sien (voir plus bas, anecdote du *Sur ses propres livres*).

Il n'est pas faux de dire que la rhétorique en tant que discipline n'est pas mise en avant par Galien: dans le champ de la preuve, Galien préfère parler de dialectique, de démonstration apodictique – en d'autres termes, il se place sur le terrain de la philosophie. Ou plutôt, Galien revendique les principes de la "démonstration géométrique", après avoir été déçu par les enseignements contradictoires des philosophes (stoïciens, épicuriens, platoniciens…). Les mathématiques, ajoute-t-il notoirement, l'auraient sauvé du pyrrhonisme[25], et forment le socle de sa méthode:

> Je m'en remis donc à tous les stoïciens et péripatéticiens célèbres de cette époque, et je découvris, en les examinant par la suite, que bon nombre de théorèmes logiques n'étaient d'aucun secours pour les démonstrations (…). Et, par les dieux! pour autant qu'il dépendait de mes maîtres, je serais moi aussi tombé dans le doute pyrrhonien si ne m'en avaient retenu les enseignements de la géométrie, de l'arithmétique et du calcul auxquels j'avais dès le début été formé et que j'avais poussés fort avant, sous la

24 Je reprends les titres tels que les a traduits Véronique Boudon-Millot, p. 173 de son édition.
25 Galien, *Libr. propr.* XIV (Boudon-Millot) = K. XIX, 116-117.

> conduite de mon père qui en avait lui-même hérité la connaissance de mon grand-père et de mon arrière-grand-père. Quand je vis donc que m'apparaissaient d'une vérité évidente non seulement les calculs relatifs aux prédictions des éclipses, mais aussi à la construction des horloges et des clepsydres, ainsi que tout ce qui concerne l'architecture, je pensai que le mieux était d'user du modèle des démonstrations géométriques.

Les meilleurs philosophes, poursuit Galien, usent d'ailleurs de ces méthodes inspirées des mathématiques, et que Galien cultiva dans ses propres ouvrages, notamment dans le traité perdu *De la démonstration* en quinze livres. En apparence, donc, aucune place pour la valeur de la rhétorique dans ses années de formation. Mais cette présence en demi-teinte de la rhétorique *per se* n'a rien qui doive étonner. La rhétorique, chez les prosateurs, n'était pas nécessairement un art à mettre en avant explicitement, sauf chez les sophistes de métier ; dans le champ de la médecine, depuis Hippocrate, c'est la philosophie qui fait office de point d'ancrage, de repère, et surtout de modèle formel. C'est ainsi que les buts explicites de Galien sont "démonstratifs" selon un registre dialectique. Expert en logique, auteurs de traités spécialisés considérables, dont les titres nous sont connus par son propre catalogue, à défaut d'avoir été conservés, Galien n'est pas nécessairement de mauvaise foi lorsqu'il semble se détourner de la rhétorique au profit de la dialectique[26]. Il ne faut pourtant pas s'y méprendre : tout en recherchant la qualité démonstrative de la preuve, Galien souscrit aussi à son ambiguïté, comme on le verra au chapitre 2. Pas plus qu'un autre, Galien n'ignore l'ambivalence de l'argumentation, entre "logique" et "rhétorique". Donc, si Galien ne professe ni respect ni amour de la rhétorique, c'est parce qu'elle se fond dans ses diverses stratégies argumentatives, pour le plus grand plaisir du lecteur cultivé de son époque.

En effet, la rhétorique fait partie des premiers stades de l'éducation des biennés, juste après la grammaire. Afin de mettre en valeur la richesse de cette éducation chez Galien, il suffit de parcourir son œuvre selon les catégories explicites des premiers stades de l'enseignement rhétorique : les *progymnasmata*. Ces exercices, au nombre d'une douzaine, avec quelques variations d'un manuel à l'autre, déterminent les types de texte essentiels auxquels se plient les enfants et, par la suite, les prosateurs grecs (et romains) : la fable, la narra-

---

26 Sur ces ouvrages, voir essentiellement Galien, *Libr. propr.* XIV, XVI, XVII, XVIII. Une grande partie des traités de logique de Galien s'inscrivent dans le cadre de controverses contre telle ou telle école philosophique, c'est pourquoi ils sont mentionnés dans des chapitres distincts.

tion, l'éloge, la comparaison, l'ekphrasis, la thèse, la réfutation, etc[27]. En lisant Galien, tout comme n'importe quel autre auteur de son temps, qu'il soit historien, sophiste, poète, ou autre, on retrouve les formes primordiales de ces "exercices" que les jeunes Grecs développaient ensuite dans des productions plus élaborées: les *meletai*. On trouvera ainsi au fil du présent ouvrage des récits, des éloges, des invectives, des réfutations, qu'il serait vain d'isoler de leur contexte (Galien n'est jamais scolaire!), mais qu'il est tout aussi dangereux d'ignorer. Ils sont l'ossature des textes antiques de cette époque, et le repère qu'il nous faut garder à l'esprit lorsque nous cherchons à reconstruire la pensée d'un auteur et à caractériser son écriture[28]. Celles-ci dépendent étroitement de ces catégories assimilées dès l'enfance, sans cesse remises sur le métier, dans un processus de composition où virtuosité prime sur originalité. Ainsi, on ne peut que souscrire aux remarques de R.J. Penella sur l'importance des *progymnasmata* dans la littérature impériale:

> (...) one should read all Roman imperial literature *progymnasmatically*, that is, conscious of the abiding influence of these rhetorical exercises on the ancient mind. This injunction would doubtless receive the endorsement of Graham Anderson, who makes the striking observation that "almost the whole of Lucian's output can be related to the elementary exercises, the progymnasmata, of the rhetorical schools"[29].

De surcroît, on ne peut que désirer ajouter Galien au nombre des exemples par lui relevés, parmi les Lucien, Plutarque, Dion Chrystostome, Pline, Cicéron. Auteur lui-même de *Progymnasmata*, Aelius Théon rappelle en effet:

> Je n'ai pas fait cet exposé parce que je pensais que tout y convenait à tous les débutants, mais pour que nous sachions que l'entraînement à ces exercices est absolument nécessaire *non seulement aux futurs orateurs, mais*

27 Les *progymnasmata* antiques sont disponibles dans l'édition Teubner de Rabe, mais aussi désormais dans la Collection des Universités de France (sous le titre de *Corpus Rhetoricum*, Patillon; mais voir aussi Aelius Theon, *Progymnasmata*, toujours par Patillon).

28 R.J. Penella, 'The *Progymnasmata* and Progymnasmatic theory in Imperial Greek Education', in *A Companion to Ancient Education*, W. Martin Bloomer ed., 160-171 (repris de *eiusd.*, 'The *Progymnasmata* in Imperial Greek Education', *Classical World* 105, 2011, 77-90). Cf. T.D. Frazel, *The Rhetoric of Cicero's In Verrem*, Göttingen, 2009, 33; G. Anderson, *The Second Sophistic. A cultural phenomenon in the Roman Empire*, 1993, ch. 2 (Preparatio, prelude, performance); G. Anderson, 'Lucian: A Sophist's Sophist', *Yale Classical Studies* 27, 1982, 61-92 (61).

29 R.J. Penella, 'The Progymnasmata...' (cité n. 28) p. 169 (citant G. Anderson 1982, p. 61).

> *encore à tous ceux qui veulent pratiquer l'art des poètes, des historiens ou d'autres écrivains.* En effet, ce sont là en quelque sorte les fondements de toute forme de discours, et la façon dont on les aura jetés dans l'esprit des jeunes gens déterminera nécessairement la qualité aussi de la suite : aussi faut-il qu'en plus des exemples susdits le maître lui-même compose en particulier certaines contestations et confirmations parfaites et qu'il les fasse réciter par les jeunes gens, afin qu'il soient façonnés par la méthode de ces modèles et deviennent capables de les imiter[30].

Assimilés dès le plus jeune âge, au même titre que le calcul, ces formes d'expression écrite et orale n'avaient pas lieu d'être commentées par les hommes faits qui en faisaient un usage sophistiqué et complexe dans leurs œuvres. Comment s'étonner que Galien ne mentionne pas ses années d'apprentissage de la rhétorique ? Celles-ci imprègnent la pensée grecque, lui donnent forme, deviennent comme une seconde nature. Les formes héritées des *progymnasmata* transparaissent dans l'œuvre de Galien, comme elles se retrouvent dans celle de Plutarque ou de Lucien.

5 Un auteur on ne peut plus conscient de son œuvre

Dans un de ces moments de sagesse teintée de coquetterie qu'il affectionne, Galien déclare ne pas avoir recherché la publicité en publiant des livres :

> Etant pour ma part convaincu qu'aucun livre, fût-il écrit par les Muses en personne, ne saurait être estimé davantage que les productions des pires ignorants, jamais je n'ai aspiré à ce que mes ouvrages fussent diffusés dans le public[31].

De multiples formules affectant semblable désintéressement émaillent l'œuvre de Galien : il n'écrit, à l'entendre, qu'à la demande expresse et insistante de ses amis[32], un lieu commun qui ne trompait personne. Mais, à propos d'auteurs inconséquents ou criminels, qui publient des recettes et formules pernicieuses, il indique aussi implicitement que tout se qui est couché sur parchemin ou

30 Aelius Théon, *Prog.* 70 Spengel (traduction M. Patillon, p. 15).
31 Galien, *Ord. Libr. Prop.* I, 5 (K. XIX, 50-51 =Boudon-Millot p. 89).
32 Galien, *Meth. med.* VII, 1 (K. X, 456-457) ; *Ord. libr. propr.* I, 1-6 (K. XIX, 49-50 =Boudon-Millot p. 88-89).

papyrus concerne la postérité[33], montrant par là qu'il est parfaitement conscient de l'importance de son œuvre, de ce qui y est dit, comme de ce qui ne l'est pas. L'acte d'écrire, pour Galien, relève d'un engagement complet et non pas d'une simple mise à disposition de contenus techniques.

En effet, Galien est non seulement un médecin consciencieux, responsable, prudent, mais aussi un auteur soucieux de sa réputation en tant qu'écrivain. Le projet même de cataloguer ses propres œuvres dans deux traités complémentaires (les fameux traités bio-bibliographiques *Sur ses propres livres* et *Sur l'ordre de ses propres livres*) est unique en son genre. Qui d'autre, à son époque, se livre à cet exercice? Galien se fait une obligation de rapporter les circonstances exactes (temporelles, causales) dans lesquelles il a composé ses ouvrages, de manière à éviter les malentendus et à couper l'herbe sous le pied des calomniateurs: il explique clairement cela à propos du *De usu partium*, dont le succès immédiat se traduisit par des insinuations et des provocations de la part de ses ennemis, auxquelles il dut finalement répondre de vive voix dans l'espace public, et par écrit[34]. Comme il l'écrit avec précision lui-même, le but de ce catalogue est de permettre à son public de distinguer les ouvrages imparfaits des productions achevées, les écrits consacrés à la réfutation des charlatans de ceux destinés à l'enseignement[35]. Galien entend ainsi couper court aux tentatives d'usurpation ou de calomnie. Un volet complémentaire de ce projet, le traité *Sur ses propres opinions* (*De propriis placitis*), établit les principales idées de Galien sur une sélection de sujets prêtant à controverse (le rôle de l'âme; son rapport avec le corps; etc): dans le paragraphe liminaire de ce texte tardif, Galien cherche explicitement à éviter les malentendus ou erreurs à propos de ses idées, en vue de ceux qui ne manqueront pas de passer ses ouvrages à la loupe. Quel auteur antique est plus conscient de son individualité, de son influence (présente) et de sa postérité que Galien? L'ouverture du *Sur ses propres livres*, où il raconte l'anecdote de la dispute autour d'un livre usurpant son nom montre bien que les gens éduqués savaient reconnaître son style, et par ricochet que Galien soignait consciemment sa prose et appréciait qu'on le reconnût. Son souci de taire toute information contraire à l'éthique médicale (c'est-à-dire toute information qui ne serait pas utile au genre humain ou qui pourrait lui nuire) et aux lois de l'Empire (il donne l'exemple *a contrario* de Xénocrate d'Ephèse, auteur prolixe d'un traité sur les parties animales (y compris humaines) entrant dans la pharmacopée, en contradiction avec la loi romaine) est en droite ligne avec la déontologie

33 Galien, *Simpl. med. temp. ac fac.*, X, 1 (K. XII, 252).
34 Galien, *Libr. propr.* III (Boudon-Millot p. 141-145).
35 Galien, *Libr. propr.* III, 18 (Boudon-Millot p. 145).

médicale hippocratique (aider ou ne pas nuire), mais reflète aussi la responsabilité particulière d'un médecin évoluant dans le cercle du pouvoir, où le moindre faux pas pouvait s'avérer fatal. Galien exprime d'ailleurs ses craintes *a posteriori* lorsqu'il évoque le régime de terreur mis en place par l'empereur Commode, sous lequel nombre de ses amis coururent le risque d'être spoliés ou exilés[36]. La postérité enfin, si elle n'apparaît qu'en filigrane, est consubstantielle de la quête de la vérité affichée par Galien. S'il envisage des progrès dans la compréhension des phénomènes biologiques, par exemple la conception[37], Galien élabore des raisonnements destinés à durer en ce qu'ils recourent au *probable* autant (sinon davantage) qu'au *certain*[38]. Soucieux en permanence d'un discours juste, Galien cherche à fournir un texte non seulement *utile* à la postérité, mais aussi, autant que possible, étanche à la critique, et à l'épreuve de la falsification. Ici encore transparaît son souci de l'argumentation, et donc la nécessité d'une rhétorique médicale.

Le sujet médical de l'œuvre galénique ne doit donc pas nous tromper. C'est bien un projet d'auteur, une œuvre à part entière que Galien dessine, dans un sens quasiment moderne. La simple notion de traité bio-bibliographique, appliquée à deux de ses ouvrages les plus célèbres, aurait dû alerter plus largement qu'elle ne l'a fait les spécialistes de littérature. Obscurcie peut-être par une dimension réputée technique, l'œuvre de Galien dévoile en réalité une véritable conscience d'auteur ; au croisement de la rhétorique et de la science, elle est au fondement de toute la rhétorique scientifique, et la racine de l'autobiographie intellectuelle moderne. En effet, comme on le verra, la personne même de Galien est au centre de la véracité galénique. C'est bien sûr la notion d'*èthos* qui est en jeu ici. Naturellement, comme rhétorique elle ne se comprend que dans son contexte propre ; mais elle se fait également paradigme et semence, exemple à suivre pour qui veut construire un discours scientifique vrai.

6 Lire Galien : obstacles et enjeux

Il y a un apparent paradoxe à vouloir éclairer les mérites d'une prose qui a exaspéré tant de savants éminents : le style de Galien (ou est-ce, au fond, sa personnalité ?) n'a pour ainsi dire que des détracteurs. Les critiques de Galien

36 Galien, *Ind.* 54-55 BJP.
37 Galien, *Sem.* II, péroraison (ed. De Lacy).
38 Une problématique explorée au chapitre 2.

sur le plan littéraire partagent un trait caractéristique : l'absence quasi générale d'argumentation. En voici un bref florilège, du Moyen âge à nos jours :

> In diction and syntax [the De Sectis] is obviously pure and clear; Galen always gave thought to such matters. However, in many of his writings he burdens his text with irrelevancies, digressions and lengthy periods, which confuse and obscure the meaning of the text. This somehow breaks up the structure, and the verbosity makes the reader indifferent. But at least the work under discussion avoids such fault.

Tels sont les termes de Photius[39] ; dans sa note au même passage, Nigel Wilson ajoute : 'Any modern reader of Galen will agree with Photius here'. Il affirme dans l'introduction (p. 16) : 'This is an accurate estimate of an author who took great trouble to write accurately and yet offends every modern reader by his loquacious and opinionated manner.' Sabine Vogt dans une récente étude affirme à son tour : 'Galen in his pharmacological works (…) shows off his own experiences of drugs during his career (sometimes in a rather anecdotal and frequently tediously self-praising manner).'[40] Enfin malgré un intérêt revendiqué pour la persuasion galénique, S. Mattern déclare : 'Galen's stories (…) frustrate many methods of literary criticism'[41]. On ne sait de quelles 'méthodes' il s'agit. En tout cas, ce dernier type de texte – les récits chez Galien, qui se confondent souvent, mais pas toujours, avec des histoires de cas – mérite à mon sens une attention particulière[42].

Si Galien est fastidieux pour le lecteur d'aujourd'hui, du moins l'a-t-il toujours été ? Comme toute rhétorique, celle de Galien ne se comprend qu'en vue d'un public donné, donc dans le milieu social et culturel dans lequel elle a vu le jour. Les jugements qui précèdent reflètent probablement des goûts différents de celui de l'époque impériale, où prolixité et expression personnelle n'étaient certainement pas l'apanage d'un médecin imbu de sa propre gloire, mais des traits récurrents dans (au moins une partie de) la production littéraire du temps. La prolixité de Galien fut même parfois mise à son crédit ; les médecins et professeurs de l'antiquité tardive en connaissent la raison profonde : c'est par 'philanthropie' (*philanthropia*) que Galien développe à loisir les textes

39 Photius, *The Bibliotheca*, II, 164 traduit par N. Wilson.

40 S. Vogt, 'Drugs and Pharmacology', R.J. Hankinson (ed.), *The Cambridge Companion to Galen*, 2008, p. 316.

41 S. Mattern, *Galen and the Rhetoric of Healing*, 2008, p. 46.

42 Voir par exemple V. Nutton, 'Style and context in the *Method of Healing*', F. Kudlien/ R.J. Durling, *Galen's Method of Healing* (1991) 12 ; voir aussi le chapitre 2 du présent ouvrage.

trop concis d'Hippocrate[43]. Le propos du présent ouvrage est moins de réhabiliter à tout prix les qualités littéraires de Galien, que d'éclairer les mécanismes de son écriture, afin, peut-être, d'aider à cartographier son œuvre et de seconder sa lecture par les modernes.

La lecture de Galien est, de fait, semée d'embûches pour le lecteur novice. Parmi les difficultés irréductibles les plus évidentes, se trouvent un vocabulaire technique extrêmement riche, et les problèmes aigus de la transmission des textes galéniques. Le vocabulaire de Galien peut paraître déroutant tant il est varié et articulé de manière complexe : hérité non seulement de traditions médicales, mais aussi de traditions philosophiques multiples, il requiert une culture vaste et solide, d'autant plus que chaque terme est employé dans un sens qui est propre à Galien (ou, plus ennuyeux, dans un *flottement* sémantique propre à Galien). Il faudrait, pour bien faire, remonter la trame de tel outil conceptuel d'apparence platonicienne, pour comprendre l'usage précis qu'en fait Galien – l'emploie-t-il au sens platonicien, ou bien plutôt, aristotélicien ? La fluidité de notions polysémiques telles que οὐσία ou δύναμις rend la traduction même difficile[44]. La place discutée de l'arsenal théorique stoïcien chez Galien nourrit encore davantage un soupçon récurrent, celui d'éclectisme – mais ce prétendu brouillage n'est-il pas déchiffrable, pour peu que l'on prête attention à l'ensemble des textes galéniques traitant d'un même sujet ? Car Galien n'est pas avare de définitions, ni de clarifications, bien au contraire. Comprendre la lettre de l'argumentaire de Galien suppose donc plus qu'une lecture superficielle ; lire Galien est une école de patience et une incitation permanente à la recherche. Comme on y reviendra, la rhétorique de Galien joue aussi volontiers sur certaines ambiguïtés pour emporter la conviction du lecteur. Le vocabulaire de Galien est riche, profond, et développé dans une trame dense et complexe : un sujet loin d'être épuisé ici. Aucun ouvrage ne pourra jamais offrir d'étude globale du vocabulaire galénique ; on s'est attaché ici à certains champs lexicaux, par exemple du signe, de l'apparence,

---

43 W. Wolska-Conus, 'Palladios…' *REB* 58, 2000, 20 ; O. Temkin, *Galenism* 1973, 47-50 (ceci concerne la philanthropie de Galien en général). Les réactions à la prolixité de Galien dans l'antiquité tardive et chez les auteurs islamiques sont évoquées par Temkin, *op. cit.* p. 67-69.

44 Au sujet de telles difficultés dans le cas de la pharmacologie de Galien, voir C. Petit, 'La tradition manuscrite du traité des Simples de Galien. *Editio princeps* et traduction annotée des chapitres 1 à 3 du livre I', in V. Boudon-Millot, J. Jouanna, A. Garzya, A. Roselli (eds.), *Histoire de la tradition et édition des médecins grecs – Storia della tradizione e edizione dei medici greci, Atti del VI Colloquio internazionale sull'ecdotica dei testi medici, Parigi aprile 2008*, Napoli 2010, 143-165 (surtout pp. 154-165).

de la vérité et de l'évidence, ressorts importants de la rhétorique galénique. On voit que pensée médicale et élaboration d'un discours persuasif ne font qu'un[45].

Les problèmes de la transmission des textes sont particulièrement sensibles dans les œuvres que nous sommes encore obligés de lire dans l'édition Kühn : quand des chapitres entiers ne sont pas en cause, ce sont de multiples altérations d'apparence insignifiante qui viennent troubler la syntaxe de Galien, dont les phrases longues demandent, de la part du lecteur, rigueur de pensée et attention soutenue : Galien, du reste, ne cesse d'appeler son lecteur-destinataire à redoubler d'attention pour saisir toute la portée de son propos[46]. Naturellement, l'apparence compacte du texte de l'édition Kühn ne seconde en rien l'effort de lecture : tout au contraire. Aussi Galien apparaît-il comme une masse indigeste, à la fois dense et absurde, dès lors que l'on perd, ne serait-ce qu'un instant, le fil sinueux de sa pensée. Car il ne s'agit pas de prétendre que le caractère limpide de la pensée galénique a été obscurci par une mise en page conçue contre le lecteur, ou par d'innombrables incidents de copie : la pensée de Galien n'est *pas* fluide. D'un point de départ relativement simple, donné souvent sous forme de question – comme celle qui ouvre le traité *Sur la semence*, ou sous la forme d'une aporie (ouverture du *Protreptique*), elle se ramifie sans cesse en questions subsidiaires, en distinctions additionnelles, ou encore en réfutations (entreprises comme à regret, présentées comme nécessaires) que l'on aurait tort de laisser remonter au premier plan – il s'agit d'identifier la trame principale, à laquelle s'enlacent les considérations annexes (qui d'ailleurs en soi ne sont pas dépourvues d'intérêt). En cela, Photius (cité plus haut) a plutôt bien rendu compte du problème. Le fait qu'il apprécie toutefois le *De Sectis*, rédigé selon lui avec plus de clarté, invite à prendre en compte toute la variété des genres chez Galien pour mieux différencier certains types de textes et de lecteurs. En tout état de cause, il faut, bien souvent, renoncer à lire Galien comme on butine dans certaines œuvres : car celui qui ouvre un traité pour y lire l'avis de Galien sur un point précis se retrouve, en fait, obligé de remonter le fil de plusieurs pages pour s'expliquer le pourquoi et le comment du passage. Galien, il faut l'avouer, est un enfer pour les inconditionnels du TLG, qui espèrent passer en revue rapidement un cer-

45 *Cf.* Simon Swain, 'Sophists and Emperors : the Case of Libanius', in S. Swain/M. Edwards (eds), *Approaching Late Antiquity*, 2004, 373-374.

46 Dans le traité des *Simples*, Galien renvoie systématiquement son lecteur aux livres précédents, qu'il prend la peine de résumer, pour que celui-ci continue à suivre, ou bien prenne le livre en cours de route sans risquer de ne rien comprendre (prologues du livre VI, VII et VIII par exemple).

tain nombre de passages à propos d'une idée donnée. Le traitement rapide et automatisé des textes se heurte ici à un obstacle sérieux.

La logique de Galien, pour autant que l'on puisse la restituer par la traduction et le commentaire, doit servir de guide; pourtant, ici encore des considérations linguistiques, à mon sens, interviennent: suivre le fil des idées s'accompagne d'un questionnement permanent sur les articulations du texte, qui hélas ne vont pas de soi. La comparaison entre plusieurs traductions d'un même texte montre en effet que ces dernières ne sont pas toujours au centre des préoccupations des traducteurs, puisqu'elles sont parfois rendues de plusieurs manières différentes: c'est par exemple le cas entre les traductions de May et de Daremberg (*Sur l'utilité des parties du corps*). Les articulations du texte peuvent être carrément occultées, comme dans la traduction par Siegel du traité *Sur les lieux affectés*. Il résulte de cet examen que, d'un lecteur à l'autre, la logique du texte est comprise différemment. Une des raisons de ce flottement tient à la valeur des particules, et à la manière de les 'rendre' dans une traduction (chose quasiment impossible en anglais, et pesante en français). L'emploi des particules propres aux enchaînements du syllogisme, dans lequel Galien était passé maître, passe parfois inaperçu dans les traductions modernes. Ces particules employées en triptyque sont pourtant essentielles dans l'art d'argumenter chez les philosophes, comme chez Galien, qui de tous les médecins en fait de loin le plus grand usage. Les particules, en outre, n'ont pas toujours de fonction de coordination ou d'enchaînement des idées, mais plutôt une valeur dite 'modale', qui renseigne sur l'attitude du locuteur, en l'occurrence Galien, vis à vis de l'énoncé qu'il profère[47]. En l'espèce, il me semble que les recherches récentes sur la valeur des particules au sein du discours fournissent un éclairage nouveau et potentiellement fructueux pour la lecture de Galien (et, probablement, de quelques autres).

Il n'y a donc d'autre 'méthode' pour lire Galien que le chemin de l'empirisme et de la patience: encore faut-il le reconnaître, au lieu d'ironiser en pure perte sur son style 'fastidieux'.

47 Sur les particules chez Galien, voir C. Petit 'Greek Particules in Galen's Œuvre' (à paraître); R.J. Durling, «Some particles and particle clusters in Galen», *Glotta* 66, 1988, 183-189. J'ai étudié le rôle du dialogisme (et donc entre autres des particules modales) dans 'Galien et le "discours de la méthode": rhétorique (s) médicale (s) à l'époque romaine', in J. Coste (éd.) *La rhétorique médicale à travers les siècles*, Genève, 2012, 49-75.

7 La langue et les textes de Galien : état des lieux

La situation de Galien, du point de vue de la recherche philologique, peut faire penser à celle de plusieurs auteurs de la même époque : la langue d'Aelius Aristide et celle de Favorinos ont été partiellement et succinctement décrites, malgré un net regain d'intérêt pour ces auteurs ces dernières années[48]. Le cas de Galien n'est guère différent.

En ce qui concerne le grec de Galien, il faut se plonger dans les notes érudites des éditeurs depuis la fin du XIXe s. pour en apprécier les nuances : parmi les philologues les plus actifs dans ce domaine figure A. Wifstrand, dont les trois fascicules consacrés au commentaire linguistique de Galien forment un outil de travail non négligeable[49]. Néanmoins, la concision extrême et les raisonnements elliptiques de Wifstrand font de son œuvre un point de départ plus qu'un aboutissement. Il faut y ajouter l'appareil critique de nos éditions, dans les introductions et les notes desquelles se trouvent quelques pépites. Mais nombre d'éditions critiques du début du XXe s. publiées au *CMG* (*Corpus Medicorum Graecorum*, Berlin) ne proposent en réalité ni traduction, ni notes explicatives, ni commentaire ; d'autres éditions (tous éditeurs confondus) proposent un aperçu précieux sur leur démarche dans leur commentaire, lorsqu'il s'agit de faire des choix linguistiques dans l'édition : ainsi Schröder (1934), De Lacy (1984, 1996), Barrigazzi, Boudon (surtout dans le *Protreptique*, 2002) ou Nutton (1979 et 1997).

Quelques synthèses thématiques ont été proposées, dont un article relativement récent de J.A. López Férez (1994) sur la langue de Galien, qui reprend une partie des remarques faites par les éditeurs sur l'usage galénique du grec ; les travaux d'E. García Novo méritent aussi d'être mentionnés[50]. Néanmoins,

48 Voir les chapitres respectifs de L. Pernot dans son édition des *Discours Siciliens* d'Aristide (New York, 1981), et d'E. Amato dans le premier volume de son édition des œuvres de Favorinos (Collection des Universités de France). On peut également mentionner les remarques de C. Blum à propos d'Artémidore (1936).

49 A. Wifstrand, *Eikota : Emendationen und Interpretationen zu griechischen Prosaikern der Kaiserzeit, VIII. Galenos zum dritten Mal*, Lund, 1964. Voir aussi l'ouvrage singulier de R.J. Durling, *A dictionary of medical terms in Galen*, Leiden, Brill, 1993 (précédé d'une multitude d'articles très brefs dans *Glotta*).

50 Si l'on se cantonne aux principaux titres, voir notamment J.A. López Férez, "Observaciones filologicas utiles para la critica textual y la ecdotica de Galeno" in A. Garzya (ed.), *Storia e ecdotica dei testi medici greci. Atti del II Conv. Intern. (Parigi, 24-26 maggio 1994)*, Napoli, 1996, 273-288 ; J.A. López Férez (ed.), *Galeno. Lengua, composición literaria, léxico, estilo*, Madrid, 2015 ; E. García Novo, "Composition et style du traité de Galien *De inaequali intemperie* : avantages et désavantages pour la transmission du texte", in A. Garzya (ed.), *Storia e ecdotica dei testi medici greci. Atti del II Conv. Intern. (Parigi, 24-26 maggio*

l'étude la plus fameuse (et la moins consultée) demeure celle de Wilhelm Herbst (1911) sur Galien et l'atticisme. Rédigée en latin et difficile d'accès, car assez rare dans nos bibliothèques, cette thèse a été souvent citée dans les bibliographies. Il faut néanmoins la lire avec précautions; le corpus galénique a considérablement changé depuis la rédaction de la thèse de Herbst, qui repose sur un nombre très limité d'éditions critiques et, pour plusieurs textes, sur l'édition Kühn: plusieurs œuvres, inconnues de Herbst par la force des choses, ont été publiées bien après son travail; or certaines s'avèrent fondamentales pour la nature du sujet, comme l'unique livre (sur trois) rescapé du traité *De nominibus medicis* (*Sur le vocabulaire médical*), retrouvé dans un manuscrit arabe de Leyde et publié en 1931, avec traduction allemande, par Meyerhof et Schacht. Le traité récemment exhumé *Sur l'inutilité de se chagriner* (περὶ ἀλυπίας) mentionne à son tour nombre de traités destinés aux rhéteurs[51]. La liste de nouveaux ouvrages ou fragments d'ouvrages galéniques mis au jour depuis la Première Guerre mondiale est longue, même si tous ne sont pas d'importance cruciale pour le sujet qui nous occupe. Tout aussi ennuyeux, la publication de nombreuses éditions critiques nouvelles depuis 1911 rend parfois caduques les données récoltées par Herbst et ses conclusions: l'édition par Helmreich du traité *Sur les facultés des aliments* élimine du texte nombre de phrases ou de membres de phrase qui tenaient une place fondamentale dans l'analyse par Herbst de la place du dialecte de Pergame dans le grec de Galien. Les décisions de Helmreich étant en fait dictées par la présence ou non de ces phrases dans le fameux palimpseste de Wolffenbüttel, le plus ancien témoin du traité, le lecteur moderne est en droit de s'interroger sur les limites du texte véritable: en quoi le palimpseste est-il plus fiable que nos manuscrits médiévaux? Si Helmreich, conformément à la doctrine de son époque, croyait à la supériorité naturelle des *veteres manuscripti*, il n'en va plus de même aujourd'hui.

1994), Napoli, 1996, 141-153; García Novo, 'Tiempo, Narración y descripción en el tratado de Galeno *De inaequali intemperie*', in J.A. López Férez (ed.), *Galeno. Lengua, composición literaria, léxico, estilo*, Madrid, 2015, 349-368.

51 Sur les rapports de Galien avec la grammaire, voir I. Sluiter, 'Textual Therapy. On the relationship between medicine and grammar in Galen', in M. Horstmanshoff (ed.), *Hippocrates and Medical Education. Selected Papers Presented at the Hippocratic Colloquium (Leiden 24-26 August 2005)*, Leiden, Brill, 2010, 25-52; sur l'acuité de la vision linguistique de Galien, voir F. Skoda, 'Galien lexicologue', in M. Woronoff, S. Follet et J. Jouanna (eds), *Dieux, Héros et Médecins Grecs. Hommage à Fernand Robert*, 2001, 177-195; pour une enquête sur les œuvres philologiques perdues de Galien à partir du *De indolentia*, voir A. Coker, 'Galen and the Language of Old Comedy: glimpses of a lost treatise at *PA* 23b-28', in C. Petit (ed.), *Galen's De indolentia in Context. A Tale of Resilience*, Leiden, Brill (à paraître).

Une étude moderne et approfondie du problème de la valeur de ce témoin fait encore défaut[52]. Encore une fois, la lecture de Galien et son interprétation butent sur des difficultés liées à la transmission des textes.

Notre point de départ sera donc, naturellement, les textes eux-mêmes. En effet Galien n'est pas avare de remarques (1) sur ce qu'est le bon grec ; (2) sur le style des autres (et singulièrement Hippocrate). Le médecin de Pergame ne cesse de se démarquer du style et du raisonnement d'autrui. Ce qui pourrait paraître relever de deux problématiques différentes est en fait lié : une bonne argumentation, fondée sur la méthode adéquate, selon Galien, ne saurait faire l'économie d'un vocabulaire bien choisi et d'explications claires. Aussi Archigène d'Apamée se disqualifie-t-il dans le domaine de l'exploration des lieux affectés, puisque sa terminologie est on ne peut plus obscure. Employant un vocabulaire compris de lui seul (encore Galien exprime-t-il des doutes à ce sujet), Archigène oblige les autres médecins et les patients à aller voir ailleurs : Galien entame donc son traité *Sur les lieux affectés* en réfutant en principe comme dans les termes les textes laissés par Archigène, qui tenaient lieu jusqu'à Galien de vulgate dans ce domaine. Il peut ainsi reprendre la question à zéro ou presque, débarrassé d'une tradition savante jugée inutile, et développer sa propre pensée. Dans l'esprit des lecteurs alexandrins, la critique d'Archigène par Galien vaudra condamnation, puisque les seuls ouvrages antiques conservés sur le thème des lieux affectés sont finalement... ceux de Galien[53]. Le discours de Galien sur le vocabulaire juste et la clarté (*saphèneia*) nous paraît donc fondamental pour notre étude[54]. À ce sujet, les pages de Simon Swain consacrées aux rapports de Galien avec la clarté et l'atticisme à la mode en son temps demeurent une excellente introduction à la langue de Galien[55].

Tout comme celui de Herbst il y a presque cent ans, quoique dans une moindre mesure, le présent travail s'est heurté à des obstacles liés à l'état des éditions de Galien. On a donc privilégié les textes ayant reçu une bonne édition critique, mais tout en gardant un éventail de textes le plus varié possible.

52 Cf. J.M. Wilkins, *Galien, Œuvres. Tome v, Sur les facultés des aliments*, Paris, Les belles lettres, 2013. La notice commente peu le statut du palimpseste dans la tradition manuscrite.

53 Ceci rejoint l'analyse de Markus Asper à propos des traités de Galien sur le pouls : M. Asper, '*Un personnagio in cerca di lettore*. Galens *Grösser Puls* und die „Erfindung" des Lesers', in Th. Fögen (ed.), *Antike Fachtexte. Ancient Technical Texts*, Berlin, De Gruyter, 2006, 21-39.

54 La clarté est une notion moins évidente qu'il n'y paraît chez les anciens, et singulièrement chez les rhéteurs. On peut avoir un vocabulaire limpide et pourtant s'exprimer de manière obscure : voir Psellos sur Aristide et Grégoire de Nazianze (et sur le sujet C. Jouanno, 'Les Byzantins et la Seconde Sophistique : Étude sur Michel Psellos', *REG* 122, 2009-1, 113-144).

55 S.C.R. Swain, *Hellenism and Empire*, p. 56-62.

Aussi plusieurs d'entre eux ont-ils dû être controlés dans les manuscrits ; les traductions françaises sont le plus souvent personnelles, parfois uniques (un grand nombre de textes n'a jamais été traduit dans une langue moderne), et, encore une fois, sont fondées, le cas échéant, sur les manuscrits grecs. On a naturellement fait bon usage de nombre de précieuses traductions françaises, notamment celles de Paul Moraux (dans son recueil souvent cité ici, *Galien de Pergame. Souvenirs d'un médecin*, 1985) et de Charles Daremberg (au prix d'un léger toilettage).

Ici il convient de faire un bref rappel au sujet du 'corpus' galénique, qui, précisément, n'en est pas un : la constitution du 'canon' des œuvres de Galien évoqué plus haut fut contrariée par de multiples facteurs dès l'antiquité tardive : (1) aucun manuscrit ou groupe de manuscrits ne coïncide avec ledit canon ; (2) la circulation des textes de Galien de son vivant même s'est compliquée de réécritures et de réappropriations, brouillant la version originale ; (3) Galien lui-même n'a pu empêcher la circulation d'ouvrages non corrigés de sa main ; (4) de nombreux autres traités se sont glissés parmi les traités authentiques sans aucun contrôle d'authenticité ; (5) un nombre effrayant de traités ne nous ont pas été transmis du tout. Enfin la date tardive de la majorité de nos manuscrits (originaires de la Constantinople des Paléologues, à l'exception remarquable de quelques rares palimpsestes anciens comme celui de Wolffenbüttel évoqué plus haut) rend le travail de reconstitution linguistique aléatoire. Il faut pourtant être optimiste et se féliciter des nouvelles études sur Galien et ses textes[56]. Si l'absence de corpus contraint chaque éditeur à un certain empirisme, il est néanmoins désormais possible de recouper les données des traditions manuscrites de plusieurs traités et de regrouper certains d'entre eux, dont la filiation semble commune[57]. De plus, un nombre non négligeable de manuscrits, parmi nos témoins les plus importants, paraissent fonctionner en groupes issus d'un même scriptorium (celui du fameux Ioannikios[58] au XIIe s. ; le cercle de Jean Argyropoulos[59] au XVe s. ; les groupes de travail des grands

---

56 Vitalité reflétée notamment par la persistance de la série de colloques consacrés à l'ecdotique des médecins grecs (Naples et Paris), où Galien tient une place importante.

57 Exploitation approfondie du fameux *Laurentianus* 74, 3, mais aussi du *Vaticanus gr.* 1845, par exemple ; certains traités de pharmacologie à basse époque (constitution d'unités thématiques).

58 N.G. Wilson, « Aspects of the transmission of Galen », in *Le strade del testo*, Bari, 1987, 45-64 ; S. Fortuna e A.M. Urso, 'Burgundio da Pisa traduttore di Galeno : nuovi contributi e prospettive, con un'appendice di P. Annese', in I. Garofalo, A. Lami, A. Roselli (eds), *Sulla tradizione indiretta dei testi medici greci. Atti del Seminario Internazionale* (*Siena, 19-20 settembre 2008*), Pisa, F. Serra, 2009, 141-177.

59 Voir notamment B. Mondrain, « Jean Argyropoulos professeur à Constantinople et ses

éditeurs de la Renaissance, autour d'Alde Manuce[60] ou les héritiers de Luca Antonio Giunta[61] à Venise). Il sera ainsi bientôt possible de donner un panorama entièrement renouvelé de nos sources manuscrites : ceci permettra de remplacer le catalogue de Diels (1905), qui forme encore la base des outils du chercheur, associé à la base de données PINAKES fournie par l'IRHT. Dans le domaine des manuscrits latins et des éditions anciennes, le nouveau catalogue en ligne mis en place par Stefania Fortuna a déjà changé la manière de voir et d'exploiter ces sources d'une grande ampleur, insuffisamment mises en lumière[62].

8 Méthode et perspective du présent ouvrage

Comment a-t-on négocié ces obstacles ? L'arrière-plan méthodologique de ce travail est, dans l'ensemble, simple, mais son ambition a été guidée par une perspective large, interrogeant la rhétorique scientifique en général et son importance dans l'histoire des sciences (et bien sûr plus particulièrement de la médecine !). Au croisement de l'histoire littéraire classique et des humanités médicales, on a cherché à situer et à décrire la rhétorique de Galien comme écriture singulière, fondatrice, et pourtant si proche des pratiques littéraires de

auditeurs mé-decins, d'Andronic Eparque à Démétrios Angelos », in C. Scholz-G. Makris (eds), *Polypleuros nous. Miscellanea für Peter Schreiner zu seinem 60. Geburtstag*, Munich-Leipzig, 2000, 223-250 ; B. Mondrain, « Comment était lu Galien à Byzance dans la première moitié du XVe s. ? », in A. Garzya et J. Jouanna (eds), *Tradizione e ecdotica, Actes du IIIe colloque international sur l'ecdotique des textes médicaux grecs*, Paris-Naples 2003, 361-384.

60 A.C. Cataldi-Palau, *Gian Francesco d'Asola e la tipografia aldina. La vita, le edizioni, la biblioteca dell'Asolano*, Genova (Sagep) 1998 ; V. Nutton, *John Caius and the manuscripts of Galen*, Cambridge University Press, 1987.

61 Sur Gadaldini : I. Garofalo, « Agostino Gadaldini (1515-1575) et le Galien latin », in V. Boudon/G. Cobolet, 2004, 283-322 ; C. Petit, 'Philologie et médecine au XVIe s. : l'art de la conjecture médicale chez un éditeur de Galien, Agostino Gadaldini', F. Gabriel/P. Hummel (eds.), *Vérité (s) Philologique (s). Études sur les notions de vérité et de fausseté en matière de philologie*, Paris, Philologicum, 2008, 221-234 ; eiusd. 'Gadaldini's Library', *Mnemosyne* 60.1, 2007, 120-127 ; 'Les manuscrits médicaux de Modène et la tradition de l'*Introductio sive medicus* pseudo-galénique', in A. Roselli *et alii* (eds.) Ve Convegno Internazionale Trasmissione e ecdotica dei testi medici greci, Napoli, 1-2 Oct. 2004, D'Auria, Napoli, 2005, 167-187.

62 Les outils de base dans ce domaine consistaient en l'étude pionnière de R.J. Durling, complétée par les suppléments publiés par le même auteur et plus tard S. Fortuna. R.J. Durling, 'A chronological census of Renaissance editions and translations of Galen', *Journal of the Warburg and Courtauld Institutes* 24, 1961, p. 230-305. Le catalogue de Stefania Fortuna peut être consulté à l'adresse http://www.galenolatino.com.

son temps. Si la lecture d'ouvrages fondamentaux (Prelli 1989, Gross 1990) dans le champ devenu considérable de la rhétorique scientifique et dans le sous-champ de la rhétorique médicale[63] (représenté par exemple par les travaux de Dietz-Moss, Segal) a pu jouer un rôle, c'est avant toute chose la littérature grecque impériale et la rhétorique propre à cette culture qui fournissent le cadre de nos analyses. La singularité du projet médical de Galien lui confère, en tant qu'auteur grec, une aura et une postérité uniques, une audience à la fois de spécialistes et de curieux, de *philiatroi.*

En exploitant le matériel philologique à nouveaux frais, on a eu pour point de départ la formation même de Galien et de ses premiers lecteurs, ses contemporains, c'est-à-dire la rhétorique classique. Nos analyses reposent largement sur les catégories de cette dernière. Comme indiqué plus haut, on a fait usage de catégories et d'une terminologie rhétoriques inclusives, sans faire l'archéologie systématique de telle ou telle figure chez les théoriciens antérieurs à Galien. En plus d'un endroit, la rhétorique de Galien recoupe des points vitaux de l'écriture médicale ultérieure. Par exemple, on s'est accordé la liberté d'étudier certains champs sémantiques, significatifs de l'argumentation galénique, comme la langue du certain et du probable, de la vérité, de ce que montrent les signes (donc du dévoilement et de la prédiction). Il est évident que ceux-ci recoupent des champs traditionnels de l'argumentation (où la distinction entre rhétorique et dialectique n'a pas grand sens), mais aussi des problèmes propres à la médecine de ce temps (diagnostic, pronostic, communication avec le malade, fondements d'une réputation) qui ne sont pas sans écho dans le discours médical actuel. Plus largement, donc, étudier la rhétorique de Galien conduit à s'interroger sur ce qu'est un discours vrai, ou véridique ; sur ce que peut et doit dire la médecine, et comment.

Mais Galien est avant tout un auteur impérial ; de surcroît, son attachement professionnel au palais impérial, la nécessité d'y survivre, concrètement et symboliquement, n'a pu que contribuer à l'élaboration de son écriture et la façonner selon les moyens de la rhétorique. L'importance d'une approche rhétorique des auteurs d'époque romaine, pour mieux comprendre la période impériale comme pour mieux évaluer nos propres rapports avec l'univers des

63 Il est sans doute juste, dans une certaine mesure, de considérer la rhétorique médicale aussi comme un sous-champ des rapports entre littérature et médecine, domaine bien représenté dans des revues telles que *Literature and Medicine* ou *Configurations*, à la faveur de l'essor des "humanités médicales".

anciens, est évidemment bien établie[64]. Annonçant le thème de quatre essais sur la rhétorique impériale, T. Whitmarsh déclare ainsi :

> Greco-Roman culture was, of course, saturated in rhetoric. From the late fifth century onwards, it lay at the very foundation of all elite education. Taken as a whole, these four essays demonstrate not only how the ancients organized their own conceptual universe in rhetorical terms, but also how these rhetorical structures can still play an energizing role for us, too, in the interpretation of that culture. In these days when the traditional, Eurocentric idea of direct, linear 'inheritance' from the Greeks and Romans is (quite properly) being fiercely challenged, it is right to reflect on how our interpretative categories both build on and differentiate themselves from those of the Greeks and Romans, on which they have – until relatively recently – been closely modelled.

Il est donc essentiel de reconnaître le cadre profondément rhétorique des œuvres antiques pour deux raisons : il s'agit d'un cadre qui structure l'univers mental antique, et à rebours d'une grille de lecture nous permettant d'appréhender au mieux la pensée et la culture des anciens. Tout auteur antique peut se prêter à une lecture rhétorique. Dans le cas de Galien, le projet d'une étude rhétorique s'inscrit à la fois dans l'exploration systématique de la rhétorique dans la littérature et la société gréco-romaines, et dans une démarche d'histoire au long cours du discours médical. Celle-ci reste encore à écrire, et il est fort possible que les continuités y apparaissent plus nettement pour la période moderne que pour la période contemporaine, au sein de laquelle, comme le suggère Tim Whitmarsh, nos liens avec les catégories des Anciens sont plus complexes, plus difficiles à appréhender.

L'analyse donc de Galien dans le contexte antique recoupe de nombreux travaux sur l'Empire romain. De l'étude littéraire de ses grands représentants, qu'ils fassent partie de la Seconde Sophistique ou non, aux analyses transversales de thèmes récurrents dans cette littérature (rôle du corps, rôle des voyages, moralisme, biographie et autobiographie…), les études stimulantes n'ont pas manqué[65]. Il peut paraître étonnant que Galien n'ait pas encore

---

64 Dans le volume spécial de *Greece and Rome* (60-1, 2013) édité par Tim Whitmarsh, *Figures* (introd. p. 2-3). L'introduction par Tim Whitmarsh inscrit l'ouvrage dans la ligne du volume *Renaissance Figures of Speech* (2007, Adamson *et alii* eds), mais avec une perspective beaucoup plus ambitieuse, reflétée en particulier dans la réflexion sur l'ekphrasis par Froma Zeitlin.

65 Par exemple, sur des auteurs et textes particuliers : R.B. Rutherford, *The Meditations of*

trouvé toute sa place dans ce contexte, mais les difficultés afférentes à la lecture de ses textes, évoquées plus haut en détail, expliquent en grande partie l'espèce d'oubli dont il est souvent victime dans le grand courant des études littéraires et historiques sur l'Empire romain. Cet oubli est en passe d'être progressivement réparé, si l'on en juge par les travaux récents dans lequel son témoignage prend enfin la place qui lui revient – par exemple dans le cas de son témoignage sur l'histoire du livre dans l'antiquité[66]. Les travaux de V. Nutton et H. Von Staden (évoqués plus haut) ont mis en lumière le flamboyant sophistique de Galien sous un angle historique, exhibant les liens les plus évidents du médecin des Antonins et des Sévères avec les cercles et les pratiques de la sophistique[67]. Le chapitre lumineux de Tamsyn Barton dans *Power and Knowledge* a aussi, en son temps, joué un rôle en plaçant Galien au coeur d'un ensemble plus vaste d'arts prédictifs (physiognomonie, astrologie et médecine), mais on a assez peu cité ce travail chez les spécialistes de Galien, alors que Barton a selon moi saisi l'essentiel de la rhétorique galénique dans le contexte socio-culturel de l'Empire Romain[68].

Reflet des pratiques littéraires, rhétoriques de son époque, Galien fait aussi partie d'un monde, la médecine, qui fascine, terrifie et passionne les personnes éduquées de son temps. De fait, Galien n'est pas isolé dans la littérature impériale, ni comme écrivain médical (ou médecin écrivain), ni comme lecteur et représentant des genres en vogue à son époque. Mais on trouve aussi facilement les traces indubitables d'une véritable vogue de la médecine et de l'exploration du corps humain en dehors de la littérature médicale. La médecine investit ainsi le champ de la rhétorique (Aristide, Pseudo-Quintilien), l'univers des moralistes (Sénèque), du roman grec (Apulée, Chariton), de la lit-

---

Marcus Aurelius: A Study, Oxford, 1989; L. Pernot, *Les discours siciliens d'Aelius Aristide*. New York, Arno Press, 1981.

66 J. König/K. Oikonomopoulou/G. Woolf (eds), *Ancient Libraries*, Cambridge University Press, 2013, particulièrement la contribution de M. Nicholls. Voir aussi, sur Galien et la société romaine plus largement, H. Schlange-Schöningen, *Die Römische Gesellschaft bei Galen: Biographie und Sozialgeschichte*, 2003. Les travaux de P.-L. Tucci sur l'architecture de la Rome impériale ont aussi exploité de manière convaincante le témoignage de Galien. Voir notamment 'Galen's storerooms, Rome's libraries and the fire of AD 192', *Journal of Roman Archaeology* 21, 2008, 133-149; *eiusd.* 'Galen and the Library at Antium', *Classical Philology* 108, 2013, 240-251; *eiusd. The Temple of Peace in Rome*, 2 vols., Cambridge, 2017.

67 Voir note 000.

68 T. Barton, *Power and Knowledge. Astrology, Physiognomics, and Medicine under the Roman Empire*, Michigan University Press, 1994. Voir aussi T. Curtis, 'Genre and Galen's Philosophical Discourses', in P. Adamson, R. Hansberger et J. Wilberding (eds), *Philosophical Themes in Galen*, BICS *Suppl.* 114, 2014, 39-59.

térature épistolaire (Fronton[69]) et même de la poésie, si l'on tient compte du thème de la maladie d'amour. Lucien ne se prive pas de jouer sur les codes des ouvrages techniques, et plus particulièrement médicaux – au point que K. Ní Mheallaigh envisage des références implicites à Galien (en tout cas à ses techniques d'exposition) dans l'*Histoire Vraie*[70]. Aulu-Gelle démontre une connaissance aiguë des controverses médicales, qui chez lui peuvent être reliées à des problèmes juridiques, accompagnant l'évolution du droit romain[71]. De plus, toutes sortes de sujets illustrent les passerelles entre disciplines : pour prendre un exemple très concret, les exercices respiratoires qui accompagnent la formation rhétorique, et sont étudiés par les médecins (dont Galien, auteur des travaux antiques les plus aboutis sur la question) dans le cadre de la respiration et de la phonation[72]. L'anatomie et la dissection passionnent le public romain comme le dévoilement ultime des arcanes du corps et de la nature. On ne saurait donc sous-estimer le lectorat et le public potentiels pour un auteur médical de l'envergure de Galien. Le fait qu'il ait écrit la plupart de ses ouvrages à la demande d'amis (probablement médecins, peut-être des élèves) ne doit pas occulter la puissance de la *philiatria* dans les milieux cultivés de Rome et d'ailleurs. Si donc la médecine comme sujet a pu passionner les profanes cultivés, à rebours les thèmes littéraires et philosophiques du temps n'ont pas manqué d'influencer les médecins, à commencer par le plus lettré de tous, Galien.

9 Galien et la rhétorique scientifique : la véritable « écriture fondatrice » de la médecine ?

On verra donc, de chapitre en chapitre, se dessiner les contours d'un style médical créé ou consacré par Galien. Mais, alors que la rhétorique médicale est désormais appréciée comme composante essentielle de l'écriture des médecins tout au long de l'époque moderne, les ressorts exacts de celle-ci aux temps anciens sont peu explorés ou en tout cas le sont de manière peu systématique. Ce problème obscurcit, occulte même la véritable continuité d'un discours

69 A. Freisenbruch, 'Back to Fronto : Doctor and Patient in his Correspondence with an Emperor', in R.K. Gibson/R. Morello (eds), *Ancient Letters. Classical and Late Antique Epistolography*, 2007, 235-255.

70 K. Ní Mheallaigh, *Reading Fiction with Lucian. Fakes, Freaks and Hyperreality*, 2014, pp. 167-170.

71 M.L. Astarita, *La cultura nelle* Noctes Atticae, Catania, 1993, p. 155-157.

72 V. Schulz, 'Rhetoric and Medicine – The Voice of the Orator in Two Ancient Discourses', *Rhetorica* 34-2, 2016, 141-162.

médical empreint de stratégies rhétoriques, florissant dans des genres divers mais limités en nombre, usant de procédés récurrents, d'Hippocrate à Sydenham; il entrave ainsi le développement d'études sur la rhétorique médicale de la Renaissance, ainsi que sur la réception de la médecine antique à cette même période. Vésale constitue un exception dans les études sur la médecine de la Renaissance, car on a étudié son interaction constante avec Galien[73]; cette exception ne fait que confirmer le manque d'études sur la lecture texte à texte des médecins antiques, notamment Galien, par les médecins (et autres polymathes, tels Mélanchthon) de la Renaissance[74]. Proposer une lecture rhétorique de Galien, c'est donc aussi fournir un socle, ou une plate-forme, en tout cas un point de repère, pour de futures analyses rhétoriques de la littérature médicale postérieure à Galien.

En effet, Galien n'est pas que le réprésentant d'une médecine argumentative, vindicative souvent mis en avant. La démonstration forme certes l'ossature de son œuvre. Galien lui-même met l'accent sur le rôle de l'*apodeixis* dans ses travaux. Mais, comme on le verra, il fournit également des paradigmes sous forme de récits (récits de cas, entre autres), de descriptions, d'éloges qui se prêtent naturellement à une littérature de "morceaux choisis" à thème médical, déjà présente au début du XVIe s. (par exemple dans les *Historiales Campi* de Symphorien Champier). La dame romaine amoureuse d'un danseur (voir plus haut) donne ainsi libre cours à une floraison d'histoires similaires, où le médecin démasque toutes sortes d'affections (et jusqu'à l'infidélité *en pensée* d'une épouse, selon le médecin polonais Jozef Strúz).

La Renaissance se prête plus que toute autre période à une étude rhétorique serrée des textes médicaux à la lumière de leurs antécédents antiques; la diffusion accrue des textes, et en des traductions latines bien plus précises, nées de la renaissance du latin classique, ou bien dans la langue originale, le grec, la redécouverte gourmande de ces textes en tout point de l'Europe, la conviction profonde des médecins qu'ils pouvaient dialoguer avec les grands anciens comme s'ils étaient leurs contemporains, sont autant de facteurs qui invitent à comparer textes fondateurs anciens et ouvrages de la Renaissance. Nul doute que certains auteurs médiévaux particulièrement férus de logique et amateurs

73 N.G. Siraisi, 'Vesalius and the Reading of Galen's Teleology', *Renaissance Quarterly* 50-1, 1997, 1-37.

74 Le travail de Jeffrey Wollock, *The Noblest Animate Motion. Speech, Physiology and Medicine in Pre-Cartesian Linguistic Thought* (Amsterdam, 1997) sur la réception des théories antiques du langage jusqu'à la Renaissance offre une exception remarquable; citons aussi les travaux de Vivian Nutton, et de Concetta Pennuto sur les rapports entre la médecine et les autres arts à la Renaissance (par exemple 'Il De uteri dissectione di Galeno e la sua fortuna nel Rinascimento', *Medicina nei secoli*, 2013, 1103-1142).

de langue précise fourniront également des terrains d'investigation propices. Mais la vitalité de la médecine à la Renaissance, régénérée par l'observation nouvelle des corps et des plantes, met l'Europe du XVIe s. dans une position particulière, privilégiée. Les problèmes de compréhension liés aux traductions arabo-latines s'estompent, le champ médical s'ouvre, et s'enracine d'une manière plus littérale dans les notions héritées de Galien et d'Hippocrate[75]. Une langue nouvelle, régénérée par la lecture attentive et la traduction des classiques, prend son essor. L'œuvre de Girolamo Mercuriale, de Prospero Alpini, des "Hippocratiques de Paris" étudiés par Iain Lonie[76], parmi tant d'autres, en témoignent.

Mais l'influence de Galien peut se percevoir au delà de simples contraintes génériques et procédés rhétoriques transmis à ses successeurs, ou repris inconsciemment par eux. Galien ouvre aussi la voie à quelque chose de plus vaste et de plus difficile à délimiter : appelons cela, provisoirement, le *discours scientifique*. Si les modalités de ce dernier varient au cours des siècles, le mélange concocté par Galien d'un regard observateur, omniscient, résolument objectif, d'une quête quasi-mystique de la Vérité, et d'une autobiographie hors du commun, perdure jusque dans la littérature contemporaine. L'autobiographie intellectuelle prend racine dans l'œuvre galénique, comme l'a fort bien analysé Stephen Menn[77]. Il vaut la peine de le citer ici :

> Our two muslim authors (i.e. Ibn al-Haitham and Ghazâli), and also Renaissance Christian authors such as Campanella and Descartes, are taking over a strategy of self-presentation that had been originally invented by Galen, although Descartes may not have been conscious of Galen as his model, and although I do not claim to know all the links of transmission or even the overall shape of the tradition. What is most interesting is not that this leads our different authors to write autobiographical texts with some formal similarities, but that a surprising amount of the autobiographical content, of what we might have expected to be most personal to each author, is also inherited and adapted by each author to his own situation. In

75 Ce mouvement s'opère au détriment de l'héritage arabe : *cf.* P.E. Pormann, 'La querelle des médecins arabistes et hellénistes et l'héritage oublié', in V. Boudon-Millot/G. Cobolet eds, *Lire les médecins grecs à la Renaissance*, Paris, 2004, 113-142.

76 I.M. Lonie, "The Paris Hippocratics : Teaching and Research in Paris in the second half of the Sixteenth Century", A. Wear/R. French/I.M. Lonie (eds), *The Medical Renaissance of the sixteenth century*, Cambridge, 1985, 155-174.

77 S. Menn, 'The *Discourse on the Method* and the Tradition of Intellectual Autobiography', in J. Miller/B. Inwood (eds), *Hellenistic and Early Modern Philosophy*, Cambridge University Press, 2003, 141-191 (surtout p. 146 sq.).

> fact, the formal similiarities are weak enough that I am not wholly comfortable speaking of a single genre. Galen did not write a single canonical text, called something like Autobiography, which all the later authors could imitate ; rather, he talks about himself in many places, saying many of the same things but adapting himself to the demands of the context, especially in the *On his own books* and the *On the order of his own books* and the *Passions and errors of the soul*, but also in scattered passages in many other writings. What the Muslims and Christians took from Galen was not primarily one book as a model, but the more general strategies of self-presentation which I will describe. Nonetheless, Galen's *On his own books* and *On the order of his own books* do seem to have been a more particular model, for some of our authors more than others, and I think we can speak of these books as founding a specifically Galenic genre of autobiography/autobibliography, followed more closely by Ibn al-Haitham and Campanella and more loosely by Ghazâli and Descartes[78].

Comme le souligne Menn, il serait illusoire de chercher à retrouver les rouages exacts d'une tradition d'auto-présentation née avec Galien, puis mille fois reprise. L'important est que la généalogie de l'autobiographie intellectuelle puisse remonter à l'œuvre de Galien. On pourrait ajouter Leibniz parmi les héritiers du médecin de Pergame, comme l'a jadis proposé Charles Daremberg. Mais les exemples potentiels sont nombreux : Sir Richard Francis Burton ne fut-il pas similaire à Galien dans son entreprise d'exhaustivité, de clarté, de précision, et dans son style vindicatif, souvent sarcastique ? Pourfendeur des faux prophètes et des mauvais savants (tels que Speke), orateur et écrivain hors pair, Burton a suscité presque autant d'irritation et d'inimitié que Galien[79].

Il y a plus que la simple autopromotion et l'autoportrait scientifique dans l'héritage littéraire de Galien. Au fond, l'imaginaire médical en est hanté. Les représentations de médecins brillants, anatomistes, chirurgiens ou simples praticiens dans la littérature moderne sont les lointains reflets de la *persona* galénique, mélange d'autorité, de science, de savoir-faire et de confiance en soi absolue, à la limite de la toute-puissance[80]. Explorer cette filiation serait le sujet d'un autre livre, d'autres études.

---

78 *ibid.*, p. 147.

79 Tel est le portrait qui se dégage de la merveilleuse biographie de Mary S. Lovell, *A rage to live : A biography of Richard and Isabel Burton*, London, 1998.

80 Le médecin Antoine Thibault dans la saga *Les Thibault* de Roger Martin du Gard ; le chirurgien Belardo dans le roman de Stefano d'Arrigo, *Femme par magie* (traduit de l'italien par René de Ceccaty). Il en sera de nouveau question à la fin du chapitre 4.

Mais si Galien est le véritable fondateur du discours médical, qu'en est-il du rôle supposé d'Hippocrate en la matière ? Jackie Pigeaud, dans un article fameux, a mis en lumière l'écriture d'Hippocrate comme style fondateur de la médecine. Mais il s'y limitait au domaine clinique – un domaine dans lequel plus d'un médecin moderne a reconnu la supériorité d'Hippocrate. Le discours scientifique tel que nous le comprenons, en revanche, est fermement enraciné dans celui de Galien ; lequel, à rebours, doit à une longue tradition médicale, qu'il unifie, se réapproprie, et marque de son sceau personnel, autobiographique, palpable, là où la Collection Hippocratique ne laissait qu'un amas de textes sans noms d'auteur véritables, rassemblés sous l'étiquette commode "Hippocrate". Si Galien donc n'invente pas la rhétorique médicale, il lui donne un tour presque définitif. En cela, son écriture est une refondation, un nouveau style fondateur. Selon une image créée et affectionnée par Galien, il est le Trajan des voies de la médecine, le grand perfecteur d'un domaine imparfaitement traité et maîtrisé par les médecins antérieurs, et compris dans sa totalité de lui seul[81].

Armelle Debru, dans un livre qui reste l'une des plus belles études consacrées à la pensée galénique, a pris soin de noter ceci :

> Il faut bien avoir à l'esprit, en effet, que certains médecins antiques ont écrit de grands textes. Certes, leurs œuvres ont disparu en partie, mais ce qu'il en reste doit amener à les traiter comme une vraie littérature. On peut lire les grandes œuvres médicales, même post-classiques, avec la même considération et avec le même profit général qu'on lit les historiens, les philosophes, les orateurs. Les textes des grands auteurs sont écrits avec soin, le raisonnement ou la description valent maints portraits ou analyses historiques. Ils le doivent au double souci de leur auteur de transmettre leur savoir, et d'en montrer la validité. Réfuter les adversaires a, certes, beaucoup fait pour alourdir les traités galéniques d'une part qui n'apporte que peu de nouveautés. Mais lui-même, comme les grandes figures qui l'ont précédé, a atteint parfois une richesse et une qualité qui font de ses écrits une œuvre intellectuelle et littéraire de première importance dans l'histoire occidentale[82].

Il reste beaucoup à faire pour explorer à fond cette "œuvre intellectuelle et littéraire de première importance dans l'histoire occidentale". Certes, plusieurs travaux (souvent de dimensions modestes) ont été consacrés aux textes médicaux

---

81 Image étudiée dans le chapitre *Enargeia*, p. 146-149.

82 A. Debru, *Le corps respirant. La pensée physiologique chez Galien*, 1996, 271.

vus comme littérature : l'impulsion donnée par des critiques avertis comme Jackie Pigeaud, Philippe Mudry, Heinrich von Staden a porté des fruits et enrichi notre compréhension de la "littérature médicale" – mais Galien, le plus important de tous les médecins antiques, et le seul à l'époque romaine à fournir un véritable corpus à étudier, fait exception et demeure quasiment absent des études d'ordre littéraire[83].

10 Limites et plan de l'ouvrage

Organiser la matière de ce livre n'a pas été simple. L'analyse rhétorique de Galien se heurte en effet à plusieurs difficultés : la sélection des passages à retenir au milieu de l'océan du corpus relève en partie d'un choix personnel, et par nature discutable. J'ai naturellement choisi des textes dont j'étais plus familière et pour lesquels je disposais soit d'une édition critique, soit de mes propres données sur la tradition manuscrite. Parfois, néanmoins, j'ai utilisé des textes importants qui n'ont pas reçu d'édition critique et sur lesquels je n'avais pas travaillé (ainsi les traités sur le pouls, certains commentaires à Hippocrate, disponibles seulement dans l'édition Kühn). Par ailleurs, en déterminant les sujets traités dans ce livre, j'ai opté contre une approche qui partirait des catégories de la rhétorique pour y faire entrer les textes de Galien : au contraire, c'est la fréquentation des textes galéniques qui a dicté les thèmes principaux abordés ici. Au lieu d'illustrer les grands axes de la rhétorique, les textes de Galien passent au premier plan et font surgir au passage de multiples aspects de la rhétorique (objectifs, figures, lieux, parties du discours…). En quelque sorte, il s'agit d'un commentaire sur textes choisis de Galien. Naturellement, il n'existe pas de tel recueil en dehors du précieux petit livre de Paul Moraux, *Galien de Pergame. Souvenirs d'un médecin* (Paris, 1985) : si ce dernier a été abondamment utilisé et médité ici, il a aussi été complété de divers textes (souvent non autobiographiques) qui en étaient absents, ou bien les textes qui s'y trouvaient ont été étudiés dans un cadre plus étendu, de manière à mieux rendre compte du

83 A. Pigeaud/J. Pigeaud (eds), *Les textes médicaux latins comme littérature. Actes du VIe colloque international sur les textes médicaux latins du 1er au 3 septembre 1998 à Nantes*, Presses de l'Université de Nantes, 2000 ; J. Pigeaud, 'Le style d'Hippocrate ou l'écriture fondatrice de la médecine', in M. Détienne (éd.), *Les savoirs de l'écriture en Grèce ancienne. Cahiers de Philologie* 14, 1988, p. 305-329 ; Ph. Mudry, *La Préface du* De medicina *de Celse*, Lausanne, 1982. Pour Galien : H. von Staden, 'Anatomy as Rhetoric : Galen on Dissection and Persuasion', *J. Hist. Med. Allied Sci.*, 50-1, 1995, 47-66 ; J. König, 'Conventions of prefatory self-presentation in Galen's *On the Order of My Own Books*', in C. Gill/J.M. Wilkins/T.J.G. Whitmarsh (eds), *Galen and the World of Knowledge*, Cambridge, 2009, 35-58.

contexte – en effet, il est parfois artificiel d'isoler un récit qui appartient en fait à un groupe de récits ou à des récits en diptyque. En choisissant ces thèmes qui regroupent des textes divers (à l'exception du chapitre 4, sur la rhétorique de la Providence, qui s'attache presque exclusivement à un seul ouvrage, le *De usu partium*), j'ai encore une fois procédé à une sélection qui peut ne pas paraître complète – mais comment rendre compte de l'intégralité d'une œuvre aussi immense et diverse ? Ainsi, j'ai renoncé à inclure un chapitre sur les "lettres" (au sens large) de Galien (*Consilium de puero epileptico*, *Praen. ad Epigenem*, *De indolentia*)[84], terrain privilégié pour l'étude du fameux "style simple" requis par Démétrios (*Du Style*)[85]. Le style simple affecte également des œuvres modestes, destinées aux débutants, dont il a été question ailleurs[86]. Mais la difficulté de s'appuyer sur le texte grec réputé instable du traité sur le pronostic (*Praen. ad Epig.*), et plus encore sur celui, difficile et controversé, du *De indolentia* récemment exhumé, m'ont dissuadée de me lancer dans une étude trop détaillée du point de vue stylistique. Autre groupe de textes important qui n'est abordé que par petites touches ici : les commentaires à Hippocrate, dont la chatoyance et la diversité surprendraient le lecteur non-initié. Malheureusement, l'édition en cours de ces traités, quoique progressant rapidement, n'est pas terminée et pose de nombreux problèmes ; plusieurs ne sont conservés qu'en arabe. Une étude globale de la rhétorique des commentaires doit donc être différée. Tout en cherchant à refléter les grands aspects de la rhétorique galénique, donc, ce livre ne prétend pas avoir abordé toutes ses facettes. Les thèmes retenus ont le mérite de se faire écho d'un chapitre à l'autre, démontrant l'imbrication profonde des genres chez Galien, ressort essentiel de son efficacité mais aussi de sa difficulté pour les lecteurs d'aujourd'hui.

Le plan adopté résulte donc des multiples facettes du discours galénique et de leurs combinaisons : on ne peut étudier le style argumentatif de Galien sans faire un détour par ses passages de type narratif, ni ignorer tout ce qui relève de sa propre histoire et qu'il raconte avec un plaisir évident : le caractère auto-

84 Les œuvres perdues de Galien contiennent également des lettres, notamment aux épicuriens Celse et Poudentianos (*Libr. Propr.* XIX).

85 Démétrios, *Du style*, 223-235 Chiron (CUF, 1993), et l'introduction de P. Chiron p. xciv-xcviii (la lettre "miroir de l'âme"). Sur la lettre dans les textes médicaux au-delà (ou en-deça) de l'œuvre galénique, voir D. Langslow, 'The *epistula* in ancient scientific and technical literature, with special reference to medicine', in R.K. Gibson/R. Morello (eds), *Ancient Letters. Classical and Late Antique Epistolography*, Oxford University Press, 2007, 211-234.

86 C. Petit, 'Galien et le "discours de la méthode" : rhétorique (s) médicale (s) à l'époque romaine', in J. Coste (éd.) *La rhétorique médicale à travers les siècles. Actes du colloque de Paris, Académie de Médecine, Octobre 2008*, Genève, Droz, 2012, 49-75.

biographique[87] pionnier de l'œuvre galénique a été remarqué de longue date, et n'a pu que contribuer à la constitution d'une œuvre rhétorique. Il m'a paru artificiel de diviser ce livre selon les champs de la rhétorique ou les types de discours reconnaissables chez Galien. En effet, les frontières étaient fluides entre récit, description, éloge ou blâme : les différents exercices rhétoriques pouvaient (devaient) se combiner pour atteindre l'*enargeia* et donc produire l'effet visuel et émotionnel voulu chez le lecteur[88]. On trouvera donc par exemple, dans le chapitre sur le récit, une discussion de l'*enargeia* ou vivacité (il vaudrait mieux dire "évidence", mais je réserve celle-ci à la rhétorique démonstrative) de Galien – car celle-ci détermine la force du récit et la capacité du lecteur ou de l'auditeur à se représenter telle ou telle scène. Distinguer récit et description, en effet, ne serait pas particulièrement profitable. De même, essayer de classer les œuvres de Galien par genre est téméraire : Galien, au contraire, s'il semble donner dans un genre particulier de temps à autre, s'ingénie à mêler les types de texte au sein d'une même œuvre, passant avec un égal brio de la démonstration au récit et à la harangue. Le décalage qu'il cultive volontiers avec certains genres, comme la *consolatio* ou le protreptique, ne fait que confirmer la stérilité d'une telle approche. J'ai donc choisi de mettre en valeurs certains traits caractéristiques de la prose de Galien, parmi les plus saisissants ou les plus efficaces (pour autant que l'on puisse en juger d'après la postérité de Galien).

Le premier chapitre présente les rapports de Galien avec l'hellénisme. Le goût de son époque pour la langue et les textes de l'époque classique, qu'il partage résolument, invite à prendre en compte le poids de la tradition littéraire classique (et moins classique) dans son œuvre : ce poids étant considérable, et permettant d'expliquer nombre de références (explicites ou non) et de digressions chez Galien, qui sont autant de pauses stratégiques, ce chapitre s'attaque aux ressorts de la tradition classique dans l'œuvre de Galien (citations, allusions, image du grec, de Rome, de sa patrie…). Il s'agit à beaucoup d'égards d'un chapitre liminaire, destiné à faire apprécier la richesse de l'arrière-plan littéraire dans l'œuvre de Galien, tout en posant des jalons pour les chapitres suivants.

---

87 Voir entre autres J. Bompaire, 'Quatre styles d'autobiographie au IIe s. de notre ère : Aelius Aristide, Lucien, Marc Aurèle, Galien', in F. Baslez/Ph. Hoffmann/L. Pernot (eds), *L'invention de l'autobiographie d'Hésiode à Saint Augustin*, Presses de l'Ecole Normale Supérieure, Paris, 1993, 199-209.

88 Comme le souligne déjà le Pseudo-Hermogène des *Progymnasmata*, cf. R. Webb, *Ekphrasis, Imagination and Persuasion in Ancient Rhetorical Theory and Practice*, Ashgate, 2009, p. 50.

Le deuxième chapitre est consacré à la démonstration dans toute sa variété, et plus particulièrement aux ressorts les plus essentiels de l'argumentation galénique : la révélation et la démonstration (également représentée par la réfutation). Galien essaie en permanence de convaincre autrui de la véracité de son propos, dans toutes sortes de contextes : réfutations de confrères, démonstrations théoriques, récits de pronostics... Mais, sous couvert de méthode dialectique, la persuasion s'accompagne de stratégies plus proprement rhétoriques : Galien ne cherche pas moins à plaire et à persuader qu'à convaincre. Le profond 'amour de la vérité' professé par Galien, qui n'est pas sans échos classiques (Socrate), est au principe de cette exploration. Si la démonstration proprement dite est fortement présente chez Galien (notamment dans les contextes polémiques), elle est aussi brouillée par le recours à d'autres ressorts, tels que récit, invective, questions oratoires, etc : elle est donc souvent autant rhétorique que dialectique. On étudiera en particulier le rôle de l'interprétation et de l'analyse des signes dans le discours de la révélation (commentaires à Hippocrate, œuvres anatomiques), et les rouages du discours argumentatif *per se*.

Le troisième chapitre analyse récit et description chez Galien sous l'angle de l'*enargeia*. Le récit est, dès l'époque classique, l'un des modes d'expression les plus utiles du discours scientifique : l'histoire de cas en médecine, le récit d'expérience, le récit historique inscrivant le projet scientifique dans une tradition (hippocratique, par exemple) sont autant de lieux communs de l'écriture médicale que Galien se réapproprie et dont il repousse les limites. Ce chapitre étudie ces stratégies dans le contexte plus large du récit dans la littérature médicale, d'Hippocrate à Avicenne ; mais il s'intéresse aussi au récit dans son contexte strictement rhétorique, en analysant le rôle de l'exemplum, de l'anecdote, et de la narration en général. Les récits qui concernent la vie et la personne de Galien sont abordés en détail dans le chapitre 5 sur l'autobiographie. Parallèlement au récit, et d'une manière souvent inextricable, la description pèse de tout son poids dans les textes de Galien : qu'il s'agisse de brosser un tableau des moeurs romaines digne d'un moraliste, ou bien de décrire avec froideur et précision des opérations de dissection et de vivisection, Galien sait devenir "visuel" quand il le faut, mais sans jamais tomber dans une esthétique quasi-baroque de l'horreur, comme certains rhéteurs contemporains. C'est donc une *energeia* lucide et maîtrisée que Galien manie dans ses textes, pour un impact soigneusement calculé, aux sources de l'écriture scientifique.

Le quatrième chapitre aborde la rhétorique épidictique chez Galien, par le biais d'un exemple fondamental : le traité d'anatomie intitulé *De usu partium*, œuvre du dévoilement par excellence. Illustrant et développant le rôle d'interprète quasi religieux que se donne Galien, ce chapitre étudie l'œuvre médicale comme hymne en prose à la Nature. Le médecin détourne ici le genre nouvellement établi de l'hymne en prose (illustré par Aelius Aristide) au profit d'un projet scientifique, la description des parties du corps en tant que preuve éclatante de la perfection de la Nature et du Cosmos. Les mécanismes de la rhétorique de l'éloge conditionnent ce 'chant' laïque et lui confèrent une spécificité dans l'histoire de l'anatomie, spécificité longtemps reconnue et exploitée dans les œuvres des médecins et des philosophes ultérieurs. Texte exceptionnel, le *De usu partium* reprend pourtant bien des stratégies à l'œuvre ailleurs chez Galien ; il est aussi le point de rencontre de l'anatomie, de la rhétorique et de la "théologie" galéniques.

Le cinquième et ultime chapitre revient sur l'autobiographie galénique : dévoilés, pour une partie d'entre eux, par le petit recueil de Paul Moraux en 1985, les passages où Galien parle de lui ont plus qu'un intérêt anecdotique. Ce chapitre s'interroge sur les fonctions du discours sur soi chez Galien. Il analyse la *persona* créée de toutes pièces (jusque dans le discours rapporté) par Galien, à travers des lieux communs rhétoriques tels que l'éducation, le milieu familial, la culture, les voyages, etc. Mettant en scène son moi scientifique comme le juste héritier d'Hippocrate, et sous les traits d'un 'second Socrate', Galien compose un portrait de lui-même non seulement flatteur (comme on aime a le souligner), mais surtout conforme à l'idéal philosophique de son temps, entre profession de foi platonicienne et vernis d'éthique stoïcienne. La solitude du savant glorifiée par Galien (seul contre tous, seul à aimer et comprendre Hippocrate, seul à poursuivre la quête de la vérité dans une époque sans foi ni loi), n'est enfin pas étrangère au destin, unique dans l'histoire de la médecine, de ses œuvres. Entre autoportrait et autobiographie, le récit par Galien de ses propres tribulations dans l'existence, jusque dans leurs aspects les plus triviaux, offre un témoignage hors du commun sur la vie d'un grand savant à l'époque impériale ; il établit également les fondements de l'autobiographie intellectuelle moderne.

La conclusion reviendra sur quelques questions transversales d'importance : que retenir d'une approche rhétorique de Galien pour la compréhension de son œuvre ? Comment situer Galien dans le paysage littéraire de son temps, dans un contexte multigénérique où les frontières entre disciplines sont floues ? Comment rendre compte de la prolixité[89] galénique ? Enfin, quel intérêt, pour l'histoire de la médecine, d'une lecture rhétorique de l'œuvre galénique ? Au final, un portrait littéraire de Galien débarrassé des questions anecdotiques et historico-sociales qui ont prévalu jusqu'à aujourd'hui.

---

89 La prolixité galénique – ou la verbosité fustigée par Photius, rappelle celle d'Aristide, victime des critiques de Psellos : cf. C. Jouanno, 'Les Byzantines et la Seconde Sophistique : Étude sur Michel Psellos', *REG* 122, 2009-1, 113-144.

CHAPITRE 1

Galien et l'hellénisme

> Ce n'est pas pour des Germains ou autres sauvages que nous écrivons, (…) mais pour des Grecs!
>
> GALIEN, *De sanitate tuenda* I, 10, 17

∵

C'est peu de dire que Galien s'identifie à la tradition grecque. Pour lui, elle coïncide avec tout son être: avec son éducation, sa lignée, sa langue. Dans un discours véhément, sorte de manifeste, qui sert d'ouverture au livre II du traité *De diff. puls.*, Galien s'adresse ainsi à son interlocuteur fictif:

> πατὴρ ἦν ἐμοὶ ἀκριβῶν τὴν τῶν Ἑλλήνων διάλεκτον, καὶ διδάσκαλος καὶ παιδαγωγὸς Ἕλλην. ἐν τούτοις ἐτράφην τοῖς ὀνόμασιν. οὐ γνωρίζω τὰ σά. μήτ' ἐμπόρων μοι, μήτε καπήλων, μήτε τελωνῶν χρῆσιν ὀνομάτων ἔπαγε, οὐχ ὡμίλησα τοιούτοις ἀνθρώποις. ἐν ταῖς τῶν παλαιῶν ἀνδρῶν βίβλοις διετράφην.

> J'ai eu un père qui maîtrisait le grec à la perfection, et mon maître d'école comme mon pédagogue étaient des Grecs. J'ai été élevé dans les mots de cette langue. Je ne connais pas les tiens. Ne m'impose pas l'usage des marchands, des commerçants, des collecteurs d'impôts: je ne fréquente pas ces gens-là. J'ai été nourri dans les livres des anciens[1].

L'aliment, l'inspiration que fut pour lui, tout au long de sa vie, la langue grecque ne relève pas que du simple attachement affectif et culturel; il est clair que pour Galien, le grec qu'il a appris 'dans les livres des anciens' et dans le cadre raffiné et protecteur de la maison de son père Nicon, architecte à Pergame, est aussi le reflet de son statut social. Le jeune Galien a été mis à l'abri, par des fréquentations choisies, de la contamination du grec de la rue, mâtiné d'influences

---

1 Galien, *Diff. Puls.* K. VIII, 587. *Cf.* Swain, *Hellenism and Empire*, p. 57-58; L. Kim, "The Literary Heritage as Language: Atticism and the Second Sophistic", in E.J. Bakker (ed.), *A Companion to the Ancient Greek Language*, Oxford, 2010, p. 471. Pour un commentaire plus détaillé sur ce passage, voir p. 49-53.

 | DOI:10.1163/9789004380967_003

régionales et étrangères[2]. L'entourage immédiat de Galien, qu'on imagine trié sur le volet par un père vigilant, était probablement instruit dans les lettres grecques; en tout cas, toutes les précautions furent prises pour que le jeune Galien perpétuât dans l'honneur la tradition familiale et la tradition hellénique dont il était le dépositaire. Et de même qu'il se moquait, comme tous les orateurs grecs et comme Aristophane avant lui, des origines modestes de certains de ses adversaires[3], de même il était fier de sa propre appartenance à une élite orientale (on n'ose dire romaine) hellénophone qui comptait, parmi ses privilèges, la fréquentation précoce des grands Anciens comme Homère, Platon, Thucydide, les poètes classiques, les orateurs attiques et Aristote[4].

La morgue «aristocratique» qui affleure dans certaines remarques cinglantes de Galien vis à vis de certains piètres locuteurs de sa langue de cœur ne doit pas nous éloigner de l'examen attentif des nombreuses preuves de l'intérêt passionné de Galien pour le grec. Celui-ci s'étend bien au-delà, d'ailleurs, du grec qu'il pratique lui-même: tout comme il s'intéresse aux coutumes et aux choses d'ailleurs (un ailleurs qui commence dans la campagne qui s'étend autour de Pergame), de même les variations linguistiques, dans le temps comme dans l'espace, ne manquent pas de piquer son intérêt. Son œuvre philologique, quoique en grande partie perdue, demeure considérable et mérite mieux que les rares études qui lui sont consacrées; et, à rebours, le profil de philologue de Galien, loin d'être anecdotique, est une composante essentielle de son projet médical. La langue de Galien, mouvante, variant ton et degré d'élaboration, mais toujours (ou presque toujours) travaillée, exigeante, est le véhicule de son œuvre et l'un des piliers de son autorité.

Naturellement, le rapport de Galien au grec doit être compris dans un contexte culturel et littéraire, celui de la Seconde Sophistique[5]. L'étalage de ses compétences linguistiques, de la qualité de son grec et de sa connaissance de

---

2 Le texte du *Periplus maris Erythraei*, communément daté du 1er s. de notre ère, nous fournit un bon exemple de ce grec des marchands fustigé par Galien: cf. L. Casson, *The Periplus Maris Erythraei. Texts with Introdution, Translation and Commentary*, Princeton, 1989, Introduction p. 10.

3 Que l'on pense à ses invectives contre Thessalos dans le traité *Sur la méthode thérapeutique*, livres I et II (voir en particulier I, 2-3, passage discuté au chapitre «Révélation, démonstration, réfutation», p. 103-107).

4 Pour une présentation générale de la culture et la bibliothèque classiques de Galien, voir V. Nutton, 'Galen's Library', in C. Gill/J.M. Wilkins/T.J.G. Whitmarsh (eds), *Galen and the World of Knowledge*, Cambridge, 2009, p. 19-34 (surtout p. 25-26, à propos de Thucydide).

5 À ce sujet, voir intr. p. 5-8. À propos de la place de Galien (et de Lucien) dans le débat linguistique de la Seconde Sophistique, voir L. Kim, "The Literary Heritage as Language: Atticism and the Second Sophistic", in E.J. Bakker (ed.), *A Companion to the Ancient Greek Language*, Oxford, 2010, p. 468-482 (surtout p. 477-480).

la littérature grecque classique n'est pas dû uniquement à sa personnalité et à son éducation. Le grec, le latin, leur maîtrise étaient un levier essentiel pour une carrière, mais aussi un pilier de la réputation d'un auteur. En cela, Galien peut être rapproché de maint auteur contemporain. L'acuité de la question linguistique est illustrée par les réactions plus que vives de certains auteurs à la mise en cause de leurs compétences. Ainsi Lucien – pour ne prendre qu'un exemple – se trouve-t-il forcé (?) de répondre (avec quelle violence!) dans le *Pseudologistes* à une raillerie (exprimée par qui? on ne sait) sur sa maîtrise du grec – en fait à propos de l'emploi d'un seul mot[6]. L'opuscule se déploie comme une harangue; il sert également de vitrine à l'érudition de Lucien. Cette érudition revendiquée est bâtie sur une solide formation philologique, philosophique et littéraire. Elle est sertie dans un écrin de brillance rhétorique sous une forme combative, polémique: entreprise de destruction d'un ennemi qui n'est pas nommé, elle demeure, pour la postérité, l'apologie d'un Grec d'adoption qui s'est élevé jusqu'à maîtriser tous les codes de la sophistique. C'est avec de tels exemples à l'esprit qu'il faut comprendre l'attitude de Galien vis-à-vis du grec: bien qu'écrivant en apparence pour des médecins, ce dernier se place en réalité sur le même terrain littéraire que les plus illustres littérateurs de son temps. L'érudition linguistique de Galien, bien souvent, est exhibée dans une perspective similaire à celle de Lucien (même si Galien, Grec de naissance, n'a *a priori* pas autant à prouver aux spécialistes de sa langue, contrairement à l'auteur des *Dialogues des Courtisanes*); parfois aussi, elle apparaît dans un contexte particulier: celui de la harangue, qui semble avoir joué un rôle non négligeable à une époque friande d'éloquence classique. Comme on le verra, c'est au cœur de textes vindicatifs que le style de Galien fait le plus étalage de compétences linguistiques et de culture littéraire (comme dans l'opuscule de Lucien évoqué plus haut). Chez Galien comme chez ses contemporains donc, les orateurs attiques, Platon, mais aussi les poètes, abondamment cités, se retrouvent à l'arrière-plan de débats parfois futiles, parfois scientifiques, toujours mis en œuvre de manière élaborée jusqu'à l'excès. Vu sous cet angle, Galien fait partie d'un mouvement, et il serait dommageable à la compréhension de son œuvre d'ignorer ses points de contact avec la Seconde Sophistique.

Dans le domaine latin, des tendances comparables – étalage de compétences linguistiques, sarcasme contre ceux qui trahissent même un semblant d'incompétence, peuvent être observées, par exemple dans l'*Apologie* d'Apulée: l'auteur, engagé dans un argument rhétorique véhément, fustige l'incom-

6 On ne sait pas si l'adversaire de Lucien était Hadrien de Tyr. Sur Lucien le Barbare, voir S. Swain, 'The Three Faces of Lucian', in C. Ligota and L. Panizza (eds), *Lucian of Samosata Vivus et Redivivus*, Warburg Institute Colloquia 10, 2007, p. 17-44 (p. 30-36).

pétence linguistique de son accusateur, Sicinius Pudens, qui parle punique et, selon Apulée, massacre le latin[7]. Il est important de noter que Galien s'inscrit consciemment dans cette perspective linguistique et littéraire, en reprenant les mêmes motifs et en les développant dans un contexte médico-philosophique. Cette aisance apparente, la jactance qui l'accompagne parfois, ne vont pas sans difficultés – ainsi chez Lucien, on constate des tensions entre ses différentes identités ou «visages» (citoyen romain, Syrien de naissance, prosateur grec). Galien, cependant, est différent d'un Lucien en ce qu'il n'a pas trois, mais deux visages: citoyen romain aux fonctions impériales (en tout cas dans la seconde partie de sa carrière), et Grec éduqué d'Asie Mineure. Les problèmes de Lucien avec l'hellénisme ne sont pas les siens – Galien, lui, a un pedigree inattaquable, comme on l'a indiqué plus haut, et comme il ne cesse de le marteler[8]. L'appartenance au monde romain, et plus spécifiquement à ses cercles supérieurs, dans l'entourage impérial, a pu, en revanche, gêner Galien plus d'une fois en mettant à l'épreuve sa culture hellénique en regard des lois romaines[9]. Selon L. Kim, néanmoins, c'est son statut de docteur qui le rapproche, en quelque sorte, de Lucien en ce qu'il l'oblige à faire ses preuves, même s'il est hellénophone de naissance[10]. En tout état de cause, Galien se doit d'exhiber ses qualités afin de survivre dans l'univers qui est le sien, et d'assurer la postérité de son œuvre. Il le fait en suivant scrupuleusement les codes acceptés chez les représentants de la Seconde Sophistique.

---

7 Cf. G. Hertz, "Apulée contre Emilianus dans l'*Apologie*: art de la polémique et cas problématique de la malédiction de l'adversaire", in L. Albert et L. Nicolas (eds), *Polémique et rhétorique de l'antiquité à nos jours*, Bruxelles, 2010, p. 105-118.

8 Sur les "trois visages" de Lucien et les problèmes d'identité qui s'ensuivent, voir l'article lumineux de S. Swain, 'The Three Faces of Lucian', in C. Ligota and L. Panizza (eds), *Lucian of Samosata Vivus et Redivivus*, Warburg Institute Colloquia 10, 2007, p. 17-44.

9 Galien est silencieux sur certains sujets délicats, comme la dissection de cadavres humains; les lois romaines expliquent parfois la discrétion nécessaire à la survie d'un personnage relativement en vue comme Galien, lorsque la pratique médicale entre en conflit avec le droit, par exemple dans le cas de l'usage de parties du corps prises à des cadavres. Cf. C. Petit, 'Galen, Pharmacology and the Boundaries of Medicine: A Reassessment', in L. Lehmhaus and M. Martelli (eds.), *Collecting Recipes: Byzantine and Jewish Pharmacology in Dialogue* in the *Science, Technology and Medicine in Ancient Cultures* series, De Gruyter, 2015, p. 59-63.

10 L. Kim, *art. cit.*, p. 478.

1 Galien, les Grecs, les autres : Rome effacée ?

Se posant comme un Grec avant tout, Galien n'en a pas moins fait sa carrière dans la capitale impériale. Pourtant, celle-ci demeure à l'arrière-plan, comme délibérément effacée, dans le discours galénique. La place de Rome chez Galien, de l'aveu général, pose problème. En effet, à l'inverse de plusieurs de ses contemporains, ce dernier ne se plie jamais à l'éloge de Rome ; au contraire, il est comme fermé sur une sphère hellénique de langage, de pensée et de culture[11]. Vivian Nutton souligne à juste titre l'absence de toute référence aux auteurs de langue latine[12]. Mais peut-on être certain du mépris de Galien envers la langue latine et la littérature de Rome ? Le grec est la langue naturelle des médecins, donc voué à être le véhicule favori d'un Galien ; mais l'exemple de certains de ses contemporains, polymathes comme lui, tel Favorinos d'Arles, montre qu'il ne faut pas sous-estimer le bilinguisme et, dans une certaine mesure, le biculturalisme, des sophistes : Favorinos, versé dans bien des disciplines, dont la médecine, manie le latin avec la même aisance que le grec, selon les circonstances[13]. Il est capable de la même acribie dans l'emploi des mots latins que dans son usage du grec, il s'intéresse au style et à la clarté comme qualités essentielles dans les deux langues et non pas seulement en grec. Mais nous ne pourrions connaître ces faits sans le témoignage, externe, de son élève Aulu Gelle[14]. Or, nous n'avons aucun témoignage du même ordre à propos de l'œuvre de Galien : il est donc permis de se demander si ce dernier n'a pas étendu ses recherches philologiques (en tout cas son intérêt personnel pour les questions de langue) jusqu'à la langue latine. L'absence de Galien dans les études sur le bilinguisme à l'époque impériale s'explique aisément par son silence au sujet du latin et de la culture latine, mais il se pourrait que les quelques noms latins figurant dans sa prose ne soient que l'arbre qui cache la forêt[15]. Il n'est pas exclu qu'il ait été, en pratique, aussi polyvalent que Favo-

11 Cf. S. Swain, *Hellenism and Empire*, Oxford, 1996, p. 363-372 ; G. Woolf, 'Becoming Roman, Staying Greek : Culture, identity, and the civilizing process in the Roman East', *Proceedings of the Cambridge Philological Society* 40, 1994, 116-143.

12 V. Nutton, 'Galen's Library', p. 24 et note 32.

13 Voir B. Rochette, "Favorinos et ses contemporains : bilinguisme et biculturalisme au 2e siècle de notre ère", in E. Amato/M.-H. Marganne (eds), *Le traité Sur l'exil de Favorinos d'Arles. Papyrologie, philologie et littérature*, Presses Universitaires de Rennes, 2015, 101-122.

14 *ibid.* p. 103-106. Pour les témoignages d'Aulu Gelle sur Favorinos, voir les textes rassemblés en dernier lieu par Eugenio Amato dans le volume I de *Favorinos d'Arles. Œuvres* (Collection des universités de France, 2005, Test. xxvi, xxxii, xxxiv-xxxv et Fragment 159) ; L. Holford-Strevens, "Favorinus the Latinist", in *Aulus Gellius. An Antonine scholar and his achievement*, Oxford, 2003, p. 118-129.

15 Sur le bilinguisme voir S. Swain, "Bilingualism and Biculturalism in Antonine Rome. Apu-

rinos, bien qu'une telle activité ne soit indiquée nulle part dans ses œuvres bio-bibliographiques. Galien, en tout cas, semble avoir souhaité laisser le souvenir d'un Grec plus que d'un Romain. Du monde grec, c'est surtout sa région natale d'Asie Mineure qui anime ses souvenirs, et sa prose.

2 Le souvenir de Pergame et l'éloge introuvable

La jeunesse asiatique de Galien, sous le soleil de Pergame, auprès de l'Asclépieion, a frappé ses lecteurs ; une certaine nostalgie de la cité d'Asie affleure parfois dans ses récits et ses traités sur l'alimentation et les médicaments : les produits de sa région et leurs noms pittoresques, l'hellénisme, une certaine douceur de vivre, les dimensions idéales d'une cité vaste, mais à taille humaine, où tout le monde se connaît – ici, il convient de souligner, comme le fait d'ailleurs Galien, l'écart entre la vie dans une telle cité grecque et la vie à Rome, infiniment plus dangereuse[16]. Pergame agit ainsi comme un repoussoir de Rome, un souvenir idéalisé dans le contexte des périls de la capitale. Pergame est aussi, et c'est naturel, associée à la famille de Galien. Ainsi, tandis que nombre de ses contemporains sacrifient à l'éloge de Rome, Galien, lui, aime à rappeler son attachement à sa cité natale[17].

Pourtant, on ne trouve pas d'éloge en bonne et due forme de la cité de Pergame dans les textes conservés de Galien[18]. Si les remarques du médecin exilé envers sa patrie sont toujours teintées d'affection, Pergame n'a pas donné lieu à un morceau de bravoure – contrairement, par exemple, à Antioche pour Libanios, bien plus tard[19]. À défaut, Galien pare de toutes les vertus un certain miel méconnu de la région de Pergame : le texte se trouve dans les premières pages du traité sur les *Antidotes*, I, 4 (= K. XIV, 22-23), dans lequel Galien s'intéresse

leius, Fronto, and Gellius", in L. Holford-Strevens/A. Vardi (eds), *The World of Aulus Gellius*, Oxford, 2004, p. 3-40 ; J.N. Adams, *Bilingualism and the Latin Language*, Oxford, 2003 ; J.N. Adams/M. Janse/S. Swain (eds), *Bilingualism in ancient society : language contact and the written word*, Oxford, 2002.

16 Galien, *Praen. ad Epig.*, 1 (CMG V, 8, 1, ed. Nutton).

17 Cf. V. Boudon-Millot, *Galien de Pergame. Un médecin grec à Rome*, 2012, chapitre 1. Pour les éloges de Rome d'Aelius Aristide et du Pseudo-Aelius Aristide, voir L. Pernot, *Eloges grecs de Rome*, Paris, 1997.

18 Pour évoquer l'Asie dans l'un de ses derniers ouvrages, le *Quod anim. mor.* 8 (SM II, p. 57-59), Galien emprunte les mots d'Hippocrate et cite *Airs, eaux, lieux*. Cf. V. Boudon-Millot, *Galien de Pergame. Un médecin grec à Rome*, 2012, p. 240.

19 C. Saliou, 'Antioche décrite par Libanios. La rhétorique de l'espace urbain et ses enjeux au milieu du 4e siècle', in E. Amato (éd.), *Approches de la Troisième Sophistique. Hommages à Jacques Schamp*, Brussels, 2006, p. 273-285.

aux ingrédients clefs des antidotes, notamment le miel et le vin, pour l'utilité de ses lecteurs médecins. Après avoir passé en revue les miels les plus adéquats pour remplacer le miel de l'Attique (le meilleur du monde, surtout celui du mont Hymette), au cas où il viendrait à manquer, Galien se tourne vers des miels moins connus mais tout aussi délicieux. Or, le miel de sa région natale apparaît comme un excellent substitut aux miels les plus réputés... C'est un miel rare, difficile à trouver sur le marché, car il est consommé en intégralité par les autochtones et n'est pas produit en vue de l'exportation[20]. Pergame, c'est donc un certain terroir.

Ailleurs, Galien rappelle ses expériences de jeune homme imprudent dans la campagne de Pergame, notamment sa consommation d'une affreuse mixture de blé consommée par les paysans, qui le rendit malade[21]. Les séjours de Galien à la campagne, sur le domaine de son père, ont marqué le médecin, qui ne cesse de comparer les produits et les pratiques des différentes régions méditerranéennes qu'il a parcourues avec ces souvenirs de jeunesse. Le pittoresque se mêle donc à l'aspect initiatique de ces petites histoires qui, au bout du compte, ne font de Pergame un *locus amoenus* que par petites touches, comme en retrait, à l'arrière-plan du projet de Galien. Le terme technique de *locus amoenus* n'est donc peut-être pas approprié : les éléments attendus dans un tel éloge de cité n'apparaissent pas toujours – ainsi l'architecture, le climat n'apparaissent guère dans les évocations de Pergame par Galien. Jamais la nostalgie de Pergame, ou la peinture de ses qualités (comme cité, comme terroir), ne semblent se matérialiser dans un *encomium* en bonne et due forme. L'absence de lieux clefs comme l'architecture l'éloigne clairement de l'éloge traditionnel des cités. En fait, la fonction de Pergame n'est-elle pas assujettie à son projet médical ? On ne saurait manquer de remarquer l'écho entre les quelques lignes de Galien consacrées à ce miel exceptionnel de la campagne de Pergame et les pages qu'il noircit sur le lait de Stabies[22]. Galien écrit à propos de Pergame comme il écrit à propos du reste : en médecin. Les propriétés et le goût des aliments, boissons, remèdes sont le fil directeur de ces petites descriptions décrivant des lieux exceptionnels, produisant des denrées également exceptionnelles. Ce sont moins les lieux en tant que tels (et Pergame) que les produits ou les pratiques locales, dans leur diversité, qui intéressent le savant.

---

20 Galien, *Antidotes*, I, 4 (= K. XIV, 22-23) ; voir aussi Galien, *De simpl. med. fac. ac temp.*, X, 9 (= K. XII, 272) sur un fromage propre à la région de Pergame, utilisé pour cicatriser les plaies.

21 Galien, *De vict. ten.*, 32. Cf. V. Boudon-Millot, *Galien de Pergame. Un médecin grec à Rome*, 2012, p. 58.

22 Passage analysé dans le chapitre sur l'*enargeia*, p. 149-153.

Pergame est avant tout le lieu d'une enfance protégée, privilégiée, savamment organisée par son père pour lui. C'est la figure de son père, les souvenirs de jeunesse, et le domaine médical (ses professeurs, ses compétiteurs, ses camarades d'étude) qui animent Pergame dans les textes rétrospectifs de Galien. Cadre estompé d'un monde disparu (à l'image des enseignements d'Aischrion de Pergame, un des maîtres de Galien, qui n'a rien écrit[23]), la cité asiatique est la toile de fond de l'ascension de Galien. Des expériences malencontreuses aux premiers succès professionnels, on regarde Galien grandir et accomplir son destin. Aussi attend-on en vain le véritable éloge sur le mode du *locus amoenus*, car Pergame a une résonnance presque trop personnelle pour que Galien s'y prête. On ne trouve donc ni évocation proprement visuelle de la ville, ni même description du fameux Asclépieion, où Galien fit pourtant ses débuts dans la profession médicale[24]. On est donc loin, ici, des points de passage obligés de la rhétorique épidictique sur la cité : au contraire, Galien se borne à ce qui est utile à ses lecteurs médecins (avec ce fameux miel, ou ses diverses expériences) ou nécessaire pour comprendre son parcours personnel et ses valeurs : Galien souligne avec soin l'opposition entre la bonne société de province pergaménienne, et Rome, lieu de tous les dangers et de toutes les perditions[25]. Pergame, contrairement à Rome, est un lieu du bien vivre, un lieu pour l'honnête homme : en cela, elle correspond à un idéal et se rapproche du *locus amoenus* prisé des philosophes. Mais en cherchant Pergame dans l'œuvre immense du médecin, on trouve surtout l'expérience et les vastes connaissances de Galien, collectionneur de remèdes ; on trouve aussi Galien le moraliste, attaché à une société bien ordonnée, pourfendeur des mauvais procédés et du crime, qu'il associe à Rome[26]. On trouve donc surtout Galien lui-même.

3 Le grec de Galien : Grecs contre barbares

La langue grecque n'est pas le seul élément discriminant pour Galien : au-delà de la langue, le médecin de Pergame recourt à la topique bien connue des bar-

---

23 Seul témoignage antique sur ce médecin, Galien, à la fin de sa vie, évoque son maître Aischrion à propos d'un remède précieux (*Simpl. med. temp. ac. fac.* XI, 34 = K. XII, 357-358). Pour une discussion de ce passage, voir C. Petit, 'Galen, Pharmacology and the boundaries of medicine : A reassessment', *art. cit.* p. 66-69.

24 Il est évoqué comme en passant, *Anat. Adm.* I, 2 (K. II, 224-225). Sur les premiers exploits de Galien à Pergame, voir Galien *Opt. med. cogn.* 9 Iskandar.

25 Voir note 15.

26 Sur Galien moraliste, voir le chapitre "enargeia" p. 134-145.

bares bestiaux[27], opposant Grecs (et assimilés) civilisés d'une part et peuples «sauvages ou barbares», peu éloignés des bêtes, d'autre part:

> ἀλλ' ἡμεῖς γε νῦν οὔτε Γερμανοῖς οὔτε ἄλλοις τισὶν ἀγρίοις ἢ βαρβάροις ἀνθρώποις ταῦτα γράφομεν, οὐ μᾶλλον ἢ ἄρκτοις ἢ λέουσιν ἢ κάπροις ἤ τισι τῶν ἄλλων θηρίων, ἀλλ' Ἕλλησι καὶ ὅσοι τῷ γένει μὲν ἔφυσαν βάρβαροι, ζηλοῦσι δὲ τὰ τῶν Ἑλλήνων ἐπιτηδεύματα[28].
>
> Mais ce n'est pas pour des Germains ou autres sauvages ou barbares que nous écrivons ces lignes, encore moins pour des ours, des lions, des sangliers et autres bêtes, mais pour des Grecs, et pour tous ceux qui, quoique nés barbares, embrassent les coutumes des Grecs.

Les barbares restés barbares (donc, selon Galien ici, quasiment des animaux) s'opposent clairement aux barbares qui ont choisi la lumière de l'hellénisme, dans un contraste frappant. La plaisanterie de Galien s'adresse naturellement à des Grecs du même milieu que lui – en tout cas à des gens hellénisés, donc fréquentables. À rebours, les adversaires de Galien (ou bien tout simplement ses prédécesseurs), quelles que soient leur qualités par ailleurs, se signalent souvent par leur maîtrise inadéquate du grec et un certain côté «barbare», qui véhicule donc un soupçon de bestialité[29]. Ici, Galien semble radical; son hellénisme est pourtant tempéré.

Simon Swain a admirablement perçu la manière dont Galien, sans renier le purisme linguistique de son éducation, s'approprie les termes des grammairiens pour mieux se distancier du mouvement atticiste[30]. La pédanterie de ces gens, dont il partage l'érudition et la culture – son œuvre lexicographique en fait foi, joue le rôle de repoussoir dans le projet médical de Galien parce qu'elle

27 Le thème de la barbarie dans la littérature classique a fait l'objet d'une bibliographie ample et variée; mais l'opposition entre Grecs et Barbares a pris notamment une fonction éminemment rhétorique chez les auteurs grecs impériaux. Pour une étude proprement rhétorique du réseau d'images et de contrastes opposant Grecs et Barbares chez Plutarque, voir l'étude de T.S. Schmidt, *Plutarque et les barbares. La rhétorique d'une image*, Peeters, 1999. La bestialité des Barbares chez Plutarque n'est pas directement comparable à ce qu'elle est chez Galien, néanmoins un emploi similaire de contrastes sémantiques (voir par exemple le premier chapitre de Schmidt) dénote l'usage rhétorique qui est fait de ce lieu commun.

28 *De sanitate tuenda* I, 10, 17 = CMG V, 4, 2, p. 24, 21-25 (= K. VI, 51).

29 Particulièrement Thessalos: Galien, *De methodo medendi* I, 2 2 (K. X, 11 = Loeb vol. I, p. 16), passage étudié dans le chapitre "Révélation, démonstration, réfutation", p. 103-107.

30 Sur Galien et la langue grecque, et en particulier au sujet de l'atticisme, voir la mise au point de S. Swain, *Hellenism and Empire*, p. 56-63.

s'oppose à la nécessaire clarté du discours scientifique. Capable de discuter d'égal à égal avec les atticistes par ses connaissances philologiques, sa logique implacable, sa *maestria* rhétorique, Galien se paie le luxe de se débarrasser de leur encombrant bagage. À une époque où toute œuvre écrite en grec se doit d'atticiser quelque peu pour mériter l'attention et surtout éviter les sarcasmes des influents grammairiens, Galien choisit de s'en écarter – du moins dans une certaine mesure. Il convient d'explorer plus en profondeur la manière dont Galien reprend les termes mêmes des pédants pour mieux défendre et promouvoir un 'bon grec' (*hellenismos*), débarrassé des emprunts inutiles et des abâtardissements régionaux, qui n'est pas la langue élitiste, artificielle des atticistes. Il s'agit néanmoins d'un grec exigeant, intransigeant. Galien, en maintes occasions, se permet une digression sur les problèmes de langue qui affleurent dans les œuvres de ses prédécesseurs, fussent-ils parmi les plus grands, comme Dioscoride ou Archigène[31]. L'unité du grec, sa cohérence, sont pour Galien un défi à relever, dans le monde volontiers polyglotte de l'Empire dans lequel il écrit. La dominance du latin ne se fait guère sentir dans les commentaires de Galien sur la langue grecque ; en revanche, le problème des dialectes, et de l'influence des langues étrangères sur la langue technique de la médecine sont fréquemment abordés. Loin d'être un simple snobisme de la part de Galien, il s'agit pour lui de préserver une certaine uniformité de la langue médicale, condition ultime de son universalité. Ce qui intéresse Galien, c'est d'être compris du plus grand nombre de lecteurs possible. Bien sûr, la médecine ne resta pas sans être influencée par la pratique et les langues de médecins hellénisés[32]. L'image que Galien donne du grec médical, le grec médical qu'il transmet lui-même, profondément cohérent, comme imperméable au vocabulaire 'barbare' ou 'barbarisant', est certainement fausse – la 'langue médicale', dans l'Empire romain, n'avait pas une telle unité[33]. Uniformiser le vocabulaire médical, au

31 Sur le mauvais grec de Dioscoride, auteur qu'il admire par ailleurs, et du médecin Hérodote, voir Galien, *Simples*, I, 36 (K. XI, 443 sq.) ; *ibid.* XI, 1 (K. XII, 330). Cf. J. Kollesch, "Die Sprache von Ärzten nichtgriechischer Herkunft im Urteil Galens", *Philologus* 138, 1994, 260-263. Sur Archigène, voir entre autres les deux premiers livres du traité *Sur les lieux affectés* et les ouvrages sur le pouls, où Galien critique le manque de précision linguistique qui entache l'œuvre (pourtant fondamentale) du médecin d'Apamée. Galien discrédite subtilement (?) ses prédécesseurs en contestant leur légitimité linguistique – faisant ainsi éclater la sienne.

32 Voir le commentaire de Rufus d'Ephèse sur l'influence de médecins égyptiens hellénisés dans la terminologie des sutures du crâne ; cf. J. Jouanna, "Médecine égyptienne et médecine grecque", in J. Jouanna/J. Leclant (eds), *La médecine grecque antique*, Paris, 2004, p. 1-21.

33 Sur le bilinguisme dans l'Empire romain, voir J.N. Adams, *Bilingualism and the Latin Language*, Oxford, 2003 ; J.N. Adams/M. Janse/S. Swain (eds), *Bilingualism in ancient society:*

prix d'un effacement relatif du rôle joué par ces influences régionales, étrangères, démontre l'acuité et l'ambition de la vision de Galien, et reflète sa perception claire du rôle social de la langue. Comment être compris ? En parlant le grec le plus commun, donc le plus clair. Pour Galien, comme on l'a vu plus haut, ce grec n'est pas pour autant celui de la rue – c'est un grec riche, subtil, précis, où la technique d'écriture et l'emploi à plein des ressources linguistiques (expressivité des temps et modes, usage des particules, ...) rehaussent un vocabulaire d'apparence banale, apportent un degré de précision maximum.

Linguiste averti, connaisseur érudit du grec ancien et « moderne » (de son époque), ainsi que de différents dialectes et notamment des mots en usage dans sa région natale, Galien ne prend pas les questions de langue – atticisme, vocabulaire, etc. à la légère. Les problèmes de langue et de style que Galien s'attache à résoudre en uniformisant la langue médicale, de manière à la rendre universellement accessible et à la débarrasser d'éventuelles contradictions ou impuretés, tournent autour du rôle de la clarté. J'ai précisé le rôle de Galien dans l'histoire de la langue médicale en travaillant sur « le grec de Baillou »[34]. Le projet médical de Galien est en effet un projet en grande partie linguistique : élever, purifier et unifier la langue médicale – foin des dialectes, de l'influence de la terminologie étrangère, du style simple requis dans les textes techniques. Il s'agit d'une langue médicale non seulement claire mais authentiquement exigeante, sur le modèle de la langue des philosophes. Pour Galien, ce n'est pas parce que l'on s'exprime en médecin que l'on doit s'exprimer d'une manière inférieure, moins exigeante. De fait, on ne saurait surestimer l'importance de Galien dans l'harmonisation de la langue médicale occidentale : si nombre de synonymes et de termes régionaux sont gommés dans son œuvre, d'autres sources (Dioscoride, les divers herbiers tardo-antiques, les papyri...) indiquent que la langue de la médecine a été plus bigarrée. Mais c'est bien la langue galénique qui a façonné le devenir de la médecine savante ultérieure, comme le montre l'analyse de l'usage du grec chez un médecin de la fin de la Renaissance comme Guillaume de Baillou : il s'agit, chez ce professeur parisien, moins du phénomène bien connu (et quelque peu académique) de la « philologie médicale » des premières décennies du XVIe s. que d'une alchimie fructueuse entre attention aux mots et aux signes (au sens médical du terme), langue théorique inspirée d'Aristote, et effort descriptif, favorisant ainsi l'essor d'une méde-

language contact and the written word, Oxford, 2002. Galien évoque le bilinguisme dans un passage cité plus loin, tiré du *Diff. puls.*, et en propose une définition assez rigoureuse puisque le terme δίγλωσσος requiert la parfaite maîtrise des deux langues.

34 C. Petit, 'Médecine et hellénisme à la Renaissance : le problème du grec chez Guillaume de Baillou (1538-1616)', *Medicina e Storia* 11, 2011 (21-22), 113-139 (surtout p. 118-126).

cine de l'observation, critique et innovante. On découvre un Baillou émule de Galien dans sa conscience linguistique aiguë, et, à rebours, la profondeur de l'héritage de Galien dans la langue médicale moderne.

Revenons à l'hellénisme de Galien. Celui-ci s'oppose aux atticistes dans la mesure où leur pédantisme menace la clarté d'une langue de communication comme le grec impérial. En cela, Galien semble un pragmatique, un homme de son temps, malgré les relents passéistes de certaines remarques[35]. La recherche de la clarté par un vocabulaire ordinaire peut passer pour un projet anti-atticiste. Néanmoins, dans quelle mesure le refus de l'atticisme s'applique-t-il véritablement à l'écriture galénique ? On ne fera pas l'injure à Galien de rechercher les mots rares et inutiles dans son œuvre – il y en a[36]. Galien parfois ne peut s'empêcher d'exhiber, lui aussi, son goût de l'étymologie. Mais surtout, il laisse paraître, ou plutôt éclater, son goût du beau grec dans sa syntaxe : une syntaxe étudiée, précise, où des tournures proprement littéraires prennent le pas sur le 'style simple' attendu dans les œuvres techniques. On peut citer son usage de l'optatif (oblique notamment), des particules, et du duel dans son œuvre (indépendamment, ou presque, du genre des différents traités)[37]. L'attitude de Galien est donc nuancée : il convient de privilégier la clarté, mais dans les règles (notamment syntaxiques) de l'excellent grec des Anciens. De ce point de vue, Galien sacrifie à l'exigence de ses « collègues » sophistes, et se distingue clairement des auteurs techniques comme Artémidore ou Ptolémée. Ce point est encore plus manifeste dès que l'on s'intéresse aux ressources rhétoriques mises en œuvre par chacun de ces auteurs. Le récit, la diatribe, l'éloge, la preuve, sont infiniment plus élaborés chez Galien que chez Artémidore ou Ptolémée – pour ne citer qu'eux[38].

On peut se poser la question de savoir si l'hellénisme de Galien est un hellénisme militant. Le champ des études patristiques invite à une comparai-

35 Galien sacrifie simplement à la topique du déclin culturel du monde présent – moins éduqué, moins désintéressé, tourné vers le profit matériel immédiat et n'ayant que peu de reconnaissance à donner au savoir authentique.

36 Ainsi, que faire du terme πέμπελος (*hapax*), sur lequel Galien clôt quasiment le livre V du *De sanitate tuenda* (V, 12 = Koch p. 167) ? Un nom du grand âge qui ne joue aucun rôle dans sa propre doctrine en gériatrie mais qui figure "chez les amateurs d'étymologie". Galien est le seul témoin à nous transmettre ce terme.

37 Cf. C. Petit, 'Galien et le "discours de la méthode" : rhétorique (s) médicale (s) à l'époque romaine', in J. Coste (éd.) *La rhétorique médicale à travers les siècles. Actes du colloque de Paris, Académie de Médecine, Octobre 2008*, Genève, Droz, 2012, 49-75 ; aussi voir mon introduction, p. 14-18.

38 En ce qui concerne la rhétorique de la preuve, seul Sextus Empiricus fait montre d'une virtuosité comparable à celle de Galien. Sur les aspects rhétoriques de la démonstration chez ce dernier, voir le chapitre 'Révélation, Démonstration, Réfutation'.

son. Non que Galien ait besoin, à cette époque, de se livrer à une défense du paganisme : celui-ci est encore largement majoritaire et pour tout dire, assez peu contesté en dehors d'écrits polémiques par des auteurs tels que Tatien et Tertullien. Mais l'étendard hellénique brandi par Galien a quelque chose de provocateur : c'est un élément de son identité qu'il arbore avec une fierté parfois tranchante. C'est de ce point de vue que l'on peut risquer le terme d'hellénisme « militant », toutes proportions gardées[39]. Revenons sur le passage cité en ouverture du présent chapitre, et écoutons Galien défendre le bon grec, contre les métissages des divers dialectes, contre les langues étrangères malsonnantes, et contre les sinistres pédants :

> ἡμεῖς μὲν οὖν συνηρήμεθα τὴν κοινὴν καλουμένην διάλεκτον, εἴτε μία τῶν Ἀτθίδων ἐστί, πολλὰς γὰρ εἴληφε μεταπτώσεις ἡ τῶν Ἀθηναίων διάλεκτος, εἴτε καὶ ἄλλη τις ὅλως. δείκνυμι γὰρ ἑτέρωθι τὴν ἡμετέραν περὶ τούτου γνώμην. καὶ ταύτην τὴν διάλεκτον πειρώμεθα διαφυλάττειν, καὶ μηδὲν εἰς αὐτὴν παρανομεῖν, μηδὲ κίβδηλον ἐπεισάγειν φωνῆς νόμισμα, μηδὲ παραχαράττειν. σὺ δέ, εἰ μὲν ἐπιθυμεῖς κατ' αὐτὴν ἡμῖν διαλέγεσθαι, πρότερον ἐκμαθεῖν αὐτὴν πειράθητι, εἰ δ' ἄλλῃ τινὶ χρᾷς, καὶ τοῦτο μήνυσον. εἰ μὲν γάρ, τῶν Ἑλληνίδων ἐστὶ μία, πάντως που καὶ ταύτην γνωρίζομεν· καὶ γὰρ καὶ τὰ τῶν Ἰώνων καὶ τὰ τῶν Αἰολέων καὶ τὰ τῶν Δωριέων ἀνελεξάμεθα γράμματα· εἰ δ' οὐδεμία τούτων, ἀλλά τις τῶν βαρβάρων, καὶ τοῦτ' εἰπέ, μόνον πειρῶ φυλάττειν αὐτὴν ἄχραντον, ἥ τις ἂν ᾖ, καὶ μή μοι τρία μὲν ἐκ Κιλικίας φέρειν ὀνόματα, τέσσαρα δ' ἐκ Συρίας, πέντε δ' ἐκ Γαλατίας, ἓξ δ' Ἀθήνηθεν. ἐγὼ γὰρ οὕτω πολλὰς ἐκμανθάνειν οὐ δύναμαι διαλέκτους, ἵν' ἀνδράσιν εἰς τοσοῦτον πολυγλώττοις ἕπωμαι. δίγλωττος γάρ τις ἐλέγετο πάλαι, καὶ θαῦμα τοῦτο ἦν, ἄνθρωπος εἷς ἀκριβῶν διαλέκτους δύο· σὺ δὲ ἡμᾶς ἀξιοῖς πολλὰς ἐκμαθεῖν, δέον αὐτὸν ἐκμανθάνειν μίαν, οὕτω μὲν ἰδίαν, οὕτω δὲ κοινὴν ἅπασιν, οὕτω δ' εὔγλωττον, οὕτω δ' ἀνθρωπικήν. ὅπερ ἐὰν προσχῇς τὸν νοῦν ταῖς φωναῖς τῶν βαρβάρων διαλέκτων, εἴσῃ σαφῶς, τὰς μὲν ταῖς τῶν συῶν, τὰς δὲ ταῖς τῶν βατράχων, ἢ κολοιῶν, ἢ κοράκων ἐοικυίας, ἀσχημονούσας τε καὶ κατ' αὐτὸ τὸ τῆς γλώττης τε καὶ τῶν χειλέων καὶ παντὸς τοῦ στόματος εἶδος. ἢ γὰρ ἔσωθεν ἐκ τῆς φάρυγγος τὰ πολλὰ φθέγγονται τοῖς ῥέγχουσι παραπλησίως, ἢ τὰ χείλη διαστρέφουσι καὶ συρίττουσιν, ἢ κατὰ πᾶσαν αὔξουσι τὴν φωνήν, ἢ κατ' οὐδεμίαν ὅλως, ἢ κεχήνασι μέγιστον, καὶ τὴν γλῶτ-

39 Sur l'hellénisme de Porphyre et d'Origène, voir S. Morlet (ed.), *Le traité de Porphyre* Contre les Chrétiens. *Un siècle de recherches, nouvelles questions*, Paris, Institut d'études augustiniennes, 2011 (notamment l'article de Aaron P. Johnson, 'Porphyry's Hellenism'). À propos de l'hellénisme comme notion problématique, conflictuelle, militante : voir A. Perrot (ed.), *Les Chrétiens et l'hellénisme*, Paris, 2012 (en particulier son introduction).

ταν προσσείουσι, ἢ[40] διανοίγειν οὐδαμῶς δύνανται τὸ στόμα, καὶ τὴν γλῶτταν ἀργὴν καὶ δυσκίνητον καὶ ὥσπερ δεδεμένην ἔχουσιν. εἶτα σὺ παρεὶς τὴν ἡδίστην τε καὶ ἀνθρωπικωτάτην διάλεκτον, ᾗ τοσοῦτον κάλλος ὁρᾶται καὶ χάρις ἐπανθεῖ, ἐκ πολλῶν ἀτόπων καὶ δεινῶν ἀθροίζεις ὀνόματα; πολὺ ῥᾷον ἦν μίαν ἐκμαθεῖν τὴν καλλίστην ἢ μυρίας μοχθηράς. ἀλλ' οὐ μόνον αὐτοὶ μανθάνειν ὀλιγωροῦσιν, ἀλλὰ καὶ ἡμᾶς ἀναγκάζουσιν, ἐν ᾗ τεθράμμεθα καὶ πεπαιδεύμεθα φωνῇ, ταύτην καταλιπόντας, ἐκμανθάνειν τὰς ἐκείνων. οὐ βούλει μαθεῖν ἄνθρωπε τὴν τῶν Ἑλλήνων διάλεκτον; ὡς ἐπιθυμεῖς, βαρβάριζε. μόνον, ὥσπερ ἐγὼ συγχωρῶ καθ' ὃν αὐτὸς προῄρησαι τρόπον λαλεῖν, οὕτω κᾀμοὶ συγχώρησον ὡς ἔμαθον διαλέγεσθαι. πατὴρ ἦν ἐμοὶ ἀκριβῶν τὴν τῶν Ἑλλήνων διάλεκτον, καὶ διδάσκαλος καὶ παιδαγωγὸς Ἕλλην. ἐν τούτοις ἐτράφην τοῖς ὀνόμασιν. οὐ γνωρίζω τὰ σά. μήτ' ἐμπόρων μοι, μήτε καπήλων, μήτε τελωνῶν χρῆσιν ὀνομάτων ἔπαγε, οὐχ ὡμίλησα τοιούτοις ἀνθρώποις. ἐν ταῖς τῶν παλαιῶν ἀνδρῶν βίβλοις διετράφην. καὶ ταῦτα λέγω, μηδενὶ πώποτ' εἰπών, μήθ' ὅτι βαρβαρίζεις ὦ οὗτος, μήθ' ὅτι σολοικίζεις, μήθ' ὅτι κακῶς καὶ οὐ κυρίως ὠνόμασας, ἀλλ' ἐπιτρέπω πᾶσιν ὡς βούλονται φθέγγεσθαι. κᾂν ὁ κυβερνήτης εἴπῃ φέρε τὸν πούς, οὐδὲν ἐμοὶ διαφέρει. ταῦτα Φαβωρῖνος καὶ Δίων, οὐκ ἐγὼ μέμφομαι· συνιέναι μόνον βούλομαι τοῦ λεγομένου. ὅταν δέ ποτε καὶ κατ' αὐτὸ τοῦτο ταράττωμαι, τότε ἀναγκαίως πυνθάνομαι, τίς δηλοῦν βούλεται τοὔνομα, καὶ μηνύσαντος ὃ βούλεται, σιωπῶ, μήτ' ἐξελέγχων, μήτε μεμφόμενος, εἰ παρὰ τὴν τῶν Ἑλλήνων εἴρηται συνήθειαν. ἑνὸς γάρ μοι μόνου φροντίς, τοῦ γνῶναι τὸν νοῦν τοῦ λεγομένου. τοῖς δέ, ὡς ἔοικεν, οὐκ ἀρκεῖ τὸ τοιοῦτον, ἀλλ' ὅταν ἡμεῖς τοῖς τῶν Ἑλλήνων ὀνόμασι χρησώμεθα, τότ' ἐκεῖνοι πρῶτον μέμφονται, τὰ μὲν ὡς διαλεκτικοί, τὰ δὲ ὡς φυσικοί τινες ἄνδρες, τὰ δ' ὡς ῥήτορες, τὰ δὲ ὡς γραμματικοί. πολυειδῶς γὰρ ἐπηρεάζουσιν[41].

Nous avons donc choisi la langue que l'on appelle 'commune' (*koinè*), qu'elle ne fasse qu'un avec celle des Attiques (car la langue des Athéniens a subi beaucoup de changements), ou qu'elle soit tout autre – je fais état de mon opinion à ce sujet ailleurs[42]. Cette langue, nous essayons de la préserver, de ne pas transgresser ses règles, de ne pas y introduire quelque mot de mauvais aloi, de ne pas la galvauder. Si toi, tu veux discuter avec moi dans cette langue, essaie d'abord de l'apprendre ; mais si tu en utilises une autre, alors dévoile-moi ses secrets. Car si c'est un des dialectes grecs, nous le comprenons plus ou moins ; car nous avons appris les

40 I edit ἢ instead of καί.

41 Galien, *Diff. Puls.* K. VIII, 584-588. Cf. J. Kollesch, « Die Sprache von Ärzten… », 1994, p. 263.

42 Peut-être bien dans une œuvre perdue de Galien sur l'atticisme, comme celles qu'il évoque dans le *De libris propriis*, XX.

lettres des Ioniens, des Eoliens et des Doriens. Mais si ce n'est aucun de ceux-là, mais une langue barbare, dis-moi, essaie seulement de la préserver pure de tout mélange, quelle qu'elle soit, et ne me dis pas trois mots de Cilicie, quatre de Syrie, cinq de Galatie et six d'Athènes ! Car je ne peux pas apprendre autant de dialectes qu'il en faut pour suivre des hommes à ce point polyglottes ! Autrefois, on disait d'un homme qu'il était bilingue (*diglossos*), et c'était un fait remarquable, quand il maîtrisait à la perfection deux langues. Mais toi tu veux que nous en apprenions plusieurs, alors qu'il te suffit d'en apprendre une seule, et une si particulière, si familière à tous, si douce à l'oreille, si bien faite pour l'homme, que si tu prêtes attention aux sonorités des langues barbares, tu sauras clairement que les unes ressemblent aux cris des cochons, d'autres à ceux des grenouilles, des corbeaux ou des corneilles ; qu'elles enlaidissent l'aspect de la langue, des lèvres, de toute la bouche ; soit elles font sortir du pharynx des sons proches des ronflements, soit elles tordent les lèvres et les font siffler ; soit elles amplifient les sons au maximum, ou bien les étouffent complètement ; soit elles ouvrent grand la bouche et font sortir une langue menaçante, ou bien elles ne peuvent ouvrir la bouche et rendent la langue engourdie, difficile à mouvoir et comme attachée. Et toi, tu abandonnes la langue la plus douce et la mieux faite pour l'homme, où transparaît la beauté et où fleurit la grâce, et tu rassembles des mots tirés de multiples idiomes insolites et horribles ? Il serait bien plus simple de n'en apprendre qu'une, la plus belle, plutôt que d'en apprendre une quantité d'affreuses. Mais non seulement ils ne veulent pas apprendre, mais de plus ils essaient de nous forcer à abandonner la langue dans laquelle nous avons été élevés et éduqués, et à apprendre celles de ces gens-là ! Tu ne veux pas, mon brave, apprendre le grec ? Comme tu veux, barbarise donc. Seulement, comme je consens à ce que tu bavardes à la manière que tu as choisie, consens à ce que je parle comme je l'ai appris. J'ai eu un père qui maîtrisait le grec à la perfection, et mon maître d'école et mon pédagogue étaient des Grecs. J'ai été élevé dans les mots de cette langue. Je ne connais pas les tiens. Ne m'impose pas l'usage des marchands, des commerçants, des collecteurs d'impôts : je ne fréquente pas ces gens-là. J'ai passé mon éducation dans les livres des anciens. Et je dis cela, moi qui n'ai jamais dit à personne, ni 'eh ! toi ! tu fais des barbarismes' ou 'des solécismes', ou 'tu as employé un mot à tort et pas dans son sens propre'[43] ;

43 Galien ne veut pas être l'un des pédants qui, par exemple, attaquèrent Lucien (cf. Luc. *Pseudol.*). Cela ne veut pas dire qu'il ne le fait jamais.

> mais je laisse chacun s'exprimer comme il le souhaite. Et si le navigateur veut dire panard au lieu de pied[44], cela ne fait aucune différence pour moi. Ce sont Favorinos et Dion qui font de tels reproches, pas moi ! Je veux seulement comprendre ce qu'on me dit. Mais quand je suis troublé parfois en la matière, alors, nécessairement, je demande ce que désigne ce mot, et une fois qu'on m'a révélé son sens, je me tais, sans opposer de réfutation ni de reproche au motif qu'on a parlé contre l'usage des Grecs. Je n'ai qu'un souci, connaître l'esprit de ce qui est dit. Pour d'autres, apparemment, ce n'est pas assez : quand nous utilisons les mots grecs, les voilà qui commencent à faire des reproches, les uns en tant que dialecticiens, les autres en tant que *physikoi*, rhéteurs ou grammairiens. Car ils ont mille manières d'exprimer leur vindicte.

Dans cette tirade superbe, la vivacité du dialogue (fictif, comme de coutume) est accrue par le recours à l'asyndète dans sa phase finale (οὐ βούλει… διετράφην), un procédé sans doute démosthénien. La dimension émotionnelle de son attachement à la langue grecque transparaît dans ces lignes – c'est en tout cas un effet que le médecin cherche consciemment à produire dans l'esprit du lecteur. Ici, Galien aborde en réalité plusieurs questions : celle des dialectes et du vocabulaire local, régional (argotique ?) qu'il ne veut pas reconnaître[45] (car ces mots ne peuvent être compris de tous) ; le métissage de la langue empruntant à divers idiomes (un laxisme encore une fois ennemi de la clarté) ; la beauté unique du grec parmi toutes les langues du monde, qui toutes défigurent l'homme de bien en le contraignant à une gymnastique faciale dégradante ; le purisme stérile et querelleur des spécialistes. Galien insiste sur son dégoût pour les querelles linguistiques inutiles – jamais, dit-il, il ne corrige ses interlocuteurs (rien n'est moins sûr pour qui connaît Galien) ; néanmoins, sa description des langues autres que le grec montre un désintérêt complet pour les langues étrangères. L'éloge du grec, langue belle par essence, et la seule à incarner la beauté, est souligné par la hideur présumée des locuteurs des autres langues, grimaçants et produisant des sons affreux. Ces remarques illustrent à merveille l'hellénocentrisme fondamental de la pensée galénique. Euphonie

44 Je traduis l'intention et non la lettre du texte, qui dénote un solécisme (τὸν ποὺς) et non pas une faute de registre linguistique – le solécisme lui-même ne peut être rendu en français, qui n'est pas une langue à flexion.

45 La *koinè* d'Asie Mineure était particulièrement bigarrée : voir C. Brixhe, 'Linguistic Diversity in Asia Minor during the Empire : *Koine* and non-Greek Languages' in E.J. Bakker (ed.), *A Companion to the Ancient Greek Language*, Oxford, 2010, 228-252. Galien apporte un témoignage intéressant à ce sujet.

et douceur sont la marque d'une langue (et donc d'une culture) qu'il perçoit comme supérieures. On le voit, Galien cherche à occuper un terrain modéré dans le débat sur la langue grecque qui occupait ses contemporains. Il s'inscrit en faux contre ceux qui bradent le grec ou le contaminent, mais aussi contre ceux qui en font un usage trop pédant, et par là-même inutile. Malgré lui, il nous fournit un témoignage intéressant de la diversité et du métissage des parlers de son époque, y compris dans la langue médicale, enrichie (Galien dirait pervertie) par des termes de toutes origines. Il nous offre aussi une petite fenêtre sur la comédie de la vie intellectuelle dont il fut un témoin privilégié : Dion et Favorinos ne sortent pas indemnes de cette tirade.

La grammaire, à défaut du purisme, tient une place importante chez le médecin de Pergame. Galien fut un grand philologue et commentateur; cet aspect de sa prose, s'il n'est pas inconnu des spécialistes, est, comparativement, négligé. En dehors d'études spécifiquement consacrées aux commentaires à Hippocrate, qui forment un ensemble de textes consistant, on peut déplorer un certain manque d'intérêt pour le sujet de la philologie galénique[46]. Galien est quasiment absent des histoires de la grammaire antique[47]. Dès la Renaissance pourtant, on incorporait ses enseignements dans des recueils de textes grammaticaux (Estienne, 1572). De même, le vocabulaire de Galien n'est pas absent du traité *De causis linguae Latinae* (1540) de Scaliger, qui, en tant que médecin, avait bien sûr de bonnes raisons de bien connaître Galien[48]. Mais des auteurs inattendus sont également des lecteurs assidus de Galien, par exemple Pétrarque[49]. Les médecins, naturellement, s'y intéressaient de très près, mais se limitaient souvent au sujet de la terminologie médicale (Johannes Lange, Guillaume de Baillou). On ignorait pourtant, à la Renaissance, l'existence d'un certain nombre de traités galéniques consacrés à la langue grecque et à son usage qui n'avaient pas encore refait surface (comme l'important *De nomini-*

46 Sauf pour ce qui concerne Hippocrate. Voir par exemple V. Boudon-Millot: "Galien commentateur d'Hippocrate: de l'authenticité des traités hippocratiques" in P. Hummel/F. Gabriel (eds.), *Vérités Philologiques. Etudes sur les notions de vérité et de fausseté en matière de philologie*, Paris, Philologicum, 2008, p. 75-92. Aucun chapitre à ce sujet dans le *Cambridge Companion to Galen*.

47 F. Ildefonse, *La naissance de la grammaire dans l'antiquité grecque*, Paris, Vrin, 1997; P. Hummel, *De lingua graeca. Histoire de l'histoire de la langue grecque*, Bern/Oxford, Peter Lang, 2007.

48 B. Colombat, "Le rôle du grec dans la terminologie grammaticale du *De causis* de Jules-César Scaliger (1540)", in L. Basset/F. Biville/B. Colombat/P. Swiggers/A. Wouters (eds), *Bilinguisme et terminologie médicale gréco-latine*, Peeters, 2007, p. 395-428.

49 Les *Lettres de la vieillesse* et autres textes de la maturité de Pétrarque en témoignent; cf. C. Skenazi, *Ageing gracefully in the Renaissance*, Leiden, Brill, 2013, chapitre 1.

bus medicis, découvert dans un manuscrit arabe au début du XXe s. et publié en 1930 par Meyerhof et Schacht).

Dans le précieux catalogue de ses propres ouvrages mis sur pied par Galien et fort heureusement préservé, une brève section rappelle les contributions d'ordre linguistique et philolologique du médecin (hors commentaires et controverses, et hors ouvrages sur l'argumentation, qui tous se rapportent indirectement à des questions de langue)[50]. Ces ouvrages, perdus, laissent bien des regrets car il s'agit d'une véritable somme sur la langue grecque, et notamment le vocabulaire classique, qui s'est évaporée : les quarante-huit livres sur le vocabulaire des auteurs attiques, les traités consacrés à Aristophane mais aussi à Eupolis et Cratinos, et à l'opportunité ou non, pour les jeunes gens, de lire de la comédie – autant de contributions précieuses sur le vocabulaire grec classique, et sur les raisons de le conserver et de le comprendre[51]. On a pourtant la chance de lire le *De nominibus medicis*, qui insiste sur l'importance du vocabulaire des comédies pour bien comprendre les textes : cet ouvrage est en partie conservé en traduction arabe[52]. D'autres ouvrages, consacrés aux solécismes ou au débat sur l'atticisme, inscrivent plus clairement l'œuvre de Galien dans les controverses de son temps. Ces ouvrages sont perdus, mais ils ne forment qu'une partie de la contribution galénique à l'étude du grec : le reste de ses ouvrages, médicaux ou philosophiques, illustre nettement le plaisir et l'importance du grec pour Galien. Ils contiennent un matériel non négligeable pour l'étude du grec impérial, notamment dans ses rapports avec le grec classique. Mais, comme on le verra, il ne s'agit pas seulement de simples citations, et il est difficile de se repérer dans l'océan galénique pour identifier toutes les marques de la culture classique de Galien : déjà destinées à un lectorat choisi à l'époque des Antonins, celles-ci sont souvent trop subtiles pour des modernes.

4 Paideia : Galien et la citation

Dans le domaine des références littéraires et philosophiques, Galien de nouveau fait œuvre de « sophiste » en suivant les pratiques de son temps. Faisant

50 Galien, *Libr. Propr.* XX (Boudon-Millot p. 173) ; voir aussi *Ord. libr. Propr.* V, 4-6 (Boudon-Millot p. 101-102).

51 À propos de la comédie dans l'œuvre de Galien et de ses travaux sur les auteurs comiques, voir A. Coker, 'Galen and the Language of Old Comedy : glimpses of a lost treatise at *PA* 23b-28', in C. Petit (ed.), *Galen's Newly Discovered Peri alupias in Context*, Leiden, Brill (à paraître).

52 M. Meyerhof/J. Schacht, "Galen. Über die medizinischen Namen, arabisch und deutsch", *Abhandlungen der preussischen Akademie der Wissenschaften*, 1931.

preuve d'érudition, en ce domaine comme en celui du vocabulaire, Galien rappelle de nouveau les auteurs de la Seconde Sophistique. Mais cet étalage, derechef, n'est pas la marque d'un odieux pédant – il correspond à des pratiques bien établies chez les auteurs de cette époque et qui ont disparu par la suite, engendrant confusion et agacement chez des lecteurs dépourvus de ce goût pour la citation. Celle-ci est un trait fondamental de l'éloquence impériale. Comme le souligne Laurent Pernot, le rôle de la citation est double : elle apporte un argument d'autorité, et un ornement (donnant γλυκύτης et ἡδονή au texte)[53]. Galien était parfaitement conscient de la dimension d'agrément que pouvait (ou devait) comporter la prose[54]. Le rôle de la citation chez Galien, qu'il s'agisse de pièces clairement épidictiques (*Protreptique, De usu partium*) ou non, est conforme aux usages sophistiques. L'érudition et la culture déployées par le biais de la citation partagent une fonction qui dépasse largement l'égocentrisme et la vanité supposées des sophistes ; cette remarque peut tout naturellement s'étendre à Galien. Je reprendrais donc ici à mon compte le jugement de L. Pernot :

> On a souvent reproché aux sophistes de faire parade de leur érudition, mais il est clair que cette approche réductrice ne rend pas compte de la réalité. La présence massive, ostentatoire, des références littéraires ne s'explique pas par les mobiles mesquins de tel ou tel. C'est une loi du genre épidictique à l'époque de la Seconde Sophistique, un des points forts de sa parénèse. Quand l'encomiaste loue la culture et quand il loue au nom de la culture, son éloge s'appuie sur des valeurs admises et simultanément les propage. Grâce à la citation, les orateurs et leur public renforcent leur appartenance à une même communauté culturelle : à cette société, ou plutôt à cette partie de la société, qui a reçu un enseignement littéraire nourri et efficace et qui continue de révérer, d'une extrémité à l'autre de l'Empire, le même corpus de grands textes et de grands auteurs[55].

53 Sur le rôle des citations et de la culture littéraire dans l'éloquence épidictique, voir L. Pernot, *La rhétorique de l'éloge*, vol. I, p. 726-738. Sur les liens entre sophistique, rhétorique et culture classique : E.L. Bowie, "Greeks and their Past in the Second Sophistic", *Past and Present* 46, 1970, p. 3-41 ; J. Bompaire, *Lucien Écrivain. Imitation et création*, Paris, 1958.

54 C'est pourquoi il loue Hippocrate d'avoir songé à ménager des pauses narratives pour le plaisir du lecteur : voir p. 117.

55 L. Pernot, *La rhétorique de l'éloge*, vol. II, 1993, p. 738.

C'est cette même « communauté culturelle » que Galien honore, au même titre que les autres auteurs grecs de son époque. Véritable bibliothèque virtuelle, le corpus des citations chez Galien joue en fait des rôles variés, du pur ornement à l'exemple rhétorique. Le médecin fait tout particulièrement assaut de citations dans ses commentaires à Hippocrate, mais il n'est pas de traité dépourvu de citations classiques. Celles-ci apparaissent, innombrables, au fil des pages. Galien crée ainsi une véritable bibliothèque rêvée, idéale.

5 La bibliothèque de Galien

Galien, comme il nous le rappelle en maints endroits et comme l'attestent les multiples références, citations, allusions à d'autres auteurs, anciens et 'modernes', reçut une éducation exceptionnelle. Nourri des textes des Anciens, il fut formé à la meilleure école possible, celle qu'il recherche chez ses lecteurs et reconnaît dans ceux qui savent identifier et apprécier son style[56].

La culture livresque de Galien est immense, sa bibliothèque devait être remarquable. Pour des raisons clairement exposées par Vivian Nutton, il est difficile d'esquisser avec précision les contours de celle-ci[57]. Galien n'est pas toujours – et c'est bien naturel – disposé à préciser s'il cite tel ouvrage de première ou de seconde main, s'il possède l'ouvrage dont il parle, s'il a sous les yeux le texte qu'il est en train de citer[58]. La citation, dans le monde antique du livre, est de toutes manières un exercice plus souple, plus ambigu qu'il ne l'est pour nous[59]. Galien mentionne souvent l'utilité des synopsis et autres compilations, ce qui montre que, non content d'en confectionner pour les autres, il devait parfois se servir de tels outils de travail : cela n'entamait pas la crédibilité d'un auteur, ni l'effet produit par les citations ainsi obtenues. Le devenir de la bibliothèque de Galien après sa mort, contrairement à quelques autres biblio-

56 Voir le récit initial du *Sur ses propres livres*, dans lequel s'illustre un lecteur averti, connaisseur du style de Galien.

57 V. Nutton, 'Galen's library' in C. Gill/J.M. Wilkins/T.J.G. Whitmarsh (eds), *Galen and the World of Knowledge*, Cambridge, 2009, 19-34.

58 Sur les sources ambiguës de Galien en ce qui concerne la comédie, voir A. Coker, 'Galen and the Language of Old Comedy : glimpses of a lost treatise at *PA* 23b-28', in C. Petit (ed.), *Galen's Newly Discovered Peri alupias in Context*, Leiden, Brill (à paraître).

59 Cf. J. Whittaker, 'The Value of Indirect Tradition in the Establishment of Greek Philosophical Texts or The Art of Misquotation' in J.N. Grant (ed.), *Editing Greek and Latin Texts : Papers Given at the Twenty-third Annual Conference on Editorial Problems*, New York, 1989, 63-95.

thèques d'éminents sophistes, comme celle de Favorinos, que ce dernier légua à Hérode Atticus, est inconnu[60].

Mais la bibliothèque de Galien n'est-elle pas elle-même avant tout un objet textuel ? Il est, selon moi, vain de rechercher ce qu'a pu être la bibliothèque de Galien comme entité physique. Savoir si Galien cite de première ou de seconde main (ou pire !) ne nous apprendrait rien. Moins qu'un amas de rouleaux, peut-être conservés dans des coffres, tels ceux d'Aristide[61], la bibliothèque de Galien est celle qu'il construit dans ses œuvres : une bibliothèque de connaissances et d'allusions, de textes rares et de citations célèbres, catalogue infini au service d'une mise en scène, d'une personnalité en représentation permanente. La bibliothèque virtuelle dont les titres et les mots émaillent l'œuvre médicale de Galien est un projet, une construction, un édifice rhétorique – un hommage à l'hellénisme de ses pères autant qu'un testament intellectuel. Le culte du livre, la vénération du texte font partie de la *persona* de Galien, tout comme son calme et sa lucidité en face des comportements les plus aberrants de ses contemporains ; ils sont aussi ce qui le distingue le mieux, lui, amant de la vérité et de la connaissance, veillant sans fin pour mieux étudier, des ignorants, des non-initiés[62]. Ils sont le lien qui l'unit aux *pepaideumenoi* de son univers hellénique. Leurs titres et leurs mots ont presque valeur incantatoire, ils sont la 'magie de la *paideia*' (Pernot p. 738).

6 Galien citateur : contextes

La citation chez Galien occupe une place importante, en volume comme en termes de fonction dans le texte : elle peut être courte, de la longueur d'une simple maxime ou d'un vers, ou bien très longue et s'étendre sur plusieurs pages. S'il s'agit dans une certaine mesure d'exhiber sa culture littéraire et ses connaissances livresques (en médecine, mais pas seulement), la citation galénique joue aussi un rôle argumentatif appréciable. Entre ornement et preuve d'autorité, donc, la citation joue un rôle éminemment rhétorique, à plusieurs

60 Voir B. Rochette, *art. cit.*, p. 104 à propos de la bibliothèque de Favorinos. La collection de livres de Galien fut gravement endommagée dans l'incendie de 192, comme l'a confirmé la découverte du *Peri alupias* : ce dernier texte contient beaucoup d'informations précieuses sur les possessions de Galien, dont sa bibliothèque.

61 Cf. L. Pernot, 'Le livre grec au IIe s. ap. J.-C. à partir de l'œuvre d'Aelius Aristide', *CRAI* N.2, 2007, 933-965.

62 Un *leitmotiv* chez Galien. *Cf.* Galien, *De opt. med. cogn.* 9, 4-6 Iskandar (le récit du choix éclairé du prêtre d'Asclépios quand il choisit Galien pour occuper le poste de préposé aux gladiateurs).

niveaux. La citation joue un rôle dans l'argumentation selon des degrés de sérieux, qu'il s'agisse d'une polémique presque ludique (dans les opuscules *Contre Julien* et *Contre Lycos*), d'une sorte de péroraison (à la fin du livre I des *Simples*), ou dans un traité philosophique plus ambitieux comme le traité *Sur les dogmes d'Hippocrate et de Platon* (ouvrage fondamental, et véritablement persillé de citations). Dans un contexte polémique comme celui du *Contre Lycos* ou du *Contre Julien* (deux traités assez brefs qui forment le volume du CMG V, 10, 3) la citation se rapporte à la stratégie de dénigrement mise en œuvre d'un bout à l'autre du texte par Galien ; elle est un outil évident pour faire ressortir l'ignorance crasse de l'un et de l'autre : Galien choisit naturellement, parmi les grands textes, ceux qui se rapportent à la stupidité et à l'ignorance. Les citations ont ici une fonction argumentative et ornementale à la fois. Le contexte est celui de l'invective, qui n'est que l'envers de l'éloge : les fonctions de la citation sont donc naturellement les mêmes, avec un but opposé, le dénigrement. Il cite donc le *Philèbe* de Platon dans le *Contre Lycos* et emploie d'autres références littéraires pour ridiculiser l'adversaire : même si celles-ci ne sont par particulièrement originales, tout est dans l'habileté de la mise en œuvre. Galien se sert ainsi du personnage homérique Thersite (*Contre Julien*, p. 38), emblématique de la stupidité et des bavardages ineptes, et de l'âne de la fable d'Esope (*ibid.* p. 65)[63]. Animé par une véritable croisade contre la sottise, l'ineptie, l'ignorance et l'arrogance qui les accompagnent, Galien fait feu de tout bois. Une telle énergie peut se comprendre aisément dans le cadre quasi-pamphlétaire de ces opuscules. Or, elle se retrouve également, à des fins légèrement divergentes, dans des ouvrages plus solennels et techniques, comme le traité des *Simples* et le traité *Sur les dogmes d'Hippocrate et de Platon*. Dans le livre I des *Simples*, Galien, qui a pour objectif dans les deux premiers livres d'exposer sa méthode, termine par quelques pages sur le bon usage, un sujet, on l'a vu, qui lui tient à cœur. Ayant fustigé le grec approximatif de Dioscoride et d'Hérodote (le médecin), il cherche à fournir une leçon de bon grec par l'intermédiaire de Platon et en cite un long passage[64]. Après quelques réflexions destinées à clore le livre, Galien se contente de résumer le livre I et d'annoncer le livre II. Ici, la citation de Platon joue un rôle ornemental plus qu'argumentatif; le plaisir du texte semble l'emporter sur les considération d'utilité qui constituent le but principal avoué de Galien en tout point de son œuvre. Naturellement, la citation met aussi Platon du côté de Galien : elle isole les autres médecins dans leur milieu (inculte) et

63 Sur ces deux textes et les ressorts de la polémique, voir le chapitre "Révélation, démonstration, réfutation" p. 97-102.

64 Galien, *De simpl. med. fac. ac temp.*, I, 37 (= K. XI, 445).

leurs textes (imparfaits, voire grossiers). Elle contribue, quoique subtilement, à définir (ou simplement rappeler) l'*èthos* de Galien, ce médecin qui n'était pas que médecin mais aussi un fin lettré. On pourrait attribuer aux très nombreuses citations qui émaillent le traité *Sur les dogmes de Platon et Hippocrate* un rôle similaire : si l'on excepte les citations destinées à être dûment commentées (Chrysippe, Platon, Hippocrate...), la plupart sont tirées d'Euripide, d'Homère ou d'autres poètes. L'argumentation serrée de Galien s'y double d'un véritable florilège de littérature classique, qu'il n'est pas utile ici de détailler.

La citation est parfois aussi prétexte à des réflexions savantes élaborées. Au début du livre III du *De usu partium*, Galien se livre à une dissertation en bonne et due forme sur la nature humaine, et l'impossibilité pour la Nature de créer de véritables centaures, qui n'existent que dans la mythologie : le fil directeur de ce petit essai est un passage de Pindare sur la naissance des centaures (*Pyth.* II, 44-48), mais qui s'inscrit aussi dans la tradition scientifique grecque (les discussions sur la possibilité ou non des hybrides fleurissent dès Aristote). Suivant le fil de son idée, en III, 3, Galien cite un vers attribué par Plutarque (*De Pyth. or.* 12 = *Mor.* 400b) à Empédocle (*Fr.* 44 DK) :

> Ἀνταυγέω[65] πρὸς Ὄλυμπον ἀταρβήτοισι προσώποις

> Je me retourne vers l'Olympe, le regard dépourvu de crainte !

Ce vers lui sert à montrer que l'on se trompe sur la finalité de certaines capacités de l'homme, notamment celle qu'on lui attribue couramment de pouvoir aisément contempler le ciel – capacité que Galien, qui connaît bien son Aristote, met en perspective, bien d'autres animaux étant mieux dotés à cette fin (certains poissons et oiseaux). Il s'agit en réalité d'une transition vers le but avoué de tout ce long préambule : une justification de plus d'écrire ce traité *Sur l'utilité des parties*.

La littérature classique chez Galien apparaît sous diverses formes, de l'exemplum à la maxime, et à la citation-fleuve. Il n'est pas dans les objectifs du présent ouvrage de recenser toutes ces manifestations de la culture classique dans les œuvres de Galien ; mais notons l'extrême variété de ses manifestations, et des auteurs qui semblent l'incarner aux yeux de Galien. Homère, Aristophane et la comédie, tragédie, poésie archaïque et classique, historiens, Platon et Aristote, philosophes dits « présocratiques » : un vivier considérable

65 Je respecte la première personne donnée par Galien – les éditions donnent une troisième personne.

de textes, partagés semble-t-il avec nombre d'auteurs érudits de sa génération. Le cas d'Aristophane montre néanmoins que l'accès aux textes d'un auteur pouvait être réduit par la disponibilité de ses œuvres[66]. Les mêmes auteurs tendent ainsi à citer les mêmes textes rescapés. Galien avait-il accès aux textes originaux, ou bien tirait-il la culture qu'il étale de lexiques et compilations divers? Probablement les deux, avec pour but principal l'effet produit sur le lecteur/auditeur plutôt que le souci de préserver et de commenter les textes du passé. Outre l'étalage patent de sa culture, Galien recherche un autre effet: l'illusion du dialogue dans un entretien fictif avec son public. La citation accompagne souvent l'oralité du discours construite de toutes pièces par l'auteur soucieux de ne pas ennuyer ses lecteurs.

7 «Écoute Platon!». Galien professeur

On verra dans un chapitre ultérieur comment une citation d'Hippocrate peut indiquer toute une approche de l'écriture et du discours – lorsque Galien s'écrie 'écoutons Hippocrate', et cite un récit hippocratique, pour mieux justifier son propre recours au récit[67]. Mais plus largement, la citation chez Galien relève de l'étalage et du dialogue – dialogue fictif avec un adversaire, dialogue fictif avec son lecteur/auditeur. En cela, la citation, souvent doublée d'une apostrophe, à tout le moins d'un recours à la deuxième personne, se démarque du contexte scolaire des commentaires (où le recours à la troisième personne pour citer un auteur est plus canonique). L'aspect oral de la citation est, dans ces passages, soulignée par l'emploi des verbes ἀκούειν, λέγειν[68]. Si l'on revient à la longue citation de Platon évoquée plus haut, à la fin du livre I des *Simples*, on constate que Galien l'introduit (en deux temps) en ces termes:

> τούτων οὖν οὕτως ἐχόντων ἀκούσωμεν εἰ βούλεσθε καὶ Πλάτωνος ὑπὲρ τῶν γευστῶν διαφορῶν ἐξηγουμένου...[69]

66 Voir les observations de E. Bowie, "The Ups and Downs of Aristophanic Travel" in E. Hall/A. Wrigley (eds), *Aristophanes in Performance 421 BC-2007 AD*, London, 2007, p. 32-51.

67 Voir le chapitre "Enargeia".

68 Cf. Galien, *Ad Thras.*, K. V, 879 (= Scripta Minora III, p. 85): ἤκουσας δήπου ἀρτίως Πλάτωνος λέγοντος, ὡς οὐδέν ἐστιν ἴδιον ὄνομα; *Meth. Med.*, I, 2 (= K. X, 14): ἤκουσας, ὦ γενναιότατε, Πλάτωνος ὁμοίᾳ μεθόδῳ τὰ κατὰ τὴν ψυχὴν ἀξιοῦντος εὑρίσκειν, οἵᾳ περ Ἱπποκράτης τὰ κατὰ τὸ σῶμα...

69 Galien, *De simpl. med. fac. ac temp.*, I, 37 (= K. XI, 445).

> En la circonstance, écoutons donc aussi Platon, si vous le voulez bien, lorsqu'il explique les types de goût…

Et un peu plus loin :

> ἄκουε τοίνυν τοῦ Πλάτωνος λέγοντος·[70]
>
> Écoute donc ce que dit Platon :

Dans ce cas précis, Galien s'adresse bien évidemment au lecteur/auditeur. La première introduction est une fausse piste, puisque ce n'est que dans un second temps que Galien livre, enfin, sa citation de Platon. Ces adresses au lecteur/auditeur, qui introduisent la vivacité du dialogue dans le texte, sont fréquentes chez Galien. Ici, la préparation à double détente ménagée par Galien souligne le plaisir de citer, tout en produisant un effet d'attente. La citation fait donc partie des techniques de l'auteur pour maintenir la fraîcheur de son lien avec son lecteur/auditeur. C'est un indice du dialogisme qui marque les textes de Galien[71].

Dans d'autres cas, et même assez souvent, Galien s'adresse non à son auditoire (fictif ou réel), mais à son prestigieux devancier directement – comme on le verra, dans ce cas de figure Galien se pose souvent en distributeur de remontrances, de corrections ou de sarcasmes[72]. Mais parfois aussi, Galien n'hésite pas à s'adresser à Aristote lui-même, ou Hérophile, ou tout autre « Ancien » qu'il cherche à dépasser[73]. Ce grand dialogue avec les Anciens, dont Galien est friand, est une constante dans la littérature de son temps : Plutarque en fournit un intéressant exemple, mais on pourrait étendre cette enquête à plus d'un auteur de l'époque des Antonins, ainsi qu'aux prosateurs chrétiens[74]. Cette technique rhétorique (la prosopopée), qui permet de convoquer presque

70 *ibid.* K. XI, 446.

71 Sur l'importance du dialogisme dans les textes galéniques, voir C. Petit, 'Galien et le discours de la méthode', p. 58-61.

72 A propos de la stratégie du dénigrement chez Galien, voir le chapitre "Révélation, Démonstration, Réfutation" (exemples de Lycos, Julien, Thessalos).

73 cf. P.J. van der Eijk, '"Aristotle ! What a thing for you to say !" Galen's engagement with Aristotle and Aristotelians', in C. Gill/J.M. Wilkins/T.J.G. Whitmarsh (eds), *Galen and the World of Knowledge*, Cambridge, 2009, p. 261-280.

74 Comme y invite l'étude suggestive de C. Bréchet, "*Parle avec eux*. Le dialogue avec les auteurs classiques", in S. Dubel/S. Gotteland (eds), *Formes et genres du dialogue antique*, Ausonius, Pessac, 2015, p. 155-164.

visuellement un auteur ancien, a un passé glorieux dans la littérature classique, particulièrement chez Platon, qui apostrophe Homère dans la *République* (599c-e):

> περὶ δὲ ὧν μεγίστων τε καὶ καλλίστων ἐπιχειρεῖ λέγειν Ὅμηρος, πολέμων τε πέρι καὶ στρατηγιῶν καὶ διοικήσεων πόλεων, καὶ παιδείας πέρι ἀνθρώπου, δίκαιόν που ἐρωτᾶν αὐτὸν πυνθανομένους· Ὦ φίλε Ὅμηρε, εἴπερ μὴ τρίτος ἀπὸ τῆς ἀληθείας εἶ ἀρετῆς πέρι, εἰδώλου δημιουργός, ὃν δὴ μιμητὴν ὡρισάμεθα, ἀλλὰ καὶ δεύτερος, καὶ οἷός τε ἦσθα γιγνώσκειν ποῖα ἐπιτηδεύματα βελτίους ἢ χείρους ἀνθρώπους ποιεῖ ἰδίᾳ καὶ δημοσίᾳ, λέγε ἡμῖν τίς τῶν πόλεων διὰ σὲ βέλτιον ᾤκησεν, ὥσπερ διὰ Λυκοῦργον Λακεδαίμων καὶ δι' ἄλλους πολλοὺς πολλαὶ μεγάλαι τε καὶ σμικραί; σὲ δὲ τίς αἰτιᾶται πόλις νομοθέτην ἀγαθὸν γεγονέναι καὶ σφᾶς ὠφεληκέναι; Χαρώνδαν μὲν γὰρ Ἰταλία καὶ Σικελία, καὶ ἡμεῖς Σόλωνα· σὲ δὲ τίς; ἕξει τινὰ εἰπεῖν;
>
> Mais, en ce qui concerne les sujets les plus importants, les plus beaux dont Homère entreprend de parler, la guerre, le commandement d'une armée, l'administration d'un État, l'éducation d'un homme, il est juste, je pense, de lui poser des questions qui nous instruisent: "Ô cher Homère, s'il n'est pas vrai que tu sois, concernant la vertu, au troisième degré en partant de la vérité, toi, ouvrier d'un simulacre, ainsi précisément que nous avons défini l'imitateur, mais si tu as atteint le second rang et que tu aies été capable de discerner quelles occupations, dans la vie privée ou publique, rendent les hommes meilleurs ou pires, dis-nous quelle cité a été grâce à toi mieux administrée, comme Lacédémone grâce à Lycurgue et, grâce à maint autre, maint État, grand ou petit! Mais toi, quel État te revendique comme un bon législateur du temps jadis et pour un bienfaiteur de son peuple? L'Italie et la Sicile ont eu en effet Charondas, nous, Solon; mais toi, pour quel état as-tu légiféré?" Homère sera-t-il à même d'en nommer un[75]?

Ce texte est intéressant en ce que Platon fournit une matrice, un modèle suivi par quantité d'auteurs ultérieurs; s'adressant à Homère comme s'il était là, Platon lui pose des questions. Galien retrouve ce schéma (probablement consciemment) lorsqu'il s'adresse, par exemple, à Aristote, ou à Thessalos. Le texte de Platon présente en outre des caractéristiques rhétoriques que ne renieraient pas Galien et ses contemporains (anaphores, insistance marquée dans

75 Tr. Léon Robin.

la répétition de questions). Ce passage, connu de Galien, qui savait fort bien sa *République*, l'est aussi d'Aelius Aristide[76]. Il est certainement à la source de nombre de dialogues fictifs ayant fleuri dans divers contextes littéraires, particulièrement dans le cas d'argumentations serrées (au sein de traités ou d'apologies). La prosopopée joue donc un rôle important chez Galien, qu'il s'agisse de représenter le procès d'un adversaire indigne (comme Thessalos dans le *De methodo medendi*) ou bien de mettre en scène le grand Aristote ou encore Empédocle (*De semine*). Le dialogue avec les Anciens prend tout son sens dans ces passages volontairement ornés et pleins de vivacité.

Mais Galien cite aussi de manière plus conventionnelle, dans le cadre du commentaire. La citation joue, dans les commentaires à Hippocrate notamment, un rôle pédagogique et instructif de premier plan. Elle sert à illuminer le texte d'Hippocrate en fournissant des parallèles, de manière à rendre évident le sens d'un mot ou d'une phrase qui ne l'était pas. Le Galien commentateur joue alors sur un rôle qu'il affectionne, celui de grand interprète des textes classiques. Exégète et enseignant, il s'efforce de transformer l'ambiguïté en discours simple, accessible. Ici plus qu'ailleurs, Galien se met en scène en professeur, une image de lui-même qui fera florès dans les illustrations médiévales des manuscrits latins de ses œuvres, tout comme dans la réception d'Hippocrate – c'est en effet par le truchement des commentaires galéniques que l'on lira Hippocrate pour des siècles et des siècles. C'est aussi l'occasion pour lui, non seulement de démontrer son intelligence et son érudition, mais aussi des compétences linguistiques exceptionnelles. Dans les deux exemples suivants, Galien emploie une avalanche de références classiques pour éclairer le texte hippocratique :

> πολλῶν οὖν ὄντων εἰς τοῦτο μαρτυριῶν ὀλίγα παραθήσομαι. Κριτίας μὲν ἐν τῷ πρώτῳ ἀφορισμῷ τάδε γράφει· μήτε ἃ τῷ ἄλλῳ σώματι αἰσθάνεται μηδὲ ἃ τῇ γνώμῃ γιγνώσκει. καὶ πάλιν γιγνώσκουσιν οἱ ἄνθρωποι, εἴ τις μὲν ὑγιαίνει τῇ γνώμῃ καὶ ἐν ὁμιλιῶν προτέρῳ· εἰ δ᾽ αὐτὸς ἀσκήσειας, ὅπως γνώμῃ ᾖ ἱκανός, ἥκιστα ἂν οὕτως ὑπ᾽ αὐτοῦ ἂν ἀδικηθείης καὶ πολλάκις ἐν τῷ αὐτῷ καὶ ἐν τῷ δευτέρῳ τῶν ὁμιλιῶν ἀντιδιαιρῶν ταῖς αἰσθήσεσι τὴν γνώμην, πολλάκις εἴρηκεν, ὥσπερ καὶ ὁ Ἀντιφῶν ἐν τῷ πρώτῳ περὶ τῆς ἀληθείας ἐν τῷ λόγῳ ταῦτα δὲ γνούς, εἰς ἕν τε οὐδὲν αὐτῷ οὐτέων ὄψει ὁρᾷ μακρότητα, οὐτέην γνώμῃ γιγνώσκει, ὁ μακρότητα γιγνώσκων. καὶ πᾶσι γὰρ ἀνθρώποις ἡ γνώμη τοῦ σώματος ἡγεῖται καὶ εἰς ὑγείαν καὶ νόσον καὶ τὰ ἄλλα πάντα. καὶ ὡς ὁ Πλάτων πρὸς πρῶτον ἐν ἄλλοις τε καὶ κατὰ τὸ ε′ τῆς πολιτείας. οὐκοῦν τούτου μὲν τὴν διάνοιαν,

76 Aelius Aristide, *Ad Capit.*, Jebb 327.

ὡς γιγνώσκοντος, γνώμην ἂν ὀρθῶς φαμὲν εἶναι, τοῦ δὲ δόξαντος, δόξαν. καὶ Λυσίας κατὰ Πολιούχου· ἐκεῖνος γὰρ ὅσα τῇ ἑαυτοῦ γνώμῃ χρώμενος ὑπὲρ τοῦ ἡμετέρου πλήθους ἔπραξε, πανταχοῦ φανήσεται πολλῶν μὲν καὶ ἀγαθῶν αἴτιος τῇ πόλει γινόμενος, πλεῖστα δὲ καὶ ἄχρηστα τοὺς πολεμίους ἐργασάμενος. καὶ Αἰσχίνης δὲ κατὰ τούσδε ὁ Σωκρατικὸς ἐν τῷ Μιλτιάδῃ κατὰ τὸ αὐτὸ σημαινόμενον κέχρηται τῷ ὀνόματι καὶ Ὑπερίδης ἐν τῷ κατ' αὐτὸ (or rather: κατὰ τοῦ?) Διοκλέους καὶ ἄλλοι ῥήτορές τε καὶ ἰατροὶ καὶ ποιηταί. περιττὸν δὲ πάντων μνημονεύειν[77].

Parmi les nombreux témoignages pertinents, je n'en ajouterai que quelques-uns. Critias écrit dans son premier aphorisme : "*ni ce que l'on perçoit par son corps en général, ni ce que l'on connaît par la pensée*"[78], et encore : "*ils ont la connaissance, les hommes habitués à être sains de pensée*". Il dit aussi dans le livre I des *Conversations* : "*si tu t'exerces toi-même à être capable d'une pensée pénétrante, tu ne pourras absolument pas être trompé par les sensations*"[79], et souvent, dans le même livre et dans le livre II des *Conversations*, afin de distinguer la sensation et la pensée, il a dit maintes fois, de même qu'Antiphon, lui aussi, affirme dans le livre II du *De la vérité* : "*si tu as compris ces choses, tu sauras que pour le Logos, il n'existe aucune unité, ni parmi les objets qui s'offrent à l'oeil le plus perçant, ni parmi ceux que connaît la pensée la plus pénétrante*". Et : "*pour tous les hommes en effet, la pensée gouverne le corps, aussi bien pour la santé et la maladie que pour tout le reste*"[80]. Et Platon, en particulier dans le livre V de la *République* : "*la réflexion de cet homme qui pense mérite donc selon nous le nom de pensée, celle de celui qui juge par l'apparence, le nom d'opinion*"[81]. Lysias dans le *Contre Poliochos* : "*Tout ce que cet homme (sc. Nicias) a accompli en employant sa pensée au service de la cité, vous verrez qu'il a fait beaucoup de bien à la ville et beaucoup de mal aux ennemis*"[82]. Et Eschine le Socratique, de la même manière, dans le *Miltiade*, emploie le mot avec le même sens[83]. Ajoutons Hypéride dans le *Contre Dioclès*, et beaucoup d'autres orateurs, médecins et poètes ; mais il est superflu de les mentionner tous.

---

77 Galien, *Comm in. Off. Hipp.*, K. XVIIIB, 656-657.

78 Critias, *Fragment* B39 (traduction J.-L. Poirier, La Pléiade, p. 1155).

79 Critias, *fr.* B40, (traduction J.-L. Poirier, La Pléiade, p. 1155).

80 Antiphon, *fr.* B1 et B2. (traduction J.-L. Poirier, La Pléiade, p. 1096-1097).

81 Platon, *Resp.* 476d.

82 Lysias, *Or.* XVIII, 2 (ce discours n'est pas connu sous le titre que donne Galien ici, mais sous le titre περὶ τῆς δημεύσεως τῶν τοῦ Νικίου ἀδελφοῦ ἐπιλόγος).

83 Il s'agit du philosophe Eschine dit le Socratique, auteur de dialogues dans la veine de Platon, et non pas de l'orateur attique du même nom.

Galien fournit ici, d'une manière assez typique de ses commentaires, une série de parallèles destinés à illuminer le sens de γνώμη dans le texte hippocratique. Tandis que chaque référence comporte en elle-même un certain poids, il va de soi que l'accumulation de ces références classiques rend l'argument proprement irrésistible. Galien conclut habilement en soulignant que de tels exemples abondent "chez les orateurs, les médecins et les poètes", mais qu'il serait superflu de les citer tous : une technique pour conclure (et masquer?) une accumulation d'exemples censés emporter l'adhésion. Naturellement, une fonction secondaire de ce type d'explication de texte est de rappeler l'immense culture de Galien ; elle met aussi délibérément sur le même plan orateurs, médecins et poètes d'un point de vue littéraire, ce qui dit beaucoup sur la perception que Galien a de son œuvre. Notons que le médecin de Pergame est parfois le seul à préserver certains fragments, comme ici ceux des *Aphorismes* de Critias (et, un peu plus loin dans le même traité, des *Conversations* de Critias) : ces livres étaient-ils déjà rares de son temps, malgré le regain d'intérêt pour ses œuvres à l'époque impériale ? Galien en tout cas semble partager l'engouement de maint sophiste pour l'œuvre de Critias, même s'il ne mentionne pas lui-même les qualités stylistiques qu'on lui reconnaît par ailleurs[84].

Dans l'exemple suivant, Galien est explicite sur sa méthode : comment expliquer clairement et sûrement l'emploi d'un mot dans les textes classiques avant de pouvoir préciser son sens dans le passage hippocratique (en l'occurrence *Pronostic* III, 7) :

> Εὐήθεις ἄνθρωποι λέγονται μὲν καὶ οἱ κακοήθεις ἐν ὑποκορίσει τινί, καθάπερ καὶ ὁ πίθηκος καλλίας, λέγονται δὲ καὶ οἱ ἐπαινετὸν ἔχοντες τὸ ἦθος. ἀλλὰ τοῦ μὲν προτέρου παμπόλλη χρῆσίς ἐστι παρὰ τοῖς Ἕλλησι, τοῦ δὲ δευτέρου σπανιωτέρα. λέγουσι δ' οὖν ποτε καὶ οὕτως οὐ τὸν | εὐήθη μόνον, ἀλλὰ καὶ τὴν εὐήθειαν ἐπὶ τῆς εὖ τὸ ἦθος ἐχούσης διαθέσεως. Δείναρχος μὲν οὖν ἐν τῷ πρὸς Δάωνα οὕτως εἶπε· "διοικῶν δὲ τὴν οὐσίαν ἑαυτοῦ Κεφαλίων μειρακιωδέστερον φύσει χρηστὸς ἦν καὶ εὐήθης". ὁ δὲ Δημοσθένης ἐν τῷ Κατ' Αἰσχίνου τοῖς δικασταῖς διαλεγόμενος ἔφη· "νῦν δὲ διὰ τὴν ὑμετέραν[85] εὐήθειαν καὶ πρᾳότητα εὐθύνας δίδωσι καὶ ταῦτα, ὁπηνίκα βούλεται." Πλάτων δ' ἐν τῷ τρίτῳ τῆς Πολιτείας φησίν· "εὐλογία ἄρα καὶ εὐαρμοστία καὶ εὐσχημοσύνη καὶ εὐρυθμία καὶ εὐήθεια ἀκολουθεῖ, οὐχὶ ἄνοιαν οὖσαν, ἣν ὑποκοριζόμενοι καλοῦμεν εὐήθειαν, ἀλλὰ τὴν

84 cf. Philostr., *Vit. sophist.* I, 16 ; *ibid*, II, 1 (à propos de l'appréciation de Critias par Hérode Atticus) ; *Epist.* 73. Den. Halicarnass., *Lys.* 2, etc.

85 Selon l'édition Heeg, les manuscrits de Galien, à l'exception de corrections tardives, on tous l'adjectif possessif à la première personne ; mais le texte des manuscrits de Démosthène est unanime (nous l'avons rétabli ici).

ὡς ἀληθῶς εὖ τε καὶ καλῶς τὸ ἦθος κατεσκευασμένην διάνοιαν." οὕτως οὖν καὶ τὸν εὐήθη κατὰ τὸν Εὐθύδημον εἶπεν ἐπὶ τοῦ τὸ ἦθος ἔχοντος ἁπλοῦν καὶ κεκοσμημένον "καὶ ὃς ἐθαύμασεν· οὕτως ἔτι νέος τε καὶ εὐήθης ἐστίν". ἀρκεῖ ταῦτα παραδείγματος ἕνεκα πρὸς τὸ γνῶναί σε τὴν τῶν Ἑλλήνων συνήθειαν ἐπί τε τῷ τῆς εὐηθείας ὀνόματι καὶ τοῦ εὐήθους κατὰ διττὸν σημαινόμενον γεγενημένην[86].

On dit des hommes qu'ils sont d'un bon naturel même s'ils en ont un mauvais, par euphémisme, comme le singe qu'on appelle *kallias*[87]; mais aussi ceux qui ont un naturel digne d'éloge. Le premier usage est très fréquent chez les Grecs, le second plus rare. On dit également parfois dans ce sens non seulement "d'un bon naturel" (*euèthès*) mais aussi "le bon naturel" (*euètheia*) à propos de la bonne disposition du naturel. Dinarque par exemple a dit dans le *Contre Daon*: "dans l'administration de sa maison, Kephalion était, plutôt comme un jeune homme, bienveillant et d'un bon naturel"[88]. Et Démosthène, s'adressant aux juges dans le *Contre Eschine*: "mais en réalité, c'est grâce à votre bon naturel et à votre mansuétude qu'il purge cette peine-ci, quand il veut"[89]. Et Platon dans le troisième livre de la *République*: "l'éloquence, de fait, la bonne entente, la grâce, la régularité et le bon naturel s'ensuivent, non pas la bêtise que nous appellons de façon euphémistique "bon naturel", mais bien la pensée véritablement d'une belle et bonne disposition du naturel"[90]. Aussi applique-t-il, dans l'*Euthydème*, le qualificatif "d'un bon naturel" à celui qui a un naturel simple et poli: "et lui de s'étonner: comme il est jeune et d'un bon naturel!"[91]. Ces exemples suffisent pour comprendre l'usage des Grecs en ce qui concerne l'emploi de *euètheia* et de *euèthès* et du double sens qui s'y rapporte.

L'usage en grec (τὴν τῶν Ἑλλήνων συνήθειαν) d'un terme (l'adjectif εὐήθης et son contraire) permet à Galien de souligner un problème linguistique qu'il affectionne: l'homonymie, ou comment prendre conscience puis résoudre l'ambiguïté d'un terme, et donc d'un texte. Les exemples cités sont fournis par Dinarque, Démosthène, Platon: les orateurs attiques et Platon forment une

86 Galien, *Comm. in Hipp. Progn.* K. XVIII B, 236-238 (= CMG V, 9, 2 Heeg p. 331-332).
87 Apparemment un nom euphémistique donné aux singes apprivoisés; cf. Dinarque, *Fr.* vi (7) Conomis (Teubner p. 81).
88 Dinarque, *Fr.* lxxviii (2) Conomis (Teubner p. 134).
89 Demosthène, *Sur l'ambassade* 104 Mathieu (Budé p. 59).
90 Platon, *Resp.* 400e.
91 Platon, *Euthyd.* 279d.

grande partie du répertoire de citations de Galien, mais il faudrait inclure les poètes, tragiques, comiques, archaïques, et le plus grand de tous: Homère[92]. Ici, l'ample catalogue de références classiques du répertoire de Galien est mis au service de la lecture d'Hippocrate. Le fragment de Dinarque fait, de nos jours, débat (le discours don't il est tiré est néanmoins mentionné aussi par Denys d'Halicarnasse) – mais qu'importe pour Galien qui s'adresse à un public ouvert, pour qui ce texte faisait autorité. L'allusion au singe appelé "kallias" n'est d'aileurs sans doute pas un hasard, pour les lecteurs de Dinarque, chez qui l'on trouve l'explication de ce nom. Notons le plaisir gourmand de Galien à égrener ces phrases tirées de grands textes, en sus de la fonction rhétorique de l'énumération. On se trouve ici au confluent de l'argumentation et de l'ornement rhétorique.

Ces exemples soulignent l'effet spectaculaire recherché par Galien au moyen de la citation (qui peut être isolée, mais aussi et surtout employée en "rafale" pour mieux enfoncer le clou): il importe peu que Galien cite de mémoire ou d'après quelque aide-mémoire ou compendium, qu'il cite des exemples appris par coeur par tous les jeunes gens grecs de sa caste, ou bien des citations plus originales. Galien mélange joyeusement le tout, car seul compte l'effet recherché: celui d'une immense bibliothèque virtuelle, où s'exerce, selon le mot déjà cité de Laurent Pernot, la "magie de la *paideia*".

8 L'art de l'allusion

Mais Galien ne cite pas toujours d'une manière aussi nette. Procédé plus discret que la citation proprement dite: l'allusion littéraire, clin d'œil à la formation rhétorique de son public (*paideia*, toujours), fait mouche d'une manière plus subtile. Les allusions de Galien à des textes non moins classiques recoupent les sujets phares des classes de rhétorique, entre personnages mythologiques et thèmes moraux classiques (définir le beau, la vertu, etc)[93]. Contrairement à toute attente, encore une fois, ces allusions dépassent nettement le cadre attendu des ouvrages à connotation épidictique comme le *Protreptique* ou le *De usu partium*.

---

92 A titre d'exemple: le *Protreptique* cite entre autres Archiloque, Euripide, Homère, Sappho, Pindare.

93 Cf. E. Amato/J. Schamp (eds), *Ethopoiia. La représentation de caractères entre fiction scolaire et réalité vivante à l'époque impériale et tardive*, Salerno, 2005 (avec un précieux appendice).

Les personnages homériques, connus de tous, sont souvent mentionnés – parmi un plus ample réseau d'allusions à la mythologie grecque (Œdipe, *Protr.* v, 5 ; Oreste, *Meth. Med.* I, 2 ; Médée[94] *PHP*, III, 3 ; IV, 2 et IV, 6) ; Hélène et Ménélas (*PHP*, IV, 6, 9-10), Ulysse (*Adv. Iul.* 2 ; *PHP*, III, 3 ; *Simpl. med. fac. ac temp.* XI, 26 K. XII, 345) mais aussi Achille, Ajax, Hector... Parmi les personnages les plus récurrents figure l'ignoble Thersite, soit comme exemple de sottise (*Adv. Iul.* 2), soit à propos de son physique, comparé avec les héros de l'*Iliade*. Il est inutile de dresser un catalogue de ces allusions, faciles à trouver au moyen du *TLG*, pour peu que l'on s'intéresse à un personnage mythologique ou un dieu en particulier. Nourri d'Homère, mais aussi de tous les autres poètes connus, Galien ne saurait se priver d'un vivier aussi facile d'accès et d'utilisation. On voit bien la fonction ornementale de telles allusions, destinées à partager les ressources de la *paideia* avec un public convaincu d'avance. Mais il vaut la peine de souligner la banalité de ces exemples, des exemples scolaires, non pour dénigrer Galien, mais pour faire ressortir sa propension à se couler dans le moule littéraire et moral attendu de son public. Qu'il s'attache à des sujets proprement médicaux ou pas, Galien ne manque jamais d'ajouter de telles touches, ne fût-ce que pour demeurer dans la haute sphère de la prose grecque qu'il affectionne. Ainsi, Galien évite de tomber dans la littérature technique plate et ennuyeuse ; et il ne cesse de cultiver la communion (tout au moins la complicité) qu'il recherche avec son public éduqué, un public qui comme lui a étudié les exercices fondamentaux de la rhétorique (*progymnasmata*) et son répertoire d'exemples.

Outre le mythe, des sujets d'histoire grecque (batailles, personnages historiques), des sujets tirés des orateurs attiques (Phrynè[95], *Protr.* X, 7) émaillent aussi les textes de Galien. Tous sujets d'éthopée en vogue dans les écoles, donc susceptibles de rencontrer l'adhésion du public, ces allusions forment un univers parallèle au mythe en ce qu'ils soulignent d'une autre manière (par le biais de textes différents, en prose) le lien entre Galien et ceux qui partagent

94 Cf. C.J. Gill, "Did Chrysippus understand Medea ?", *Phronesis* 28-2, 1983, p. 136-149 ; N. Palmieri, "Chrysippe, Galien et la Médée de Sénèque", in V. Boudon-Millot/V. Dasen/B. Maire (eds), *Femmes en médecine : en l'honneur de Danielle Gourevitch*, Paris, 2008, p. 131-156.

95 Cf. V. Boudon-Millot, "Le médecin et la courtisane : la Phrynè de Galien", in V. Boudon-Millot/V. Dasen/B. Maire (eds), *Femmes en médecine : en l'honneur de Danielle Gourevitch*, Paris, 2008, p. 13-27. L'histoire de Phrynè est un lieu commun de la littérature classique et post-classique, que l'on retrouve chez Plutarque (*Moralia* 849e), Athénée (XIII, 590), Lucien (*La traversée ou le Tyran*, 22), et même Sextus Empiricus (*Contre les rhéteurs* II, 4). Pour une synthèse sur l'effet de la beauté de Phrynè dans la littérature et l'art, voir F. Gherchanoc, "La beauté dévoilée de Phrynè : de l'art d'exhiber ses seins", *Mètis* N.S. 10, 2012, p. 201-225.

sa formation, ayant lu les orateurs attiques, mais aussi Thucydide et Hérodote. Les grands héros athéniens, tels que Thémistocle (*Protr.* VII, 5 et XIII, 7), apparaissent occasionellement.

9 Intertextualité

Galien est naturellement capable de parsemer son texte de réminiscences littéraires, sans nom d'auteur – une telle enquête, sur les références discrètes, les clins d'oeil de Galien à ses lecteurs de formation littéraire exigeante, est presque impossible à mener; l'existence de ces allusions souligne néanmoins la relative inutilité d'un relevé systématique des citations littéraires explicites: ces dernières ne forment qu'un aspect superficiel du réseau de références intertextuelles chez Galien. Le nom de Thucydide, par exemple, apparaît rarement dans l'œuvre galénique; mais au détour d'une description, c'est bien le récit thucydidéen de la peste d'Athènes qui informe le texte de Galien, une allusion que nul lecteur lettré n'aura manquée en son temps:

> **κατέσκηπτε γὰρ ἐς αἰδοῖα καὶ ἐς ἄκρας χεῖρας καὶ πόδας**, καὶ πολλοὶ στερισκόμενοι τούτων διέφευγον, εἰσὶ δ' οἳ καὶ τῶν ὀφθαλμῶν[96].
>
> Il [sc. le mal] attaquait alors les parties honteuses, ainsi que l'extrémité des mains et des pieds, et beaucoup n'en réchappaient qu'en perdant celles-ci; certains aussi en perdant l'usage de leurs yeux.
>
> πῶς δ' ἂν καὶ δύναιτο μεταφέρειν οὗτος τὸ ζῷον, ὅς γε μηδ' αὐτὸς κινεῖται; πεῖραν δ' ἱκανὴν τοῦ λεγομένου δύο περιστάσεις πραγμάτων ἔναγχος γεγενημένων παρέσχηνται, ὅ τε **λοιμὸς ὁ πολλοῖς κατασκήψας εἰς ἄκρους τοὺς πόδας** καὶ ἡ τοῦ περὶ τὸ Κορακήσιον τῆς Παμφυλίας ὠμότης λῃστοῦ[97].
>
> Mais comment pourrait-il [sc. le pied] bien mettre l'animal en mouvement, lui qui ne se meut pas lui-même? Pour preuve suffisante de ce point, nous avons deux événements récents, la peste qui attaquait l'extrémité des mains et des pieds, et la cruauté du bandit qui sévissait du côté de Coracèse en Pamphylie.

---

96 Thucydide, *Guerre du Péloponnèse*, II, 49, 8.

97 Galien, *De usu partium* III, 5 (Helmreich vol. I p. 137 = K. III, 188); cf. M.T. May, *Galen. On the Usefulness of the Parts*, vol. I, p. 163; à propos de ce passage, voir D. Gourevitch, *Limos kai Loimos. A Study of the Galenic Plague*, Paris, 2013, p. 57.

La juxtaposition de ces deux passages parle d'elle-même. En l'occurrence, le verbe κατασκήπτειν n'est pas un terme médical particulièrement usuel, sinon à propos de la peste d'Athènes, et l'allusion directe à Thucydide paraît donc claire[98]. La perte du commentaire de Galien au texte de Thucydide nous prive d'un éclairage précieux sur la perception du célèbre texte par le médecin de Pergame et, sans doute, par d'autres; mais on voit que Galien, à l'instar d'autres experts en littérature classique, était pétri de ce texte, qu'il connaissait sans doute par coeur[99]. De fait, la fameuse "Peste d'Athènes" était un récit commenté par les rhéteurs, et non pas seulement par les médecins. Mais d'autres allusions à Thucydide émaillent les œuvres galéniques: dans le *De indolentia* récemment retrouvé, une conjecture d'Ivan Garofalo et Alessandro Lami a permis de retrouver une telle allusion à *Histoire de la Guerre du Péloponnèse* III, 59, 1 (mais aussi III, 67, 2 et IV, 37, 1; les deux premières occurrences figurant dans le discours des Platéens aux Lacédémoniens)[100]:

> Πέπεισαι δ'οἶμαι καὶ αὐτὸς παρ'ὅλον τὸν χρόνον, ὡς τὰς ἱστορίας ἔγραψαν οἱ τοῦτ' ἔργον ἔχοντες, ἧττω γεγονέναι κακὰ τοῖς ἀνθρώποις ὧν νῦν ἔπραξεν Κόμοδος ὀλίγοις ἔτεσιν, ὥστε καθ'ἑκάστην ἡμέραν κἀγὼ θεώμενος ἕκαστον αὐτῶν ἐγύμνασά μου τὰς φαντασίας πρὸς ἀπώλειαν πάντων ὧν ἔχω, (55) μετὰ τοῦ καὶ αὐτὸς ἐπικλασθῆναι προσδοκήσας, ὥσπερ ἄλλοι μηδὲ ἀδικήσαντες, εἰς νῆσον πεμφθῆναι ἔρημον...[101]

> Tu es persuadé toi aussi, je pense, que dans l'éternité, à en croire les histoires écrites par ceux dont c'est le métier, il y a eu moins de malheurs pour les hommes que ceux que Commode a commis de nos jours en l'espace de quelques années, de sorte que chaque jour moi aussi, en contemplant chacun de ces malheurs, je m'exerçai en pensée à perdre

98 Voir cependant Hippocrate, *Epid.* III, 8.

99 La peste d'Athènes était citée en exemple de narration par les rhéteurs (comme le montre l'annexe établie dans Amato/Schamp, *op. cit.*). Sur les réserves de certains critiques anciens à l'égard de Thucydide, voir à propos du cas particulier de Denys d'Halicarnasse (et, dans une certaine mesure, Cicéron), C. de Jonge, 'Dionysius of Halicarnassus on Thucydides', in S. Forsdyke, E. Foster, and R. Balot (eds), *The Oxford Handbook of Thucydides*, 2017, 641-658. À l'époque de Galien cependant, Thucydide est davantage perçu comme un modèle d'historiographie, comme le montre le traité de Lucien, *Comment écrire l'histoire*.

100 Galien, *Ind.* 55. Voir la traduction de Vivian Nutton (in P. Singer (ed.), *Galen. Psychological Writings*, 2013, p. 93 et note), et, pour la conjecture ἐπικλασθῆναι: I. Garofalo/A.M. Urso/K.D. Fischer/V. Lorusso/A. Lami/N. Palmieri, 'Congetture e emendamenti inediti', *Galenos* 4, 2010, p. 267-278. Cf. V. Nutton, 'Galen's Library' p. 25-26.

101 Les références sont bien au texte de BJP, mais en adoptant la conjecture de Garofalo/Lami.

> tout ce que je possède, et à me faire fléchir moi-même aussi, tout comme d'autres qui n'avaient rien fait mais furent envoyés sur une île déserte…

Un seul mot (ici ἐπικλασθῆναι) est capable d'évoquer tout un passage classique, malgré la distance temporelle et, sans doute, le changement de contexte. Naturellement, on peut objecter qu'il s'agit souvent d'un simple mot ou d'une locution ; mais pour un auteur comme Galien nourri aux textes classiques, la reprise d'un mot principalement attesté chez tel ou tel auteur classique peut difficilement être innocente. Des citations plus ou moins subtiles se retrouvent ainsi d'un texte à l'autre, car Galien semble apprécier certaines expressions thucydidéennes : dans le *De usu partium* III, 10, Galien fait une allusion à Thucydide III, 42, 2 (sans préciser la référence, il se contente de mentionner l'expression comme lui appartenant) :

> καὶ ὅστις οὐκ ἐθαύμασε τὴν τέχνην τῆς φύσεως, ἢ ἀξύνετός ἐστιν ἢ ἰδίᾳ τι αὐτῷ διαφέρει· καιρὸς γὰρ ἂν εἴη μοι τῇ Θουκυδίδου χρήσασθαι λέξει[102].

> Et quiconque n'est pas émerveillé devant l'art de la Nature "ne peut être que sot, ou bien il a quelque objectif divergent qui le regarde" ; ce serait en effet bien l'occasion pour moi de citer l'expression de Thucydide !

Ici, il n'est pas permis de douter de l'allusion. En effet, on retrouve la citation complète dans le court traité *Comment reconnaître le meilleur médecin*[103]. Dans le contexte du *De usu partium*, une assertion aussi dense, et portant le sceau de l'un des plus grands prosateurs attiques, était naturellement destinée à faire mouche. Encore une fois, il importe peu de retrouver la source d'origine de la citation pour Galien – cite-t-il de mémoire, ou d'après quelque florilège ? Cela n'a pas vraiment d'incidence sur l'usage qu'il fait de ces grands textes, et surtout, en ce qui concerne Thucydide ou Platon, il est impensable qu'un enfant privilégié comme Galien n'ait pas eu accès aux œuvres concernées.

On trouve en effet chez Galien des allusions du même ordre à Platon, autre auteur classique qui l'a nourri. Phillip De Lacy a identifié diverses réminiscences implicites, une enquête qui pourrait ou devrait être étendue à d'autres traités[104]. Certaines réminiscences, purement linguistiques, comme la locution

102 Galien, *De usu partium*, III, 10 (Helmreich vol. I, p. 159 = K. III, 218).

103 Galien cite Thucydide (III, 42, 2) dans *Opt. med. cogn.* 8, 4 Iskandar, CMG *suppl. Or.* IV, p. 94-95 (à propos des gens qui rejettent le raisonnement). Je n'ai pas utilisé ce texte ici, car il est en arabe et non en grec.

104 Ph. De Lacy a édité dans la perspective d'un platonicien les traités *De semine* et *De placitis*

de coordination ἀτὰρ οὖν καί, ont été transformées en signature stylistique par Galien[105]. En dehors de Platon et de Galien, seul Esope emploie cette locution, mais dans un contexte très limité: celui de la conclusion des *Fables*, où elle prend le sens d'un simple οὖν. Par ailleurs, le vocabulaire de la comédie et de la poésie iambique (deux champs poétiques que Galien, comme Lucien, se vante de connaître) affleure parfois où on ne l'attend pas: ainsi, dans le long prologue du livre X des *Simples*, Galien emploie des termes grecs peu attestés au détour d'une discussion sur les substances les plus dégoûtantes du corps humain, parmi lesquelles les selles et le sang menstruel occupent le haut du classement: il s'agit de λεσβιάζειν et φοινικίζειν, deux verbes attestés chez Aristophane, puis seulement chez Galien et Lucien, désignant respectivement la fellation et le cunnilingus[106]. Le vocabulaire de Galien est donc le lien le plus puissant qui l'unit aux auteurs de son temps, comme au passé héroïque de la littérature grecque.

L'existence de ces allusions fines, appellant à la culture commune, ou *paideia*, qui lie le médecin et ses lecteurs ou auditeurs, démontre aussi qu'il est inutile, pour ne pas dire absurde, de nier l'excellente formation rhétorique de Galien. Ce dernier en fait un étalage parfois trop subtil pour ses lecteurs modernes (y compris, hélas, l'auteur de ces lignes) – mais ceux-ci ne sauraient fournir un critère en la matière. Exemples scolaires ou citations célèbres, les indices de la haute formation de Galien sont légion et ne sont pas le fait d'un autodidacte, mais d'un auteur qui a reçu la formation la plus exigeante. Même si Galien ne parle pas directement de sa formation rhétorique (elle allait de soi avant l'immersion dans les études de philosophie et de médecine, entreprises à l'adolescence), elle est apparente en tout point de son œuvre. Quand il ne se livre pas au petit jeu des citations et autres ornements ostentatoires de la prose impériale, Galien se contente d'arborer un grec impeccable, signe indélébile de son rapport privilégié à la tradition hellénique.

10 Conclusion

En conclusion de ce chapitre sur Galien et l'hellénisme, le fait le plus saillant au milieu de ce passage en revue de citations, de références, d'allusions, de mots

---

Hippocratis et Platonis: sa connaissance de l'œuvre de Platon affleure partout dans son apparat critique.

105 Cf. C. Petit, *Greek Particles in Galen's Œuvre* (à paraître).

106 Galien, *Simpl. med. fac. ac. temp.* X, proem (= K. XII, 249); Luc. *Pseudol.* 28. Cf. C. Petit, "Naming Sexual Perversion. A note on Galen, Simples X, proem" (à paraître).

choisis, est l'enracinement profond de Galien non seulement dans la tradition grecque qui a façonné son éducation, mais aussi dans les pratiques textuelles de ses contemporains. Il est donc absolument vital de comprendre à quel point Galien a besoin d'être relié au contexte culturel dans lequel a baigné son œuvre, celui de la Seconde Sophistique. Sans cela, on ne saurait comprendre quoi que ce soit à la prolixité de Galien, à son style tantôt fleuri, tantôt flamboyant, plus rarement simple. La richesse de la prose galénique, informée par son érudition et par sa formation rhétorique sans faille, mérite donc la même attention au détail que la prose d'un Plutarque, d'un Aristide ou d'un Lucien.

Je voudrais à présent me tourner vers les chapitres qui suivent. La fonction de ce chapitre liminaire est évidente: c'est la *paideia* qui informe les divers genres (ou types de texte) abordés par Galien: récit, description, lettre, traité, harangue, éloge, invective, commentaire, lexique… Comme on le verra, l'hellénisme traverse comme un souffle l'œuvre de Galien. En tout point de son œuvre, Galien empêche son lecteur d'oublier son excellent grec, ses lectures, et sa formation d'élite (y compris rhétorique, logique, philosophique). Il ne s'agit pas que d'un tissu de citations et d'allusions, mais d'un réseau d'indices linguistiques et stylistiques qui inscrivent les textes galéniques dans une tradition littéraire ancienne, riche, et vaste. Le classicisme affiché et employé à fond par Galien est pourtant tempéré par le fait qu'il est mis en œuvre dans un projet *médical*. De fait, dans toute sa flamboyance, Galien ne permet pas non plus que l'on perde ce projet de vue: le ressort rhétorique qu'il emploie le plus, l'*utile* (*chrèsimon*), correspond aussi au registre technique de base. Ses œuvres se veulent avant tout des livres pour des médecins et des *philiatroi*. Si aucun texte n'est véritablement "utilitaire" au sens ou beaucoup d'œuvres techniques antiques le sont (brièveté, syntaxe répétitive, stéréotypée, économie de l'expression), Galien ne cesse de rappeler ce *leitmotiv*: il cherche à faire *œuvre utile*. Ainsi, et contrairement à ce que l'on croit parfois, la prolixité de Galien est largement contrôlée: si Galien se permet facilement ce qui s'apparente à des digressions (jamais dépourvues de lien avec son propos, néanmoins), il ne se livre jamais à une véritable dissertation hors-médecine. Ornée, travaillée, riche, difficile d'accès peut-être, la prose de Galien s'adresse à des médecins particulièrement cultivés et à des profanes passionnés de médecine (mais tout aussi cultivés). Il en résulte une œuvre unique de par ses dimensions, son impact sur la médecine ultérieure, mais aussi sa complexité textuelle. C'est ce dernier point que l'on s'attache à explorer dans les chapitres 2 à 5, sans jamais perdre de vue le projet proprement médical de Galien.

CHAPITRE 2

Révélation, démonstration, réfutation : de l'interprétation des signes à la rhétorique de la preuve

Un chapitre sur l'argumentation chez Galien ne peut être qu'un défi : en un sens, tout fait démonstration dans l'œuvre du médecin de Pergame, de l'anecdote à la diatribe, en passant par l'autoportrait et la description. Ces points sont traités, autant que possible, tout au long du livre. Ils rendent compte de la cohérence du projet galénique et de la détermination du médecin à laisser son empreinte sur le monde médical, et peut-être aussi sur le monde des lettres. L'objet du présent chapitre est d'analyser certains ressorts particulièrement puissants du discours démonstratif chez Galien : une rhétorique de la révélation, et une rhétorique de combat, cette dernière se déclinant sous de multiples formes, de l'invective à la réfutation en bonne et due forme. Naturellement, d'autres ressorts de l'argumentation, comme par exemple les divers aspects du récit, sont analysés ailleurs. Et l'on ne saurait perdre de vue que rien, ni phrase ni paragraphe, n'est gratuit chez Galien – tout se rapporte à un objectif démonstratif, qu'il s'agisse de défendre ou de promouvoir la méthode de Galien ou bien de contribuer à l'élaboration de sa *persona* éthique et scientifique. Les processus d'amplification rhétorique, sous toutes leurs formes (amplification proprement dite, expolition, correction) courent et soutiennent ces moments argumentatifs. Il s'agit donc simplement ici de proposer l'étude approfondie de stratégies qui se retrouvent dans presque tout le *corpus* conservé de Galien, même si l'on se concentre ici sur quelques textes particuliers par souci de clarté.

1 Galien ou la révélation : interprétation et dévoilement

L'interprétation des signes est une aire importante du savoir des Anciens. Phénomènes visibles de l'action divine, existant en tout point du monde sensible pour qui sait les voir, les signes renseignent l'homme expérimenté et éduqué sur la réalité invisible du monde, sur ce qui fut, est et sera. Le rapport au temps de l'interprétation des signes est particulièrement sensible chez les faiseurs de prédictions de tous ordres : prédictions météorologiques, astrologiques, divinatoires, médicales. Le champ des signes est donc infini, puisqu'il excède même

 | DOI:10.1163/9789004380967_004

le monde sensible – que penser sinon des signes fournis par les rêves ? Celui-ci s'étend à un univers de représentations qui varie d'un individu et d'un groupe à l'autre. L'univers de l'interprétation des signes est, à rebours, un marché, un champ de bataille, un lieu de compétition où chacun doit affirmer la véracité de ses dires, et la profondeur de son savoir[1]. Analyse, prédiction et persuasion sont donc indissociables.

La médecine est l'un des domaines d'application naturels de la lecture des signes. Leur interprétation, comme dans les domaines voisins qui exercent la prédiction, est soumise à un code, à une grille de lecture (ou bien à plusieurs grilles). La maîtrise de ce code, et la réussite des prédictions exercées, sont la clef de la réputation du praticien. Celle-ci est donc sans cesse remise en cause, et à la merci d'une interprétation erronée des signes disponibles – interprétation qui n'est d'ailleurs pas transparente, et confine au secret. La *Collection Hippocratique* fournit abondance d'information sur cet univers compétitif et virulent, et sur le rôle capital du pronostic dans la pratique médicale[2]. De l'époque classique à la fin de l'antiquité et au-delà, le rôle du pronostic ne se dément jamais : il varie, devient plus complexe, se codifie – mais il perdure[3].

Dans ce contexte, il est difficile de nier chez Galien un profond souci de justifier sa pratique par une interprétation correcte des signes – en fait, celle-ci devient souvent, chez lui, époustouflante, parfois même 'merveilleuse'. Le pronostic juste devient événement ou miracle. De plus, chez Galien, l'univers des signes ne se réduit pas à la chambre du malade ni au pronostic immédiat, individuel ; le médecin joue également le rôle d'interprète des grands textes (d'Hippocrate notamment), et d'interprète de la divinité (notamment à propos du chef-d'œuvre qu'est l'anatomie humaine). Interprète de l'invisible, du

1 Une abondante littérature est consacrée à l'élaboration de l'autorité savante dans les domaines voisins des "sciences" prédictives dans l'antiquité.

2 Voir Hippocrate, *Pronostic* I, 1-3 : "Pour le médecin, à mon avis, le mieux est de pratiquer le pronostic. En effet en prévoyant et en prédisant, au chevet des malades, le présent, le passé et l'avenir, ainsi qu'en expliquant en détail ce que les patients laissent de côté, il suscitera la conviction qu'il connaît mieux qu'un autre la situation des malades, si bien que les individus accepteront de s'en remettre d'eux-mêmes au médecin. (...) C'est de cette façon que l'on sera admiré à juste titre et que l'on sera un bon médecin. D'une part, en effet, ceux qui peuvent en réchapper, le médecin sera encore plus capable de les préserver en se prémunissant plus à l'avance contre chaque accident, et d'autre part en prévoyant et en prédisant à la fois quels sont ceux qui mourront et ceux qui seront sauvés, il sera à l'abri de tout reproche" (tr. J. Jouanna, CUF 2013).

3 Témoin la riche tradition manuscrite du traité séminal d'Hippocrate, *Sur le pronostic* (étudiée en grand détail dans l'édition de Jacques Jouanna, Collection des Universités de France, Les Belles Lettres, 2013).

passé, au fond d'un savoir, pour la majorité de ses contemporains, perdu, Galien se pose en grand prêtre d'une révélation sans cesse renouvelée. Les signes, leur identification, la révélation de leur sens, forment ainsi un vaste réseau sémantique dans l'œuvre de Galien, comprenant les commentaires à Hippocrate comme les grands textes que sont le *De usu partium* (pour l'anatomie) et le traité *De locis affectis* (sur le diagnostic).

1.1 *L'interprétation des signes : une langue technique, une langue ambivalente*

Il convient, au préalable, de rappeler que Galien suit une longue tradition de discours interprétatif: l'interprétation des signes est une langue technique, qui vise en général (mais pas toujours) à exprimer une prédiction. De ce fait, la langue prédictive des médecins n'est pas sans points communs avec celle d'autres domaines volontiers prédictifs, comme la divination, par exemple par les rêves[4]. Une certaine ambiguïté accompagne ce discours, facilement fustigé comme exemple de charlatanerie, mais visant tout de même, chez ceux qui le pratiquent, à un vernis de scientificité. À l'époque où écrit Galien, en particulier, différents arts partagent le souci de se définir par un discours prédictif fondé sur l'expérience et le raisonnement : en attestent les écrits d'Artémidore, de Ptolémée, mais aussi, *a contrario*, de Sextus Empiricus[5]. Mais l'ambiguïté profonde du discours interprétatif des signes ne peut être levée: interprète des signes, le médecin se fait ainsi devin, une accusation fréquemment lancée contre Galien lui-même. Mais bien sûr, à rebours, il y a une possibilité de jouer sur le caractère extraordinaire de la prédiction, ce dont Galien, et c'est de bonne guerre, ne se prive pas, coupant ainsi l'herbe sous le pied de ses adversaires. C'est tout l'objet des récits consignés dans le traité d'auto-promotion *Sur le pronostic*, qui relate l'ascension irrésistible de Galien, de cas mémorable

4 Sur la langue du pronostic (particulièrement des aphorismes pronostiques) chez Hippocrate, voir V. Langholf, *Medical Theories in Hippocrates*, Berlin-New York, 1990 p. 224-225 et 232-254; F.Z. Ermerins, *De Hippocratis Doctrina a Prognostice oriunda*, Leyde, 1832, p. 5-12. Sur la langue du pronostic dans plusieurs domaines de la divination : E. Pfeiffer, *Studien zum antiken Sternglauben*, Leipzig, 1916, p. 1-16; voir aussi le commentaire de Pease 1955 à Cicéron, *De Divinatione*, I, 297 s. ainsi que S.M. Oberhelman, *Dreambooks in Byzantium. Six Oneirocritica in Translation with Commentary and Introduction*, Farnham, 2008.

5 Sur les liens entre le discours prédictif de Galien, d'Artémidore et de Ptolémée au second siècle de notre ère, voir C. Petit, 'Signes et présages : le discours prédictif et ses enjeux chez Artémidore, Galien et Ptolémée', in C. Chandezon/J. Du Bouchet (eds), *Artémidore de Daldis et l'interprétation des rêves : Quatorze études*, Les Belles Lettres, 2014, 161-190; sur le discours prédictif chez Galien mais aussi dans l'astrologie et la physiognomonie, voir T. Barton, *Power and Knowledge : astrology, physiognomics, and medicine under the Roman Empire*, University of Michigan Press, 1994.

en cas célèbre[6]. Le costume d'interprète (*herméneutès*) endossé par Galien n'est donc pas neuf, mais il convient d'examiner l'usage qu'il en fait à différents niveaux de son discours médical. On s'attachera ici à trois domaines d'application de ce discours interprétatif, les signes eux-mêmes, les textes (en l'occurrence ceux d'Hippocrate), et la Nature providentielle.

1.2 *De l'interprétation des signes à l'affirmation d'une autorité*

Les signes jouent un rôle fondamental dans la doctrine médicale de Galien. Il ne s'agit pas ici de résumer sa pensée en matière de diagnostic et de pronostic, mais simplement de donner une idée de l'ampleur de l'empire du signe pour un médecin tel que Galien, héritier et perfecteur d'Hippocrate, et de montrer comment ce domaine permet à Galien de renforcer son *èthos* de médecin clairvoyant et incontournable. Le champ du signe (sans jeu de mot ridicule) ne se confond pas avec le symptôme – tout signe corporel visible pouvant fournir un indice au médecin sur la nature du mal et le moyen de le traiter. Il s'agit de quelque chose de plus large, dont le traité hippocratique du *Pronostic* a donné la mesure. Selon Galien, ce traité demeure fondamental pour l'examen du malade ; les signes concernés incluent divers traits d'apparence physique, tels que maigreur, gonflement, etc, et l'aspect des selles, des urines et autres fluides corporels et excrétions. Grand admirateur de cet ouvrage, comme tous ses confrères, Galien est aussi conscient de ses limites, et adopte tout un champ supplémentaire de signes non pris en compte par les médecins anciens de l'époque d'Hippocrate : le pouls et ses variations forment l'essentiel de ce corpus additionnel de signes (dont l'adoption par les médecins remonte aux découvertes d'Hérophile). C'est aussi un des domaines privilégiés du discours galénique sur les signes, comme l'a bien compris en son temps Tamsyn Barton[7].

À l'époque où Galien écrit, le pouls fait partie intégrale du diagnostic et du pronostic. Pourtant, cela n'avait pas toujours été le cas : la connaissance du pouls ne faisait pas vraiment partie de l'arsenal hippocratique, même si selon Galien Hippocrate a eu quelque prescience de son importance[8]. Approfondi par Hérophile et son école, l'examen du pouls était néanmoins l'objet de controverses. L'une des raisons de cette situation était la difficulté et l'ambiguïté des termes mêmes d'Hérophile (tels que le rhythme, la pause…), qui expliquait, selon Galien, les contradictions de ses successeurs ou "Hérophi-

6 Galien, *De praen. ad Epigenem* (K. XIV, 599-673), sur lequel voir l'excellente édition commentée de Vivian Nutton (*Galen. On prognosis*, CMG, V, 8, 1, Leipzig, 1979).

7 T. Barton, *Power and Knowledge*, 1994 (ch. 3).

8 Galien, *Diff. puls.* I, 2 (K. VIII, 497). Les Egyptiens pratiquaient, eux, l'examen du pouls depuis longtemps ; cf. T. Barton, *Power and Knowledge*, p. 152.

léens"[9]. Lorsque Galien écrit sur le pouls, donc, dans les multiples ouvrages qu'il a consacrés à la sphygmologie, il doit argumenter de manière serrée sur les termes qu'il emploie et les faits qu'il observe; le pouls devient un terrain privilégié de la démonstration et de l'élucidation de ses devanciers (mais aussi de leur assassinat intellectuel!), particulièrement Hérophile, mais aussi Archigène, auteur d'importantes œuvres sur le sujet. L'œuvre de Galien sur le pouls se divise en ouvrages pour débutants (*De puls. ad tirones, Synopsis pulsuum*), et traités plus conséquents (*De dign. puls., de diff. puls., de caus. puls., de progn. puls.*)[10]. Ces derniers forment un socle pédagogique en seize livres, une somme considérable (résumée dans la *Synopsis* perdue) qui connut un ample succès, particulièrement en Orient. Il s'agit d'un tout cohérent pensé selon une progression, soigneusement expliquée par Galien dans ses traités bio-bibliographiques. À l'intérieur de ce tout qui lui tient à cœur, Galien a paru à plus d'un s'épancher indument; de fait, il ne s'agit pas que de pouls, mais aussi de lui-même, de la méthode médicale, et c'est dans ces textes de sphygmologie que se trouvent ses pages les plus enthousiastes sur la langue grecque[11]. L'interprétation des signes y est néanmoins centrale; le vocabulaire des signes relatifs au pouls, fort riche (et peu analysé). À l'arrière-plan de tout cet édifice, se dresse la figure d'un autre médecin: Archigène d'Apamée, dont les œuvres sont désormais perdues et que Galien prétend corriger et compléter (comme il le fait dans d'autres domaines médicaux semble-t-il dominés par l'autorité d'Archigène: le diagnostic et les médicaments)[12]. C'est donc dans une perspective d'auto-justification et de combat que Galien développe cette partie de son œuvre: en cela, la doctrine du pouls est emblématique du "Galien interprète" qui émerge des multiples facettes du discours sur les signes; elle affleure aussi dans les multiples cas qui assurèrent la fortune de Galien, grâce à sa maîtrise supérieure du pouls, de sa connaissance exhaustive des fièvres, etc.

Barton a judicieusement étudié la rhétorique de Galien dans le champ du pronostic, au coeur d'une analyse plus ample combinant les sources astrologiques, physiognomoniques et médicales[13]. Les ressorts de la rhétorique de Galien, comme elle le montre bien, peuvent être comparés à ceux d'un autre

---

9 Galien, *De puls. dign.* III.3 (VIII, p. 911-913 K) = fr. 173 Von Staden, p. 346-347.

10 Galien, *Libr. Propr.* VIII, 1-6 Boudon-Millot et *Ord. libr. Propr.* II, 22. Galien inclut dans ces présentations des ouvrages qui concernent la critique d'Archigène.

11 Comme le texte du *Diff. puls.* discuté dans le chapitre "Galien et l'hellénisme", p. 37-38 et p. 49-53.

12 La critique d'Archigène est un fil rouge de l'œuvre galénique (*De locis affectis*, œuvres sur le pouls, commentaires perdus); à rebours, Galien est l'indispensable clef (mais pas la seule) pour reconstituer la doctrine d'Archigène.

13 T. Barton, *Power and Knowledge*, chapitre 3.

grand interprète des signes : Sherlock Holmes. Malgré la distance évidente entre le médecin de Marc Aurèle et le personnage fameux inventé par Conan Doyle, le rapport entre déduction logique, jactance, accusations de divination et rhétorique de l'initiation opère de manière similaire. Le portrait de Holmes par Watson, au fil des récits, recourt aux mêmes stratégies visant à souligner l'intelligence exceptionnelle de Holmes, qui n'est autre, si l'on suit Barton, qu'un nouveau Galien. Mais peu importe Holmes ici. Le postulat fondamental des analyses de Barton, que je partage, est le contexte *polémique* qui sert de toile de fond à Galien dans ses œuvres sur le pouls. Ce contexte s'explique autant par la tradition médicale (volontiers agonistique) que par les attentes des lecteurs formés et enclins aux débats de la Seconde Sophistique. Les pages de Galien sur les urines (champ de signes qui occupe une grande partie de la littérature médicale sur le pronostic) offrent un vif contraste en ce qu'elles ne donnent lieu à aucune expansion rhétorique, ce qui, selon la théorie de Barton, s'explique par l'absence de contexte polémique comparable au domaine du pouls[14]. En effet, pour l'uroscopie, pas d'Archigène ni d'autorité du même calibre – seulement Hippocrate, le modèle que Galien s'est choisi (et que nul ne semble avoir songé à contester dans le domaine particulier de l'uroscopie). Pour le pouls, tout au contraire, on observe un affrontement entre "anciens" et "modernes", un goût sophistique pour couper les cheveux en quatre (*Diff. puls.*, chapitre 1), en un mot un terreau propice à la polémique[15].

Un des obstacles évident à un enseignement parfaitement clair du pouls, explique Galien, est le caractère éminemment sensoriel de cette connaissance[16]. L'expérience fait toute la différence entre le bon et le moins bon praticien. Exprimer les différences du pouls relève presque de l'indicible – bien que Galien s'attelle à la tâche, à la suite (quoi qu'il en dise) d'Archigène[17]. On ne saurait mieux épouser l'ambiguïté profonde de tout signe. L'explication de la terminologie, la description et la différenciation des types de pouls (quelle que soit la dette de Galien envers ses devanciers, comme toujours difficile à établir) forment l'ossature de l'important traité *De Differentiis Pulsuum*. Dans cet effort considérable de clarification, Galien s'avère particulièrement à l'aise. C'est pourtant sur un plaidoyer éloigné de ces considérations linguistiques que Galien ouvre son traité : les premières pages du *De diff. puls.* présentent comme un malheur du temps le souci frénétique de discuter les différentes catégories

14 *Ibid.*, p. 163-167.

15 Déplorer (ou affecter de déplorer) cette propension aux vaines discussions de détail et de langue est topique chez Galien ; cf. *Loc. Aff.* I, 2, K, VIII, 26.

16 Galien, *Dign. Puls.* I, 1, K. VIII, 773.

17 Galien, *Diff. puls.* I, 1, K. VIII, 496 ; cf. T. Barton, *Power and Knowledge*, p. 156-157.

de pouls, leurs noms surtout, et moins ce qu'elles indiquent pour le présent et annoncent pour l'avenir immédiat du malade[18]. Indépendemment des indications indirectes qu'elles nous fournissent sur ce qui intéressait les médecins de l'époque de Galien (et leurs lecteurs, médecins ou non), ces pages montrent aussi le souci de Galien de positionner son propre discours sur le pouls comme en dehors des polémiques stériles des autres – et de montrer néanmoins qu'il le fait en toute connaissance de cause et en homme au courant de tous les débats existants. Cet apparent paradoxe est au principe de l'écriture de Galien dans tous les domaines de la médecine auxquels il s'est attaqué (sémiologie, diagnostic et pronostic, médicaments, explication d'Hippocrate…). Il relève naturellement d'une stratégie de base de la rhétorique, la *captatio benevolentiae* (Galien conclut son exorde sur le souhait d'atteindre son objectif de modération au milieu de toute cette frénésie autour de la terminologie) ; mais il relève aussi de d'un effort, délibérément souligné par l'auteur, de déplacer les termes du débat (ici, en choisissant la pratique contre la terminologie) pour mieux enseigner (le verbe διδάσκειν apparaît à maintes reprises), ou pour transmettre un savoir plus utile. Cette stratégie, soulignant le temps perdu par les autres en débats stériles, fait ressortir l'autorité médicale et professorale de Galien. C'est cet *èthos* qui donne aux livres qui suivent cet exorde la force de conviction que la postérité leur a reconnue ; il n'est donc pas absurde d'attribuer le succès de Galien dans ce domaine précis à l'excellence de sa rhétorique, comme le fait Markus Asper[19]. On pourrait étendre de telles analyses à d'autres ouvrages fondamentaux de Galien, notamment le traité *De locis affectis* consacré au diagnostic différentiel, et également dirigé contre les enseignements d'Archigène.

1.3 *Le cas, théâtre de la révélation*

Au risque d'anticiper sur le chapitre suivant, qui concerne la narration, il est utile de montrer les mécanismes de la révélation dans le contexte particulier des récits de cas galéniques. En effet, comme on y a fait allusion plus haut, à propos du pouls, un domaine important qui touche à la "révélation" chez Galien est le discours narratif. C'est dans sa riche collection de récits de traitements que Galien représente de la manière la plus spectaculaire sa quasi-omniscience[20]. Souvent appelé "faiseur de miracles" (*paradoxopoios*) ou "diseur de miracles" (*paradoxologos*), Galien a été stigmatisé par plus d'un confrère, il l'avoue lui-

18 Galien, *Diff. puls.*, K. VIII, 493-497.

19 M. Asper, '*Un personnagio in cerca di lettore*. Galens *Grösser Puls* und die „Erfindung" des Lesers'', in Th. Fögen (ed.), *Antike Fachtexte. Ancient Technical Texts*, Berlin, De Gruyter, 2006, 21-39.

20 Sur les récits de Galien, voir le chapitre "Enargeia".

même, pour sa rouerie ; expert en signes cliniques, Galien a aussi l'oeil vif pour toutes les autres sortes de signes, comme ceux qui pourraient lui indiquer ce que le malade *croit* avoir (ainsi dans le cas de son collègue médecin Eudème)[21]. C'est ainsi un faisceau d'indices plus large que les simples signes cliniques qui sert de base à Galien pour son analyse, son diagnostic et son pronostic. Des exemples de ces récits sont étudiés dans le chapitre suivant (*Enargeia*) ; mais il est utile de souligner ici la méthode de révélation de Galien par le truchement de récits bien conduits. De fait, il met en scène le dévoilement de la véritable maladie du patient sur un mode chronologique, narratif (mettant en œuvre des principes d'écriture que les jeunes Grecs apprenaient dès les premières classes de rhétorique, dans les *progymnasmata*). Mais l'habileté de Galien réside aussi dans la manière dont il peint ses patients : tous sont émerveillés par sa brillance. Dans ces récits, il joue donc sur l'émerveillement non seulement du lecteur, mais aussi (et c'est un facteur dans l'adhésion de ce dernier au récit de Galien) du patient dont il raconte la maladie et le traitement : aussi le vocabulaire de l'admiration et du miracle tient-il une place non négligeable dans ces récits, au contraire d'autres auteurs médicaux qui se contentent de relater des faits et de décrire des signes. Galien démontre également, au passage, un vif sens de l'humour : il retourne à son profit les accusations de sorcellerie de ses confrères malintentionnés en exhibant les mécanismes de ses diagnostics les plus frappants. Paradoxalement, les signes cliniques et l'aspect proprement médical du cas tendent à s'effacer au profit du génie de leur interprète : Galien. C'est donc, encore une fois, l'interprète et sa méthode qui emportent l'adhésion générale (sauf des jaloux !), pour le plus grand profit de l'*èthos* galénique. Celui-ci, en retour, ajoute force et certitude à la rhétorique de la preuve.

Prenons un exemple bien connu grâce au recueil de Paul Moraux : celui du diagnostic du médecin sicilien, ami de Glaucon[22]. L'histoire est importante, car elle explique comment Glaucon, qui ne croyait guère en la médecine, bien que versé dans cet art et philosophe, devint l'admirateur de Galien (et plus tard le destinataire du célèbre traité abrégé *Sur la méthode thérapeutique à Glaucon*) ; rencontrant Galien par hasard, Glaucon l'emmène chez un patient dont le cas le rend perplexe, car il souhaite (quoi qu'il en dise) vérifier les dires de ses amis sur les capacités quasi-divinatoires de Galien en matière de pronostic. Dans ce récit admirablement concis et efficace, Galien dépeint l'admiration croissante de Glaucon et la stupéfaction du malade (lui-même médecin). Attentif

21 Galien, *Praen. ad Epig.* 2-4 Nutton.

22 Galien, *Loc. aff.* V, 8 (K. VIII, 361-366) ; passage traduit par Moraux, 1985, 92-94 (texte 32). Cf. V. Boudon-Millot, « Aux marges de la médecine rationnelle : médecins et charlatans à Rome au temps de Galien », *Revue des Etudes Grecques* 116, 2003, p. 109-131.

au moindre indice dans la maison du malade, pot de chambre compris, Galien le détective comprend l'idée que se fait à tort le patient-médecin de sa maladie (une pleurésie); entre observation discrète et examen clinique, au milieu d'un public bigarré formé du patient et de son médecin traitant, de ses esclaves, des assistants, il distille savamment ses conclusions une à une, dans une révélation de plus en plus complète et surprenante:

> παρέχουσαν οὖν μοι καὶ τὴν τύχην ὁδὸν ὡς εὐδοκιμῆσαι παρὰ τῷ Γλαύκωνι συνιδών, ἐπήνεγκα τὴν ἑαυτοῦ χεῖρα κατὰ τῶν τοῦ κάμνοντος ἐν τῷ δεξιῷ μέρει νόθων πλευρῶν, καὶ δεικνὺς ἅμα τὸν τόπον, ἔφην ἀλγεῖν αὐτὸν ἐνταῦθα· τοῦ δ' ὁμολογήσαντος, ὁ Γλαύκων ἐκ τοῦ σφυγμοῦ μόνου τὴν διάγνωσιν τοῦ πεπονθότος τόπου νομίσας γεγονέναι, **καταφανὴς ἦν μοι θαυμάζων**. ὅπως οὖν αὐτὸν μᾶλλον ἐκπλήξαιμι, προσετίθην καὶ ταῦτα· καθάπερ, ἔφην, ὡμολόγηκας ἐνταυθοῖ ἀλγεῖν, προσομολόγησον ὅτι καὶ τοῦ βῆξαι γίγνεταί σοι προθυμία, καὶ βήττεις ἐκ διαστημάτων μειζόνων βηχία σμικρὰ ξηρά, μηδενὸς ἀναπτυομένου. ταῦτα λέγοντος ἐμοῦ, κατὰ τύχην ἔβηξε τοιοῦτον εἶδος βηχός, ὁποῖον ἔλεγον· ὥστε τὸν Γλαύκωνα **μεγάλως θαυμάσαντα** μὴ κατέχειν ἑαυτόν, ἀλλ' **ἐπαινεῖν κεκραγότα** μεγάλῃ τῇ φωνῇ[23].
>
> Conscient que le hasard m'avait fourni le moyen de briller aux yeux de Glaucon, je plaçai la main sur la région des fausses côtes du malade, du côté droit, et en montrant l'endroit, je dis que c'était là qu'il avait mal. Il en convint. Glaucon, qui croyait que j'avais découvert la région douloureuse par simple examen du pouls, se montra plein d'admiration pour moi. Et, pour le frapper d'un étonnement plus grand encore, j'ajoutai ceci: "de même que tu as reconnu que la souffrance était bien là, reconnais en outre que tu as souvent envie de tousser, et qu'à des intervalles assez longs, tu tousses d'une petite toux sèche, sans expectorer." Comme je disais cela, le hasard fit qu'il toussa du genre de toux que je venais de décrire. Si bien que Glaucon, débordant d'admiration, ne put se contenir: il clamait mon éloge à pleine voix.

L'admiration du malade est extrême (καταφανὴς ἦν μοι θαυμάζων, μεγάλως θαυμάσαντα), il finit par pousser les hauts cris (ἐπαινεῖν κεκραγότα μεγάλῃ τῇ φωνῇ). Ces expressions se répètent au cours du récit, soulignant l'étonnement sans pareil du malade, spectateur d'autant plus abasourdi des prouesses de Galien qu'il est lui-même médecin; le lecteur/auditeur de cette histoire, qui est dans

23 Galien, *Loc. aff.* v, 8 (K. VIII, 364).

la confidence de Galien et a donc un point de vue supérieur à celui des spectateurs stupéfaits de cette scène, est invité à admirer autant la ruse que la science de Galien : ce dernier fait preuve d'une certaine ironie en se mettant ainsi en scène en train d'abuser de la situation pour se mettre en valeur. Mais, encouragé par la chance (τὴν τύχην, κατὰ τύχην), qui semble se trouver de son côté, et toujours cabotin, Galien pousse son avantage, "divination" après "divination", jusqu'à l'estocade :

> θεασάμενος ἐγὼ τὸν κάμνοντα **θαυμαστῶς ἐκπεπληγότα**, μίαν, εἶπον, ἔτι προσθήσω τοῖς εἰρημένοις **μαντείαν**· ἐρῶ γὰρ καὶ τὴν τοῦ κάμνοντος ὑπόληψιν, ἣν ἔχει περὶ ὧν πάσχει παθημάτων. ὁ μὲν οὖν Γλαύκων οὐκ ἀπελπίζειν οὐδὲ ταύτης ἔφη τῆς μαντείας, αὐτὸς δ' ὁ νοσῶν ἐπὶ τῷ παραδόξῳ τῆς ὑποσχέσεως ἐκπεπληγὼς ἐνέβλεπέν μοι δριμύ, προσέχων τὸν νοῦν τῷ ῥηθησομένῳ. καὶ δὴ καὶ φάντος μου, πλευρῖτιν αὐτὸν οἴεσθαι τὴν ἐνοχλοῦσαν εἶναι νόσον, ὁ μὲν ἐμαρτύρησεν θαυμάζων, οὐκ αὐτὸς μόνος, ἀλλὰ καὶ ὁ παρεστὼς αὐτῷ, καὶ ὁ κατηντληκὼς ὡς πλευριτικὸν ἐλαίῳ πρὸ βραχέος. ὁ δὲ Γλαύκων ἐξ ἐκείνου περί τε ἡμῶν καὶ ὅλης τῆς ἰατρικῆς ἔσχεν ἀξιόλογον ὑπόληψιν...[24]
>
> Et moi, voyant le malade absolument sidéré : "je vais, dis-je, ajouter encore une divination à ce que j'ai dit : je vais vous dire l'opinion que le malade se fait au sujet du mal dont il est atteint !" Glaucon dit qu'il comptait avec l'exactitude de cette divination ; le malade, lui, frappé par l'étrangeté de la promesse, me fixait intensément et était attentif à ce que j'allais déclarer. Et quand je dis qu'il croyait que la maladie dont il était affligé était une pleurésie, il assura, plein d'admiration, que c'était bien vrai. Il ne fut pas le seul à le faire : celui qui s'occupait de lui, et celui qui, un peu auparavant, l'avait badigeonné d'huile, le croyant pleurétique, se joignirent à lui. À partir de ce moment-là, Glaucon me tint moi-même, ainsi que toute la médecine, en haute estime...

Le vocabulaire de la divination (μαντείαν) et du miracle est remarquable dans ce passage. Jouant des accusations parfois malveillantes[25] des témoins jaloux de son succès, Galien assume avec humour son personnage de "faiseur de miracles" et de "devin" : c'est en avouant de bonne foi le rôle de la chance et de la ruse que Galien dégonfle la baudruche des accusations sournoises de sorcelle-

---

24 *Ibid.* (K. VIII, 365-366).

25 Voir la pique lancée par son confrère jaloux Martianus, *Praen. ad Epig.* 4, 2 (Nutton p. 88-89) : il cite Hippocrate *Prorrh.* 2, ἐγὼ δὲ τοιαῦτα οὐ μαντεύομαι. Voir aussi *ibid.* 5, 5 où Galien rapporte avoir été accusé d'avoir réussi tel traitement par chance, ou par la divination.

rie répandues par ses adversaires. C'est bien sûr sciemment qu'il reprend à son compte le terme de "divination" dans ce récit, divination dont il nous dévoile les rouages. Cet exemple fameux trouve de multiples échos dans l'ensemble de l'œuvre galénique. Ainsi, le traitement du médecin Eudème, tout comme celui de Marc Aurèle et d'autres patients de premier plan, tous contés dans le traité du *Pronostic*, produisent un effet semblable[26].

Sous un angle légèrement différent, Galien fournit aussi des récits marqués par une sorte de "rhétorique de la *découverte*" dans le *De methodo medendi*: par exemple, dans une double histoire de cas analysée dans le chapitre suivant, je montre que le diptyque souligne la transformation du regard de Galien, et le processus de découverte et d' "avancée scientifique" qui l'accompagne[27]. C'est ainsi la construction d'une autorité, sous le regard du lecteur, qui est mise en exergue (plutôt que le cas médical *per se*).

1.4 *Galien interprète d'Hippocrate*[28]

Mais Galien n'explique pas que les signes visibles; il est aussi un grand interprète des textes. Ici encore, il s'inscrit sans ambiguïté dans une longue tradition d'exégèse des ouvrages médicaux "des Anciens", qui a pris son essor à l'époque hellénistique à Alexandrie. Galien a commenté bien des textes, mais la plupart de ces commentaires sont perdus – seuls ceux consacrés à Hippocrate ont surnagé. C'est sans surprise que ces commentaires galéniques à Hippocrate, qui détiennent la clef de la postérité de ce dernier (entre autres) en Occident, ont été amplement étudiés[29]. Dans l'explication de texte, la rhétorique de la révélation joue à plein. Les *Commentaires* à Hippocrate, par le truchement desquels Galien espérait couvrir l'intégralité de l'héritage hippocratique, s'il avait eu le temps de mener à bien ce projet, fournissent naturellement un terrain privilégié à l'exégèse et à sa mise en scène. Bien sûr, l'image d'Hippocrate telle qu'elle a été façonnée par Galien ne surgit pas des seuls commentaires; mais ces derniers sont devenus le *medium* privilégié de la transmission des textes

26 Voir le chapitre "Galien par lui-même", p. 221-224.

27 Voir le chapitre "Enargeia", p. 128-133.

28 J'ai présenté une partie des remarques qui suivent lors d'une communication (intitulée "Proof and Demonstration in Galen's Commentaries on the Hippocratic *Epidemics*") au colloque organisé par Peter Pormann au Warburg Institute autour des commentaires galéniques à Hippocrate en arabe, en novembre 2010.

29 L'activité de commentateur d'Hippocrate est peut-être bien la plus discutée parmi les différentes facettes de l'œuvre galénique. W.D. Smith, *The Hippocratic Tradition*, 1979, p. 61-176; D. Manetti/A. Roselli, "Galeno commentatore di Ippocrate", ANRW II, 37.2, 1994, p. 1529-1635 et 2071-2080; R. Flemming, "Commentary" in R.J. Hankinson (ed.), *The Cambridge Companion to Galen*, 2008, p. 323-354, pour ne citer que les études les plus générales.

hippocratiques, comme le support nécessaire pour accéder à la vérité du texte original. Ils occupent donc un statut particulier dans l'entreprise de révélation d'Hippocrate lancée par Galien. Le terme de "révélation" n'est pas excessif: devenus obscur au cours des siècles, le style et la langue d'Hippocrate avaient besoin d'interprètes à l'époque impériale. Les *Glossaires* d'Erotien et de Galien, outils indispensables, soutiennent l'édifice des commentaires de Galien, qui, dans cette entreprise, parvient à briller comme jamais. Mais d'un commentaire à l'autre, l'exercice n'est pas sans variations. Comme l'a bien rappelé Brooke Holmes, l'obscurité relative d'Hippocrate (notamment dans le livre II des *Epidémies*, dont la brachylogie a perturbé nombre de lecteurs avant lui) permet à Galien de combler les lacunes et les zones d'ombre du texte hippocratique avec ses propres idées, tout en faisant la démonstration de ses qualités supérieures d'interprète[30]. On va donc au-delà de la simple élucidation d'Hippocrate; il s'agit bien d'une tentative de révélation. Les termes de Galien lui-même dans ses préfaces demeurent pourtant relativement modestes: il s'agit de "rendre clair ce qui ne l'est pas".

> μάλιστα μὲν οὖν ὅσον ἐν αὐτοῖς ἀσαφές ἐστι σαφηνίζοντες, ἔργον γὰρ τοῦτο ἴδιον ἐξηγήσεως, οὐ μὴν ἀλλὰ καὶ τὴν ἀπόδειξιν ἑκάστου τῶν ὀρθῶς εἰρημένων προστιθέντες, ἐπειδὴ καὶ τοῦτ' ἔστιν ἔθος ἐν τοῖς ὑπομνήμασιν γίνεσθαι[31].
>
> Nous commenterons surtout en éclaircissant ce qui n'y est pas clair, car c'est le but propre d'un commentaire, mais sans ajouter la démonstration de chacun des points correctement établis – puisque c'est là aussi un usage qui existe dans les commentaires.

Voilà un projet clair, et en apparence assez humble, au service d'Hippocrate. En manière de remarque préliminaire, pourtant, rappelons que Galien se montre dans ces textes particuliers égal à lui-même: on aurait tort de croire que Galien s'abstient de toute polémique dans ses commentaires. Dédiés à l'élucidation d'Hippocrate, ils sont aussi au service d'une thèse, celle de Galien, contre d'autres interprètes, d'autres médecins. Une certaine dimension argumentative, voire polémique, habite ces textes destinés aux lecteurs professionnels

---

30 B. Holmes, 'Sympathy between Hippocrates and Galen: the Case of Galen's *Commentary on Hippocrates' Epidemics book Two*', in P.E. Pormann (ed.), *Epidemics in Context. Greek Commentaries on Hippocrates in the Arabic Tradition*, Berlin, De Gruyter, 2012, p. 49-70 (particulièrement p. 49-50).

31 Galien, *Comm. in Aph. 3, proem.* K. XVII B, 561-562; *Comm. in fract. 3, proem.* XVIII B, 318. Cf. B. Holmes, *art. cit.* p. 49.

d'Hippocrate. La forme du commentaire favorise l'explication du texte, mais n'exclut pas la démonstration : au contraire, dans les commentaires à *Epid.* I et III en particulier, les sections explicatives sont assorties de démonstrations (de dimensions raisonnables, notons-le). L'argumentation y trouve donc une place, mais une place restreinte ; le format du commentaire contraint Galien à une forme de concision qui rend son propos d'autant plus percutant. Quel est le contenu de ces arguments ? Galien vise essentiellement à clarifier ce qui peut paraître ambigu. À cette fin, il s'emploie à expliquer le vocabulaire désuet ou rare, la morphologie, la syntaxe, et parfois se livre à une méticuleuse déconstruction de la phrase hippocratique. On pourrait dire que la stratégie clef de Galien consiste à expliquer Hippocrate par Hippocrate, de manière à ce que les passages difficiles s'illuminent les uns les autres. D'une certaine manière, donc, Galien se comporte en philologue moderne[32]. La clarté est au premier rang de ses préoccupations, une évidence qui se confirme dans le vocabulaire de l'ensemble des commentaires et traduit une exigence tout aristotélicienne[33].

Le champ lexical de la clarté et de l'évidence mérite donc un détour, car il permet à Galien de se poser en professeur et en détenteur de la vérité du texte hippocratique. Adjectifs, noms, verbes et locutions diverses expriment, parfois dans une conjonction tout à fait pléonastique, l'évidence limpide du texte hippocratique expliqué par Galien : les nombreuses occurrences des couples ἐναργής/ἐναργῶς et σαφής /σαφῶς relèvent d'une insistance délibérée ; σαφής s'applique plus particulièrement au domaine philologique – Galien est d'autant plus concis qu'Hippocrate est "clair", d'autant plus prolixe qu'Hippocrate est obscur (et, à rebours, tout un champ lexical de la difficulté sémantique et de l'obscurité lui sert de tremplin pédagogique). De multiples degrés de clarté sont ensuite distingués par Galien, qui n'en finit pas de décliner cet adjectif. Il est aussi friand de locutions telles que σαφηνείας ἕνεκα, ἐπὶ τὸ σαφέστερον, qui rappellent son objectif principal dans les commentaires. Il emploie aussi fréquemment des formules telles que δῆλόν ἐστι ὅτι (expression réservée à des faits plutôt qu'aux textes ou aux mots). L'adverbe ἐναργῶς (plus fréquent que l'adjectif sur lequel il est formé) accompagne en général, selon une formule pléonastique, des verbes d'apparence et surtout de vue (φαίνομαι, ὁράω, θεά-

---

32 Un des champs d'application de cette étude textuelle précise concerne l'authenticité des traités hippocratiques ; cf. V. Boudon-Millot : "Galien commentateur d'Hippocrate : de l'authenticité des traités hippocratiques" in P. Hummel/F. Gabriel (eds.), *Vérités Philologiques. Etudes sur les notions de vérité et de fausseté en matière de philologie*, Paris, Philologicum, 2008, p. 75-92. Voir aussi mon chapitre sur "Galien et l'hellénisme".

33 Cf. J.H. Lesher, 'Saphèneia in Aristotle : clarity, precision and knowledge', *Apeiron* 43-4, 2010, 143-155.

ομαι). L'évidence "visuelle" que Galien met ainsi devant les yeux du lecteur n'en est que plus convaincante. L'évidence vient souvent d'Hippocrate lui-même, comme Galien aime à y insister : ὡς αὐτὸς ἐδήλωσε. En d'autres termes, pour comprendre Hippocrate, il faut commencer par le lire, encore et encore. L'évidence y est présente, souvent, pour qui sait la voir.

La clarté, revendiquée et martelée par Galien, mais aussi ciselée, mise en scène dans ses explications d'Hippocrate, n'est pas qu'une stratégie rhétorique ; c'est aussi une manière d'enraciner son discours dans la tradition des grands anciens, adeptes de la clarification à tout prix : Platon, Aristote. Le vocabulaire de la clarté employé par Galien n'est pas nécessairement original ; c'est son organisation systématique, son effort de variation, au sein du discours argumentatif, qui ressortent. C'est une question de mise en œuvre plus que de simple vocabulaire.

Galien ne va pourtant pas jusqu'à se poser en interprète omniscient d'Hippocrate. Dans le commentaire à *Epid.* III, par exemple, il use abondamment de l'adjectif πιθανός, "plausible", qui se rapporte au raisonnement non-apodictique[34]. D'un point de vue linguistique, l'absence relative d'emplois propres à l'argumentation de la particule ἄρα (notamment en conclusion de syllogismes) est significatif. Galien se tient en retrait de la démonstration. Mais dans ces moments de réalisme, Galien est en général capable de proposer une solution "plausible" qui a le mérite de surpasser celles de ses prédécesseurs[35]. Il est donc licite de faire des concessions à la logique, surtout si l'on ne cesse pas de dépasser les autres interprètes, dont les vues sont immanquablement présentées comme obsolètes ou peu satisfaisantes. L'ambiguïté du signe n'est pas niée par Galien ; il est peut-être révélateur que, contrairement à un autre discours du dévoilement, le *De usu partium*, Galien n'emploie guère, dans ses commentaires, le mot τεκμήριον qui dénote un indice sûr (dans un emploi rhétorique)[36]. Au contraire, c'est bien de σημεῖον qu'il s'agit dans ces commentaires, tout comme dans les traités des *Crises* et des *Jours critiques*. L'interprétation (avec ce qu'elle a d'aléatoire, de subjectif) des signes pronostiques est donc bien au

34 Au sujet de ce type de raisonnement, inférieur à la démonstration proprement dite, voir plus loin p. 94-97 et notes.

35 Comme on peut l'observer dans Galien, *In Epid.* VI, K. XVII B, 175 etc. Voir aussi la fin du *De semine* et *infra* p. 95-96.

36 Voir la mise au point de Galien lui-même dans le commentaire à *Epid.* VI, K. XVII B, 876. Sur l'ambiguïté du signe et de l'indice dans le discours philosophique et rhétorique, voir G.H. Goebel, 'Probability in the earliest rhetorical theory', *Mnemosyne* 42, 1989, 41-53 ; W.M.A. Grimaldi, 'Semeion, tekmerion, eikos in Aristotle's *Rhetoric*', *American Journal of Philology* 101, 1980, 383-398 ; A.C. Braet, 'On the origin of normative argumentation theory : the paradoxical case of the rhetoric to Alexander', *Argumentation* 10, 1996, 347-359.

coeur du projet des commentaires aux *Epidémies*, ouvrages hippocratiques que Galien concevait dans la lignée du *Pronostic*. La clarté recherchée par Galien n'est donc pas absolue ; elle est relative, mais au coeur de l'incertitude et de la difficulté des textes hippocratiques, Galien se révèle le guide le plus sûr, l'interprète le plus fiable. La recherche de la clarté y est en effet soutenue par une interaction fictive savamment entretenue avec le lecteur : l'emploi de verbes à la première et à la deuxième personne, l'emploi d'impératifs et de subjonctifs d'exhortation, l'emploi abondant de la particule τοίνυν, particule de l'opinion personnelle et de l'interaction, en sont autant de signes indubitables[37].

Mais des nuances se font jour d'un commentaire à l'autre. On pourrait pourtant tirer un trait timide entre le ton des commentaires à *Epid.* I et III d'une part, plus pondéré, moins affirmatif, et celui du commentaire à *Epid.* VI d'autre part, qui fait plus de place au discours de la clarté et de la (relative) certitude. Or, les premiers passent pour avoir été un exercice privé, tandis que le second était destiné à la publication. Quoi qu'il en soit, il semble que le discours interprétatif se teinte de davantage d'assurance et de combativité pour la publication ; d'un discours d'élucidation, on se rapproche d'un discours de la révélation (avec toutes les réserves requises !).

1.5 *Interprète de la Nature providentielle*

Au risque (de nouveau !) d'anticiper sur un chapitre à venir, abordons brièvement un autre domaine de l'élucidation cher à Galien : l'interprétation du grand dessein de la Nature créatrice[38]. Dans son traité-fleuve sur l'utilité des parties du corps, Galien s'attaque en effet à l'anatomie humaine sous un angle différent d'autres ouvrages qu'il a composés sur ce sujet qui lui tient à coeur pour des raisons de méthode (diagnostic et traitement doivent s'appuyer sur une excellente connaissance de l'anatomie). Dans le *De usu partium*, Galien se place du point de vue de la fonction des parties du corps, grandes et petites, nobles (l'oeil) et moins nobles (le pied) ; il s'attache à décrire ces parties, leur interaction, leur position dans le corps et bien d'autres aspects techniques, mais aussi à démontrer le dessein sous-jacent de la Nature dans l'architecture si bien ordonnée du corps humain, image de l'univers, expression ultime de sa perfection dans le plus nobles des "animaux".

Si ce thème n'était pas nouveau, puisque déjà commun à Platon et Aristote, et prolongé par d'autres œuvres médicales ou médico-philosophiques à

37 Sur le rôle des particules dans l'argumentation galénique, voir C. Petit, 'Greek Particles in Galen's Œuvre' (à paraître).

38 Voir le chapitre "Une rhétorique de la Providence".

l'époque hellénistique (Galien cite en tout cas Érasistrate parmi ses devanciers), il est semble-t-il suffisamment renouvelé par Galien pour que le *De usu partium* devienne un nouveau classique de la littérature médicale (il inspira d'autres médecins, de Théophile Protospathaire à Vésale). Si les ressorts de la rhétorique y sont nombreux et gravitent autour de l'éloge de la Nature, bienveillante et omnipotente, un thème stoïcien habilement renouvelé dans un contexte médical, un trait particulier marque l'ensemble du traité et se rapporte encore une fois à la figure de Galien enseignant, et même grand prêtre, des intentions de la Nature. Il s'agit ici, bien plus qu'à propos d'Hippocrate ou d'autres thèmes médicaux, d'un discours de dévoilement et de révélation des intentions divines. Initié parmi une foule d'ignorants, Galien se pose en instructeur particulièrement qualifié, pour un public choisi. Galien, dans ce texte, mobilise un discours argumentatif à connotation hymnique, à la gloire de la Nature. Celle-ci n'est assimilée à aucun dieu en particulier, ce qui rend l'attrait du texte potentiellement universel. L'élaboration du discours de la révélation y est, comme on le verra, supérieure ; de professeur incontournable, Galien se fait grand prêtre des mystères de la Nature pour mieux établir le lien infrangible entre la nature humaine et l'architecture de l'univers. La rhétorique du dévoilement trouve donc son expression ultime dans ce traité et parachève l'*èthos* de Galien : médecin le plus proche d'Hippocrate et de Platon, des grands anciens plus généralement, il entretient également une relation privilégiée avec le divin, reléguant au second plan les grands textes de Platon et d'Aristote en dévoilant sa propre vision du Démiurge.

Une modeste récapitulation ici. Le rôle du signe, interface entre apparences et essence des êtres et des choses, est crucial pour comprendre la rhétorique de Galien. C'est l'ambiguïté inhérente aux signes, la difficulté non seulement de les interpréter mais de les décrire, qui devient la force de Galien en lui octroyant l'*èthos* de meilleur interprète disponible : interprète des signes cliniques, Galien est aussi le meilleur interprète des textes, et singulièrement de ceux d'Hippocrate, le modèle qu'il s'est choisi. Mieux, il est l'intermédiaire rêvé entre la Nature profonde de toutes choses, gouvernée par une Providence divine sans limites, et son public. La nature éminemment rhétorique, extrêmement travaillée, du *De usu partium* voit culminer l'art de Galien. Comment s'étonner que ses œuvres ainsi ciselées aient remplacé si rapidement la production de ses devanciers ? Explications lumineuses (ou supposées telles) des traités d'Hippocrate, synthèses de sémiologie, récits de diagnostics et de pronostics triomphaux, éloges enjoués de la Nature divine : les types de texte abordés par Galien le servent avec le même bonheur. De surcroît, l'ambiguïté du signe diagnostique (ou du signe livresque, le mot, la phrase) se fait moteur pour la recherche, un prétexte à l'investigation. Un Galien enquêteur se dessine, capable d'exploiter l'incertitude avec autant de brio que ce qui lui paraît clair comme de l'eau de roche. Le *plausible*, comme on le verra, prend presque autant de valeur que le *certain*.

2 Polémique et destruction de l'adversaire : une rhétorique de combat

Si Galien s'adresse souvent à des destinataires bienveillants, amis, disciples ou bienfaiteurs, il a aussi bon nombre d'interlocuteurs de mauvaise foi. Ces faux savants, mauvais médecins, philosophes grincheux, ou sophistes, sont parfois évoqués en passant – mais parfois aussi mis en scène (et pourfendus) dans une rhétorique de combat rondement menée. Certains étaient ses contemporains, d'autres des adversaires morts depuis longtemps, parfois illustres. Au premier rang des adversaires avérés de Galien figurent les médecins dits méthodiques[39] – mais il faut y ajouter Érasistrate, Archigène, et même parfois Aristote[40]. Galien se délecte de ces moments de joute fictive avec un adversaire imaginaire. La prosopopée, qui consiste à faire parler un protagoniste absent, apparaît dans nombre de textes. Il faut croire que son public n'en attendait pas moins de lui : de fait, Galien n'est pas le seul auteur de cette époque à exploiter les ressources de l'antique rhétorique judiciaire pour terrasser ses "adversaires" autant qu'amuser son public. Une virtuosité propice à la méthode galénique, mais aussi conforme au goût de son temps[41]. Dans cette seconde partie, on s'attache à faire apparaître la dimension rhétorique de l'argumentation chez Galien.

Dans la Seconde Sophistique, les auteurs font volontiers étalage de leur verve : une conséquence de ce goût du verbe est la prolixité relative des œuvres de cette période. En particulier, le goût de la polémique et de la joute oratoire, même (surtout ?) fictive, transparaît chez nombre de contemporains de Galien. De nombreuses controverses font l'objet de discours et d'exercices de style : on a noté plus haut l'énergie consacrée par Lucien à la destruction de celui qui avait ironisé sur son emploi d'un mot, dans le *Pseudologistes*[42].

---

39 Cette école médicale, honnie de Galien, était très populaire à Rome à cause de l'extrême simplicité de sa doctrine.

40 Cf. P.J. van der Eijk, '"Aristotle ! What a thing for you to say !" Galen's engagement with Aristotle and Aristotelians', in C. Gill/J.M. Wilkins/T.J.G. Whitmarsh (eds), *Galen and the World of Knowledge*, Cambridge, 2009, 261-280.

41 La survie du style judiciaire dans la seconde sophistique trouve de nombreux exemples chez les rhéteurs.

42 Comme expliqué au chapitre précédent, p. 39.

Hors même du cadre de la sophistique, dans le domaine de la philosophie, Sextus Empiricus, médecin et philosophe, passé maître dans la réfutation, aborde de nombreuses controverses sur les arts (*Contre les professeurs*) qui trouvent leur écho chez Galien (à propos de la médecine, dans le *Proptreptique*). Mais, plus intéressant peut-être, Sextus s'exprime, dans la polémique, d'une manière assez proche de celle de Galien, usant de stratégies similaires. Impliqué dans les controverses qui concernent la rhétorique, Aelius Aristide (notamment dans ses discours-fleuves *Contre Platon*) a montré son talent argumentatif et polémique : sa prolixité n'a rien à envier à celle, si souvent décriée, de Galien. La prolixité des auteurs impériaux a été souvent critiquée, mais c'est une fausse question. Il y a une logique esthétique à l'œuvre dans le discours argumentatif de ces auteurs, et particulièrement chez Galien : un certain goût du verbe prolonge le débat, pour le plus grand plaisir des lecteurs de l'époque de Marc Aurèle. De surcroît, ces exemples ont des antécédents notoires dans la littérature antérieure, notamment dans la "prose classicisante" étudiée par F. Lasserre[43], et des prolongements dans la littérature polémique chrétienne (Tatien, Tertullien, Eusèbe, Origène...). Il est donc vain de fustiger chez Galien un style qui nous paraît verbeux et complaisant : il correspond tout simplement au goût de son époque, à un contexte éminemment polémique, et s'autorise de stratégies rhétoriques d'amplification bien établies telles que l'expolition[44].

Mais de quel genre de polémique s'agit-il ? La polémique touche la plupart des aspects de la prose galénique. Certes, d'un point de vue thématique, le type de controverse dans lequel plonge volontiers Galien relève, en apparence du moins, du discours philosophique : la liste de ses œuvres, conservées ou perdues, dédiées à des controverses notoires se rattache à des thèmes chers aux philosophes. Mais l'examen des stratégies argumentatives dans l'ensemble de son œuvre montre que la plupart des textes démonstratifs de Galien ont en fait une forte couleur rhétorique – ce qui ne surprendra ni les lecteurs d'Aristote, ni ceux du moderne *Traité de l'argumentation* de C. Perelman et L. Olbrechts-Tyteca. L'argumentation ne saurait se détacher de la persuasion. Naturellement, Galien ne reconnaît pas explicitement la nature "rhétorique"

---

43 F. Lasserre, "Prose grecque classicisante", in H. Flashar (ed.), *Le classicisme à Rome aux Iers siècles avant et après J.-C., Entretiens de la Fondation Hardt, tome XXV*, Vandœuvres, 1979, 135-173.

44 *Rhet. Herennius* IV, 58. Au sujet des origines de cette figure et de ses ramifications dans la théorie rhétorique antique, notamment au sein de la *chreia*, voir l'article de G. Calboli, "L'expolitio comme figure de style", in P. Chiron/C. Lévy (eds), *Les noms du style dans l'antiquité gréco-latine*, Peeters, Louvain, 2010, p. 299-314.

de ses arguments : il s'ingénie à mettre en avant l'aspect purement apodictique (donc dialectique) de ses démonstrations, alors même qu'il est souvent contraint de s'en tenir au domaine du *pithanon* (plausible), ce qui, selon la classification d'Aristote, revient à proposer un argument… rhétorique.

En d'autres termes, il s'agit bien pour Galien de persuader autant que de convaincre. La couleur rhétorique de l'argumentation galénique est particulièrement évidente dans les opuscules tout entiers dévolus à la réfutation de quelque argument par un concurrent, tels que le *Contre Lycos* ou le *Contre Julien*. Je me propose d'utiliser ces deux courts traités comme paradigme – car ils concentrent les procédés que l'on retrouve en abondance dans les parties polémiques de monographies plus consistantes comme le *De semine*, le *De naturalibus facultatibus* ou encore les grandes œuvres monumentales du type *De simplicium medicamentorum facultate* ou *De methodo medendi*. Le *Contre Lycos* et le *Contre Julien* ont aussi le mérite d'être disponibles sous forme d'éditions critiques modernes dans le CMG, laissant peu d'incertitude sur le texte. L'objectif principal de ce chapitre est bien sûr de décrire des procédés et des phénomènes récurrents dans l'œuvre galénique, des traits susceptibles d'éclairer la lecture et la compréhension de ces textes parfois déroutants en contexte. Or, cette rhétorique de combat, on la retrouve en tout point de l'œuvre galénique (à l'exception des traités pour les débutants, des missives et de certains commentaires)[45].

Si Galien entretient volontiers la fiction d'une opposition entre dialectique et rhétorique[46], en se donnant l'air de ne s'occuper que de la première, il a en fait recours au champ tout entier de l'argumentation et à tout l'arsenal qu'il comporte. En bon lecteur d'Aristote, Galien sait parfaitement que chercher à persuader (par la rhétorique) n'est pas qu'une affaire de sophiste : tout découle de l'intention, qui est chez lui la recherche de la vérité[47]. Il se met ainsi à l'abri

---

45 Sur le rôle des genres dans l'écriture galénique, voir C. Petit, 'Galien et le "discours de la méthode" : rhétorique (s) médicale (s) à l'époque romaine', in J. Coste (éd.) *La rhétorique médicale à travers les siècles. Actes du colloque de Paris, Académie de Médecine, Octobre 2008*, Genève, Droz, 2012, 49-75. Voir aussi T. Curtis, 'Genre and Galen's Philosophical Discourses', in P. Adamson, R. Hansberger et J. Wilberding (eds), *Philosophical Themes in Galen*, BICS *Suppl.* 114, 2014, 39-59.

46 Galien s'en explique à loisir dans le *De placitis Hippocratis et Platonis; cf.* H. von Staden, 'Galen and the 'Second Sophistic'', in R. Sorabji (ed.), *Aristotle and After*, BICS *Suppl.* 68, 1997, notes 44 et 91.

47 Aristote, *Rhet.* I, 1 1355b15-21. Sur la manière dont dialectique et rhétorique se rejoignent chez Aristote, voir F. Woerther, *L'èthos aristotélicien. Genèse d'une notion rhétorique*, 2007, 210 ; *eiusd.* "Rhétorique, dialectique et sophistique : Aristote, *Rhet.* I, 1 1355b15-21", in *Mélanges de l'Université Saint Joseph* 2006, 13-28.

de l'accusation de sophistique. Il n'y a donc pas lieu d'accuser Galien de duplicité, mais bien plutôt de remarquer son habileté.

2.1 *Galien et la logique : syllogismes et autres types de raisonnements*

Étant donné la stature de Galien dans le champ de la philosophie, il est prudent de commencer par rappeler son attachement à la démonstration *véritable*. Auteur d'un traité en quinze livres *Sur la démonstration*, aujourd'hui perdu à l'exception de quelques fragments[48], Galien met la méthode géométrique au pinacle de l'argumentation : seules les mathématiques, a-t-il pu affirmer, l'ont préservé du scepticisme qui le menaçait durant ses années de formation, pendant lesquelles il développa un esprit critique acéré contre les erreurs de logique. La réfutation d'arguments illogiques est l'un des grands ressorts de l'argumentation galénique, qu'elle s'adresse à ses adversaires avérés – tels les méthodiques – ou bien à des esprits proches du sien mais qui donnent du grain à moudre, par exemple, aux empiriques par leurs raisonnements approximatifs (le propos de Galien dans les *Simples*, Livres I-II). Il ressort de tous ces textes l'impression d'un médecin au raisonnement sans défaut – en tout cas, suffisamment versé dans l'art de l'argumentation logique pour passer pour tel, et pourfendre tous les auteurs de billevesées.

Galien s'appuie sur des bases solides en matière de logique, puisqu'il y a consacré des ouvrages entiers[49] ; il aime à rappeler le rôle que les mathématiques et la logique devraient jouer pour la jeunesse, pour la former, pour qu'elle sache lire et s'approprier sa méthode[50]. La logique participe donc d'une stratégie de définition, de sélection, d'élection : elle est le critère du bon lecteur. C'est en ce sens que Galien chercha à promouvoir un médecin qui fût aussi philosophe, comme lui. Mais qu'a donc Galien à gagner dans cette stratégie ? L'objectif d'élever la médecine au rang de la philosophie, en lui appliquant les mêmes méthodes et les mêmes techniques (comme le syllogisme), en somme la même exigence, est assez évident ; mais son corollaire, l'exclusion des mauvais lecteurs, ceux qui ne s'y retrouvent pas dans cet écheveau complexe d'arguties, parce qu'ils n'ont pas la bonne formation, représente un péril. Elle peut attirer et rebuter. Le "lecteur intelligent" recherché par Galien a pu

48 Cf. G. Strohmaier, 'Bekannte und unbekannte Zitate in den Zweifeln an Galen des Rhazes', in K.D. Fischer/D. Nickel/P. Potter (eds), *Text and Tradition. Studies in ancient medicine and its transmission presented to Jutta Kollesch*, Leiden, Brill, 1998, 263-297.

49 Galien, *Libr. propr.* XIV (Boudon-Millot p. 164-169). Sur Galien et son œuvre en matière de logique : B. Morison, 'Logic', in R.J. Hankinson (ed.), *The Cambridge Companion to Galen*, 2008, 66-115.

50 Voir le passage cité dans l'introduction, p. 9-10.

se faire trop rare, ce qui expliquerait la relative perte d'influence des ouvrages galéniques, surtout les plus complexes, au profit d'œuvres plus informatives, dans les quelques siècles qui ont suivi sa mort[51]. Plus prosaïquement, Galien a eu à retravailler certaines de ses œuvres de manière à les rendre plus inclusives : c'est le cas, notamment, d'un ouvrage propédeutique comme le *De elementis ex Hippocratis sententia*, écrit pour un disciple de haute volée, retravaillé pour être accessible à un plus grand nombre[52]. La logique y tient un rôle important, mais le texte est travaillé au moyen de stratégies proprement rhétoriques qui en appellent à un public plus large. Le rôle du syllogisme chez Galien est emblématique de celui de la logique : il est puissant, car Galien y était passé maître, mais il est aussi sujet à détournements : outil de raisonnement, le syllogisme devient atour, accessoire d'apparat quand Galien joue à le démultiplier – selon une stratégie rhétorique assez simple d'accumulation. J'ai analysé ailleurs un tel exemple de maniement oratoire du syllogisme, qui transforme ce dernier en pirouette rhétorique plutôt qu'en véritable arme dialectique[53]. La logique se retrouve ainsi instrumentalisée par la rhétorique.

2.2 *Du certain au plausible : les compromis de Galien avec la persuasion*

La rhétorique, donc, s'avance masquée ; discours moins satisfaisant que la véritable démonstration (*apodeixis*) dont il se pose en expert, elle ne saurait être mise en avant par Galien. Toutefois, la médecine n'étant pas une science exacte mais un art, peut-il vraiment faire autrement, et échapper à des arguments "plausibles" ? Comment s'y soumettre sans renoncer à ses propres exigences ? Comment remplacer la dialectique par la rhétorique sans avoir l'air de jeter l'éponge ? Galien se livre tout simplement à un éloge du plausible. Riccardo Chiaradonna a admirablement mis en perspective le rôle du πιθανόν dans l'épistémologie de Galien[54]. Ce dernier n'est pas sans ambivalence à ce sujet,

51 Collections de recettes, recueils de définitions et autres courts traités abondent dans les textes médicaux de l'antiquité tardive, preuve qu'un lectorat moins sophistiqué était demandeur de textes techniques simples. Beaucoup ont d'ailleurs été transmis sous le nom de Galien.

52 Texte édité et commenté par Ph. De Lacy. Voir aussi C. Petit, 'Rhétorique et médecine : le *De elementis ex Hippocratis sententia* de Galien', *Aitia* 7.2, 2017 (revue en ligne).

53 Galien, *Const. art. med.*, VII, 6-8 Fortuna (CMG V, 1, 3, p. 74-76). Cf. C. Petit, Galien et le "discours de la méthode" : rhétorique (s) médicale (s) à l'époque romaine', in J. Coste (éd.) *La rhétorique médicale à travers les siècles. Actes du colloque de Paris, Académie de Médecine, Octobre 2008*, Genève, Droz, 2012, p. 70-71.

54 R. Chiaradonna, "Galen on what is persuasive (*pithanon*) and what approximates to truth", in P. Adamson, R. Hansberger et J. Wilberding (eds), *Philosophical Themes in Galen*, BICS *suppl.* 114, 2014, p. 61-88.

ayant lui-même souscrit à une distinction des types d'arguments où le *plausible* n'est que le parent pauvre du *certain*. Ces raisonnements 'plausibles' masquant l'impossibilité de démontrer un fait sont pourtant objet de revendication, évalués à l'aune de la difficulté d'un sujet.

Prenons l'exemple de l'embryologie, sujet délicat auquel Galien consacre un ouvrage en deux livres, le *De semine*, qui a pu passer pour la rédaction postérieure de quelque conférence donnée par le médecin de Pergame lors de son second séjour à Rome ; en effet, le style et la composition en sont particulièrement soignés, et non dénués d'effets rhétoriques divers[55]. De Lacy a fourni un effort peu commun chez les éditeurs de Galien pour montrer la teneur rhétorique de l'œuvre : il répertorie, pour cet ouvrage seulement, quantité de clausules, de sentences, de syllogismes (parfois à usage purement rhétorique), de références platoniciennes, et analyse finement le ton humoristique de certains passages (l'humour est en effet une qualité de Galien rarement reconnue). Ces procédés se retrouvent naturellement dans bien d'autres traités. Ainsi, ce texte à vocation démonstrative est-il rédigé selon une approche persuasive qui ne dédaigne pas les effets rhétoriques, bien au contraire ; de surcroît, la conclusion – ou péroraison, puisqu'elle comporte même un appel à l'indulgence pour les erreurs de ses prédecesseurs (!)[56], propose une sorte de pirouette dialectique, reconnaissant le caractère *plausible* d'une partie de la démonstration. Tout en affirmant avoir produit une véritable démonstration (*apodeixis*) dans l'ensemble, donc, Galien reconnaît le caractère hypothétique de sa proposition finale, à propos de la fonction des glandes : on pourrait trouver, concède-t-il, une fonction plus vraie (*alèthestera*), à la suite d'observations et de recherches plus approfondies. Se plaçant ainsi dans une perspective nouvelle et envisageant l'avenir avec optimisme, Galien s'exprime ainsi :

> τάχα δ' ἄν τις εὑρεθείη καὶ τρίτη χρεία σκοπουμένοις ἀκριβέστερον· οὕτως γὰρ καὶ ἄλλα πολλὰ ζητήσεως ἀκριβεστέρας τυχόντα κατὰ πάσας τὰς τέχνας ἐξεύρηται. τὸν δ'ἀποδεικτικὸν ἄνδρα τὰ μὲντοιαῦτα προβλήματα χρόνῳ προσήκει σκοπεῖσθαι πλείονι, τῶν ἀποδεδειγμένων δὲ ἔχεσθαι διὰ παντὸς, ὧν ἓν καὶ τόδε

55 Ph. De Lacy, *Galen. On semen*, CMG V, 3, 1, 1992, Introduction p. 54 : "it is possible that *De semine* I and II are the published version of public lectures. At any rate, they exhibit a speaker's concern to establish the right relation between himself and his audience".

56 ὡς ἱκανῶς ἀποδεδειγμένου πεπεῖσθαι χρή, καὶ συγγινώσκειν τοῖς πρὸ ἡμῶν ἐξηπατημένοις *De semine* II, 6, 34 (p. 204, 26-27 De Lacy). Cf. C. Petit, 'Galien et le "discours de la méthode" : rhétorique (s) médicale (s) à l'époque romaine', in J. Coste (éd.) *La rhétorique médicale à travers les siècles. Actes du colloque de Paris, Académie de Médecine, Octobre 2008*, Genève, Droz, 2012, p. 55.

ἐστίν. εἴπερ ἐν τοῖς ἀδενοειδέσιν ἐγεννᾶτο τὸ σπέρμα, τῆς ἀποκρίσεως ἂν αὐτοῦ τὰ εὐνουχιζόμενα τῶν ζώων ἐγλίχετο· φαίνεται δ' οὐ γλιχόμενα· δῆλον οὖν, ὡς οὐδὲν γεννᾶται. τοῦτο οὖν ἡμῖν φυλαττέσθω μόνον ἀκίνητον αὐτὸ καθ' ἑαυτό, μέχρι περ ἂν εὕρωμεν ἐπιστημονικῶς, ἥντινα χρείαν τῷ ζῴῳ παρέχουσιν οἱ ἀδενοειδεῖς παραστάται· τάχα μὲν γὰρ ἀληθεῖς εἰσιν, ἃς ἀρτίως εἶπον, ἴσως δ' ἄν τις εὑρεθείη ποτὲ ἀληθεστέρα. πιθανὸς γὰρ ὁ τῶν τοιούτων εὑρετικὸς λόγος, οὐκ ἀποδεικτικός, ὥσπερ ὁ πιστούμενος ἐν αὐτοῖς μὴ γεννᾶσθαι σπέρμα[57].

On pourrait même trouver une troisième fonction en examinant la question de manière approfondie ; car c'est ainsi que, après un examen approfondi, beaucoup de découvertes ont été effectuées dans tous les arts. Il convient à l'homme démonstratif d'examiner ce genre de problèmes pendant un certain temps, mais de s'en tenir aux choses démontrées, comme celle-ci : si la semence était produite dans les corps glandulaires, les animaux castrés désireraient son excrétion. Or, il est clair qu'ils ne la désirent pas. Il est donc évident que rien n'y est produit. Il faut donc nous en tenir là, sans bouger, jusqu'à ce que nous découvrions scientifiquement quel peut bien être la fonction des corps gandulaires chez les animaux. Celles que j'ai indiquées sont peut-être vraies, mais peut-être peut-on trouver une fonction plus véritable encore. En effet, le raisonnement qui explore ces matières est plausible, pas démonstratif, tout comme le raisonnement selon lequel la semence n'y est pas produite.

Les dernières pages du *De semine*, plus spéculatives que démonstratives, illustrent donc à merveille l'importance du recours au *plausible* lorsque les éléments propices à la démonstration font défaut. Galien ne peut atteindre la vérité à tout coup ; conscient de cette limitation, due au caractère progressif et imparfait (on pourrait dire : conjectural) de l'art médical, il introduit alors un élément d'incertitude, ici corrigé et racheté par un contexte démonstratif qui le protège d'éventuelles attaques : en d'autres termes, reconnaître le caractère plausible (donc rhétorique) d'une infime partie de son discours lui permet de mettre en valeur le caractère démonstratif et vrai qu'il attribue au reste des deux livres du *De semine*. Mais, on l'a vu, c'est bien l'ensemble du texte et non une petite partie qui est en fait soumis à toute une articulation rhétorique précise et méticuleuse (comme démontré par De Lacy) : en attirant l'attention sur un seul détail "plausible", donc, Galien tente de faire oublier une méthode dans l'ensemble fallacieuse, puisque fondée sur la persuasion autant (sinon davan-

57 Galien, *De semine*, fin du livre II (lignes 6-17 p. 204 De Lacy).

tage) que sur la démonstration[58]. À rebours, Galien ne se prive pas d'insister à l'occasion sur la nature "sub-rhétorique" des arguments même pas plausibles employés par d'aucuns[59].

Quel est donc le statut de la persuasion chez Galien? La rhétorique a certainement un statut ambigu, fait d'une certaine noblesse de la parole publique, qui, à rebours, est facilement dévoyée par les sophistes qu'il identifie comme ses adversaires et doit donc démasquer (voir l'emploi de δημηγορεῖν dans *De methodo medendi* (K. X, 10) contre Thessalos; dans *De motu musc.* K. IV, 440). Faut-il voir l'habileté rhétorique de Galien dans la démonstration comme pure fourberie? Galien n'est-il qu'un sophiste de la médecine? Faire feu de tout bois dans un milieu sans merci est une tactique de bon aloi, puisqu'elle est une condition de survie (justifiée à long terme par la longévité exceptionnelle de Galien dans les hautes sphères de l'Empire). Mais il y a plus, car la rhétorique démonstrative n'est pas sans enjeu vis à vis du lecteur: elle est une invitation à une lecture active, intelligente. Il faut autant savoir l'apprécier pour ses qualités, qu'être capable de recul critique pour décortiquer un argument fallacieux. Le rôle des citations comme de l'argumentation même de Galien tourne autour du postulat d'un lecteur intelligent et éclairé. En cela, il n'est, encore une fois, pas seul dans l'univers culturel de son temps[60]. D'autres ont d'ailleurs souligné les dangers du beau discours, surtout pour de jeunes oreilles enthousiastes: il est si simple d'oublier le contenu, d'oublier d'avoir une attitude critique[61].

2.3 *Style judiciaire et démonstration: Galien pamphlétaire*

La rhétorique de combat mise en œuvre par Galien obéit à un principe simple: la meilleure défense, c'est l'attaque. Polémiste sans merci, il s'en prend à diverses cibles de son ample univers intellectuel – médecins de peu, charlatans, sophistes, mais aussi quelques grands anciens, même Aristote. Un simple relevé des procédés à l'œuvre dans les exemples choisis (traités *Contre Lycos* et *Contre Julien*) fera nul doute naître dans l'esprit des lecteurs des réminis-

58 Galien affirmait pourtant en ouverture de son discours (*De semine* I, 1) qu'il n'aurait pas recours au plausible, mais à la démonstration: ἄξιον οὖν ἐπισκέψασθαι καὶ διακρῖναι τηλικούτων ἀνδρῶν διαφωνίαν, οὐ πιθανοῖς ἐπιτρέψαντες λόγοις, οἷς οἱ πλεῖστοι τῶν ἰατρῶν τε καὶ φιλοσόφων χαίρουσιν, ἀλλ' ἐξ ἐναργῶν τε καὶ δι'ἐναργῶν ἀποδεικνύντες.

59 Par exemple Erasistrate, *Nat. fac.* I, 16 (K. II, 61-62 = Loeb p. 94-96).

60 Cf. Aulu Gelle; à son sujet, voir Wytse Keulen, *Gellius the Satirist. Roman Cultural Authority in Attic Nights*, Leiden, Brill, 2009, ch. 6.

61 Cf. Plutarque, *De audiendo* = *Mor.* 41c (cf. Gleason *Making Men* 1995, xxiii; M. Korenjak 2000, *Redner und Publikum: ihre Interaktion in der sophistischen Rhetorik der Kaiserzeit*, Munich, 2000, p. 170-194).

cences de la prose des orateurs attiques : Galien s'y fait véhément, sarcastique, acerbe, condescendant – en un mot, pamphlétaire. Il s'agit parfois de textes *ad hoc*, destinés à la réfutation pure et simple d'un adversaire comme Lycos, mais l'on verra que cette rhétorique polémique s'applique en fait dans la plupart des ouvrages conservés de Galien, à l'exception des ouvrages pour les débutants. Galien ne suit donc pas toujours sa propre classification des types d'ouvrages (classification dont le principe remonte certainement aux écoles philosophiques)[62].

Ces procédés relèvent avant tout d'une mise en scène judiciaire : Galien est même explicite à ce sujet, comme le montre la comparaison qu'il emploie au tout début du *Contre Lycos* :

> Ἀνεμέσητον μὲν δήπου καὶ Λύκῳ καὶ παντὶ τῷ βουληθέντι πρὸς Ἱπποκράτην γράφειν· ἔτι δ' ἀνεμεσητότερον οἶμαι τοῖς δυναμένοις ἀπολύσασθαι τὰ κακῶς εἰρημένα πρὸς αὐτὸν ἐγκλήματα, καθάπερ ἐν δικαστηρίῳ τοῖς ἀναγνωσομένοις ἀμφοτέρων τὰ γράμματα τὴν ἀπολογίαν ποιήσασθαι, καὶ μάλισθ' ὅταν ὁ μὲν ἐγκαλῶν πρὶν μαθεῖν τὰ λεγόμενα θρασύνηται, τῷ δ' ἀπολογουμένῳ πεπαιδεῦσθαι κα⟨λῶς ὑπάρχῃ⟩ τὰ τοῦ παλαιοῦ δόγματα[63].
>
> Il n'est pas illicite pour Lycos ni pour quiconque le souhaite, d'écrire contre Hippocrate ; mais il est encore moins illicite, je pense, pour ceux qui en sont capables, de démonter les accusations fausses à son endroit, tout comme, au tribunal, pour ceux qui vont lire les textes des deux parties, de proposer une défense, surtout lorsque le l'accusateur s'enhardit avant de comprendre ce que l'on dit, tandis que le défenseur se trouve avoir reçu une bonne éducation en ce qui concerne les dogmes d'autrefois.

On observe ici une transposition explicite du sujet médical (Hippocrate) dans un mode d'éloquence propre aux tribunaux, relevant de l'accusation et de la défense. Le terme même de tribunal donne le ton – Galien se pose ici en défenseur d'Hippocrate contre les accusations de Lycos ; la première phrase oppose également dès l'abord un accusateur ignare et trop prompt à se féliciter, et un défenseur qui connaît bien les dogmes des anciens. On s'attend donc dès l'abord à trouver dans ce court traité narration, réfutation, invective … On ira jusqu'au dialogue fictif entre Galien et son adversaire : Lycos, auquel font dès

62 Galien, *De libris propriis*, III, 18 Boudon-Millot (= K. XIX, 22-23 et *SM* II, 102).

63 Galien, *Adv. Lyc.*, 1 Wenkebach, CMG V, 10, 3 p. 3 (= K. XVIII A, 196-197).

lors écho, en d'autres endroits de l'œuvre galénique, les personnages honnis de Julien, ou encore de Thessalos. Le premier mot, l'adjectif ἀνεμέσητον répété dans la phrase suivante au comparatif, enracine d'emblée le discours de Galien dans la prose classique, puisque c'est un terme commun dans les dialogues de Platon comme chez les orateurs attiques (on le trouve notamment chez Eschine)[64]. Galien choisit donc nettement le cadre judiciaire, évocateur des joutes oratoires athéniennes, pour sa destruction de Lycos.

Que l'on s'attache à l'un ou l'autre opuscule du volume V, 10, 3 du CMG, on retrouve des caractéristiques similaires, qui rappellent clairement le style judiciaire : un style vif et enlevé, parfois véhément, soutenu par le jeu des personnes (première et deuxième), des questions oratoires (par exemple *Adv. Jul.* p. 65, où elles sont soulignées par un rythme ternaire), le sarcasme, l'ironie (ainsi l'adjectif λαμπρότατος est appliqué à Thessalos ou autres ; rôle des particules που, ἄρα). Le rôle de l'asyndète participe de la stratégie d'ensemble de Galien pour mieux bousculer son auditoire. Divers champs lexicaux s'appliquant aux personnages visés dans les deux opuscules *Contre Julien* et *Contre Lycos*, destinés à discréditer l'adversaire, méritent d'être relevés : le champ lexical de la stupidité, de l'ignorance (et des thèmes associés : monde du livre et du savoir opposé à l'ignorance), de la folie et de la maladie mentale (comme explication possible du défaut de raisonnement) ; le champ lexical de l'audace et de l'*hybris*, doublées de l'absence de vergogne ; enfin le champ des sophismes et des bavardages stériles et retors (termes attendus comme ληρεῖν, mais aussi συναδολεσχεῖν, terme plus rare[65]). Combinés à divers procédés d'exagération, tels que superlatifs, répétitions, expolition, hyperbole, correction, questions oratoires, asyndètes, etc, ces champs lexicaux tissent un réseau sans merci et un portrait décidément inexcusable de l'adversaire.

---

64 C'est un adjectif que Galien ne dédaigne pas, car il apparaît dans d'autres traités (*Nat. fac.* K. II, 111 ; *Adm. anat.* K. II, 660 ; *PHP* VIII, 9, 7 De Lacy ; *Diff. Puls.* III, 1, K. VIII, 641) et on le trouve sous la plume d'autres représentants lettrés de la prose impériale, notamment Plutarque et Lucien, ou encore Flavius Josèphe. Mais c'est le seul ouvrage qui s'ouvre par ce mot. L'emploi du comparatif est, à ma connaissance, unique.

65 Je soupçonne Photius, *Epist.* 284, 2202 Westerink (Teubner vol. III p. 66) de faire allusion à ce texte, en usant d'une expression qui semble reprendre celle de Galien ici, μὴ συναδολεσχεῖν ἐθέλων τοῖς παραληροῦσιν (Galien, *Contre Julien*, 4, 4 CMG p. 43, 11 : ἄμεινον… μὴ συναδολεσχεῖν τὰ πάντα ληρώδει σοφιστῇ). Issu d'un traité théologique, ce paragraphe est empreint de vocabulaire et de notions médicaux. Photius était un bon connaisseur de Galien, quoiqu'il fût prompt à dénigrer son style. Le voilà qui l'imite ?

2.4 *Sarcasme et hyperbole*

Julien, plus encore que Lycos, se caractérise par une forme d'excès: excès d'ignorance, prolixité, en un mot *hybris*. Pire, il se rend coupable d'*hybris* contre les médecins anciens: ἀναισχύντως δ'ὑβρίζοντα τοὺς παλαιοὺς ἰατροὺς (*Contre Julien* 1, 14, CMG V, 10, 3 p. 37, 16). La sottise et l'arrogance de Julien, rendues encore plus agaçantes par sa popularité extrême auprès de jeunes ignorants, sont développées à loisir par Galien, qui prévient qu'il va user de termes plus sévères que de coutume (λόγοις τραχυτέροις ὧν εἴθισμαι χρῆσθαι, *Contre Julien* 2, 5, CMG V, 10, 3 p. 39, 7-8)[66]. Il vaut la peine de citer le paragraphe 2 de ce court traité pour illustrer le degré d'hyperbole et de sarcasme dont Galien est capable:

> Ἃ γοῦν ἐτόλμησε γράψαι πρὸς τὸν ἀρτίως εἰρημένον ἀφορισμὸν οὐδ' εἰπεῖν οἷόν τε πηλίκην ἤτοι γε ἀμαθίαν ἢ **ἀναισχυντίαν ἢ τόλμαν ἐνδείκνυται, μᾶλλον δ' εἰ χρὴ τἀληθὲς εἰπεῖν καὶ ταῦτα πάντα καὶ τούτων ἔτι πλείω**. τάχα μὲν οὖν ἄμεινον ἦν μηδ' ἀντιλογίας ἀξιοῦν αὐτὰ τῆς διὰ γραμμάτων μηδ' ἀπολλύναι τινὰ καὶ πρὸς τοῦτο χρόνον. δεηθέντων δέ μου λιπαρῶς πάνυ πολλῶν φίλων, ὅσα προσκομισθέντος μοι τοῦ βιβλίου καθ' ὃ τὸν προειρημένον ἀφορισμὸν ἐξελέγχειν Ἰουλιανὸς ἐπεχείρει διῆλθον, ἐν ὑπομνήμασιν αὐτοῖς παρασχεῖν, ὑπέμεινα καὶ τοῦτον οὐ σμικρὸν ἆθλον, ἀλλ' εἰ χρὴ τἀληθὲς εἰπεῖν πολὺ μείζω τοῦ κατὰ τοὺς αὐτοσχεδίους οὓς ἡμερῶν ἓξ ἢ πλειόνων ἐποιησάμην ἐπιδεικνὺς τὸ πλῆθος τῶν ληρωδῶν Ἰουλιανοῦ λόγων ὧν ἐνέγραψε τῷ βιβλίῳ. κυριώτατον γὰρ ἄν τις εἴποι τοῦτο δὴ τὸ συνήθως λεγόμενον, ὡς **οὐδέν ἐστιν ἀπεραντολογώτερον τἀνθρώπου**· "Θερσίτης δ' ἔτι μοῦνος ἀμετροεπὴς ἐκολῴα", ⟨καὶ⟩ τούτῳ μᾶλλον ἂν ἢ Θερσίτῃ πρέποι πάντας ὑπερβαλόντι τοὺς πώποτε γεγονότας ⟨ἐν⟩ ἀμετροεπίαις. καὶ τοίνυν οἱ παραγενόμενοι τοῖς λόγοις ἀναγινωσκομένοις αὐτοῦ δύο ταύτας ἔθεντο προσηγορίας τἀνθρώπῳ, **τὴν ἀμετροεπίαν καὶ τὴν ἀπεραντολογίαν**, ὥστ' οὐκ ἐμοῦ σωφρονίζοντος, ἀλλ' Ὀδυσσέως τινὸς ἐδεῖτο τοῦ τῷ σκήπτρῳ καθίζοντος· σωφρονίσαι γὰρ τὸν οὕτως ἔμπληκτον οὐδ' αὐτὸς ὁ τῶν Μουσῶν δύναται χορός. ἐπεὶ τοίνυν ἄκων ἠναγκάσθην γράφειν ταῦτα, ⟨ὅδε⟩ ὁ λόγος ἐστὶν ὑμῖν ὡς ⟨ἐν⟩ μοί⟨ρᾳ⟩ προοιμίου τινός, ὅπως μὴ καταγνωσθῶ πρὸς τῶν ἀναγνωσομένων αὐτά· **μέλλω γὰρ ἐλέγξειν ἄνθρωπον ἔμπληκτον ἀμαθῆ δοξόσοφον ἀπαιδεύτοις μειρακίοις ἐν ἅπαντι τῷ βίῳ φλυαρήσαντα**, παρ' οἷς ἐξ ὧν ἐβλασφήμει τοὺς παλαιοὺς ἐπιστεύθη τις εἶναι. δέομαι ⟨δ'⟩ οὖν συγχωρῆσαί

66 Un lieu commun que Galien affectionne: souligner son habituelle mansuétude et lier la dureté de ses propos présents au cas exceptionnel de stupidité qu'il examine: voir par exemple *De methodo medendi*, I, 2 (K. X, 8 = Loeb p. 14): διό μοι δοκῶ κἀγώ, καίτοι γε οὐκ εἰθισμένος ἐξελέγχειν πικρῶς τοὺς σκαιούς, ἐρεῖν τι πρὸς αὐτὸν ὑπὲρ τῆς τῶν παλαιῶν ὕβρεως. On notera le thème, identique, de l'insulte aux Anciens, prétexte à la diatribe.

μοι κολάσαι τὴν ἀπαιδευσίαν αὐτοῦ λόγοις τραχυτέροις ὧν εἴθισμαι χρῆσθαι. δεινὸν γὰρ εἰ τούτῳ ⟨μὲν⟩ ἐξέσται λοιδορεῖσθαι τῶν παλαιῶν τοῖς ἀρίστοις, ἡμῖν δ' οὐκ ἐξέσται δι' ἀποδείξεων ἐναργῶν ἐξελέγχειν αὐτοῦ τὴν ἀπαιδευσίαν. εἰς τοσοῦτον γὰρ ἥκει μεγέθους ὥστ' οὐδ' ὅθεν ἄρξηταί τις εὑρεῖν εὐπετές[67].

Les mots qu'il a osé écrire sur l'aphorisme que je viens de mentionner, donc, il n'est pas même possible de dire combien d'ignorance, d'impudence et d'audace ils démontrent; plutôt, à dire vrai, c'est tout cela et davantage qu'ils montrent! Il aurait mieux valu ne pas les juger digne d'une apologie écrite ni perdre son temps à ce sujet. Mais puisque de nombreux amis m'ont demandé avec beaucoup d'insistance de coucher par écrit, à leur intention, tous les détails que j'avais remarqués après m'être procuré le livre dans lequel Julien tentait de réfuter l'aphorisme que j'ai mentionné, je m'attaquai à cette épreuve pas petite, mais, à dire vrai, bien plus grande que les improvisations auxquelles je me suis livré pendant plus de six jours pour démontrer l'abondance de sottises écrites par Julien dans son livre. Car on citerait fort à propos ce vers souvent cité pour expliquer qu'il n'y a pas plus grand bavard que cet homme: "Thersite seul se vantait, intarissable"[68]. En fait, c'est à cet individu plus qu'à Thersite qu'il s'appliquerait, étant donné qu'il l'emporte sur tous, passés et présents, en matière d'intarissabilité. Il faut noter que ceux qui ont lu ses discours lui ont fait ces deux reproches: d'être intarissable et logorrhéique. Ainsi, ce n'est pas à moi de le raisonner, mais à un nouvel Ulysse de le faire avec son bâton! Car raisonner un personnage aussi fou, le choeur entier des Muses ne le pourrait pas. Eh bien, puisque j'ai été contraint malgré moi à écrire ce livre, j'écris ces lignes en manière de préambule, afin de ne pas me voir accuser par mes lecteurs: en effet, je m'apprête à réfuter un homme fou, ignorant, prétentieux, qui a raconté des sottises toute sa vie à de jeunes gens sans éducation, auprès de qui il passait pour quelqu'un, à force de blasphémer contre les Anciens. Je désire donc que l'on m'accorde de châtier son ignorance en des termes plus durs que je n'en ai l'habitude. Car il serait épouvantable que lui ait le droit de calomnier les meilleurs parmi les Anciens, tands que nous ne pourrions pas réfuter son ignorance par des démonstrations claires. Celle-ci a pris de telles proportions qu'il n'est pas même évident de trouver un point de départ.

67 Galien, *Adv. Iul.*, 2 (CMG V, 10, 3 p. 37-39).
68 Homère, *Il.* II, 212. Il s'agit d'un passage connu, mais ce vers est surtout cité par des grammairiens. Galien semble pourtant indiquer que ce vers était célèbre.

Dans ce paragraphe virulent, Galien résume par avance les reproches qu'il fait à Julien pour mieux le discréditer avant toute démonstration: Julien est coupable d'ignorance, d'effronterie et d'audace (ἀμαθίαν ἢ ἀναισχυντίαν ἢ τόλμαν), tous des lieux communs de la polémique dans un contexte savant. Galien se reprend alors aussitôt pour affirmer que c'est pire encore: μᾶλλον δ' εἰ χρὴ τἀληθὲς εἰπεῖν καὶ ταῦτα πάντα καὶ τούτων ἔτι πλείω (épanorthose). Galien s'explique: répondre par écrit à de telles fadaises est une perte de temps; lire et réfuter un tel monument, une épreuve pas petite (οὐ σμικρὸν ἆθλον, litote), qui lui prit plus des six jours ou davantage passés à réfuter ses thèses en improvisation; les principales caractéristiques de l'auteur, nouveau Thersite, sont la logorrhée et la démesure (τὴν ἀμετροεπίαν καὶ τὴν ἀπεραντολογίαν). Nul ne saurait raisonner un homme fou à ce point (τὸν οὕτως ἔμπληκτον), pas même le choeur entier des Muses (hyperbole). Galien appelle donc à l'indulgence face aux termes durs qu'il va employer, en résumant les excès de son adversaire: "je m'apprête à réfuter un homme fou, ignorant, se croyant savant, qui a raconté des sornettes à de jeunes gens ignorants sa vie durant" (μέλλω γὰρ ἐλέγξειν ἄνθρωπον ἔμπληκτον ἀμαθῆ δοξόσοφον ἀπαιδεύτοις μειρακίοις ἐν ἅπαντι τῷ βίῳ φλυαρήσαντα). C'est que Galien tient à se poser en personnage amène, bienveillant, conformément aux vertus requises de l'orateur dès l'époque classique (bienveillance, prudence, vertu[69]). L'asyndète entre les épithètes renforce la notion d'imposture absolue que Galien souhaite imposer à son auditoire: les crimes de ce pourfendeur des Anciens (ἐβλασφήμει τοὺς παλαιούς, λοιδορεῖσθαι τῶν παλαιῶν) doivent être exposés et punis, son ignorance châtiée (κολάσαι τὴν ἀπαιδευσίαν). Tout à la fois accusateur, professeur, détenteur de la vérité, Galien se pose en justicier volant au secours d'Hippocrate, à la demande de la foule de ses "amis". On ne saurait faire un exorde plus virulent. Si Galien n'atteint pas toujours ce degré de sévérité (pour le plus grand amusement, on peut le penser, de ses amis et lecteurs du moment), il réplique souvent les mêmes procédés et emploie les mêmes termes pour fustiger ses adversaires. Ainsi, l'on retrouve de semblables stratégies en divers points de son œuvre, parfois au détour d'une démonstration et avant d'en entamer une seconde, afin de dénigrer l'adversaire pour mieux convaincre l'auditoire (ou le lecteur) de son erreur.

69 Des vertus aussi anciennes que la rhétorique grecque telle qu'elle apparaît dans les textes littéraires. Sur la manière dont Aristote incorpore ces notions dans un nouveau système autour de la notion d'*èthos*, voir F. Woerther, *L'èthos aristotélicien. Genèse d'une notion rhétorique*, 2007, particulièrement p. 205-254.

2.5 *Invective : l'éloge et son contraire chez Galien*

Au delà de Lycos et Julien, dont les attaques par Galien sont presque anecdotiques, car ils apparaissent relativement peu dans son œuvre conservée[70], le médecin de Pergame a de véritables bêtes noires : il s'agit d'Erasistrate[71] et de Thessalos, le médecin méthodique, dont la destruction tout à fait théâtrale occupe les deux premiers livres du grand traité *De methodo medendi*. Il est aisé de comparer le style des attaques de Galien contre ces adversaires privilégiés avec celui des deux pamphlets étudiés plus haut : on y observe les mêmes recours, tels que dénigrement de l'adversaire, style judiciaire, ironie et sarcasme. Galien n'est pas dénué de férocité. Conformément aux préceptes d'Aristote[72], Galien emploie les ressources de la *diabolè* comme s'il était en position de défense (sa propre défense, mais aussi celle d'Hippocrate, notamment dans le *Contre Lycos*). Cette position confortable lui permet tout.

Etudions le cas de Thessalos, sa victime au début du *De methodo medendi*. Les attaques contre l'inventeur (ou l'un des inventeurs) de la médecine "méthodique" se multiplient et sont récurrentes au fil du livre I et du livre II, mais on peut se concentrer sur les premiers chapitres du livre I pour illustrer la nature rhétorique de la charge de Galien contre le médecin de Tralles ; quelques passages, comme la tirade qui suit, suffiront à donner une idée de la véhémence de Galien :

> τί πειρᾷ διαβάλλειν ὦ οὗτος τὰ χρηστὰ διὰ τὸ παρὰ τοῖς πολλοῖς εὐδοκιμεῖν, ἐνὸν ὑπερβάλλεσθαι τοῖς ἀληθέσιν, εἰ φιλόπονός τέ τις εἴης καὶ ἀληθείας ἐρα-

70 Lycos de Macédoine était néanmoins un adversaire de taille pour Galien à Rome et fut l'objet de plusieurs attaques en forme de sa part, la plupart perdues, car ses écrits, quoique truffés d'erreurs, circulaient abondamment. Cf. V. Boudon-Millot, *Galien, Œuvres, tome I* p. 122 (note 7 à Galien, *Ord. libr. Propr.* III, 8). Cf. Galien, *Libr. Propr.* IV, 34-40 (Boudon-Millot p. 152-153).

71 La plupart des ouvrages spécifiquement consacrés à la réfutation d'Erasistrate sont perdus. Cf. Galien, *Libr. Propr.* X (Boudon-Millot p. 162-163). Les médecins méthodiques étaient la cible favorite de Galien, mais il a aussi consacré des réfutations aux Empiriques ; cf. Galien, *Libr. Propr.* XI-XIII (Boudon-Millot p. 163).

72 Aristote, *Rhétorique*, III, 15 (1416a-b). Cf. F. Piazza, "Διαβολή : the personal attack in Greek rhetoric", in L. Calboli Montefusco et M.S. Celentano (eds), *Papers on Rhetoric XII*, Perugia, 2014, p. 193-207 ; et surtout C. Rambourg, "Aristote et le dénigrement. Analyse des rapports entre la théorie rhétorique et la diabolè", in L. Albert et L. Nicolas (eds), *Polémique et rhétorique de l'antiquité à nos jours*, Bruxelles, 2010, p. 65-77. C. Rambourg distingue à bon droit différents sens de διαβολή, du dénigrement proprement dit au sens simple d'accusation et à la prévention défavorable qui en résulte dans l'auditoire (*art. cit.* p. 66). Galien joue bien sûr de l'ambiguïté profonde de la *diabolè* – mais le contexte de la défense (d'Hippocrate, par exemple) donne toute légitimité à ses attaques personnelles (cf. Rambourg, *art. cit.* p. 72).

στής; τί δὲ τῇ τῶν ἀκροατῶν ἀμαθίᾳ συμμάχῳ κέχρησαι κατὰ τῆς τῶν παλαιῶν βλασφημίας; μὴ τοὺς ὁμοτέχνους τῷ πατρί σου κριτὰς καθίσῃς ἰατρῶν, τολμηρότατε Θεσσαλέ· νικήσεις γὰρ ἐπ' αὐτοῖς καὶ καθ' Ἱπποκράτους λέγων καὶ κατὰ Διοκλέους καὶ κατὰ Πραξαγόρου καὶ κατὰ πάντων τῶν ἄλλων παλαιῶν, ἀλλ' ἄνδρας παλαιούς, διαλεκτικούς, ἐπιστημονικούς, ἀληθὲς καὶ ψευδὲς διακρίνειν ἠσκηκότας, ἀκόλουθον καὶ μαχόμενον ὡς χρὴ διορίζειν ἐπισταμένους, ἀποδεικτικὴν μέθοδον ἐκ παίδων μεμελετηκότας, τούτους εἰς τὸ συνέδριον εἰσάγαγε δικαστάς, ἐπὶ τούτων τόλμησον Ἱπποκράτει τι μέμψασθαι, τούτων κρινόντων ἐπιχείρησόν τι **τῇ μιαρᾷ καὶ βαρβάρῳ σου φωνῇ** πρὸς Ἱπποκράτην διελθεῖν, πρῶτον μὲν ὡς οὐ χρὴ φύσιν ἀνθρώπου πολυπραγμονεῖν· ἔπειτα δὲ ὡς εἰ καὶ τοῦτο συγχωρήσειέ τις, ἀλλ' ὅτι γε κακῶς αὐτὴν ἐζήτησεν ἐκεῖνος καὶ ψευδῶς ἀπεφήνατο σύμπαντα. τίς οὖν ἔσται κριτής; εἰ βούλει, Πλάτων, ἐπειδὴ τοῦτον γοῦν οὐκ ἐτόλμησας λοιδορεῖν. ἐγὼ μὲν γὰρ οὐδὲ τοὺς μαθητὰς αὐτοῦ φύγοιμ' ἄν, οὔτε τὸν Σπεύσιππον οὔτε τὸν Ξενοκράτην· τὸν Ἀριστοτέλην δὲ κἂν παρακαλέσαιμί σε κριτὴν ὑπομεῖναι καὶ σὺν αὐτῷ Θεόφραστον· εὐξαίμην δ' ἄν σε καὶ Ζήνωνα καὶ Χρύσιππον ἅπαντάς τε τοὺς ἀπ' αὐτῶν ἑλέσθαι κριτάς. οὐδεὶς τούτων, **ὦ τολμηρότατε Θεσσαλέ,** τῶν Ἱπποκράτους κατέγνω περὶ φύσεως ἀνθρώπου δογμάτων, ἃ τὴν ἀρχὴν οὔτ' ἀνεγνωκέναι μοι δοκεῖς οὔτ', εἴπερ ἀνέγνως, συνιέναι· καὶ εἰ συνῆκας δὲ, κρῖναι γοῦν ἀδύνατον ἦν σοι, **τραφέντι μὲν ἐν γυναικωνίτιδι παρὰ πατρὶ μοχθηρῶς ἔρια ξαίνοντι.** μὴ γὰρ ἀγνοεῖσθαί μοι δόκει τὸ θαυμαστόν σου γένος καὶ τὴν ἀοίδιμόν σου παιδείαν, μηδ' ὡς ἐν κωφῷ θεάτρῳ λοιδορεῖν Ἱπποκράτην τε καὶ τοὺς ἄλλους παλαιούς· ἀλλὰ τίς ὢν καὶ πόθεν, ἐκ ποίου γένους, ἐκ ποίας ἀνατροφῆς, ἐκ ποίας παιδεύσεως, ἐπίδειξον πρότερον, εἶθ' οὕτως λέγε, τοῦτ' αὐτὸ πρῶτον μαθών, **ὦ θρασύτατε,** ὅτι λέγειν οὐκ ἐφεῖται πᾶσι δημοσίᾳ ἐν οὐδεμιᾷ τῶν εὐνομουμένων πόλεων, ἀλλ' εἴ τις ἐπίσημός ἐστι καὶ γένος ἔχει καὶ ἀνατροφὴν δεῖξαι καὶ παιδείαν ἀξίαν τοῦ δημηγορεῖν, τούτῳ συγχωροῦσιν ἀγορεύειν οἱ νόμοι· σὺ δ' οὐδὲν τούτων ἔχων ἐπιδεῖξαι τολμᾷς **ὦ γενναιότατε** κατηγορεῖν Ἱπποκράτους, καὶ καθίζεις μὲν ἐν ταῖς ληρώδεσί σου βίβλοις δικαστὰς τοὺς Ἕλληνας, ἀποφαίνῃ δ' αὐτὸς οὐκ ἀναμείνας ἐκείνους καὶ στεφανοῖς σεαυτόν, ἐνίοτε μὲν κατὰ πάντων τῶν ἰατρῶν, ἐνίοτε δὲ κατὰ πάντων ἁπλῶς Ἑλλήνων[73].

Pourquoi essaies-tu de dénigrer, triste individu, ce qui est bon en vue de plaire à la foule, alors que tu pourrais triompher en disant le vrai, si seulement tu étais travailleur et amant de la vérité ? Pourquoi donc prends-tu comme alliée l'ignorance de tes auditeurs dans ton entreprise calomniatrice envers les Anciens ? Ne va pas prendre pour juges les collègues de

73 Galien, *De methodo medendi*, I, 2 (K. X, 8-11 = Loeb vol. I, p. 14-16).

> ton père, impudentissime Thessalos ! Car tu vaincras grâce à eux même en accusant Hippocrate, Dioclès, Praxagoras et tous les autres Anciens ! Au contraire, fais entrer comme juges dans le tribunal des Anciens, experts en dialectique, savants, habiles à discerner le vrai du faux, capables de définir comme il faut le conséquent et le contradictoire, versés dans la méthode dialectique depuis l'enfance ! Devant eux, ose critiquer Hippocrate ; face à de tels juges essaie d'accuser Hippocrate, dans ta langue impure et barbare, et commence par expliquer qu'il ne faut pas s'occuper de la nature de l'homme ! Ensuite, en imaginant que l'on te cède ce point, ajoute qu'il a mal conduit sa recherche sur le sujet et s'est trompé en tout. Qui sera juge ? Platon, si tu veux, puisque voilà toujours quelqu'un que tu n'as pas osé calomnier. Moi, en tout cas, je ne récuserais pas non plus ses élèves, ni Speusippe, ni Xénocrate ; et je t'inviterais même à prendre pour juge Aristote, et avec lui Théophraste. Je te prierais en outre d'accepter pour juges Zénon, Chrysippe et tous leurs disciples. Aucun d'eux, impudentissime Thessalos, n'a critiqué les dogmes d'Hippocrate sur la nature de l'homme que, pour commencer, tu me sembles n'avoir pas lus, ou alors, si tu les as lus, n'avoir pas compris. Car si tu les avais compris, il te serait impossible de les juger, éduqué comme tu l'as été dans un atelier de femmes, auprès d'un père qui faisait le pauvre métier de filer la laine. Car ne va pas croire que j'ignore ta naissance remarquable et ton éducation fameuse, ni que tu insultes Hippocrate et le reste des Anciens dans un théâtre de sourds ! Qui es-tu, d'où sors-tu, de quelle famille, de quelle origine, de quelle éducation ? Parle donc, mais alors sache d'abord ceci, effrontissime : il n'est pas permis de parler en public dans aucune cité bien gouvernée – au contraire, c'est si l'on est distingué, que l'on a des origines, une éducation et une formation dignes de parler en public que les lois nous autorisent à prendre la parole en public. Mais toi qui n'as rien de tout cela à nous montrer, tu oses, mon noble ami, accuser Hippocrate, et tu établis pour juges dans tes livres verbeux les Grecs, alors que tu démontres que tu n'en as fréquenté aucun, et tu te couronnes toi-même, parfois face à tous les médecins, parfois même face à tous les Grecs, purement et simplement !

Outre un vocabulaire très similaire à celui employé dans le *Contre Lycos* et le *Contre Julien* étudiés plus haut, Galien se rapproche davantage de l'invective. On le voit, Galien rejette d'emblée la *diabolè* dans le camp adverse (τί πειρᾷ διαβάλλειν ὦ οὗτος τὰ χρηστὰ...) ; il s'adresse directement à Thessalos, donnant vie à son discours comme si l'adversaire était là, présent, dans la salle d'audience. Impératifs, apostrophes, emploi des personnes, particules, tout concourt à l'illusion d'un véritable discours devant une assemblée, en présence de l'accusé (et accusateur) Thessalos. Les apostrophes employées par Galien rappellent tantôt les discours judiciaires (ὦ οὗτος, τολμηρότατε Θεσσαλέ), tantôt, par antiphrase, les dialogues de Platon (ὦ γενναιότατε). L'attaque personnelle descend ici d'un cran dans la bassesse, puisque Galien fustige le mauvais grec de Thessalos (τῇ μιαρᾷ καὶ βαρβάρῳ σου φωνῇ) ainsi que ses origines modestes, qu'il dépeint comme viles (τραφέντι μὲν ἐν γυναικωνίτιδι παρὰ πατρὶ μοχθηρῶς ἔρια ξαίνοντι), et enfin son éducation (τὴν ἀοίδιμόν σου παιδείαν). Galien discrédite ainsi le profil intellectuel du médecin – car seuls, explique-t-il, les bien-nés et bien éduqués ont droit de cité lorsqu'il s'agit de parler en public. Galien, c'est évident, reprend ici ostensiblement les lieux de l'éloge pour mieux les retourner contre son adversaire – comme le conseillent les théoriciens de la rhétorique, pour dénigrer quelqu'un ou quelque chose, il faut simplement utiliser à rebours les lieux de l'éloge[74]. Ces lieux étaient connus des jeunes Grecs dès le stade des *progymnasmata*.

Un peu plus loin dans le texte, Galien poursuit ainsi et file la métaphore du concours dont Thessalos est le vainqueur autoproclamé :

> ἄγε δὴ λοιπὸν ὕμνους ᾀδόντων ἅπαντες Θεσσαλοῦ, καὶ γραφόντων ἐπινίκια μέλη, καὶ κοινὸν τῆς οἰκουμένης τὸ θέατρον γενέσθω, καὶ παρελθὼν ᾀδέτω τις ὡς παρὰ τοῖς ἱστοῖς τραφεὶς ἐνίκησε μὲν Δημοσθένην καὶ Λυσίαν καὶ τοὺς ἄλλους ῥήτορας, ἐνίκησε δὲ Πλάτωνα καὶ Σωκράτην καὶ τοὺς ἄλλους φιλοσόφους, ἐνίκησε δὲ καὶ Λυκοῦργον καὶ Σόλωνα καὶ τοὺς ἄλλους νομοθέτας, ἐστεφάνωται δὲ κοινῇ κατὰ πάντων ἀνθρώπων, ῥητόρων, φιλοσόφων, νομοθετῶν. κτλ
>
> Allons, que tous chantent des hymnes à Thessalos, qu'ils lui écrivent des épinicies, que son théâtre soit la terre entière, que l'on s'avance et chante comment, quoique élevé parmi les métiers à tisser, il vainquit Démosthène, Lysias et le reste des orateurs, vainquit Platon, Socrate et le reste des philosophes, vainquit Lycurgue, Solon et le reste des législateurs, qu'il soit couronné enfin par tous les hommes, orateurs, philosophes, législateurs ! etc

Galien mêle ici sarcasme et hyperbole en suggérant que d'autres chantent les louanges, sur le mode épique et lyrique (ὕμνους ᾀδόντων… γραφόντων ἐπινίκια

74 Pour les lieux de l'éloge, voir en particulier Ps. Hermogène, *Progymnasmata*, VII, 5 (Patillon p. 195). *Cf.* Aphthonios, *Progymnasmata*, VIII, 3 (sur les lieux de l'éloge) et IX, 2 (sur le blâme).

μέλη), de Thessalos sur le grand théâtre du monde. Il rappelle encore sa condition vile (παρὰ τοῖς ἱστοῖς τραφεὶς) par rapport aux nobles adversaires qu'il s'est (selon Galien) octroyés, Démosthène, Lysias, Platon etc. Galien se livre à une accumulation de grands noms et passe en revue tous les arts (dans le passage cité ici et au-delà) pour mieux singulariser l'absurdité du personnage de Thessalos et l'incongruité de sa présence parmi les grands auteurs. Notons la place de choix réservée aux orateurs attiques dans le choeur de ces derniers. Elle signale le registre dans lequel Galien souhaite inscrire son propre discours.

Si Thessalos est indiscutablement la bête noire de Galien, d'autres figures médicales tombent sous les coups du médecin de Pergame. On peut ainsi faire un parallèle, dans une certaine mesure, entre Thessalos et Erasistrate dans le traité des *Facultés naturelles* (*De naturalibus facultatibus*)[75]. S'attaquer à l'adversaire sous cette forme vindicative n'est donc pas une stratégie isolée chez Galien. Dans le contexte favorable au discours agonistique de son époque, cela n'a rien qui doive surprendre: d'autres "sophistes" s'y sont essayés[76]. De plus, une telle mise en scène participe évidemment de stratégies polémiques bien documentées et universelles:

> Si convaincu que soit le pamphlétaire, si plein de l'évidence qu'il porte face au désordre du monde, son argumentation n'est jamais unilatérale; il a besoin de l'objection, de la réfutation – qu'il pourra à son tour réfuter; solitaire, il fait comparaître en un lieu mythique ses adversaires et leur offre un combat d'idées auquel il leur interdit de se dérober; il cherche un terrain de vérité, cette vérité qui ne jaillit que du heurt des contraires. Il peut certes y avoir une certaine roublardise dans cette mise en scène et on n'oubliera pas que le pamphlétaire en garde le contrôle et fixe les règles du jeu. Parmi les *dramatis personae* de ces échanges fugaces, il faut compter à côté du porte-parole adverse, le lecteur lui-même, pris à témoin ou à parti, invité à un choix, tancé ou approuvé. (…) L'interrogation dite "oratoire" n'est autre que le signal de cette lacune où l'aveu du lecteur est attendu[77].

75 Erasistrate est moqué, mais pas vilipendé dans ce traité.

76 Citons de nouveau par exemple le *Pseudologistès* de Lucien, une attaque très violente contre un autre sophiste qui s'est moqué de lui à propos de l'emploi d'un mot grec. Lucien y dévelope une démesure, une débauche rhétorique, tout à fait comparable.

77 M. Angenot, *La parole pamphlétaire. Contribution à la typologie des discours modernes*, Paris, 1982, p. 285-286.

La virulence de Galien connaît pourtant des degrés; certains de ses prédecesseurs, notamment de grands noms comme Aristote, méritent certains égards[78]. Ces stratégies destructrices ne visent pas toujours un individu, mais parfois un groupe; moins rhétoriques en apparence, moins alignées sur l'invective classique, elles n'en compromettent pas moins la valeur d'un groupe de médecins ou de philosophes sous couvert d'anonymat (en usant et en abusant du fameux τινες, "certains")[79]. Ainsi la cible favorite de Galien dans le traité des *Simples* est-elle, moins que les Empiriques proprement dits (une école médicale peut-être déjà en déclin à l'époque où il écrit), ceux qui leur donnent du grain à moudre par leur mauvais raisonnements (autrement dit des médecins rationalistes comme lui, mais incapables de mener à bien une démonstration apodictique). Galien applique donc toute une palette de critique; mais il écrit bien souvent en opposition claire contre quelqu'un ou quelques uns, développant à loisir une rhétorique de combat sur le terrain de la médecine.

À rebours, l'éloge n'est pas absent de la prose de Galien, mais il s'attache finalement assez peu aux personnes et se limite en général à de simples et rapides remarques positives (par exemple sur Hippocrate, Soranos ou Dioscoride) qui ne relèvent pas directement de l'*encomium* – et en effet les théoriciens de la rhétorique distinguent clairement ἔπαινος de ἐγκώμιον, l'un plus bref, l'autre plus long[80]. Au lieu de cela, la rhétorique épidictique se déploie dans des contextes moins personnels: éloge des arts et surtout de la médecine (*Protreptique*), éloge du site remarquable de Stabies (*De methodo medendi*), éloge de la Nature providentielle (*De usu partium*)[81]. S'agit-il d'une stratégie visant à effacer les autres personnalités (même celles d'Hippocrate, de Platon et d'Aristote) au profit de la sienne? C'est possible. La destruction systématique de ses adversaires passés ou présents, alliée à la quasi absence d'éloges personnels en bonne et due forme, fait passer tous les médecins au second plan, tandis que du chaos de la médecine antérieure émerge une figure omnisciente, omnipotente: Galien. Les médecins mentionnés par Galien sont donc presque tous autant de repoussoirs pour mieux illustrer ses propres qualités et réalisations. Peuplant l'œuvre de Galien comme autant de personnages regrettables,

---

78 P.J. van der Eijk, '"Aristotle! What a thing for you to say!" Galen's engagement with Aristotle and Aristotelians', in C. Gill/J.M. Wilkins/T.J.G. Whitmarsh (eds), *Galen and the World of Knowledge*, Cambridge, 2009, p. 261-280.

79 Voir à propos des stoïciens T. Tieleman, 'Galen and the Stoics, or: the art of not naming', in C. Gill/J.M. Wilkins/T.J.G. Whitmarsh (eds), *Galen and the World of Knowledge*, Cambridge, 2009, p. 282-299.

80 Voir par exemple Ps. Hermogène, *Progymnasmata* VII, 3 (Patillon p. 194); Aphthonios, *Progymnasmata* VIII, 1 (Patillon p. 131).

81 Voir le chapitre 4, consacré à la rhétorique de la Providence.

ils ne font que l'illustrer pour mieux en faire ressortir le caractère unique, universel. En ce sens, invectives et éloges, filés ou en sourdine, participent de l'autoportrait galénique – ou du moins, de sa stratégie d'auto-promotion. Ils rejoignent donc le projet médical unique en son genre de Galien.

3 Conclusion

Malgré les garde-fous de la bienséance mis en place par les théoriciens de la rhétorique, on ne peut que souscrire à la conclusion de Cristina Pepe au sujet des rapports étroits entre rhétorique et polémique, et l'appliquer à Galien:

> Si la polémique est rhétorique, il est également vrai que la rhétorique est polémique. En effet la rhétorique, telle que la conçoivent les Anciens, est polémique, au sens où un effort "guerrier" pour avoir raison sur l'autre, le contradicteur, demeure à la racine de toute activité visant la persuasion. Cela se traduit d'abord dans l'image fréquemment utilisée de l'orateur-combattant qui, à coups de mots, frappe son adversaire pour faire triompher sa cause. Cela impose, en second lieu, qu'un répertoire de procédés de diffamation se constitue et devienne disponible au sein du dispositif oratoire, telle une épée dans son fourreau, toujours prête à être utilisée au moment opportun, c'est-à-dire comme une arme de défense et d'attaque[82].

Le répertoire de procédés de diffamation, chez Galien, embrasse non seulement le contexte polémique *per se* (comme dans les opuscules que l'on a étudiés ici, l'ouverture du *De methodo medendi*, etc) mais aussi le champ du récit, où ses adversaires, jaloux, ignorants, mécréants, méchants, sont représentés comme autant de drôles dans une galerie de repoussoirs. Dans ce contexte polémique, la dialectique elle-même est parfois employée sur un mode parodique: le syllogisme devient un accessoire parmi d'autres dans la stratégie argumentative flamboyante de Galien. Ce dernier étale sciemment sa virtuosité, moins parce qu'il était un fat insupportable (ce que beaucoup de commentateurs modernes semblent sous-entendre) que parce que cela correspondait aux

82 C. Pepe, "Pour une archéologie de la polémique dans la rhétorique de l'antiquité", in L. Albert et L. Nicolas (eds), *Polémique et rhétorique de l'antiquité à nos jours*, Bruxelles, 2010, p. 51-63 (p. 62). Sur l'importance du discours polémique, voir aussi C. Kerbrat-Orecchioni/N. Gelas (eds), *Le discours polémique*, Lyon, 1980; M. Angenot, *La parole pamphlétaire – Contribution à la typologie des discours modernes*, Paris, Payot, 1982.

attentes du public, habitué aux arabesques discursives des sophistes. Galien ne se contente pas d'argumenter : il se met en scène en train d'argumenter, pour le plus grand plaisir de ses "amis". De plus, Galien préfigure tout simplement les écrits des polémistes de tout temps, y compris les plus modernes, qui recourent exactement au même arsenal diversifié de la rhétorique de combat et à tout ce qui peut le rendre vivant :

> C'est donc une des règles de l'esthétique implicite du pamphlet que de chercher à donner l'apparence au moins du désordre et de la discontinuité. Il s'agit de mimer un mouvement "spontané" de colère et d'indignation. La digression anecdotique, le lyrisme de l'invective concourent à la stratégie d'ensemble mais servent aussi à signaler le primesaut, le naturel sans fard, autrement dit la présence constante d'un *sujet* derrière l'énoncé[83].

L'analyse de Marc Angenot prend une résonnance particulière et éclaire l'unité des textes galéniques sous l'angle de l'écriture pamphlétaire. On ne saurait mieux mettre en valeur la présence presque excessive de Galien à l'arrière-plan (ou est-ce, tout compte fait, au premier plan ?) de son discours. La traduction linguistique de ces stratégies, le dialogisme, est le masque de l'orateur, un orateur dont la nature et la stature ne cessent de s'imposer au lecteur/auditeur. Quelles sont donc les implications de ces analyses pour la lecture au long cours de Galien ? En premier lieu, il est prudent de se méfier des raccourcis sur les apparentes contradictions chez le médecin de Pergame – contradictions que l'on aime à relever, sans toujours bien apprécier le caractère momentané de certaines remarques. Galien utilise bien souvent les textes, les arguments des autres *à des fins rhétoriques* ; dans maints passages, on ne saurait conclure qu'il pense ceci ou cela, au premier degré, sans analyser avec précision dans quel contexte et dans quel but il écrit à cet instant précisément. Lire Galien, comme il le soulignait lui-même souvent, demande une formation exigeante, de préférence en mathématiques, et de la méthode (on doit lire le texte en entier, depuis le début, et non pas butiner au hasard) ; c'est une école d'attention, de discipline. Le lecteur idéal rêvé par Galien est un monstre de savoir, à son image, ou à tout le moins un lecteur rigoureux : c'est lui-même qui le dit. Même si l'on peut se méfier de telles affirmations, qui à n'en pas douter font partie d'une stratégie d'ensemble visant à se poser, lui, Galien, en maître omniscient et incontournable (dans le cadre de la relation au lecteur, mais aussi au delà du

83 M. Angenot, *La parole pamphlétaire*, 1982, p. 298.

livre), force est de reconnaître que le médecin se hisse au niveau de ce lecteur rêvé : il contraint ses lecteurs, en retour, à une attention redoublée. Aux lecteurs modernes, donc, de désamorcer les stratégies d'enfumage les plus retorses ! À cette fin, il est crucial de toujours garder à l'esprit la finesse rhétorique de Galien.

Une conclusion plus générale sur ce chapitre s'impose. Le discours professoral, la rhétorique de l'interprétation juste, la logique qui s'y déploie, ne se comprennent qu'en fonction du contexte polémique sous-jacent aux œuvres concernées. Même lorsque la polémique (telle qu'étudiée dans la seconde partie de ce chapitre) n'est pas au premier plan, c'est elle qui dicte les termes du discours galénique, un discours qui doit alors convaincre à tout prix. La réfutation y est cruciale autant que l'effort d'instruction et de clarification revendiqué par Galien : on peut parler d'effort de *conversion*, bien au delà du genre limité du protreptique auquel il s'est d'ailleurs essayé. On constate donc une amplification du domaine du signe, et donc du rôle de Galien comme interprète et herméneute, doublée d'une rhétorique destructrice redoutablement efficace. Ce sont deux faces d'une même stratégie : Galien le mandarin ne saurait se contenter de démontrer son excellence, il démolit consciencieusement toute la concurrence.

CHAPITRE 3

Enargeia : formes de la narration et de la description chez Galien

Ce chapitre porte principalement sur le récit chez Galien, et, parmi les nombreux récits, sur les histoires de cas ; néanmoins, l'analyse fait apparaître dans le tissu même de ces récits une vivacité, une évidence visuelle qui le relie aux procédés descriptifs. On ne peut donc s'en tenir à la notion de "récit", encore moins à celle d'histoire de cas. Le lien entre récit et description, si difficile parfois à appréhender, réside dans la recherche de l'*enargeia* – terme de rhétorique que l'on se gardera de traduire ici par "évidence" afin de mieux distinguer, justement, une "rhétorique de l'évidence" (démonstrative) chez Galien, celle de la révélation, explorée dans le chapitre précédent. Contentons-nous pour l'instant de souligner la qualité visuelle et la vivacité qui animent les textes relevant de l'*enargeia* des rhéteurs : si ekphrasis et hypotypose en sont les figures les plus connues, donnant lieu à des morceaux de bravoure, ce mode d'écriture dépasse largement la simple description et s'immisce aisément dans la narration. Aussi étudie-t-on ici le récit au sein de la recherche plus générale de l'*enargeia*[1], afin de laisser place aux images et à la recherche visuelle qui caractérise une part de l'écriture galénique. Cette recherche, comme on le verra, en privilégiant le regard du médecin, s'habille de *summetria* : on retrouve ici le point de vue objectif sur les corps et les choses que Galien privilégie en tout point de son œuvre. Au chevet du patient, point de *pathos* devant le corps souffrant, parfois crucifié sur la table d'opération ; au contraire, une savante mise à distance de la souffrance pour mieux faire apparaître la logique et la clarté de l'observation. De ce point de vue, Galien ouvre clairement la voie à l'écriture scientifique moderne.

1 Le récit chez Galien : formes et fonctions

Dans le domaine du récit comme dans d'autres formes littéraires adoptées et exploitées par les médecins, on observe une grande variété. Ici, Hippocrate

1 Sur l'*enargeia* comme qualité visuelle du récit ou de la description, voir *Rhet. Herenn.* IV, 54, 68 ; et sur la puissance de cette notion de l'antiquité à l'époque moderne, voir H.F. Plett, *Enargeia in Classical Antiquity and the Early Modern Age. The Aesthetics of Evidence*, 2012, p. 1-21.

 | DOI:10.1163/9789004380967_005

ne fournit qu'un modèle parmi d'autres; la forme narrative, qui s'épanouit, précisément à l'époque de Galien, dans le roman grec, se prête à bien des transformations et des utilisations, du simple divertissement à la démonstration par l'exemple. Si le rôle argumentatif du récit est destiné à jouer à plein chez Galien, comme on s'y attendrait, il masque aussi une mosaïque de textes dont la fonction est moins facile à déterminer. Par ailleurs, on s'attendrait peut-être, chez un médecin, à identifier le récit au 'cas'. De fait, les 'cas' médicaux représentent une quantité non négligeable dans le volume des récits galéniques, mais d'autres récits, plus ou moins étendus, parfois très brefs, parfois plus longs, s'insèrent dans la prose de Galien, tantôt pour amuser ou délasser le lecteur, comme autant de pauses bienvenues dans un ouvrage à vocation démonstrative, tantôt pour expliquer ses actions ou ses interprétations, ou pour en démontrer la validité. Parfois aussi, il s'agit de simples exemples, dictés par le contexte rhétorique immédiat. Les récits sont aussi liés entre eux par toutes sortes de corrélations: un second récit renforce et complète le premier, la même histoire se fait raconter deux fois dans deux textes différents, tel récit rappelle d'autres récits dans des contextes littéraires et chez des auteurs d'un autre temps. L'intertextualité n'est donc pas absente de l'œuvre galénique. Mieux, le simple 'cas' remplit souvent plusieurs fonctions et ne figure pas dans l'exposé pour le seul bénéfice du lecteur médecin – on ne peut dès lors l'opposer aux autres types de récit que d'une manière artificielle.

On observe donc une grande variété de récits chez Galien, mais il est naturellement utile, pour la clarté de l'exposé, de tenter de les distinguer selon quelques catégories. On commencera par s'intéresser aux histoires de cas, afin de montrer leur complexité et la voie propre choisie par Galien en ce domaine. De fait, ce dernier se distingue autant d'Hippocrate que de ses autres prédécesseurs en médecine, tels que Rufus d'Ephèse ou Arétée de Cappadoce, et des autres prosateurs techniques de son temps (on pense naturellement à Artémidore ou Ptolémée). On montrera ainsi que la complexité des histoires de cas, alliée à la multitude de récits sans rapport avec l'expérience strictement médicale de Galien, révèle une facette importante de Galien écrivain: sa virtuosité narrative, qu'il utilise dans une multiplicité de contextes et à des fins diverses, en bon élève des rhéteurs[2].

Comme on le verra, le récit touche souvent au domaine, que nous séparons souvent artificiellement de celui-ci, de la description[3]. Pour cette raison,

2 Sur la formation rhétorique de Galien, voir mon introduction, p. 8-12.

3 Au sujet de cette distinction artificielle, fréquemment soulignée dans les études de rhétorique, voir notamment P. Hamon, *Introduction à l'analyse du descriptif*, Paris, 1981, p. 97: "il y

il est utile de concentrer l'attention de ce chapitre sur la notion d'*enargeia* ou 'évidence', qui permet d'une part de mettre en valeur les qualités visuelles du récit et de l'image chez Galien, et d'autre part de distinguer clairement la qualité de ces passages de l'habituelle 'clarté' (*saphèneia*) fréquemment soulignée à propos de ses textes[4]. En effet, l'ambition pédagogique générale de Galien, tournée vers la transmission du savoir médical et de la pensée hippocratique qu'il fait sienne, le pousse à mettre l'accent sur cette notion de 'clarté', essentielle à la communication scientifique. De même, le registre de l'utile domine nettement le beau et l'honorable dans les justifications du discours : le profit scientifique de l'expérience, de l'observation ou du récit est presque toujours au premier plan. Néanmoins, il est manifeste, quand on lit Galien, que ce dernier est capable de hausser son niveau de sophistication narrative ou descriptive de manière à produire une impression plus forte sur le lecteur ou l'auditeur. C'est la qualité de ces moments qui nous intéresse ici.

1.1 *Galien, le récit et la littérature de son temps*

A l'exception du roman grec, le récit chez des grands prosateurs contemporains de Galien a fait l'objet de peu d'analyses détaillées[5]. On n'est pourtant pas en peine pour trouver du matériel à analyser, d'Aelius Aristide et ses col-

---

a toujours du narratif dans le descriptif, et réciproquement" (cité dans D. van Mal-Maeder, *La fiction des déclamations*, Leiden, Brill, 2007, p. 65).

4 Bien que fermement distinguées aux origines de la rhétorique, *saphèneia* et *enargeia* se révèlent de plus en plus proches dans les traités de rhétorique d'époque impériale, notamment chez Denys d'Halicarnasse ou Quintilien. Une certaine différence de degré sépare la clarté de l'évidence, mais elles ont en partage de nombreuses caractéristiques et relèvent de procédés et d'intentions similaires. Voir à ce sujet les études pertinentes de F. Berardi, 'La teoria dello stile in Dionigi di Alicarnasso : il caso dell' enargeia', in P. Chiron/C. Lévy (eds), *Les noms du style dans l'antiquité gréco-latine*, Peeters, Louvain, 2010, p. 179-200 et J. Dross, 'Qu'est-ce qu'un discours évident ? Les rapports entre l'évidence et la clarté dans l'*Institution Oratoire*', même volume, p. 233-252.

5 Apulée notamment s'inscrit clairement, à sa manière (unique) dans les jeux du récit et de la description propres à la Seconde Sophistique. Cf. J.J. Winkler, *Auctor et Actor. A Narratological Reading of Apuleius's Golden Ass*, Universit of California Press, Berkeley, 1985 ; A. Kirichenko, *A Comedy of Storytelling. Theatricality and Narrative in Apuleius' Golden Ass*, Heidelberg, 2010 (particulièrement le chapitre 9 et dernier) ; N.W. Slater, 'Apuleian Ecphraseis : Depiction at Play', in W. Riess (ed.), *Paideia at Play : Learning and Wit in Apuleius*, Groningen, 2008, 235-250. Sur le récit antique plus généralement, voir D. Cairns/R. Scodel (eds), *Defining Greek Narrative*, Edinburgh, 2014 ; N. Lowe, *The Classical Plot and the Invention of Western Narrative*, Cambridge, 2000 ; voir aussi les chapitres de Tim Whitmarsh consacrés aux auteurs de la Seconde Sophistique dans I.F.G. De Jong, R. Nünlist & A. Bowie (eds), *Narrators, Narratees, and Narratives in Ancient Greek Literature*, Mnem. Suppl. 257, Leiden, Brill, 2004.

lègues sophistes aux Pères de l'Eglise; aussi trouve-t-on quelques études, par exemple sur Lucien ou Dion de Pruse[6]. Le récit chez Galien a attiré relativement peu d'attention; on le représente souvent sous la forme de l'anecdote, ou du simple cas médical[7]. Dans une liste au demeurant utile, Susan Mattern recense plus de trois cent récits de cas; mais il n'existe pas d'analyse rhétorique de la plupart de ces récits[8]. La perspective lisse de l'historien passe outre les caractéristiques littéraires de ces textes pour mieux en extraire l'information principale (classe sociale, sexe, occupation des patients…). En d'autres termes, le récit n'est pas étudié pour lui-même, mais pour ce qu'il transmet de *realia* sur le monde romain, la médecine ou la vie de Galien lui-même; or, son relief et sa variété, son importance qualitative et quantitative dans l'œuvre de Galien, ses différentes fonctions méritent davantage. Il ne s'agit pas d'un phénomène d'écriture aux marges de la démonstration et de la polémique, mais d'une forme fondamentale dans la littérature médicale antique *et moderne*[9]. Il faut pour en rendre compte restituer au récit sa complexité sans se contenter d'énumérer des "anecdotes", notion rhétorique quelque peu limitative dans ce contexte. En effet, le terme même d'anecdote, employé non au sens technique que lui confèrent les traités de rhétorique mais dans un sens général qui départit le récit de son importance, prévient toute tentative d'analyse sérieuse du récit chez Galien, cantonnant celui-ci au rôle d'exemple rhétorique ou de digression. C'est bien là la perspective qu'il faut déplacer. Le but de ce chapitre est de remédier à ce mal et faire ressortir enfin la chair et la couleur des récits

6 G. Anderson, 'Some Uses of Storytelling in Dio', in S. Swain (ed.), *Dio Chrysostom. Politics, Letters, and Philosophy*, OUP, 2000, p. 143-160; S. Saïd, 'Dio's Use of Mythology', ibid. p. 161-186.

7 Voir notamment V. Boudon-Millot 'Anecdote et antidote: fonction du récit anecdotique dans le discours galénique sur la thériaque', in C. Brockmann/W. Brunschön/O. Overwien (eds), *Antike Medizin im Schnittpunkt von Geistes- und Naturwissenschaften*, Berlin, De Gruyter, 2009, p. 45-62; V. Boudon-Millot, 'Galien par lui-même. Les écrits bio-bibliographiques (De ordine librorum suorum et De libris propriis)', in *Studi su Galeno: Scienza, filosofia, retorica e filologia. Atti del seminario, Firenze 13 novembre 1998*, Università degli studi di Firenze, 2000, p. 119-133; S. Mattern, *Galen and the Rhetoric of Healing*, 2008, p. 40-47.

8 Mattern, *op. cit.* (Annexe). On pourrait faire ce reproche à la plupart des historiens qui se sont penchés sur les récits de Galien, à l'exception notable de Vivian Nutton. Sur l'art du conteur Galien, et pour une analyse littéraire détaillée de certains récits de cas, voir V. Nutton, 'Style and context in the *Method of Healing*', in F. Kudlien/R.J. Durling (eds), *Galen's Method of Healing. Proceedings of the 1982 Symposium*, Leiden, Brill, 1991, p. 1-25 (p. 9-12).

9 Au delà d'une certaine continuité dans les récits de cas pendant des siècles, la médecine moderne se tourne désormais de plus en plus vers une "narrative medicine", où le récit du patient donne sens à la maladie.

chez Galien, tout en prenant soin de ne pas concentrer toute l'attention sur le récit autobiographique – auquel un chapitre indépendant sera dévolu[10].

1.2 *Le récit de Galien en perspective*

Le récit galénique se comprend en grande partie dans le contexte de la narration 'médicale', ou plus largement de la narration dans les textes techniques. Il existe une histoire du récit médical, qui commence, en grec, avec Hippocrate[11]. Mais chez Hippocrate comme chez d'autres auteurs, le récit embrasse différentes fonctions, et se prête à différents modelages: on peut distinguer, chez Hippocrate, le récit de cas (sous la forme, par exemple, des fameuses[12] notes des *Épidémies I et III*) d'autres récits, dont la fonction, argumentative (*via* l'autorité fournie par l'*autopsia*) ou divertissante (comme on va le voir), obéit au contexte. Galien lui-même avait réfléchi aux différences entre l'écriture clinique d'un Hippocrate, "spécialiste écrivant pour des spécialistes", et celle de Thucydide, "profane écrivant pour des profanes"[13]. En effet, comme tout autre aspect de la littérature médicale, le récit se construit en rapport avec des 'classiques' du genre. Galien pouvait-il l'ignorer? Ses remarques sur le style d'Hippocrate et la différence de composition entre le médecin de Cos et Thucydide prouvent à elles seules qu'il n'en est rien.

Mais la réflexion de Galien ne se limite pas au contexte purement médical des *Épidémies*, au sujet duquel Galien ne prétend d'ailleurs pas que la brièveté d'Hippocrate soit une forme de style, une rhétorique à part entière. Galien suit les traces d'Hippocrate lorsqu'il s'agit de composer une œuvre qui s'adresse au lecteur sans le rebuter par un ton trop technique tout du long. Une preuve que Galien est attentif à ces effets du récit nous est fournie par le premier chapitre du traité *Sur la semence* consacré au problème de la conception. Afin d'introduire (et de justifier) une *histoire*, dans le contexte de sa recherche sur la

10 Voir le chapitre "Galien par lui-même".

11 Ce n'est pas le lieu de décrire le récit – notamment les notes cliniques des *Épidémies* – en détail; sur l'interprétation de cette écriture comme 'écriture fondatrice de la médecine', voir J. Pigeaud, 'Le style d'Hippocrate ou l'écriture fondatrice de la médecine', in M. Détienne (éd.), *Les savoirs de l'écriture en Grèce ancienne. Cahiers de Philologie* 14, 1988, p. 305-329.

12 Elles forment selon Jackie Pigeaud "l'écriture fondatrice de la médecine". Cf. J. Pigeaud, 'Le style d'Hippocrate ou l'écriture fondatrice de la médecine', in M. Détienne (éd.), *Les savoirs de l'écriture en Grèce ancienne*, p. 305-329. Mais il ne saurait s'agir que de la description clinique, une part restreinte de l'écriture médicale. Pour une analyse linguistique de ces récits en particulier, voir désormais M. Dietrich, 'L'ordre des mots dans le récit médical grec: étude pragmatique', *Syntaktika* 48, 2015, 1-16.

13 Galien, *De diff. resp.* II, 7, K. VII, 854; sur ce passage, voir Pigeaud, *art. cit.*, p. 315-317.

conception, Galien cite Hippocrate. Le récit hippocratique, cité par Galien, précède et éclaire le récit même de Galien. Ici, Galien souligne le rôle divertissant du récit, à côté de sa dimension instructive:

> ἄμεινον δὲ Ἱπποκράτους ἀκοῦσαι περὶ τῶν αὐτῶν λέγοντος ἐν τῷ περὶ φύσεως παιδίου γράμματι· **παιδεύσει τε γὰρ ἡμᾶς** τῷ τῆς θεωρίας ἀκριβεῖ **καὶ τέρψει, κεράσας ἡδείᾳ λέξει** τὴν διήγησιν, ὥστ' ἐπανεῖναί τε βραχὺ τὸ σφοδρὸν τοῦ λόγου, καὶ διαναπαύσασθαι **σὺν ὠφελείᾳ τερπομένους**, ἵν' ἑξῆς νεανικώτεροι γενόμενοι συντείνωμεν ἡμᾶς αὐτοὺς ἀκμαιότερον ἐπὶ τὸ κατάλοιπον τοῦ λόγου. καὶ τοίνυν ἤδη ἀκούσωμεν τοῦ Ἱπποκράτους.
>
> Mais il vaut mieux écouter Hippocrate qui traite du même sujet dans le traité *Sur la nature de l'enfant*; car il nous *instruira* par la précision de sa doctrine, et nous *charmera* tout à la fois par le *style agréable* qu'il mêle à son récit, de manière à interrompre brièvement le sérieux du discours et à nous reposer, en joignant l'utile et l'agréable, afin que, revigorés, nous puissions suivre avec plus d'acuité le reste du discours. Mais écoutons donc Hippocrate (…)[14].

Il est difficile, dans ces conditions, de nier que Galien pût lui aussi chercher à détendre, voire amuser son lecteur, par ses propres récits. Le récit (qu'il s'agisse d'une anecdote, par exemple) introduit une pause, un moment de suspension du raisonnement et de la démonstration. Phillip De Lacy, l'éditeur du *De semine*, voit avec raison un Galien facétieux et drôle dans l'ouverture du traité, un Galien qui raconte ses visites chez des femmes d'expérience (de petite vertu?) pour mieux saisir ce qui peut bien se passer dans le corps féminin au moment de la conception.

De manière intéressante, donc, c'est un Hippocrate écrivain qui sert ici de référence et d'exemple à Galien. Nous ne sommes pas dans le registre du cas, bien que le récit ait une utilité avouée pour le propos de Galien. Naturellement, Hippocrate n'est pas le seul auteur de référence pour lui; d'autres médecins ont contribué à l'enrichissement de la tradition narrative. Le récit chez les auteurs techniques offre par ailleurs un spectre varié: un récit en général simple et informatif, existant pour lui-même, mais parfois aussi plus élaboré. En effet,

14 *Galen. On Semen*, I, 4, CMG, V, 3, 1, éd. De Lacy, p. 76; cf. Hippocrate, *Nat. puer.* 13 (VII, 490 L. = p. 55 Joly). *Cf.* C. Petit, "Galien et le 'discours de la méthode'. Rhétorique(s) médicale(s) à l'époque romaine", in J. Coste (éd.) *La rhétorique médicale à travers les siècles. Actes du colloque de Paris, Académie de Médecine, Octobre 2008*, Genève, Droz, 2012, 49-75 (p. 49).

chez certains médecins, le récit confine à l'hypotypose, comme chez Arétée de Cappadoce. En fait, il convient de distinguer, autant que possible, chez Arétée, la description du récit – si certaines histoires sont devenues célèbres, comme celle du jeune homme guéri par l'amour (*Chron.* I, 5), le degré d'*enargeia* s'élève avec le "portrait" clinique de chaque maladie, décrite en fonction de ses effets sur le patient. Plus exactement, le patient ou les patients (parfois remplacés par telle partie de leur corps), sujet des phrases d'Arétée, personnifient la maladie et lui prêtent corps, dans un festival d'adjectifs et de verbes suggérant couleurs, formes et actions. Ainsi dans les extraits suivants de la description de la crise d'épilepsie (dans la traduction de Laënnec) :

> (…) Bientôt il se fait de ces parties vers le cerveau une sorte d'irruption et quand le mal est parvenu en rampant jusqu'au cerveau, les malades éprouvent une commotion comme s'ils eussent reçu un coup de bâton ou un coup de pierre ; et quand ils reviennent à eux, ils sont troublés comme s'ils eussent été frappés de dessein prémédité. (…) [ils] appellent à l'aide les amis qui sont auprès d'eux, et les supplient de les lier fortement, de redresser, de maintenir les parties frappées les premières. Quelquefois même ils se tiraillent eux-mêmes les parties souffrantes comme pour en éloigner le mal (…), plusieurs sont en proie à la crainte d'une bête féroce prête à s'élancer sur eux, ou croient voir un spectre à leur côté, et tombent ainsi dans l'accès. Pendant la crise l'homme gît privé de sentiment ; ses mains sont agitées de mouvements spasmodiques ; ses jambes sont non seulement déjetées, mais encore chassées çà et là sur elles mêmes par l'action des tendons. Les taureaux qu'on immole nous donnent le modèle de cette affreuse maladie. Le col est arqué. La tête se contourne en divers sens ; car tantôt elle se courbe en avant de manière que la mâchoire appuie sur le sternum, tantôt elle se renverse en arrière de la même manière que chez ceux qu'on traîne avec violence par les cheveux, tantôt elle s'affaisse çà et là sur les épaules[15].

Ce bref extrait ne rend qu'imparfaitement compte de la riche description fournie par le médecin. Arétée, chez lequel on reconnaît aisément le goût du terme précis propre à Hippocrate, dont il imite même le dialecte, a abondamment

15 Traduction de René Laënnec, éditée et commentée par M.D. Grmek, *Arétée de Cappadoce. Des causes et des signes des maladies aiguës et chroniques*, Droz, 2000, p. 14-15. Cette traduction est fondée sur un modèle différent de l'édition critique de référence (Hude), et elle est discutable en plusieurs endroits, mais elle rend bien compte de la vivacité et des couleurs du texte d'Arétée.

recours à la comparaison pour rendre sa description plus picturale encore. La séquence temporelle de la crise et des signes avant-coureurs qui la précèdent est décrite avec précision et comme au ralenti, suivant les impressions des malades, qui ont chacun une manière différente de percevoir ces signes et ces symptômes[16]. La précision des ressorts de la description (adjectifs, verbes, déplacement d'une partie du corps à l'autre...), alliée aux images créées par les comparaisons, fait de la description de la maladie une sorte d'*ekphrasis*. L'image est parfois si saisissante qu'on peut même parler d'hypotypose[17]. Ce n'est pas le cas dans les textes galéniques, comme on le verra. Si Galien cultive une certaine précision dans les détails graphiques d'une scène, ce n'est pas dans cette veine, particulièrement visuelle, mais plutôt au service d'un certain "effet de réel" au sein d'une histoire ou d'une description dont la fonction réside souvent ailleurs qu'en elle-même.

Par contraste, le récit médical sait se dépouiller à l'extrême : sec et sans aspérité, le 'vrai' récit technique se veut purement informatif, par exemple chez Rufus d'Ephèse. Les cas tels qu'on les lit chez Rufus rappellent la sécheresse des récits de cas que l'on trouve dans les *Oneirorocritica* d'Artémidore de Daldis : ces rêves de patients, destinés à servir de référence ou plutôt d'exemples à méditer pour de futurs interprètes, sont relégués dans un livre à part, le cinquième, à la fin du traité. Il s'agit d'une approche pratique, orientée vers l'usage (actif) du lecteur[18]. Nous sommes ici aux antipodes du récit galénique, inséré dans la prose argumentative, faisant partie du corps même du texte. Les dif-

16 La diversité des signes constituant l'*aura* était bien connue ; voir par exemple la description des signes de l'épilepsie chez Caelius Aurelianus, *Tard. Pass.* I, 4 (I, 60-72 Bendz, CML VI, 1, p. 464-470).

17 Les descriptions de la mélancolie et de la manie sont, outre l'épilepsie, les exemples les plus frappants de la technique quasi-picturale d'Arétée.

18 Comme l'explique D.E. Harris-McCoy, *Artemidorus' Oneirocritica. Text, translation and commentary*, OUP, 2012, p. 24-25 : "Since Artemidorus only records actual dreams in Book 5, this book, like the instructions in Book 4, cannot be used as a crutch for interpreters who are not willing to interpret actively. Instead, his readers must work between the dreams and explanations in Book 5, and the interpretations and instructions found in Books 1 through 4 in order to fully comprehend the rationale behind the interpretation" (p. 25). Artémidore explique ses objectifs dans la préface au livre V adressée à son fils, et en particulier pourquoi il n'y a sélectionné que certains rêves, et dans leur plus simple format, c'est-à-dire avec leurs accomplissements mais sans les circonstances annexes (καθ'ἕκαστον τῶν ὀνείρων ψιλὰς τὰς ἀποβάσεις), afin que son destinataire puisse s'entraîner à l'interprétation. Sur Artémidore, voir aussi Ch. Chandezon/J. Du Bouchet (eds), *Études sur Artémidore et l'interprétation des rêves*, Presses Universitaires de Paris-Ouest, 2012 ; également, Ch. Chandezon/J. Du Bouchet (eds), *Artémidore et l'interprétation des rêves. Quatorze Etudes*, Paris, Les Belles Lettres, 2014.

ficultés posées par les récits choisis (et donc séparés de leur contexte) par Moraux mettent clairement ce problème en lumière.

Enfin le récit de cas, contre toute attente, peut faire écho à la fiction romanesque : si la maladie d'amour fait partie, dès l'époque hellénistique, des lieux communs littéraires sur lesquels fleurit le roman grec, elle est aussi en cours d'élaboration comme catégorie nosologique chez les médecins. Sans doute, des récits-descriptions comme celle d'Arétée auront joué un rôle, ainsi que quelques histoires célèbres dans l'histoire de la médecine, comme le cas du prince alexandrin amoureux de la concubine de son père, démasqué par Erasistrate à cause d'un pouls tumultueux. C'est bien là le cadre explicite (*De praen.* 6, 1) d'une histoire célèbre de Galien, la dame amoureuse du danseur. Galien choisit donc un cadre littéraire autant que médical pour son histoire, qui se déroule comme suit, à partir d'un mal difficile à identifier, d'une patiente peu coopérative et d'un indice fortuit :

> Λοιπὸν οὖν ὅπερ ὑπεσχόμην ἐφεξῆς σοι διηγήσομαι, ἣν λέξιν καὶ προσθεῖναι δὲ τῷ παρόντι λόγῳ, μάλιστ' ἐπειδὰν καὶ τῶν σοφιστῶν ἰατρῶν ἔνιοι, ἀγνοούμενοι τίνι λόγῳ τὸν ἔρωτα τῆς παλλακῆς τοῦ πατρὸς Ἐρασίστρατος ἐγνώρισεν, ἔγραψαν τῶν ἀρτηριῶν τοὺς σφυγμοὺς τοῦ νεανίσκου, σφυζουσῶν ἐρωτικῶς ἐξευρεῖν αὐτόν, οὐκέθ' ὑπομείναντες εἰπεῖν ἐκ τῶν σφυγμῶν εὑρεθῆναι. ἐγὼ δ' ὅπως μὲν Ἐρασίστρατος ἔγνω, τοῦτο λέγειν οὐκ ἔχω. ὅπως δὲ αὐτὸς ἔγνων ἤδη σοι φράσω. παρεκλήθημεν εἰς τὴν ἐπίσκεψίν τινος γυναικός, ὡς ἀγρυπνούσης ἐν ταῖς νυξὶ καὶ μεταβαλλούσης ἑαυτὴν ἄλλοτε εἰς ἄλλο σχῆμα κατακλίσεως, εὗρον δ' ἀπύρετον, ἐπυθόμην ὑπὲρ ἑκάστου τῶν κατὰ μέρος αὐτῇ γεγονότων, ἐξ ὧν ἴσμεν ἀγρυπνίας συμβαινούσας. ἡ δὲ μόγις, ἢ οὐδ' ὅλως ἀπεκρίνετο, ὡς μάτην ἐρωτωμένην ἐνδεικνυμένη καὶ τὸ τελευταῖον ἀποστραφεῖσα, τοῖς μὲν ἐπιβεβλημένοις ἱματίοις ὅλῳ τῷ σώματι σκεπάσασα πᾶσαν ἑαυτήν, ἄλλῳ δέ τινι μικρῷ ταραντινιδίῳ τὴν κεφαλὴν ἔκειτο καθάπερ οἱ χρῄζοντες ὕπνου. χωρισθεὶς οὖν ἐγὼ δυοῖν θάτερον αὐτὴν ἐνόησα πάσχειν, ἢ μελαγχολικῶς δυσθυμεῖν, ἤ τι λυπουμένην οὐκ ἐθέλειν ὁμολογεῖν. εἰς τὴν ὑστέραιαν οὖν ἀνεβαλλόμην ἀκριβέστερον διασκέψασθαι περὶ αὐτῶν καὶ πορευθεὶς τὸ μὲν πρότερον ἤκουσα τῆς παραμενούσης οἰκέτιδος ὡς ἀδύνατον αὐτὴν ἄρτι θεάσασθαι· δεύτερον δ' ἐπανελθὼν ὡς ἤκουσα πάλιν ταυτό, τρίτον πάλιν ἧκον. εἰπούσης δέ μου τῆς θεραπαίνης ἀπαλλάττεσθαι, μὴ βούλεσθαι γὰρ ἐνοχλεῖσθαι τὴν γυναῖκα, καὶ γνοὺς αὐτὴν ἐμοῦ χωρισθέντος λελουμένην τε καὶ τὰ συνήθως προσενεγκαμένην, ἧκον τῇ ὑστεραίᾳ καὶ μόνος διαλεχθεὶς τῇ θεραπαίνῃ πολυειδῶς, ἔγνων σαφῶς τίνι λύπῃ τειρομένην, ἣν ἐξεῦρον κατὰ τύχην, ὁποίαν οἶμαι καὶ Ἐρασιστράτῳ γενέσθαι. προεγνωσμένου γάρ μοι τοῦ μηδὲν εἶναι κατὰ τὸ σῶμα πάθος, ἀλλὰ ἀπὸ ψυχικῆς τινος ἀηδίας ἐνοχλεῖσθαι τὴν γυναῖκα, συνέβη κατὰ τὸν αὐτὸν καιρὸν ὃν ἐσκόπουν αὐτὴν βεβαιωθῆναι τοῦτο, παραγενομένου τινὸς ἐκ τοῦ θεάτρου καὶ

φάντος ὀρχούμενον ἑορακέναι Πυλάδην· ἠλλάγη γὰρ αὐτῆς καὶ τὸ βλέμμα καὶ τὸ χρῶμα τοῦ προσώπου, κἀγὼ θεασάμενος τοῦτο, τῷ καρπῷ τῆς γυναικὸς ἐπιβαλὼν τὴν χεῖρα, τὸν σφυγμὸν εὗρον ἀνώμαλον ἐξαίφνης πολυειδῶς γενόμενον, ὅστις δηλοῖ τὴν ψυχὴν τεθορυβῆσθαι· ὁ αὐτὸς οὖν καὶ τοῖς ἀγωνιῶσι περί τι πρᾶγμα συμβαίνειν. κατὰ τὴν ὑστεραίαν οὖν εἰπὼν ἀκολούθῳ τινι τῶν ἐμῶν, ὅταν ἐπισκεψάμενος ἔλθω πρὸς τὴν γυναῖκα, μετ' ὀλίγον ἀφικόμενος ἀνάγγειλόν μοι, Μόρφον ὀρχεῖσθαι σήμερον, εἶθ' ὡς ἤγγειλεν, ἄτρεπτον εὗρον τὸν σφυγμόν. ὁμοίως δὲ καὶ κατὰ τὴν ἑξῆς ἡμέραν ποιήσας ἀγγελθῆναι περὶ τοῦ τρίτου τῶν ὀρχηστῶν, ὁμοίως μείναντος ἀτρέπτου τοῦ σφυγμοῦ. κατὰ τὴν τετάρτην ἠκρίβωσα νύκτα πάνυ παραφυλάξας, ἡνίκα Πυλάδης ὀρχούμενος ἠγγέλθη, ταραχθέντα πολυειδῶς αὐτὸν ὁρῶν, εὗρον οὕτως ἐρῶσαν τοῦ Πυλάδου τὴν γυναῖκα καὶ τοῦτο παραφυλαχθὲν ἀκριβῶς ἐν ταῖς ἐφεξῆς ἡμέραις εὑρέθη βεβαίως[19].

Je vais donc terminer le récit que je t'ai promis, et qu'il faut bien ajouter à mon propos, surtout que quelques sophistes médecins, ignorant par quel raisonnement Erasistrate identifia l'amour du jeune homme pour la concubine de son père, ont écrit qu'il avait découvert que ses artères étaient animées d'un "pouls amoureux", mais sans aller jusqu'à affirmer qu'il l'avait découvert par le truchement du pouls. Comment Erasistrate fit cette découverte, je ne puis, pour ma part, le dire. Mais je te dirai comment moi je m'en suis rendu compte. On me fit venir pour examiner une dame qui ne pouvait pas dormir la nuit et se remuait dans son lit, passant d'une position à l'autre. Je trouvai qu'elle n'avait pas de fièvre et la questionnai sur tous les points particuliers dont nous savons qu'ils provoquent l'insomnie. Elle répondait à peine ou pas du tout, pour me montrer que mes questions ne servaient à rien. Pour finir, elle se tourna sur le côté, s'enfouit tout entière dans les couvertures qu'elle avait sur elle, se couvrit la tête d'une petite pièce de tissu fin et resta couchée, immobile, comme les gens qui veulent s'endormir. L'ayant quittée, je me dis qu'elle souffrait d'une dépression de nature mélancolique, ou qu'elle avait un chagrin qu'elle ne voulait pas avouer. Je remis au lendemain d'examiner la question plus à fond. À mon arrivée, la servante qui s'occupait d'elle me dit que, pour le moment, la dame ne pouvait me recevoir. Quand je revins pour la seconde fois, elle me répéta la même chose. Et je revins une troisième fois, et la servante me dit de m'en aller, que la dame ne voulait pas être dérangée. J'appris aussi qu'en mon absence, elle avait pris un bain et fait un repas normal. Je revins donc le lendemain et m'entretins

19 Galien, *De praen.* 6 Nutton (K. XIV, 631-633).

> avec la servante, seul à seule, de choses et d'autres; j'appris ainsi que la dame était sans aucun doute rongée par quelque chagrin; je découvris par hasard de quoi il s'agissait... Je m'étais bien rendu compte que je n'avais pas affaire à une affection corporelle, mais que la dame était tourmentée par quelque désagrément d'ordre psychologique; cette opinion fut confirmée pendant ma visite: un homme arrivant du théâtre dit qu'il y avait vu danser Pylade; là-dessus l'expression de son regard et la couleur de son visage changèrent. Ce que voyant, je mis ma main sur son poignet et constatai que, tout à coup, son pouls était devenu anormal et très irrégulier, signe évident d'un trouble psychologique. La même modification du pouls apparaît chez les gens qui s'inquiètent de quelque chose. Le jour suivant, je dis à un de mes assistants d'arriver un peu après moi quand je viendrais chez la dame pour ma visite, et d'annoncer que Morphos danserait ce jour-là. Quand il l'eut annoncé, je ne constatai aucun changement de pouls. Je fis la même chose le jour d'après; quand le même renseignement fut donné au sujet du troisième danseur, le pouls resta également inchangé. Mais la quatrième nuit, je fis tout particulièrement attention lorsqu'on m'annonça que Pylade danserait, et constatai que le pouls se déréglait immédiatement. Je découvris ainsi que la dame était amoureuse de Pylade. Les jours suivants, j'y donnai toute mon attention, et ma conclusion se trouva confirmée.

Galien a ici un but médical bien précis: établir, au moyen non pas d'une mais de deux histoires de cas (formant à elles deux une unité au sein du chapitre 6 de l'édition Nutton), que la notion d'un 'pouls amoureux', propagée par certains ignorants ou sophistes, n'a pas de fondement. Au contraire, le pouls indique simplement un désordre émotionnel qui, en certaines circonstances, peut être la traduction de la passion amoureuse. C'est fort différent. Cette histoire eut une grande postérité dans la littérature médicale médiévale, puis renaissante, mais pas avec l'effet escompté par Galien. Peu importe pour l'instant. Elle s'inscrit aussi dans une longue tradition hellénistique et romaine autour du cas fameux résolu par Erasistrate, une histoire qui était bien connue et connaissait des variantes plus ou moins romanesques[20]. Le propos médical de Galien est

20 L'idée de savoir si Erasistrate était bien le médecin qui découvrit l'amour qui consumait en secret le prince grec Antiochus, ou même l'identité des protagonistes hellénistiques (qui varie d'une version de l'histoire à l'autre!) n'a aucune importance ici. Voir la synthèse de V. Nutton dans son commentaire au traité de Galien, p. 195-196; cf. J. Mesk, 'Antiochus und Stratonike', *Rheinisches Museum* 68, 1913, p. 366-394; B.E. Perry, *The ancient romances*, Berkeley, 1967; D.W. Amundsen, 'Romanticizing the ancient medical profession: the cha-

souligné par une histoire à double détente : la conclusion de Galien au sujet de la dame consumée d'amour se comprend d'autant mieux si l'on prête l'oreille à une seconde histoire, plus courte, qui corrobore l'analyse du pouls par Galien tout en mettant à mal la notion de "pouls amoureux". On reviendra sur cette structure en diptyque, fréquente chez Galien. Par ailleurs, le recours à l'analyse d'un cas célèbre pour mieux s'attaquer à une tradition littéraire médicale qu'il affectionne n'est pas isolé[21]. Il y avait donc une intertextualité médicale jusque dans le genre particulier du récit de cas.

Mais revenons au contexte proprement littéraire du récit de Galien. L'histoire racontée par Galien ici n'est pas sans évoquer les lieux communs de la maladie d'amour dans la littérature grecque : les symptômes tels que renfermement, insomnie, abattement figurent dans la littérature grecque dès Sappho, et très nettement, à l'époque de Galien, dans le roman grec[22]. Les personnages du roman grec, frappés par l'amour, subissent des tourments physiologiques sans fin, à l'instar de Chéréas et Callirhoé[23]. La patiente de la haute société au chevet de laquelle Galien a été appelé n'est pas sans évoquer ces personnages oisifs, pris au piège de leurs émotions. Mais ce n'est pas le seul écho entre cette histoire et la littérature hellénistique et impériale. Galien, à la porte de sa patiente, qui refuse de le recevoir et envoie son esclave lui signifier son congé, se retrouve, non sans ironie, dans la position de l'amoureux éconduit, autre thème littéraire populaire à Rome (représenté notamment dans le genre du *paraklausithuron*)[24].

racterization of the physician in the Greco-Roman novel', *BHM* 48, 1974, p. 320-337. Plus récemment, A. Stramaglia a proposé une anthologie commentée de textes sur la maladie d'amour, dans laquelle figure l'histoire de Stratonice et Antiochus (Lucien, *De dea syria* 17-18) ainsi que sa postérité littéraire : A. Stramaglia, *Ἔρως. Antiche trame Greche di amore*, Bari, 2000, p. 271-281. L'histoire d'Erasistrate est aussi narrée avec quelque détail par Stéphane, *In Hipp. Progn.*, p. 58-62 Duffy (1983), tandis que celle de Galien y est, dans un contraste saisissant, expédiée en une phrase (peut-être parce qu'elle était supposée mieux connue des étudiants), p. 62 lignes 6-8.

21 V. Nutton mentionne les cas que Galien décrit en ouverture de son traité *De ven. sect. adv. Erasistr. Rom. deg.* (K. XI, 187-191), qui contredisent deux cas traité par Erasistrate (Criton et la jeune fille de Chios).

22 F. Létoublon, *Les lieux communs du roman. Stéréotypes grecs d'aventure et d'amour*, *Mnemosyne suppl.* 123, Leiden, 1993, p. 145-148.

23 Chariton, *Chéréas et Callirhoé*, I, 1 ; Achille Tatius, *Leucippe et Clitophon*, I, 4 ; Héliodore, *Ethiopiques*, III, 5 et IV, 7.

24 Voir H.V. Canter, 'The *paraclausithyron* as a literary theme', *American Journal of Philology* 41-4, 1920, 355-368 ; S. Laigneau, 'Ovide, *Amores* I, 6 : Un 'paraclausithyron' très ovidien', *Latomus* 59-2, 2000, 317-326 : C. Nappa, 'Elegy on the Threshold : Generic Self-Consciousness in Propertius 1.16', *Classical World* 2007, 57-73.

En racontant l'histoire de l'épouse de Justus, secrètement consumée par son amour pour un danseur, Galien ne peut en ignorer l'arrière-plan littéraire. Il joue sur le changement de perspective pour livrer un petit morceau de bravoure non seulement médical (il triomphe de ce cas difficile, de l'hostilité de sa patiente, et au passage démonte le mythe du 'pouls amoureux') et littéraire (il renouvelle un thème connu, la maladie d'amour). On voit que Galien est capable d'offrir davantage que de simples cas médicaux ; l'agrément du lecteur, dont il a été question plus haut, est rehaussé par la connaissance commune à l'auteur et à son destinataire de ces thèmes littéraires, sans que Galien ait besoin de faire étalage de cet arrière-plan, ce qui nuirait à son propos. Galien manie donc un art de l'allusion littéraire destiné au plaisir du lecteur. Le (premier) récit de cas de *Praen.* 6 s'inscrit donc subtilement non seulement dans la tradition médicale écrite mais aussi dans la tradition littéraire grecques. On est loin de la simple "anecdote" sans conséquence : sans s'autoriser le flamboyant descriptif d'un Arétée, Galien élève le cas médical au rang d'objet littéraire. Comme on le verra, la plasticité ainsi acquise par le cas peut mettre en danger le propos médical de l'auteur.

1.3 *Récits à double détente : le sens du diptyque chez Galien*

Comme on l'a évoqué brièvement plus haut, Galien n'est pas homme à se contenter d'un récit, quand la combinaison de plusieurs récits lui permet d'atteindre une multitude d'objectifs dépassant l'intérêt médical du simple cas. Moins que de simple accumulation (dont la fonction est presque trop évidente), Galien est friand de diptyques narratifs. Non seulement deux cas similaires renforcent mutuellement les conclusions avancées par le médecin, mais ils peuvent aboutir à un effet inattendu. Ainsi, comme on va le voir, deux malades vus à des années de distance illustrent la progression du médecin dans sa pratique et sa logique – et donc son efficacité. Ils servent ainsi l'autoportrait galénique autant que le lectorat médical intéressé par le "cas" pour lui-même.

Examinons tout d'abord la vivacité du récit dans le cas de deux malades de la peste antonine qui réchappèrent de la maladie.

1.4 *Histoire de cas et* enargeia *: Galien et les malades de la 'peste' antonine*

La vivacité du récit chez Galien n'est plus à démontrer. Mais elle se reflète encore sous un jour nouveau dans un autre diptyque, celui des deux jeunes gens, malades de la 'peste' antonine, guéris par Galien. Contre toute attente, Galien ne s'y présente pas sous un jour particulièrement flatteur ou triomphal ; et le double récit est interrompu par une digression sur le lait de Stabies – un bref morceau d'éloquence épidictique appliqué à un *lieu*, comme on en trouve relativement peu chez Galien, mais beaucoup dans la littérature du temps. Encore une fois, la prose de Galien le rapproche des tendances littéraires de ses contemporains[25].

Etudions tout d'abord le premier récit – qui concerne un jeune homme éduqué, ayant des connaissances en médecine. Ce cas intéressant d'un malade de la "peste" guéri par Galien est l'occasion de multiples remarques cliniques précises sur les symptômes affectant le jeune homme, car ce dernier est capable de les décrire avec clarté et précision (même si Galien n'endosse pas complètement les dires du malade)[26]. C'est un bon exemple d'*enargeia.*

> Ὅσα μέντοι τῶν ἑλκῶν ἐν ταῖς τραχείαις ἀρτηρίαις γίγνεται κατὰ τὸν ἔνδον αὐτῶν χιτῶνα, καὶ μάλισθ' ὅσα τοῦ λάρυγγος πλησίον, ἢ καὶ κατ' αὐτόν ἐστι, ταῦτα θεραπεύεται· καὶ ἡμεῖς οὐκ ὀλίγους ἰασάμεθα τῶν οὕτω καμνόντων. εὕρομεν δὲ μάλιστα τὴν θεραπείαν αὐτῶν ἐνθένδε *κατὰ τὸν μέγαν τοῦτον λοιμόν, ὃν εἴη ποτὲ παύσεσθαι, πρῶτον εἰσβάλλοντα.* τότε νεανίσκος τις ἐνναταῖος ἐξήνθησεν ἕλκεσιν ὅλον τὸ σῶμα, καθάπερ καὶ οἱ ἄλλοι σχεδὸν ἅπαντες οἱ σωθέντες. ἐν τούτῳ δὲ καὶ ὑπέβηττε βραχέα. τῇ δ' ὑστεραίᾳ λουσάμενος αὐτίκα μὲν ἔβηξε σφοδρότερον, ἀνηνέχθη δ' αὐτῷ μετὰ τῆς βηχός, ἣν ὀνομάζουσιν ἐφελκίδα. καὶ ἡ αἴσθησις ἦν τἀνθρώπῳ σαφὴς κατὰ τὴν τραχεῖαν ἀρτηρίαν τὴν ἐν τῷ τραχήλῳ πλησίον τῆς σφαγῆς ἡλκωμένου τοῦ μέρους. καὶ μέντοι καὶ διανοίξαντες αὐτοῦ τὸ στόμα κατεσκεψάμεθα τὴν φάρυγγα, μή που κατ' αὐτὴν εἴη τὸ ἕλκος. οὔτ' οὖν οὕτως ἐπισκοπουμένοις ἐφαίνετο πεπονθέναι, καὶ πάντως ἂν ἐδόκει τῇ διόδῳ τῶν ἐσθιομένων τε καὶ πινομένων αἴσθησις ἔσεσθαι τῷ κάμνοντι σαφής, εἴπερ ἕλκος ἦν αὐτόθι. καὶ μέντοι καὶ δι' ὄξους καί τινα διὰ νάπυος ἐδώκαμεν αὐτῷ προσενέγκασθαι βεβαιοτέρας ἕνεκα διαγνώσεως. οὔτ' οὖν τούτων ἔδακνεν αὐτόν τι καὶ ἡ αἴσθησις ἦν ἐν τῷ τραχήλῳ σαφής· ἠρέθιζε τότε κατ' ἐκεῖνο τὸ χωρίον ὡς ἐξορμᾷν εἰς βῆχας· συνεβουλεύομεν οὖν αὐτῷ ἀντέχειν καθόσον οἷός τ' ἐστὶ καὶ μὴ βήττειν. ἔπραττε δὴ τοῦτο. βραχύ τε γὰρ ἦν τὸ ἐρεθίζον, ἡμεῖς τε τρόπῳ παντὶ συνεπράττομεν εἰς οὐλὴν ἀχθῆναι τὸ ἕλκος, ἔξωθεν μὲν ἐπιτιθέντες τι τῶν ξηραινόντων φαρμάκων, ὕπτιον δὲ κατακλίναντες· εἶτα διδόντες ὑγρὸν φάρμακον τῶν πρὸς ἕλκη τοιαῦτα ποιούντων· καὶ τοῦτ' ἐν τῷ στόματι κατέχειν ἀξιοῦντες, ἐπιτρέποντα βραχύ τι παραρρεῖν εἰς τὴν τραχεῖαν ἀρτηρίαν. καὶ τοίνυν οὕτω πραττόντων αἰσθάνεσθαι σαφῶς ἔφασκε τῆς ἀπὸ τοῦ φαρμάκου στύψεως περὶ τὸ ἕλκος, εἴτε κατὰ διάδοσιν γιγνομένης, εἴτε καὶ αὐτοῦ τοῦ

25 Sur cet éloge du lait de Stabies, voir *infra* p. 149-153.

26 Un récit de cas parallèle, ou plutôt, un cas de figure similaire, se trouve dans le traité *De locis affectis*, où un jeune homme plus disert que d'autres s'avère capable de décrire les signes avant-coureurs de la crise épileptique. Galien, *Loc. aff.* III, 11 (= K. VIII, 194-195).

φαρμάκου περὶ τὸ ἕλκος δροσοειδῶς παραρρέοντος εἰς τὴν ἀρτηρίαν καὶ παρηθουμένου. ἦν δὲ οὐδ' αὐτὸς ὁ κάμνων ἄπειρος τῆς ἰατρικῆς, ἀλλά τις τῶν ἐκ τριβῆς τε καὶ γυμνασίας ἐμπειρικῶς ἰατρευόντων. αἰσθάνεσθαί τε οὖν ἔλεγε παραρρέοντος εἰς τὴν ἀρτηρίαν τοῦ φαρμάκου καί ποτε καὶ βῆχα κινοῦντος, ἀντεῖχε μέντοι πολλὰ μὴ βήττων. καὶ τοίνυν αὐτὸς προθυμηθεὶς ἐν Ῥώμῃ μέν, ἔνθα περ ἐλοίμωξεν, ἄλλας τρεῖς ἡμέρας ἐπέμεινε μετὰ τὴν ἐννάτην· μετὰ ταῦτα δ' ἐνθεὶς ἑαυτὸν πλοίῳ κατέπλευσε μὲν πρῶτον ἐπὶ τὴν θάλατταν διὰ τοῦ ποταμοῦ, τετάρτῃ δ' ὕστερον ἡμέρᾳ πλέων ἐν ταῖς Ταβίαις γίγνεται, καὶ κέχρηται τῷ γάλακτι θαυμαστήν τινα δύναμιν ὄντως ἔχοντι καὶ οὐ μάτην ἐπῃνημένῳ[27].

Toutes celles assurément des plaies de la trachée-artère qui se produisent dans sa tunique interne et surtout celles qui sont voisines du larynx ou même dans ce dernier reçoivent une thérapie. Et, pour notre part, nous avons guéri un nombre non négligeable de personnes qui en souffraient. Mais nous avons surtout découvert leur thérapie. Ce fut dans les circonstances suivantes, au tout début de cette grande pestilence – puisse-t-elle un jour s'arrêter ! Un tout jeune homme avait alors le corps entier couvert de pustules, exactement comme presque tous ceux des autres qui furent sauvés. À ce moment-là, il avait aussi une toux brève. Le lendemain, après un bain, il se mit aussitôt à tousser plus fort et avec la toux remonta ce qui porte le nom de "pellicule". Et notre homme avait clairement la sensation que le long de la trachée-artère, à la hauteur du cou, la partie voisine de la gorge était ulcérée. Et bien sûr, en lui faisant ouvrir la bouche toute grande, nous avons aussi examiné son pharynx, pour voir si par hasard la plaie ne s'y tenait pas. Lors de notre examen, il ne nous est pas apparu que l'affection était celle-là, et, à supposer que la plaie s'y fût vraiment trouvée, notre avis eût été totalement que la personne souffrante en aurait eu clairement la sensation au transit des aliments et des boissons. Et, bien sûr, nous lui avons donné aussi à prendre par la bouche des préparation pharmaceutiques à base de vinaigre et de moutarde en vue d'un diagnostic plus certain. Réellement aucune de ces préparations n'y a été mordante et à la hauteur du cou la sensation était nette. Elles l'ont alors irrité dans cette région au point de déclencher des quintes de toux. Nous lui avons conseillé de se retenir autant qu'il en était capable et de ne pas tousser. C'est ce qu'il s'est efforcé de faire. En effet, le facteur de l'irritation agissait brièvement et nous, par tous les moyens, nous avons cherché à aider la plaie à parvenir à la cicatrisation, en appliquant

27 Galien *Meth. Med.* V, 12 (= K. X, 360-363).

de l'extérieur une des préparations pharmaceutiques desséchantes et en faisant s'allonger le patient sur le dos; puis, en lui donnant une préparation pharmaceutique humide, parmi celles qui agissent contre les plaies de cette sorte; et en lui demandant de la garder dans la bouche pour ne la laisser ruisseler qu'en faible quantité dans la trachée-artère. Et, par conséquent, après que nous eûmes ainsi agi, il affirma avoir senti nettement l'effet astringent de la préparation pharmaceutique autour de la plaie, soit qu'il ait eu lieu lors de sa diffusion, soit aussi que la préparation pharmaceutique elle-même ait ruisselé dans la trachée autour de la plaie à la manière d'une rosée et qu'elle y ait été filtrée. La personne souffrante elle-même n'était pas non plus dépourvue d'expérience en médecine, mais faisait partie de ceux qui essaient de guérir empiriquement à partir de la pratique et de l'expérience. Elle disait donc avoir senti la préparation pharmaceutique ruisseler dans la trachée et que parfois même elle avait failli provoquer une quinte de toux, mais que néanmoins elle s'était à plusieurs reprises retenue de tousser. Et donc, parce qu'il le désirait lui-même ardemment, après le neuvième jour, le patient resta trois autres jours à Rome, où précisément il avait été touché par la pestilence; après quoi, il s'embarqua sur un navire pour descendre le fleuve jusqu'à la mer et, trois jours plus tard, sa navigation le conduisit à Tabies, et il a consommé un lait doté d'un pouvoir réellement étonnant et qui n'a pas été loué en vain.

tr. J. BOULOGNE

Plusieurs effets soulignent l'*enargeia* de ce texte. Tout d'abord, l'expressivité adoptée par Galien en ce passage est remarquable: parlant de la trop fameuse "peste", Galien émet le souhait que l'épidémie prenne fin (optatif de souhait: κατὰ τὸν μέγαν τοῦτον λοιμόν, ὃν εἴη ποτὲ παύσεσθαι). Le riche vocabulaire descriptif médical qui permet à tout un chacun – surtout les médecins, de se représenter les plaies du patient ne domine pas ici, comme il le fera dans la discussion qui clôt le chapitre (où Galien distingue pustules noires sèches et non sèches, etc). Il s'agit de plaies internes et en partie conjecturales, donc impossibles à décrire. Mais un point qui intéresse Galien ici, et qui lui permet de passer outre la description attendue, est la clarté de la sensation chez le patient; le récit restitue donc la nature des plaies par l'intermédiaire des sensations de ce dernier. C'est d'ailleurs l'occasion d'une remise en cause, d'une mise à distance par Galien, dont le jugement affleure donc en chaque point du récit où il précise qu'il s'agit du discours du patient (emploi de verbes comme ἔφασκε, ἔλεγε). Le rôle des particules, comme *kai mentoi kai*, la particule *toinun* (deux fois), et enfin les particules temporelles/logiques soulignent le rythme du récit et l'opinion du patient. Galien souligne ici la manière dont les événements s'enchaînent plutôt que l'aspect visuel, descriptif du cas. On y voit également une certaine insistance sur les sensations exprimées par le malade par le jeu de la répétition ; Galien nous donne à voir ici un patient particulier, capable de décrire ce qu'il ressent et que le médecin ne peut observer lui-même. La voix du patient, fait peu commun, affleure dans ce texte ; il agit comme sujet, prenant par exemple l'initiative de rester un peu à Rome avant de s'embarquer pour Stabies faire une cure de lait – il n'est pas réduit au rang d'objet dans l'action du médecin comme c'est bien souvent le cas dans les récits de cas médicaux.

Le second récit, par contraste, est plus concis et a pour fonction principale de confirmer les conclusions du premier ; un autre effet du "diptyque" ici est de souligner la différence de caractère entre deux patients, différence qui décide également de leur valeur relative pour le médecin. Le premier patient, éduqué et loquace, montre de l'initiative et un esprit coopératif qui aide le médecin à comprendre et à suivre l'évolution du mal, même lorsque les observations du malade le surprennent ; le second patient se révèle plus ordinaire et moins enclin à la discussion. Un diptyque semblable se trouve dans le traité *Sur les lieux affectés*, à propos de deux jeunes épileptiques, l'un capable de relater son expérience, l'autre pas[28].

1.5 *Récit de cas, argumentation et autobiographie : le cas et son contexte*

Le passage suivant (texte 12 Moraux ; *Meth. Med.* VII, 8 = K. X, 504-506) concerne un cas difficile d'homme atteint de vomissements. Le cas se termine par la mort ; on peut l'étudier en ayant à l'esprit les *Epidémies* d'Hippocrate, dont le style est à l'opposé. Galien se trouvait à Alexandrie et faisait son apprentissage auprès de ses professeurs lorsque ce cas se présenta.

> καὶ ἐγὼ πρῶτον μὲν ἁπάντων οἶδά τινα θεασάμενος ἅμα τοῖς διδασκάλοις ἄνδρα τῆς καθεστώσης ἡλικίας, ἐνοχλούμενον ἤδη μηνῶν οὐκ ὀλίγων· ἀλλ' οὔτ' ἐκείνων τις ἐγίνωσκε τὴν διάθεσιν οὔτ' ἐγώ· μετὰ ταῦτα δ' ἀνεμνήσθην εὑρηκὼς ἤδη τὴν θεραπευτικὴν μέθοδον, ὡς τοῦτ' ἄρ' ἦν ἐκεῖνο τὸ θεωρηθέν μοι πάλαι. κάλλιον δ' αὐτὸ καὶ διηγήσασθαι, πάντως γὰρ δή που καὶ τοὺς ἀκούσαντας ὀνήσει, καθάπερ κἀμέ. τετταρακοντούτης μὲν ἦν ὁ ἄνθρωπος, ἕξεως δὲ συμμέτρου κατὰ πάχος καὶ λεπτότητα κατὰ τὸν τῆς ὑγείας χρόνον. ἐδίψα δὲ σφόδρα καὶ μισεῖν ἔφασκε τὸ θερμόν, ἐδίδου δ' αὐτῷ οὐδεὶς ψυχρὸν ἱκανῶς λιπαροῦντι· πυρέττειν μέντοι τοῖς ἰατροῖς οὐκ ἐδόκει· καὶ ἡ γαστὴρ ἐξέκρινε τὰ ληφθέντα τριῶν ἢ τεττάρων ὡρῶν ὕστερον ἅμα τῷ ποτῷ. ταῦτ' ἄρα καὶ ἰσχνὸς ἦν ἤδη καὶ πλησίον

28 Voir plus haut, note 25.

ἀφῖκτο κινδύνου, μηδὲν ὀνινάμενος ὑπὸ τῶν αὐστηρῶν καὶ στρυφνῶν ἐδεσμάτων τε καὶ φαρμάκων. ἐλάμβανε δὲ καὶ οἶνον αὐστηρὸν ἐπὶ τῇ τροφῇ οὗτος ὁ ἄνθρωπος, ἅμα μὲν οὐκέτι φέρων τὸ δίψος, ἅμα δὲ καί, ὡς ἔφασκεν, ἑλόμενος ἀποθανεῖν μᾶλλον ἢ ζῆν ἀνιώμενος. ὕδατος ψυχροῦ δαψιλὲς ἀθρόως ἐπὶ τῇ τροφῇ προσενεγκάμενος αὐτίκα μὲν ἐπαύσατο διψῶν, ἐξήμεσε δ' ὀλίγον ὕστερον τὸ πλεῖστον. φρικῶδες δὲ τοὐντεῦθεν γίνεται τὸ σύμπαν σῶμα καὶ δεῖται σκεπασμάτων πλειόνων ἀπορρίπτων ἔμπροσθεν ἅπαντα· τό τε οὖν λοιπὸν ἅπαν τῆς ἡμέρας ἐφεξῆς τοῦτο ἔπραξε καὶ δι' ὅλης νυκτὸς ἐφ' ἡσυχίας ἔμεινεν, ἐνθάλπων ἑαυτὸν ἐπιβλήμασιν. ἐξέκρινε δ' ἅπαξ ἡ γαστὴρ αὐτῷ μετρίως συνεστῶτα διὰ μέσης νυκτός· ὥστε οὐδὲ διψώδης ἦν ἔτι κατὰ τὴν ὑστεραίαν, εὐχρούστερός τε μακρῷ καὶ ἰσχυρότερος ἀπείργαστο. καὶ σκέψις μὲν ἐγένετο τοῖς ἰατροῖς εἰ λουστέον αὐτόν, ἐνίων μὲν κελευόντων, ἐνίων δ' ἀπαγορευόντων· ἐκράτει δὲ ἡ τοῦ λούειν δόξα. καὶ τοίνυν λουσάμενος εὐφόρως, μετρίως τε διῃτήθη καὶ κρεῖττον ἢ κατὰ τὴν προτεραίαν ἔπεψεν ἡ γαστήρ. ἐμέμψατο δὲ τὴν κατάποσιν ὡς δυσχερῆ καὶ πᾶσιν ἐδόκει διὰ τὸν ἔμετον ἀήθως γενόμενον ἐσπαράχθαι τε καὶ κάμνειν τὸν στόμαχον, ὡς δὲ καὶ τῶν ἑξῆς ἡμερῶν ἔμενε τὸ σύμπτωμα, δῆλον ἐγίγνετο πᾶσιν ἡμῖν ὡς ἡ μὲν γαστὴρ ἐθεραπεύθη τὴν ἀτονίαν, ὁ στόμαχος δὲ ἐψύχθη. καὶ οὐδὲν ἄρα θαυμαστὸν ἦν εἰς συμμετρίαν μὲν ἐπανελθεῖν τῇ πόσει τὸ ὑπερτεθερμασμένον, ψυχθῆναι δὲ τὸ μετρίως θερμόν. οὐ μὴν οὐδὲ ἠδυνήθη τις αὐτοῦ θεραπεῦσαι τὸν στόμαχον, ἀλλ' ἕτερον ἀνθ' ἑτέρου κακὸν ἀνταλλαξάμενος ἐτελεύτα τῷ χρόνῳ.

Avec mes professeurs, j'ai vu un homme à la force de l'âge, malade depuis plusieurs mois déjà. Mais aucun d'eux ni moi-même ne savions de quoi il s'agissait. Plus tard, quand j'avais déjà découvert la méthode thérapeutique, je me rappelai qu'une affection déterminée correspondait précisément à ce cas que j'avais vu jadis. Mais il vaut mieux raconter la chose, car, de toutes façons, cela sera utile à mes auditeurs, comme cela me l'a été à moi-même. L'homme avait la quarantaine. A l'époque où il était en bonne santé, il était bien proportionné, d'embonpoint moyen, et svelte. Il fut pris d'une soif intense et déclara détester le chaud, mais personne ne lui donnait les boissons froides qu'il réclamait avec insistance. Pourtant, les médecins ne pensaient pas qu'il eût la fièvre. L'estomac rejetait ce qu'il avait absorbé, boisson comprise, trois ou quatre heures plus tard. Il amaigrit à un degré menaçant; les mets et les médicaments secs et âcres ne l'aidaient en rien. L'homme buvait du vin sec en mangeant, à la fois parce qu'il ne supportait pas la soif et parce que, disait-il, mieux valait la mort qu'une vie de tortures. Ayant bu tout d'un coup une grande quantité d'eau froide sur son manger, il cessa sur le moment d'avoir soif, mais un peu plus tard, il vomit à peu près tout ce qu'il avait absorbé. À partir

> de ce moment-là, tout son corps fut agité de frissons; il demanda beaucoup de couvertures, alors qu'auparavant il les avaient rejetées toutes. Il se comporta ainsi continuellement pendant tout le reste de la journée; pendant la nuit, il resta calme, chaudement emmitouflé dans ses couvertures. Il n'alla à la selle qu'une seule fois, vers minuit; les selles étaient de consistance médiocre. En conséquence, le jour suivant, il ne souffrit plus de la soif; il avait beaucoup meilleur teint et se sentait beaucoup plus robuste. Aussi bien les médecins se demandèrent-ils s'il fallait lui faire prendre un bain; les uns l'y engageaient, les autres voulaient l'en dissuader. L'avis qu'il pouvait prendre un bain prévalut. Il supporta bien le bain, prit une légère collation et digéra mieux que la veille. Mais il se plaignit d'une déglutition difficile. Tous étaient d'avis que les vomissements, d'une intensité inhabituelle, avaient causé des lésions à l'oesophage et le faisaient souffrir. Comme ce symptôme persista les jours suivants, il nous parut évident à tous que l'estomac était guéri de sa paresse, mais que l'oesophage était refroidi. Il n'y avait donc rien d'étonnant à ce que l'organe exagérément échauffé soit revenu, grâce à la boisson, à une température convenable, tandis que l'organe modérément chaud se trouvait refroidi. Pourtant personne ne fut capable de guérir son oesophage; il ne faisait que tomber d'un mal dans un autre, et, finalement, il mourut.
>
> tr. MORAUX

Après une brève introduction servant de *captatio benevolentiae*, dans laquelle Galien recourt à l'argument de l'*utile* (ὀνήσει), le récit proprement dit peut commencer[29]. Il s'agit d'une narration soignée, dans laquelle Galien n'omet aucune articulation utile, par le biais de particules (μὲν, δὲ, οὖν...) ou d'outils similaires (ταῦτ' ἄρα). Certaines de ces particules indiquent des conséquences logiques (ὥστε, ἄρα, μὴν) ou attirent l'attention sur un moment particulier du récit (τοίνυν). Ce soin apporté aux articulations du récit et à sa cohérence contribuent à donner un sentiment d'inéluctable au décès prématuré du patient. Surtout, ces articulations signent une différence fondamentale avec les textes cliniques hippocratiques: en lieu et place de notes où ne figurent que les signes jugés importants et les étapes essentielles de la maladie, Galien nous offre un récit élaboré, fait pour captiver un auditoire (τοὺς ἀκούσαντας). Une dimension rhétorique s'ajoute explicitement à la précision clinique d'Hippocrate. Mais ce récit, contrairement à d'autres, n'est pas fait non plus pour délasser le public de Galien. Il a pour fonction d'illustrer et donc de renforcer la 'méthode thérapeu-

---

29 Parmi d'autres récits 'utiles', voir le cas de l'esclave de Maryllos, *Anat. adm.* K. II, 632.

tique' qui constitue l'objet du traité. Ce point n'apparaît que si l'on s'affranchit momentanément du recueil de Paul Moraux. En effet, le récit ainsi isolé par Moraux dans son anthologie est complété par un autre, qui lui fait pendant :

> ἄλλον δὲ τοιοῦτον ἔτεσιν ὕστερον οὐκ ὀλίγοις ἐθεασάμην, ἤδη διαγινώσκειν εἰδὼς ἁπάσας τῆς γαστρὸς τὰς δυσκρασίας, ἐδόκει μοι δὴ ψύχειν ἀγωνιστικώτερον εὐθέως πρὶν ἐπὶ πλέον λεπτυνθέντα παραπλήσιόν τι τῷ πρόσθεν ἐπὶ τῇ ψύξει παθεῖν. ἀσφαλέστερον οὖν ἐφαίνετό μοι τὴν πρώτην ἀποπειραθῆναι τῶν κατὰ τὸ ὑποχόνδριον ἐπιτιθεμένων ψυκτηρίων φαρμάκων. καὶ οὕτω πράξαντος ἠλαττώθη μὲν τὸ καῦμα τῆς κοιλίας, ἀνέπνει δὲ τοῖς στενάζουσιν ὁμοίως ὁ ἄνθρωπος, ὡς μόλις κινῶν ὅλον τὸν θώρακα. καὶ μέντοι καὶ αὐτὸς ἀνερωτώμενος ὡμολόγει τοιούτου τινὸς αἰσθάνεσθαι παθήματος. ἔγνων οὖν ἐψῦχθαι τὰς φρένας αὐτῷ· καὶ διὰ τοῦτο ἀπορρίψας τὰ ψυκτήρια, κατήντλουν ἐλαίῳ θερμῷ. τάχιστα δὲ τῆς ἀναπνοῆς ἀπολαβούσης τὸν κατὰ φύσιν ῥυθμόν, ἐπαυσάμην μὲν τῆς αἰονήσεως, ἔγνων δὲ μετρίως αὐτὸν ψύχειν ἐν χρόνῳ πλείονι. τά τε οὖν ἔξωθεν ἐπιτιθέμενα κάτω μᾶλλον ἐπετίθην ἀποχωρῶν τοῦ διαφράγματος, ὡς ἐπὶ τὸν ὀμφαλόν· ἅπαντά τε τὰ ἐσθιόμενα καὶ τὰ πινόμενα πλὴν τοῦ γάλακτος ἐδίδων ψυχρά, παραπλησίως ὕδατι κρηναίῳ. καὶ οὕτως ἐν χρόνῳ πλείονι κατέστη, μηδὲν τῶν ἄλλων βλαβείς. ἰστέον δέ σοι καὶ τοῦτο πρὸ πάντων, ὡς ἐπειδὰν μὲν ἰσχυρῶς ἀλλοιωθῇ κατ' ἀμφοτέρας τὰς ποιότητας ὁτιοῦν μόριον, ἀπόλλυται τὸ ἔργον αὐτοῦ σύμπαν. οὐ ῥᾴδιον δὲ οὐδὲ τὸ οὕτω διατεθὲν ἐπανελθεῖν εἰς τὸ κατὰ φύσιν. ἐπειδὰν δὲ ἡ ἑτέρα μόνη ποιότης ἐπὶ πλέον ὑπαλλαχθῇ, καθάπερ νῦν ὑπεθέμεθα τὴν ξηρότητα, τῶν δ' ἄλλων τις ᾖ μετρία, δυνατὸν ἰάσασθαι τὸν οὕτω διακείμενον ἄνθρωπον.

J'observai un cas similaire bien des années plus tard, alors que je savais désormais diagnostiquer toutes les dyscrasies de l'estomac ; il me sembla bon de refroidir assez vivement aussitôt, avant que ⟨le patient⟩ ne se soit trop amaigri et ne souffre de quelque affection proche du cas précédent, à la suite du refroidissement. Il me sembla donc plus sûr de commencer par essayer les médicaments refroidissants au niveau de l'hypochondre. Or, après avoir procédé ainsi, le feu du ventre diminua, mais l'homme respirait comme ceux qui gémissent, remuant avec difficulté toute sa poitrine. Lorsque je l'interroge, il convient qu'il ressent une telle affection. Je compris donc que son diaphragme avait été refroidi ; pour cette raison, j'arrachai les remèdes refroidissants et le baignai d'huile chaude. Très vite, sa respiration ayant repris un rythme normal, je cessai la fomentation, mais en sachant qu'elle refroidit modérément sur le long terme. J'appliquai donc les remèdes externes plutôt vers le bas en m'éloignant du diaphragme, vers l'omphalos. Je ne lui donnai que des nourritures et

> des boissons froides, à l'exception du lait, proches ⟨de la température⟩ de l'eau de source. Et de cette manière il se rétablit avec beaucoup de temps, sans souffrir d'autres dommages. Il faut donc que tu saches ceci avant tout, que lorsqu'une partie quelle qu'elle soit est violemment altérée dans ses deux qualités, sa fonction disparaît complètement. Et il n'est vraiment pas facile de rendre à la santé ce qui a été ainsi modifié. Mais si seulement une des deux qualités est violemment altérée, par exemple, comme nous venons de le supposer, la sécheresse, mais que l'une des autres fait bonne mesure, alors il est possible de guérir le patient ainsi affecté.

Dans le second récit, c'est moins le patient que l'action thérapeutique de Galien qui occupe le centre de la scène. Galien raconte, à l'occasion d'un autre cas, similaire, survenu des années plus tard, comment il a pu ramener le patient à la santé. Ces deux récits se complètent et montrent l'utilité du temps et de l'expérience dans la pratique médicale de Galien – ils montrent aussi comment Galien, de spectateur passif, voire impuissant, de la maladie et des vains efforts de ses professeurs, se rend maître du nouveau cas, à la lumière de connaissances accumulées. Le passage de la troisième personne à la première est ici crucial. D'un récit que l'on pourrait qualifier d'hippocratique en raison de l'attention de l'auteur aux signes cliniques, on passe au 'vrai' récit qui intéresse Galien : celui de sa propre expérience et de sa victoire contre la maladie. On peut naturellement lire ce long passage comme un exemple de l'empirisme de Galien (après tout, le processus sous-jacent à la démonstration est bien un 'passage au semblable')[30]. Mais il s'agit surtout d'une mise en scène de la pratique médicale (et du raisonnement) comme expérience *temporelle*. On assiste rétrospectivement, par les yeux mêmes de Galien, à la montée en puissance de sa *persona* scientifique. Dans ce nouveau cas, il a fait preuve d'initiative et de créativité. De ce point de vue, le double récit vaut autant comme 'histoire de cas' traditionnelle (récit 1) que comme récit autobiographique (récit 2), dans lequel la forme narrative même, lors du passage à la première personne, donne chair au personnage et guide le lecteur/auditeur du récit ordinaire d'un cas médical à l'autobiographie d'un médecin hors du commun. En effet, le point focal est désormais Galien, son activité, sa réussite[31].

30 D'autres histoires de cas peuvent se lire sous cet angle : voir Galien *Anat. adm.* VII, 13 (= K. II, 632) ; *Loc. aff.*, IV, 8, K. VIII, 266. Cf. S.P. Mattern, *Galen and the Rhetoric of Healing*, 2008, p. 32-33.

31 Sur l'autoportrait façonné par Galien au fil des textes, voir ch. "Galien par lui-même" ; on y traite entre autres d'un autre genre de récit, le récit de voyage, qui sert l'autocaractérisation de Galien comme savant.

Le récit en **diptyque**, surtout pour les études de cas, est une forme affectionnée par Galien, qui en use ailleurs. L'accumulation des récits peut certes faire office de preuve – mais il s'agit en général de récits qui *diffèrent* et se *complètent*. Ils forment un tout narratif, une unité rhétorique, plus qu'une succession de récits. On peut ici reprendre l'exemple des deux récits de Galien sur l'utilité (et la difficulté) de procéder au diagnostic par le seul toucher du pouls[32]. Un autre trait présent dans le diptyque étudié plus haut se retrouve ailleurs chez Galien : l'emploi du récit à la troisième personne pour mieux faire éclater son savoir et rappeler (ou démontrer) son autorité[33].

1.6 *Importance et postérité du récit de cas galénique*

L'étude de la réception des histoires de cas des médecins antiques n'en est qu'à ses balbutiements. On a parfois insisté sur la disparition du 'genre' de l'écriture clinique pendant des siècles, jusqu'à son retour vers le XIIIe s. en Occident[34]. Néanmoins, les choses ne sont pas simples, surtout au Moyen Âge. Ainsi, on retrouve les traces de l'écriture narrative d'un Galien (et de quelques autres) dans la médecine islamique, singulièrement chez Al Razi[35]. Peut-on mettre l'art du récit d'un Galien en perspective ? Tout en cherchant à retrouver l'hippocratisme souvent rappelé d'Al Razi, C. Alvarez Millan démontre surtout, en ce qui nous concerne, le mimétisme entre les récits de ce dernier et ceux de Galien. Tout comme Galien, Razi multiplie les récits dans ses derniers écrits, récits dans lesquels il met en scène tant sa propre virtuosité que l'ignorance de ses concurrents. Comment ne pas voir que Razi se pose en nouveau Galien ?

D'autres médecins de premier plan, fins connaisseurs de Galien, y puisèrent l'art de tourner un récit de cas – ainsi Avicenne. Le récit de cas s'installe durablement comme un véritable genre dans la littérature médicale, au point de

32 Voir Galien, *De praen.* 6 où deux récits, l'un plus long, l'autre plus bref, se complètent l'un l'autre pour illustrer un point particulier, l'absence de fondement d'un "pouls amoureux". cf. *supra* p. 120-124.

33 Cf. *De bonis malisque sucis* 1, étudié p. 141-145.

34 Époque à laquelle prend forme le corpus des *consilia*. cf. P. Laín Entralgo, *La historia clínica. Historia y teoria del relato patográfico*, Barcelona 1961, p. 48-81. Voir surtout J. Agrimi/C. Crisciani, *Les consilia médicaux* (*Typologie des sources du moyen âge occidental* 69), Brepols 1994. Agrimi et Crisciani, cependant, se concentrent sur le genre médiéval des *consilia* et brossent un portrait rapide – trop rapide, des racines du genre dans l'antiquité. Le texte de Galien, *Consilium de puero epileptico* est évoqué brièvement, mais la question de savoir si ce texte a été lu, notamment au Moyen âge, n'est pas posée.

35 C. Alvarez-Millan, 'Practice versus Theory : 10th c. case-histories from the middle-east', *The society for social history of medicine* 13-2, 2000, 293-306 ; *eiusd.*, 'Graeco-Roman Case Histories and their Influence on Medieval Islamic Clinical Accounts' *The society for social history of medicine* 12-1, 1999, 19-43.

donner lieu à des compilations de tels récits – telle celle de Symphorien Champier[36]. Ce projet, ainsi que le glissement progressif vers un cas modifiable, personnalisable, témoigne d'une appropriation des textes plus que des cas par les médecins et d'une rhétorisation extrême de la médecine. Les médecins tendent à réduire le cas à l'*exemplum*, à rendre le cas si plastique qu'on lui fait illustrer *l'idée qu'on veut*. Les textes sur la mélancolie de la Renaissance recyclent ainsi à l'infini les histoires de cas antiques, dans un domaine où il est bien accepté qu'il y a "une infinité de cas"[37].

L'exemple de la dame amoureuse du danseur évoqué plus haut fournit un bon exemple de cette réappropriation, indépendamment du contexte initial de ces récits. Alors que Galien, on l'a vu, cherche à réfuter la notion d'un "pouls amoureux", ses successeurs médecins s'ingénient parfois à montrer le contraire, en reprenant… la même histoire de cas, empruntée précisément à Galien, ou bien une nouvelle version de la même histoire de dame dans les affres de la passion, racontée par le médecin à la première personne. Avicenne, mais aussi le médecin polonais Jósef Strúz (Josephus Struthius), traducteur de Galien et auteur d'un traité sur le pouls, se réclament ainsi de Galien en défendant la réalité d'un pouls amoureux. Ces histoires, d'Erasistrate aux traités médicaux de la Renaissance, sont rassemblées et résumées par Robert Burton dans l'*Anatomie de la mélancolie*[38].

1.7 *Galien moraliste : travers et défauts de la société romaine*

Galien est un témoin précieux de la société romaine de son temps. Les témoignages fournis en tout point de son œuvre ont fait l'objet d'analyses, sous l'angle du contenu, par les historiens[39]. Mais il manque une étude du Galien

36 Symphorien Champier, *Historiales campi*, 1532. Sur ce texte, en relation avec la réception de Galien, voir C. Petit, 'Symphorien Champier (1471-1539) et Galien : Médecine et littérature à la Renaissance', in C. La Charité & R. Menini eds., *La médecine au temps de Rabelais* (à paraître).

37 Prospero Alpini, *De medicina methodica* (1611), x, 11. Cf. C. Petit, 'Mélancolie et méthodisme : traduction originale et commentaire d'un texte de Prosper Alpin (1553-1617)', *Gesnerus* 63 (2006), 20-32.

38 R. Burton, *Anatomie de la mélancolie*, III, 2, 3, 1 (vol. III, p. 142 Faulkner/Kiessling/Blair ; en français p. 1386-1387, tr. Hoepffner, José Corti, 2000) ; J. Struthius, *Ars sphygmica*, IV, 14 et V, 17.

39 Voir notamment. H. Schlange-Schöningen, *Die Römische Gesellschaft bei Galen : Biographie und Sozialgeschichte*, Berlin/New York, De Gruyter, 2003 ; sur le *De bonis malisque sucis*, voir les traits saillants relevés par A. Garzya dans sa préface à l'édition d'Anna Maria Ieraci Bio : "Pensiamo a notazioni meno drammatiche ma pur impressionanti : gli scoli delle grandi città che tutto inquinano (9, 1.4), dall' aria all'acqua agli esseri viventi ; I commercianti che adulterano il vino con danno per la pubblica salute (11, 16) ; I medici che

moraliste, spectateur impuissant et indigné des turpitudes de la société romaine. Homme prudent, le médecin de Pergame n'attaque pas frontalement la personne ni l'entourage de l'empereur – l'aveu consenti dans une lettre, après la fin du règne de Commode, de la peur qui envahissait la vie de la bonne société romaine pendant cette sombre période, fait exception[40]. Il préfère se taire même sur des sujets proprement médicaux qui pourraient lui causer des ennuis[41]. Galien consacre pourtant des pages clefs à son appréciation de la vie et des mœurs de ses contemporains à Rome, ou dans ses provinces, sous l'Empire. Récit et description sont le *medium* favori de Galien pour tenter un portrait du monde de son temps; les médecins semblent être sa cible favorite. Les passages les plus représentatifs de la veine moraliste chez Galien se trouvent en position liminaire, en ouverture de traité ou bien de livre au sein d'un traité plus vaste, preuve de leur importance pour leur auteur. Ces passages valent naturellement pour eux-mêmes et pas seulement comme instruments dans la logique du projet galénique; mais ils s'inscrivent, comme d'autres récits, dans une tradition littéraire ancienne, et contribuent à définir l'*èthos* de Galien autant, sinon davantage, que les autres types de texte déployés par l'auteur à cet effet. L'*enargeia* rejoint ici l'*èthopoiia*. On tentera ici d'analyser deux exemples principaux, l'ouverture du *Pronostic* (à Épigénès) et la préface du livre X des *Simples*.

En *Praen.* 1 (p. 68-75 Nutton), long chapitre qui peint une toile de fond au projet quasi-apologétique de Galien dans ce traité, ce dernier fait le portrait inoubliable d'un milieu médical clientéliste, gouverné par le carriérisme

ingannano sapendo d'ingannare (1, 11). Altrove si tratta di spunti piú ameni, ad esempio a proposito dell'uso smodato della neve – un surrogato ante litteram dei nostri 'gelati' – da parte dei Romani (13, 8). Attenzione particolare viene rivolta, poi, e non senza una punta di malizia, alla dieta degli uomini politici (3, 2; 13, 7) e dei loro clienti, in balía, I primi, d'un attivismo senza soste, costretti, i secondi, a levatacce antelucane per sopperire alle esigenze dei potenti (2, 2)." (p. 10-11).

40 Galien, *De indolentia* 54-55 BJP; le commentaire de V. Nutton (2013) emprunte à l'édition de Garofalo et Lami pour souligner une réminiscence thucydidéenne dans le passage. Voir chapitre sur Galien et l'hellénisme p. 70-71. Sur Commode et son règne selon Galien, voir aussi Nutton, Introduction (Avoiding Distress), p. 49-50; M. Nicholls, 'Galen and the last days of Commodus', in C. Petit (ed.), *Galen's De indolentia in Context* (à paraître).

41 On chercherait en vain, dans les œuvres concernées, un commentaire sur l'épisode controversé de la pratique de la vivisection à Alexandrie à l'époque hellénistique; on ne trouve que des allusions discrètes dans ses œuvres pharmacologiques à certains remèdes magiques, y compris la chair humaine. Cf. C. Petit, 'Galen, Pharmacology and the Boundaries of Medicine: A Reassessment', in L. Lehmhaus and M. Martelli (eds.), *Collecting Recipes: Byzantine and Jewish Pharmacology in Dialogue* in the *Science, Technology and Medicine in Ancient Cultures* series, De Gruyter, 2015, p. 50-80.

et la recherche du profit. Le savoir s'y fait rare, un médecin capable de faire un pronostic devient une véritable pépite – mais alors son propre savoir se retourne bien vite contre lui, lorsqu'il est accusé de sorcellerie par les ignorants. Galien y revisite plusieurs lieux communs, du déclin de l'époque présente (τὸν νῦν βίον, 1, 5 p. 68 Nutton) à la fourberie et à la mesquinerie des professionnels, en compétition les uns avec les autres, âpres au gain, prêts à tout pour se débarrasser d'un concurrent. On retrouve du reste ce thème ailleurs chez Galien, notamment dans le *De methodo medendi* (I, 1)[42]. Ce tableau pourrait faire sourire sans le contrepoint du chapitre suivant (2), dans lequel est évoqué la chute de Quintus, menacé de mort, et finalement chassé de Rome par de semblables accusations. Galien, au terme de cette introduction à double détente, se pose en homme averti et conscient des risques qu'il encourt par sa brillance : l'appât parfait pour le lecteur, qui va désormais entendre les pronostics et traitements prodigieux qui assurèrent la fortune de Galien, le couvrirent de gloire, mais aussi de tracas dus à des ennemis sans scrupules. Les souvenirs littéraires à l'arrière plan de ce texte sont sûrement aussi nombreux que ceux des exercices préparatoires de rhétoriques que Galien a dû effectuer en abondance dans sa jeunesse : Vivian Nutton met particulièrement en valeur le souvenir de Platon dans le premier paragraphe du chapitre[43], mais il est évident qu'il s'agit aussi d'un thème riche à l'époque impériale, de Sénèque à Lucien[44]. Sans être un moraliste particulièrement original, donc, Galien s'approprie avec aisance ces thèmes récurrents pour mieux singulariser l'ascension remarquable d'un médecin, unique entre tous, sous le règne des Antonins : lui-même. Mais l'autopromotion n'est pas la seule motivation de tels morceaux de bravoure : distraire le lecteur, lui peindre la Rome qu'il connaît bien, à l'opposé de la douceur de vivre provinciale de Pergame, c'est aussi établir un lien qui ne cesse ensuite d'être rappelé au fil du traité, par mille détails pittoresques.

Le traité du *Pronostic* est riche de détails, de personnages et de portraits vivants qui animent les récits de Galien ; ce traité a immortalisé les relations de Galien à Rome, ce cercle de passionnés de médecine gravitant autour du palais impérial, mais aussi du quartier des libraires ; il a aussi fourni une galerie de patients plus ou moins célèbres, de Marc Aurèle en personne à d'anonymes dames consumées par des maux terribles. Souvent, en lieu et place d'un por-

42 Voir aussi Galien, *Opt. med. cogn.* 1 et 3, 2-3 Iskandar (CMG Suppl. Or. IV, 1988).

43 Platon, *Gorg.* 502e ; *Rep.* 491a-494d. Cf. V. Nutton, *Galen. On prognosis* (1979) p. 146-147.

44 À propos des coutumes typiques du clientélisme romain, des préjugés de moraliste exprimés ici par Galien, Nutton cite Lucien, *Nigr.* 34 ; 52 ; 56 ; *Merc. cond.* 664 ; 682 ; 686 ; Juvénal, *Sat.* I, 127 ff.

trait, Galien ne fait qu'ajouter quelque touche de réalisme pour faire de ces patients de véritables personnages de la grande comédie qui se joue à Rome. De semblables traits caractéristiques de son écriture se retrouvent en maints endroits de son œuvre, surtout dans les passages narratifs. Par exemple, Galien décrit son public lors du récit d'un incident avec un fâcheux: menaçant de se taire plutôt que de se laisser bousculer dans son exposé, Galien obtient le silence et l'assentiment momentané du public (assez longtemps pour qu'il parvienne à convaincre son auditoire du bien-fondé de son propos, et gagner sa bienveillance), et notamment d'un vieil homme:

> τῶν δ' ὑπολοίπων ἤδη **τις πρεσβύτης, πώγωνά τε μέγιστον ἄχρι τῶν στέρνων καθεικώς, καὶ τἄλλα πάνυ σκυθρωπός**, τοῦτο γὰρ νῦν τὸ σεμνὸν νενόμισται, παύσασθε, ἔφη, καὶ μὴ θορυβεῖτε, ὦ παῖδες, ἀλλ' ἐάσατε τὸν ἑταῖρον ἡμῖν ἀποσαφῆσαι, τί ποτε καὶ λέγει. κᾀγὼ προσβλέψας αὐτῷ, τί γὰρ, ἔφην, πυνθάνου; τοῦτ' αὐτὸ, εἶπεν, ὑπὲρ οὗ διελέγεσθε, τὸ περὶ τοῦ πλήρους σφυγμοῦ. (...) ἐπὶ τούτοις **ὁ μὲν γέρων ὥσπερ ὄνος ἔσειεν ἤδη τὰ ὦτα.** καὶ τοῖς ἄλλοις δὲ τοῖς παροῦσιν ἐδοκοῦμέν τι λέγειν καὶ πάντες ἠξίουν, ὧν περ ἕνεκα ταῦτα ἐπηρώτητο, περαίνειν, ἐπειδὴ καὶ καταρχὰς εὐθὺς ὑπεσχόμην παραδείγματος ἕνεκα τῶν ἑξῆς ποιήσασθαι τὴν ἐρώτησιν[45].
>
> Parmi ceux qui restèrent, il y avait un vieillard avec une très longue barbe qui lui tombait sur la poitrine et une mine renfrognée (c'est cela qui passe aujourd'hui pour de la dignité): "c'est assez, dit-il, calmez-vous, jeunes gens, et laissez notre ami nous expliquer ce qu'il veut dire!". Je tournai les yeux vers lui et dis: "Qu'est-ce que tu veux savoir au juste?" – "Cela même dont vous discutiez, dit-il, la question du pouls plein". (...) Là-dessus, le vieillard se mit à remuer les oreilles, comme un âne. Les autres assistants trouvèrent que j'avais bien parlé, et tous furent d'avis que je mène à terme l'exposé en vue duquel j'avais posé mes questions (...).

Le personnage du vieillard isolé par Galien pour amuser ses lecteurs, et rendre son récit plus plausible (par un classique "effet de réel"), montre l'humour et l'indépendance d'esprit dont il est capable: comme toujours chez lui, le portrait proprement dit s'efface devant quelques traits saillants, réduisant le personnage à un type: ici la longue barbe à la mode et l'air renfrogné ("c'est cela qui passe aujourd'hui pour de la dignité"). L'emploi de τὸ σεμνόν (pour "dignité") n'est pas anodin: il s'agit de l'une des vertus essentielles à l'*èthos*

45 Galien, *Diff. puls.* II, 3 (K. VIII, 572-573). Cf. Moraux 1985, 86-87.

d'un bon orateur selon Aristote[46]. Galien le sait, ses lecteurs aussi. La dignité véritable, celle des Anciens, connue de lui et de ses pairs, est donc de son côté et non du côté du vieillard posant à la dignité au moyen d'attributs superficiels (barbe, mine renfrognée). Comme il est au-dessus des écoles[47], Galien est aussi au dessus des modes et n'a que faire des poses de ses contemporains qui jouent les philosophes sérieux : il affecte donc de s'en moquer. Mais surtout, il établit par là une connivence avec son public, non seulement bon lecteur de la *Rhétorique* d'Aristote mais aussi coutumier de ces personnages cérémonieux et fats : la statuaire de la fin du IIe siècle de notre ère démontre la vogue de portraits "en philosophe grec", à l'expression sévère et à la barbe fournie[48]. Le procédé est discret mais efficace, et ajoute une dose de satire au récit de Galien. Le mouvement des oreilles du vieillard, qui lui fait penser à un âne, achève de déshumaniser le personnage, devenu risible (l'âne n'est pas un comparant flatteur chez les Grecs). Ce récit fait pendant à un autre, dans lequel Galien fait éclater sa science auprès d'un patient, aux dépens d'un jeune fat : là encore, l'adversaire de Galien (qui n'est que rire et sarcasme) finit par dresser les oreilles comme un âne apeuré, alors que le diagnostic de Galien est confirmé[49]. La galerie de fâcheux et d'importuns[50] rétifs à ses explications rationnelles, qui peuple les grands textes de Galien fait habilement ressortir sa propre ouverture d'esprit et son véritable amour de la vérité !

Dans les *Simples* X, 1, Galien est moins enclin à la plaisanterie ; il s'agit des dangers d'une pratique médicale sans conscience, et de la responsabilité des médecins et des auteurs. Il s'agit de pages écrites dans la dernière période de Galien, celle des grands ouvrages de pharmacologie, dans lesquels il couche enfin sur le papier (pour ainsi dire) son enseignement sur les médicaments, domaine dangereux s'il en est, et du bon usage desquels il est crucial de se contenter. Dans un univers perméable à la sorcellerie et à l'astrologie, Galien aime à rappeler ses principes, bien que ceux-ci soient plus relatifs qu'on ne le pense souvent[51]. Au début du livre X, donc, Galien s'épanche sur les limites

---

46 Aristote, *MM* I, 28, 1192b30-38 ; cf. F. Woerther, *L'èthos aristotélicien. Genèse d'une notion rhétorique*, 2007, 184.

47 Galien, *Loc. aff.* III, 3 (K. VIII, 142-144), passage traduit par Moraux, 1985, 48-49.

48 On en trouve quelques exemples aux musées du Capitole, à Rome.

49 Galien, *Opt. med. cogn.* 8 Iskandar.

50 Des "sophistes", nommés ou pas, qui rejettent en général dès l'abord l'autorité de Galien et prennent un malin plaisir à tenter de le déstabiliser. Cf. Galien, *De praen.* 5, *Nat. fac.* I, 13 (K. II, 34-38).

51 Cf. C. Petit, 'Galen, Pharmacology and the Boundaries of Medicine : A Reassessment', in L. Lehmhaus and M. Martelli (eds.), *Collecting Recipes : Byzantine and Jewish Pharmacology*

acceptables des substances à employer comme remèdes : il trace une ligne nette à propos des fluides corporels et excréments humains, qui le dégoûtent comme ils doivent dégoûter tout homme de bien, mais ne peut s'empêcher d'exprimer sa frustration et son indignation devant les comportements sans vergogne de ses contemporains, qui ne s'arrêtent pas même au meurtre, ou pire, consignent par écrit des recettes létales. Comme un écho à ses textes parfois ironiques sur la profession médicale, le prologue du livre X des *Simples* fournit un portrait sévère des savants en pharmacologie, profession douteuse, dont les agissements ne sont pas (ou pas assez) réprimés par les lois romaines. Le Galien vieillissant des derniers écrits, après le règne de Commode, est donc plus que jamais un moraliste, un auteur de la désillusion autant qu'un amoureux de la science.

> τὰ μέν γε πλεῖστα εἶναι τούτων ἐστὶ καὶ πρὸς τῆς πείρας ἀδύνατα ὑπάρχειν, ἔνια δὲ εἰ καὶ δυνατά, βλαβερὰ γοῦν γ' ἐστὶ τῷ βίῳ τῶν ἀνθρώπων, ὥστ' ἐγὼ νὴ τοὺς θεοὺς θαυμάζω κατὰ τίνα τὴν ἔννοιαν ἧκον ἐπὶ τὸ γράφειν αὐτά τινες. **ἃ γὰρ καὶ τοῖς ζῶσιν ἀδοξίαν φέρει γνωσθέντα, πῶς ταῦτα μετὰ θάνατον εὐδοξίαν οἴσειν αὐτοῖς ἤλπισαν; εἰ μὲν οὖν βασιλεῖς ὄντες ἐν ἀνθρώποις ἐπὶ θανάτῳ κατακεκριμένοις ἐποιήσαντο τὴν πεῖραν αὐτῶν, οὐδὲν ἔπραξαν δεινόν.** ἐπεὶ δ' ἰδιῶται τοιαύτης ἐξουσίας ἐν ὅλῳ τῷ βίῳ γεγονότες ἐπὶ τὸ γράφειν ἧκον αὐτά, δυοῖν θάτερον, ἢ μὴ πειραθέντες αὐτοὶ γράφουσιν ὑπὲρ ὧν οὐκ ἴσασιν, ἢ εἴπερ ἐπειράθησαν, **ἀσεβέστατοι πάντων ἀνθρώπων εἰσίν,** ἕνεκα πείρας ὀλέθρια δόντες φάρμακα τοῖς οὐδὲν ἠδικηκόσιν, ἐνίοτε δὲ καὶ καλοῖς τε καὶ ἀγαθοῖς ἀνδράσιν. ἰατροὺς γοῦν τις ἑστῶτας ἐπὶ ῥωποπώλαις θεασάμενος δύο, προσεκόμισεν αὐτοῖς μέλι πιπράσκων δῆθεν. οἱ δὲ ἐγεύσαντό τε καὶ περὶ τῆς τιμῆς διελέγοντο καὶ ὡς ὀλίγον αὐτῶν διδόντων, ὁ μὲν σπεύσας ἐχωρήθη, τῶν δ' ἰατρῶν οὐδέτερος ἐσώθη. τὰ τοιαῦτ' οὖν ἅπαντα τῶν πραξάντων τοὺς γράψαντας οὐχ ἧττον, ἀλλὰ καὶ μᾶλλον ἄξιον μισεῖν, ὅσῳ καὶ μεῖόν ἐστιν ἀδίκημα μόνον τι ποιῆσαι κακὸν ἢ μετὰ πολλῶν. **καὶ τῷ μὲν πράξαντι συναπέθανεν ἡ τῶν κακῶν θεωρημάτων ἐμπειρία, τῶν δὲ γραψάντων πάντων ἀθάνατός ἐστιν τοῖς πονηροῖς ὅπλα τῆς κακουργίας παρασκευάζουσα.**

La plupart de ces expédients, comme le montre l'expérience, sont inefficaces, et d'autres, quoiqu'efficaces, mettent la vie humaine en péril, à telle enseigne que je me demande, par les dieux ! comment certains ont même seulement l'idée de les mettre par écrit. En effet, comment pourraient-

in Dialogue in the *Science, Technology and Medicine in Ancient Cultures* series, De Gruyter, p. 50-80.

> ils s'imaginer que le savoir qui ne leur a apporté qu'infamie dans la vie leur apportera la gloire après la mort? Si des rois ont pu expérimenter ces drogues sur des condamnés à mort, ils n'ont rien fait de mal. Mais si des profanes ont eu ainsi le loisir de les coucher par écrit toute leur vie durant, alors de deux choses l'une: soit ils écrivent des choses dont ils n'ont pas l'expérience et qu'ils ne comprennent pas, soit, s'ils en ont l'expérience, ce sont les plus impies des humains, capables de donner des poisons mortels à des innocents, parfois même des hommes excellents, pour en tester l'efficacité. Par exemple, un homme aperçut un jour deux médecins qui se tenaient devant une épicerie; il les aborda, apparemment pour leur vendre du miel. Après avoir goûté, ils discutèrent le prix, mais comme ils en offraient peu il s'en alla rapidement – mais ni l'un ni l'autre des deux médecins n'en réchappa. En somme, il faut détester non pas moins, mais beaucoup plus, ceux qui ont consigné par écrit ces recettes, plutôt que ceux qui les ont exécutées – car le crime est moindre s'il est perpétré par un seul que s'il l'est avec le concours d'un grand nombre. Et tandis qu'avec le criminel meurt son savoir criminel, le savoir de ceux qui l'ont transmis par écrit est immortel, et fournit des armes de destruction aux criminels.

L'anecdote, rapide, des deux médecins assassinés n'est pas l'objet ici d'un récit complaisant et travaillé; simple fable illustrant le propos de Galien, ce récit s'enchâsse simplement dans la diatribe du vieux médecin, désespérant des hommes, et plus encore des auteurs médicaux peu scrupuleux. Sont ici visés les auteurs transmettant un savoir mortel, les empoisonneurs mais aussi ceux qui cherchent à faire des expériences discrètes pour tester leurs produits. Par comparaison avec ce tout-venant du crime ordinaire, les rois auteurs d'expériences sur des condamnés passent pour irréprochables. De la part d'un médecin qui passe sous silence les expériences prêtées à Erasistrate et Hérophile sur des condamnés vivants sous les Ptolémées, ce n'est pas un mince aveu.

1.8 *Récit, enargeia, ekphrasis: Galien émule de Thucydide?*

On l'a vu, l'ekphrasis est une spécialité d'Arétée de Cappadoce: appliquée aux maladies, celle-ci atteint une force littéraire unique et imprime un souvenir vivace dans l'esprit des lecteurs. Le langage précis des médecins, la richesse et la subtilité de ses adjectifs, se prête naturellement à l'ekphrasis – l'on pourrait voir les courtes fiches des *Épidémies* hippocratiques sous cet angle, n'était le style télégraphique de ces textes. Galien, lui, applique parfois sa virtuosité à des sujets moins prévisibles que tel malade ou telle maladie: dans un morceau de bravoure digne de Thucydide, il mêle récit et description des famines qui ont frappé l'Asie Mineure de son temps. Thucydide est rarement mentionné par Galien[52], mais il figure souvent dans les modèles d'ekphrasis cités par les théoriciens grecs de la rhétorique[53]. Le récit de la peste d'Athènes en fait partie, tout comme certains récits de bataille. La combinaison d'un lieu et d'un événement donnant lieu à une description mêlée d'éléments narratifs (ou l'inverse) étaient courante dans l'élaboration de l'ekphrasis.

Il convient ici de citer le long chapitre 1 (1, 1-7 Helmreich) du *De bonis malisque sucis* (CMG V, 4, 2, p. 389-391 = K. VI, 749-752), qui s'ouvre sur un récit à la troisième personne (essentiellement) des famines récentes sous l'empire: la phrase d'introduction expose clairement le sujet. Galien s'y fait le chroniqueur des malheurs du temps[54]. Il examine aussi les conséquences médicales des déficiences alimentaires[55], se posant en spécialiste incontesté de l'alimentation et de ses conséquences pour la santé. La longueur du texte est compensée par son grand intérêt narratif.

> Οἱ συνεχῶς ἐτῶν οὐκ ὀλίγων ἐφεξῆς γενόμενοι λιμοὶ κατὰ πολλὰ τῶν Ῥωμαίοις ὑπακουόντων ἐθνῶν ἐναργῶς ἐπεδείξαντο τοῖς γε μὴ παντάπασιν ἀνοήτοις, ἡλίκην ἔχει κακοχυμία δύναμιν εἰς νόσων γένεσιν· οἱ μὲν γὰρ τὰς πόλεις οἰκοῦντες, ὥσπερ ἦν ἔθος αὐτοῖς ἀεὶ παρασκευάζεσθαι μετὰ τὸ θέρος εὐθέως σῖτον αὐτάρκη πρὸς ὅλον τὸν ἐφεξῆς ἐνιαυτόν, ἐκ τῶν ἀγρῶν πάντα τὸν πυρὸν αἴροντες ἅμα ταῖς κριθαῖς τε καὶ τοῖς κυάμοις καὶ τοῖς φακοῖς ἀπέλειπον τοῖς ἀγροίκοις τοὺς ἄλλους Δημητρίους καρπούς, οὓς ὀνομάζουσιν ὄσπριά τε καὶ χεδροπὰ

52 À propos de l'écriture médicale de Thucydide selon Galien, voir plus haut, p. 116; voir aussi le chapitre sur Galien et l'hellénisme, p. 69-71. *Cf.* J. Bompaire, "Les historiens classiques dans les exercices préparatoires de rhétorique (*progymnasmata*)", *Recueil Plassart*, Paris, 1976, p. 1-7. La nature profondément rhétorique (avec notamment le recours à l'*inventio*) des historiens anciens a été redécouverte, en particulier à la suite de Tony Woodman. Voir par exemple, dans le domaine latin, A.J. Woodman, *Rhetoric in Classical Historiography: Four Studies*, London, 1988; A. Laird, 'The Rhetoric of Roman Historiography', in A. Feldherr (ed.), *The Cambridge Companion to Roman Historians*, 2009, 197-213; P. Van Nuffelen, *Orosius and the Rhetoric of History*, Oxford, 2015.

53 Exemples cités par R. Webb, *Ekphrasis, Imagination and Persuasion in Ancient Rhetorical Theory and Practice*, Ashgate, 2009, annexe A.

54 Sur ce texte, voir S. Swain, *Hellenism and Empire*, 1996, p. 367; S. Mitchell, *Anatolia. Land, Men and Gods in Asia Minor*, Oxford, 1993, vol. I, p. 167-170; P. Garnsey, *Famine and Food Supply in the Graeco-Roman World: Responses to Risk and Crisis*, Cambridge, 1988, p. 29; P. Garnsey, *Food and Society in Classical Antiquity*, 1999, p. 37-38. Le passage a été traduit en partie par Paul Moraux dans *Galien de Pergame. Souvenirs d'un médecin*, p. 124-126 (texte 48).

55 Chapitre de D. Gourevitch dans *Limos kai loimos. A Study of the Galenic Plague*, Paris, 2013, p. 13-37.

μετὰ τοῦ καὶ τούτων αὐτῶν οὐκ ὀλίγα κομίζειν εἰς ἄστυ. τὰ δ' οὖν ὑπολειφθέντα διὰ τοῦ χειμῶνος ἐκδαπανῶντες οἱ κατὰ τὴν χώραν ἄνθρωποι τροφαῖς κακοχύμοις ἠναγκάζοντο χρῆσθαι δι' ὅλου τοῦ ἦρος, ἐσθίοντες ἀκρέμονάς τε καὶ βλάστας δένδρων καὶ θάμνων καὶ βολβοὺς καὶ ῥίζας κακοχύμων φυτῶν, ἐνεφοροῦντο δὲ καὶ τῶν ἀγρίων ὀνομαζομένων λαχάνων, ὅτου τις ἔτυχεν εὐπορήσας, ἀφειδῶς ἄχρι κόρου, καθάπερ καὶ πόας χλωρὰς ὅλας ἕψοντες ἤσθιον, ὧν πρότερον οὐδ' ἄχρι πείρας ἐγεύσαντο πώποτε. παρῆν δ' ὁρᾶν ἐνίους μὲν αὐτῶν ἐν τοῖς ἐσχάτοις τοῦ ἦρος, ἅπαντας δ' ὀλίγου δεῖν ἐν ἀρχῇ τοῦ θέρους ἁλισκομένους ἕλκεσι παμπόλλοις κατὰ τὸ δέρμα συνισταμένοις, οὐ τὴν αὐτὴν ἰδέαν ἅπασιν ἔχουσι· τὰ μὲν γὰρ αὐτῶν ἦν ἐρυσιπελατώδη, τὰ δὲ φλεγμονώδη, τὰ δ' ἑρπηστικά, τὰ δὲ λειχηνώδη τε καὶ ψωρώδη καὶ λεπρώδη. ταῦτα μὲν ὅσα πραότατα διὰ τοῦ δέρματος ἐξανθήσαντα τὴν κακοχυμίαν ἐκ τῶν σπλάγχνων τε καὶ τοῦ βάθους ἐκένωσεν· ἐνίοις δέ τισιν ἀνθρακώδη τε καὶ φαγεδαινικὰ γενόμενα μετὰ πυρετῶν ἀπέκτεινε τοὺς παθόντας ἐν χρόνῳ μακρῷ μόλις ὀλιγίστων σωθέντων. ἄνευ δὲ τῶν κατὰ τὸ δέρμα παθημάτων πυρετοὶ πάμπολλοι ἐγένοντο διαχωρήσεις γαστρὸς ἐπιφέροντες δυσώδεις καὶ δακνώδεις εἰς τεινεσμοὺς καὶ δυσεντερίας τελευτώσας, οὖρά τε δριμέα καὶ αὐτὰ δυσώδη τὴν κύστιν ἐνίων ἑλκώσαντα. τινὲς δ' αὐτῶν ἐκρίθησαν ἱδρῶσι καὶ τούτοις δριμέσι καὶ δυσώδεσιν ἢ ἀποστήμασι σηπεδονώδεσιν. οἷς δ' οὐδὲν τούτων ἐγένετο, πάντες ἀπέθανον ἢ μετὰ φανερᾶς φλεγμονῆς ἑνός γέ τινος τῶν σπλάγχνων ἢ διὰ τὸ μέγεθός τε καὶ τὴν κακοήθειαν τῶν πυρετῶν. ὀλιγίστων δὲ φλέβα τεμεῖν ἐν ἀρχῇ τῆς νόσου τολμήσαντες ἔνιοι τῶν ἰατρῶν (ἐδεδίεσαν γὰρ εἰκότως χρῆσθαι τῷ βοηθήματι διὰ τὸ προκαταλελύσθαι τὴν δύναμιν) οὐδενὸς εἶδον αἷμα χρηστὸν ἐκκριθέν, ὁποῖον ἐκ τῶν ὑγιεινῶν σωμάτων ὁρᾶται κενούμενον, ἀλλ' ἤτοι πυρρότερον ἢ μελάντερον ἢ ὀρωδέστερον ἢ δριμὺ καὶ δάκνον αὐτὴν τὴν διαιρεθεῖσαν φλέβα κατὰ τὴν ἐκροήν, ὡς δυσεπούλωτον γενέσθαι τὸ ἕλκος. ἐνίοις δὲ καὶ συμπτώματα μετὰ πυρετῶν καὶ μάλιστα τοῖς ἀποθανοῦσιν ἐγένετο βλάβην τῆς διανοίας ἐπιφέροντα σὺν ἀγρυπνίαις ἢ καταφοραῖς. καὶ οὐδὲν δήπου θαυμαστὸν ἐναντίοις ἁλῶναι νοσήμασί τε καὶ συμπτώμασι τοὺς τότε νοσήσαντας, αὐτούς τε διαφέροντας ἀλλήλων οὐ ταῖς φύσεσι μόνον ἢ ταῖς ἡλικίαις, ἀλλὰ καὶ ταῖς ἔμπροσθεν διαίταις, ἐναντίαν τε δύναμιν ἐχούσας ἐδηδοκότας ἐν τῷ λιμῷ τροφάς· ἤσθιον μὲν γὰρ ἅπαντες ὧν ηὐπόρουν· ἀνομοίου δὲ τῆς εὐπορίας οὔσης ἔνιοι μὲν ὀξεῖς ἢ δριμεῖς ἢ ἁλυκοὺς ἢ πικροὺς ἔχοντα χυμοὺς ἐδέσματα προσηνέγκαντο, τινὲς δ' αὐστηροὺς ἢ στρυφνοὺς ἢ ψύχοντας σαφῶς ἢ ὑγροὺς ἱκανῶς ἢ παχεῖς ἢ γλίσχρους ἢ φαρμακώδεις. οἶδα γοῦν ἐνίους μὲν αὐτίκα διὰ μυκήτων ἐδωδὴν ἀποθανόντας, ἐνίους δὲ διὰ κωνείων ἢ ναρθήκων, οὐκ ὀλίγους δ' ἐξ αὐτῶν μόγις διασωθέντας.

Les famines qui sont survenues continuellement, durant de longues années sans interruption, chez de nombreux peuples obéissant aux Romains, ont montré à ceux qui ne sont pas complètement stupides quelle est la puissance de la cacochymie dans la genèse des maladies. En effet, ceux qui habitent dans les villes, comme il leur était coutumier de se fournir toujours juste après l'été en blé de manière à se suffire pour l'ensemble de l'année suivante, saisirent tout le blé des campagnes, et laissèrent aux paysans, en même temps que l'orge, les haricots et les lentilles, les autres fruits de Déméter que l'on appelle pois et légumineuses, après en avoir néanmoins emporté une belle quantité en ville. Les céréales restantes ayant été épuisées au cours de l'hiver, les gens de la campagne furent forcés d'utiliser tout au long du printemps des nourritures cacochymes, mangeant branches et rameaux des arbres et buissons, bulbes et racines des plantes cacochymes, puis ils introduisirent les légumes dits sauvages, qu'il se trouvait exister en quantité, inépuisable jusqu'à satiété, comme ils mangeaient aussi après les avoir bouillies toutes les plantes vertes qu'ils n'avaient auparavant jamais goûté même par curiosité. Il fut alors possible d'en voir certains dès la fin du printemps, et tous ou presque au début de l'été, saisis d'ulcères nombreux qui apparaissaient sur la peau, sans qu'ils aient tous le même aspect; car certains tenaient de l'érysipèle, d'autres de l'ampoule, d'autres de l'herpès, d'autres encore du lichen, de la psora et de la lépra. Les efflorescences les plus bénignes purgèrent par la peau la cacochymie des viscères et des profondeurs; mais chez certains, ayant tourné à l'anthrax et à la gangrène, accompagnées de fièvre, elles tuèrent les patients; quelques uns à peine furent sauvés, au bout de beaucoup de temps. Lorsque les affections de la peau n'apparaissaient pas, des fièvres nombreuses survinrent, amenant des évacuations du ventre malodorantes et mordantes qui se terminaient en ténesmes et dysenteries, et des urines acides et malodorantes elles aussi, qui causèrent des ulcères de la vessie à certains. Pour certains la crise se manifesta par des sueurs elles aussi acides et malodorantes, ou bien par des abcès putrides. Quant à ceux qui ne connurent rien de tout cela, ils moururent tous, soit à la suite de l'inflammation manifeste de quelque organe, soit par l'ampleur et la nature pernicieuse des fièvres. Pour ceux, très rares, dont certains médecins eurent l'audace d'ouvrir une veine au début de la maladie (car ils craignaient avec raison d'employer ce remède, du fait de l'affaiblissement des malades), ils[56] ne virent jamais sortir de bon sang, tel qu'on le voit jaillir des corps sains, mais du sang soit jaunâtre, soit noirâtre, soit séreux, soit acide et mordant la veine incisée en s'écoulant, de sorte que la plaie s'en trouvait difficile à cicatriser. Chez

56 Ieraci Bio a, ici dans sa traduction, une première personne.

> quelques uns, les fièvres étaient accompagnées de symptômes, et, surtout chez ceux qui allaient mourir, entraînaient une perte de la raison, accompagnée d'insomnies et d'abattement. Et il n'y a rien d'étonnant, je suppose, à ce que les malades de cette époque aient souffert de maladies et de symptômes opposés, puisqu'ils étaient différents les uns des autres, non seulement par la nature et l'âge, mais aussi par leur régime précédent, puisqu'ils absorbèrent pendant la famine des nourritures ayant des facultés contraires; tous mangeaient ce qui était présent en abondance; mais comme cette abondance variait, certains introduisirent des aliments ayant des sucs acides, âcres, salés ou amers, tandis que d'autres, des aliments aux sucs secs, astringents, clairement refroidissants, assez humides, épais, visqueux ou médicamenteux. Je sais par exemple que certains moururent d'avoir mangé des champignons, d'autres de la ciguë ou du fenouil géant, et un nombre non négligeable parmi ces derniers fut sauvé de justesse.

Le déroulement inéluctable des événements, la progression fatale des maladies et la précision clinique des symptômes décrits fournissent une impression très vive du déclin programmé de ces campagnes touchées par la famine. Les explications qui émaillent le récit soulignent la dégradation parfaitement logique de la situation, l'énumération minutieuse des conséquences physiques qui accompagnent de près la qualité de plus en plus pauvre des aliments la rendent palpable. Ce mouvement temporel et la minutie de la description sont parfaitement rhythmés par l'emploi des particules (articulations du texte soulignées ci-dessus). Comme l'a noté Antonio Garzya, ce panorama saisissant rappelle Thucydide[57]. La combinaison de précision technique, d'effets descriptifs saisissants, de progression narrative marquée est en effet évocatrice de la technique thucydidéenne.

Pourquoi ce récit? La fonction en est assez claire, de l'aveu même de Galien en fin d'introduction:

> **καὶ** λέλεκται περὶ τούτων ἐπὶ πλέον ἔν τε τοῖς Περὶ τῶν φυσικῶν δυνάμεων ὑπομνήμασι **καὶ** τοῖς Περὶ τῶν ἁπλῶν φαρμάκων. **εἰς δὲ τὸν ἐνεστῶτα λόγον ἱκανὴ καὶ τῶν ἐν τοῖς λιμοῖς ὀφθέντων ἡ διήγησις.** εἰ δέ μοι πιστεύειν ἐθέλοις οὐδεμίαν

57 Jugement de Antonio Garzia dans sa préface au petit livre d'Anna Maria Ieraci Bio: "Pensiamo alla icastica descrizione, nelle pagine iniziali, degli effetti terrificanti di alcune carestie contemporanee: la scrittura, nel suo scientifico distacco, vi raggiunge una puntualità stilistica e uno spessore espressivo degni d'un Tucidide" (*Galeno. De bonis malisque sucis*, a cura di A.M. Ieraci Bio, D'Auria, Napoli, 1987, p. 10).

μὲν αἰτίαν ἔχοντι τοῦ ψεύδεσθαι, δυσχεραίνοντι δὲ ἐπὶ τῷ πολλοὺς ἐν βιβλίοις ἐνδόξους ἄνδρας ἐψεῦσθαι μεγάλως, διηγήσομαί σοι τὰ διὰ μακρᾶς πείρας ἐν ὅλῳ μοι τῷ βίῳ γνωσθέντα μετὰ τοῦ καὶ τοὺς θεοὺς ἐπικαλέσασθαι μάρτυρας.

Or il en a été question assez longuement dans les livres *Sur les facultés naturelles* et *Sur les médicaments simples*. En ce qui concerne le présent livre, le récit de ce qui a été observé pendant les famines est suffisant. Et, si tu veux bien te fier à moi, qui n'ai aucune raison de mentir, mais qui m'agace de ce que beaucoup d'hommes illustres aient grandement menti dans leurs livres, je te raconterai ce que j'ai appris au cours d'une longue expérience tout au long de ma vie, j'en prends les dieux à témoin.

Pour débusquer les menteurs et convaincre son lecteur, Galien souhaite donc mettre en valeur la longue expérience acquise au fil des années, au moyen de l'observation. Cette "longue expérience" est devenue topique par la suite chez les médecins, gage de fiabilité, élément important de la *captatio benevolentiae*[58]. Ici, il convient de souligner la qualité narrative de cette ouverture inhabituelle – combien de traités de Galien s'ouvrent sur un récit? Galien nous offre un récit qui fait apparaître les conséquences inexorables de l'appauvrissement des campagnes au profit des villes, un récit qui, au passage, démontre habilement les qualités d'observation et le savoir de Galien. Les facultés d'observation du médecin, sa capacité d'analyse, sont les facteurs voués à convaincre le lecteur: mieux qu'une simple revendication d'expérience, qui relèverait du lieu commun, ce récit démontre la réalité de l'expérience que Galien cherche à mettre en exergue. C'est donc un procédé fort habile, et inhabituel, que de commencer ainsi ce petit traité sur l'alimentation. Mais, incidemment, Galien soulève aussi un coin du voile de la prospérité romaine volontiers affichée et revendiquée par le pouvoir, pour laisser voir, en marge des cités brillantes de l'Empire, un sombre état de malnutrition. Sans formuler de critique explicite, Galien révèle pourtant l'envers du décor, la pauvreté de campagnes mises en coupe réglée par les villes, à qui veut bien lire son texte.

58 Alexandre de Tralles, friand de références à Galien, reprend cette notion dans sa préface dédicatoire à Cosmas (Puschmann vol. I, p. 289).

2 Image et visualisation : aux limites de l'*enargeia*

Inviter son lecteur à une vive impression visuelle est affaire de technique ; chez Galien comme chez d'autres, mais comme en sourdine, ces effets peuvent surgir au détour d'une discussion médicale, pour faire apprécier un paysage, réel ou imaginaire, un parcours, une idée.

2.1 *Image et autopromotion : Galien, Trajan de la médecine*

Si Galien ne privilégie pas vraiment l'aspect visuel des descriptions ou des récits, préférant le rythme et la logique des enchaînements d'une histoire à la véritable pause descriptive, il existe des exceptions notables : le tableau des famines en est une, de taille conséquente. Mais à un niveau plus discret, Galien ne dédaigne pas le pouvoir de l'image. Au détour d'un chapitre de la *Méthode Thérapeutique*, Galien nous propose une analogie tout à fait remarquable, qui avait déjà frappé Cobet : cherchant à expliquer l'incomplétude de l'œuvre d'Hippocrate, Galien compare explicitement son propre travail, fait de compléments, de perfectionnement, de développement de l'œuvre hippocratique, à l'œuvre puissante de Trajan dans le domaine des infrastructures romaines : les routes.

> ταυτὶ γὰρ ἃ νῦν ἐγὼ μέλλω διέρχεσθαι τὴν θεραπείαν ἐκδεικνύμενα πρῶτος ἁπάντων ἐκεῖνος (sc. Ἱπποκράτης) ἔγραψεν· ἀλλ' ὡς ἂν πρῶτος εὑρίσκων οὔτε τὴν προσήκουσαν ἅπασιν ἐπέθηκε τάξιν οὔτε τὴν ἀξίαν ἑκάστου τῶν σκοπῶν ἀκριβῶς ἀφωρίσατο, παρέλιπέ τέ τινας ἐν αὐτοῖς διορισμούς, ἀσαφῶς τε τὰ πλεῖστα διὰ παλαιὰν βραχυλογίαν ἑρμήνευσε. καὶ δὴ καὶ περὶ τῶν ἐπιπεπλεγμένων διαθέσεων ὀλίγιστα παντάπασιν ἐδίδαξε. συνελόντι δὲ φάναι τὴν ἐπὶ τὰς ἰάσεις ὁδὸν ἅπασαν μέν μοι δοκεῖ τέμνεσθαι, δεομένην μέντοι γ' ἐπιμελείας εἰς τὸ τέλεον, ὥσπερ καὶ νῦν ὁρῶμεν ἐνίας τῶν ἐπὶ τῆς γῆς ὁδῶν τῶν παλαιῶν ἢ πηλῶδές τι μόριον ἑαυτῶν, ἢ λίθων, ἢ ἀκανθῶν πλήρες, ἢ λυπηρῶς ὄρθιον, ἢ κάταντες σφαλερῶς, ἢ θηρίων πλήρες, ἢ διὰ μέγεθος ποταμῶν δύσβατον, ἢ μακρόν, ἢ τραχὺ κεκτημένας. ἀμέλει ταῦτ' ἐχούσας ἁπάσας τὰς ἐπὶ τῆς Ἰταλίας ὁδοὺς ὁ Τραϊανὸς ἐκεῖνος ἐπηνωρθώσατο, τὰ μὲν ὑγρὰ καὶ πηλώδη μέρη λίθοις στρωννύς, ἢ ὑψηλοῖς ἐξαίρων χώμασιν, ἐκκαθαίρων δὲ τά τε ἀκανθώδη καὶ τραχέα καὶ γεφύρας ἐπιβάλλων τοῖς δυσπόροις τῶν ποταμῶν· ἔνθα δ' ἐπιμήκης οὐ προσηκόντως ὁδὸς ἦν, ἐνταῦθα σύντομον ἑτέραν τεμνόμενος· ὥσπερ καὶ εἰ δι' ὕψος λόφου χαλεπή, διὰ τῶν εὐπορωτέρων χωρίων ἐκτρέπων· καὶ εἰ θηριώδης ἢ ἔρημος, ἐξιστάμενος μὲν ἐκείνης, ἐφιστάμενος δὲ εἰς τὰς λεωφόρους, ἐπανορθούμενος δὲ καὶ τὰς τραχείας. οὔκουν χρὴ θαυμάζειν εἰ μαρτυροῦντες Ἱπποκράτει τὴν εὕρεσιν τῆς θεραπευτικῆς μεθόδου γράφειν ἐπεχειρήσαμεν αὐτοὶ τήνδε τὴν πραγματείαν. οὐ γὰρ ὡς οὐδ' ὅλως εὑρεθείσης αὐτῆς, ἀλλ'ὡς δεομένης ὧν

ὀλίγον ἔμπροσθεν εἶπον, ἐπὶ τήνδε τὴν συγγραφὴν ἧκον οὐδένα τῶν πρὸ ἐμοῦ συμπληρώσαντα τὴν μέθοδον εὑρών. ἔνιοι μὲν γὰρ οὐδ' ἔγνωσαν ὅλως αὐτήν, ἔνιοι δὲ γνόντες οὐκ ἠδυνήθησαν προσθεῖναι τὸ λεῖπον· εἰσὶ δ' οἵ καὶ κατακρύψαι καὶ συσκιάσαι προείλοντο καὶ ἀφανῆ ποιῆσαι παντάπασιν· οἵτινες δ' εἰσὶν οὗτοι προϊόντος ῥηθήσεται τοῦ λόγου. νυνὶ δ' ὅπερ ὑπεσχόμην ἤδη ποιήσω· πάντας ἑξῆς ἐκθήσομαι τοὺς θεραπευτικοὺς σκοπούς[59].

En effet, ce qui met en évidence la thérapie et que je vais pour ma part maintenant exposer, ce grand homme est le premier de tous sans exception à l'avoir écrit. Mais en tant que premier découvreur, il n'a ni donné à tout l'ordre qui convient, ni délimité exactement la valeur de chaque point de mire, et parmi eux il a dédaigné certaines déterminations, et très souvent, à cause de l'antique brachylogie, son expression a manqué de clarté. Et naturellement aussi au sujet des dispositions physiques complexes son enseignement a été totalement minimal. En résumé, il me paraît avoir ouvert dans sa totalité la route relative aux guérisons, laquelle cependant, par manque d'entretien, n'a pas atteint son achèvement, de même que précisément maintenant nous voyons que quelques-unes des anciennes routes terrestres sont par endroit devenues boueuses, se sont remplies de pierres ou de ronces, présentent une montée à pic pénible ou une descente dangereuse, sont infestées de bêtes féroces, ou offrent à cause de l'importance des rivières des gués difficiles à traverser, longs ou qui présentent une surface inégale. Comme de bien entendu, l'illustre Trajan a fait réparer toutes les routes en Italie qui avaient ces défauts, en jonchant de pierres les parties humides et boueuses, ou en les rehaussant par des amas de terre élevés, en nettoyant les parties envahies par les ronces et les cailloux, et en jetant des ponts sur les rivières difficiles à traverser; là où existait une route exagérément longue, il en a, dans ce cas, ouvert une autre pour faire un raccourci. De même également, si la hauteur d'une colline la rendait pénible, il détournait la route à travers les endroits où l'on passe plus facilement; et si elle était infestée de bêtes féroces ou était déserte, il les en délogeait ou postait des gardes sur les voies les plus fréquentées. Il faisait également rectifier celles qui présentaient une surface inégale. Il ne faut donc pas s'étonner qu'attestant qu'Hippocrate a découvert la méthode en matière de traitement nous ayons nous-mêmes entrepris d'écrire le traité que voici. En effet, bien loin de moi la pensée qu'elle n'a pas même le moins du monde été décou-

59 *Meth. Med.* IX, 9 vol. II p. 498-500 (K. X, 633). Passage traduit par J. Boulogne, p. 520-521.

> verte ; mais c'est plutôt parce que je pense qu'elle a besoin des améliorations que j'ai dites un peu plus haut, que j'en suis venu à l'écrit que voici, après avoir découvert qu'aucun de mes prédécesseurs n'avait complété la méthode. Quelques-uns en effet n'en ont pas même pris le moins du monde connaissance ; quelques autres en ont pris connaissance sans être capables d'ajouter ce qui manquait. Il en est qui même ont préféré la cacher, la dissimuler dans l'ombre et la rendre totalement secrète. Qui sont ces gens-là ? La suite de mon discours le dira. Mais, pour le moment présent, je vais, dès lors, faire ce que j'ai promis. Je vais exposer tout de suite les points de mire relatifs aux traitements.
>
> Tr. BOULOGNE légèrement modifiée

Ce passage fournit donc un parallèle saisissant entre le rôle de Galien, qui complète et polit l'œuvre d'Hippocrate, et Trajan, qui redessina le tracé des routes antiques, malcommodes et mal conçues. Comme on s'y attendrait, ce passage a déjà été étudié sous le rapport de l'attitude de Galien vis-à-vis de Rome[60] ; et Simon Swain a bien vu qu'il s'agit davantage de Galien ici que de Trajan[61]. Mais l'on doit souligner ici à quel point ce texte propose une image saisissante, développée par Galien pour décrire son propre rôle dans l'histoire de la médecine : le déroulement en est soigneusement tracé, la métaphore des voies du traitement, au moyen du terme ὁδός, et de leurs raccourcis, au moyen du verbe τέμνω, permettant d'introduire l'image des routes romaines, redessinées, rationalisées par l'empereur ; la comparaison proprement dite n'apparaît qu'après la description de l'action impériale. La pause descriptive que constitue le rappel du rôle de Trajan dans le tracé des routes romaines fournit ainsi, un instant plus tard, *a posteriori* donc, une impression visuelle, spatiale, qui est rare chez Galien, de sa propre entreprise. L'analogie entre l'action impériale et le projet galénique est tout sauf anodine. Galien détourne l'éloge convenu de l'action de Trajan[62] en portrait inoubliable de sa propre méthode. Empereur de la méthode médicale, Galien restaure, complète, réorganise ladite méthode que nul autre n'a pu ou voulu transmettre – un raccourci de l'histoire de la médecine d'ailleurs fort hardi ! Trajan de la médecine, Galien se dévoile comme

---

60 H. Schlange-Schöningen, *Die römische Gesellschaft bei Galen*, 2003, p. 58-59, n. 103 ; S. Swain, *Hellenism and Empire*, 1996, p. 365-366 ; cf. C.G. Cobet, 'Ad Galenum', *Mnem.* 12, 1884, p. 446.

61 S. Swain, *Hellenism and Empire*, p. 366.

62 Cf. les éloges des voies romaines (quoique sans mention de Trajan) chez Plutarque, *Gracc.* 28 ; Strabon, *Geogr.* V, 3, 8.

le centre, et le point focal, de la science de son temps. Il demeurera ce point focal pour la postérité, *medicorum princeps*, au même titre qu'Hippocrate – et effaçant tous les autres.

2.2 *Image, digression et géographie: Stabies, un* locus amoenus *détourné?*

À propos des malades de la peste, Galien propose, au détour de la guérison d'un patient modèle, un éloge du lait, aliment dont le malade convalescent fait une cure pour se rétablir tout à fait. Moraux élimine ce passage de son extrait 49, comme s'il s'agissait d'une digression sans intérêt[63]. Mais il me semble au contraire que ce texte a un grand intérêt en ce qui concerne l'écriture de notre médecin.

Galien donc consacre un morceau d'éloquence épidictique, sous le rapport (habituel désormais) de l'*utile*, au lait – plus précisément au lait de Stabies (à l'ombre du Vésuve). Ce qui pourrait passer pour un *locus amoenus* (Stabies était un lieu de villégiature et un paysage prisé des Romains avant l'éruption du Vésuve) est ici détourné pour être présenté selon les qualités physiques qui font l'excellence du lieu, d'un point de vue médical. Les qualités du sol, de l'air et de la pâture sont examinées tour à tour, tous facteurs contribuant à l'excellence (*aretè*) du lait qui y est produit. Cet éloge se situe tout à fait dans les éloges de lieux (autres que cités ou monuments) que la rhétorique épidictique affectionne, et démontre une ingéniosité digne d'un Lucien ou d'un Aristide[64]. L'utilité et la beauté sont les ressorts essentiels de ces éloges, et les qualités médicales font partie du registre habituel de l'utilité (pour les plantes, pour l'eau, et donc, les bêtes qui s'en nourrissent, et leur lait!); la nature du site, son emplacement, se prêtent naturellement à l'éloge, d'autant plus que Stabies fait déjà partie, bien avant Galien, d'une série de lieux aux qualités exceptionnelles bien connues (sa beauté, son eau de source…)[65].

63 P. Moraux, *Galien de Pergame. Souvenirs d'un médecin*, p. 127.

64 Sur les éloges d'objets inanimés, voir Pernot, *La rhétorique de l'éloge*, tome I, p. 238-249; à propos de l'éloge de lieux ou d'objets, voir en particulier p. 240. Cf. le puits de l'Asclepieion décrit par Aristide, situé en un emplacement excellent, et fournissant une eau incomparable, aux propriétés médicales exceptionnelles (Ael. Aristid., discours XXXIX).

65 Selon *RE* (*New Pauly*) 13, p. 773-774: les textes latins présentent Stabies comme une villégiature de luxe (Pline, *Hist. Nat.* III, 70; Cicéron, *Fam.* VII, 1, 1; Pline le Jeune, *Ep.* VI, 16, 11). Les sources en étaient particulièrement prisées (Pline, *Hist. Nat.*, XXXI, 9; Columelle, *Agr.* X, 133), ainsi que le lait du bien nommé *mons Lactarius* (la cure de lait, destinée à faire passer les séquelles d'une longue maladie, est évoquée autour de 400 par Symmaque, *Epist.*, VI, 17; mais la description la plus précise se trouve chez Cassiodore, qui a peut-être lu Galien: Cassiod. *Var.* XI, 10).

Mais cet éloge est aussi transcendé pour rêver une sorte de lieu idéal qui répliquerait ces qualités, mais ailleurs, afin que d'autres profitent de bienfaits similaires. Galien s'écarte ici de l'éloge sans équivoque de la colline de Stabies. Sur la fin du passage, personnalisant la description qu'il vient de faire, Galien ajoute, comme une rêverie de médecin, des idées pour établir de semblables pâtures ailleurs dans le monde, puisque, annonce-t-il en préambule, "ce n'est pas qu'en Italie qu'il faut soigner, mais, autant que possible, partout".

> μετὰ ταῦτα δ' ἐνθεὶς ἑαυτὸν πλοίῳ κατέπλευσε μὲν πρῶτον ἐπὶ τὴν θάλατταν διὰ τοῦ ποταμοῦ, τετάρτῃ δ' ὕστερον ἡμέρᾳ πλέων ἐν ταῖς Ταβίαις γίγνεται, καὶ κέχρηται τῷ γάλακτι θαυμαστήν τινα δύναμιν ὄντως ἔχοντι καὶ οὐ μάτην ἐπῃνημένῳ. καί μοι δοκεῖ καιρὸς ἥκειν εἰπεῖν τι περὶ γάλακτος χρήσεως οὐ τοῦ κατὰ τὰς Ταβίας μόνον, ἀλλὰ καὶ τοῦ ἄλλου παντός. οὐδὲ γὰρ τοὺς ἐν Ἰταλίᾳ μόνῃ χρὴ θεραπεύειν, ἀλλ' ὅσον οἷόν τε τοὺς πανταχόθι. τῷ μὲν οὖν ἐν ταῖς Ταβίαις γάλακτι πολλὰ συνετέλεσεν εἰς ἀρετήν· αὐτό τε τὸ χωρίον ὑψηλὸν ὑπάρχον αὐτάρκως, ὅ τε πέριξ ἀὴρ ξηρός, ἥ τε νομὴ τοῖς ζώοις χρηστή. ταύτην μέν γε ἀλλαχόθι τεχνήσεσθαι δυνατὸν ἐν λόφῳ μετρίως ὑψηλῷ, φυτεύσαντας καὶ βοτάνας καὶ θάμνους, ὁπόσοι γάλα χρηστόν τε ἅμα καὶ στῦφον ἐργάσονται· λεχθήσεται δ'αὐτῶν ὀλίγον ὕστερον παραδείγματα. τὸν μέντοι πέριξ ἀέρα κατασκευάσαι μὲν ὅμοιον ἀδύνατον, ἐκλέξασθαι δὲ τῶν ὄντων τὸν ὁμοιότατον οὐκ ἀδύνατον. ὁμοιότατος δ' ἂν εἴη ὁ ταῦτ'ἔχων, ἅπερ ἐκείνῳ πάρεστιν· ὕψος μὲν τοῦ λόφου μέτριον, ὁδὸς δ' ἐπ' αὐτὸν ἀπὸ τῆς θαλάττης εἰς τριάκοντα στάδια καί τι πλέον οὐ πολλῷ. τὸ δὲ χωρίον αὐτὸ τὸ ἐπὶ τῇ θαλάττῃ αἱ Ταβίαι κατὰ τὸν πυθμένα τοῦ κόλπου μάλιστά ἐστι τοῦ μεταξὺ Σουρρέντου τε καὶ Νεαπόλεως, ἐν τῇ πλευρᾷ μᾶλλον τῇ κατὰ Σούρρεντον. αὕτη δ' ἡ πλευρὰ πᾶσα λόφος ἐστὶν εὐμεγέθης, μακρός, εἰς τὸ Τυρρηνὸν ἐξήκων πέλαγος. ἐγκέκλιται δ' ἠρέμα πρὸς τὴν δύσιν ὁ λόφος οὗτος, οὐκ ἀκριβῶς δ'ἐπὶ τὴν μεσημβρίαν ἐκτέταται. οὗτος μὲν ὁ λόφος ἄκλειστον τοῖς ἀνατολικοῖς ἀνέμοις φυλάττει τὸν κόλπον, εὔρῳ καὶ ἀπηλιώτῃ καὶ βορρᾷ· συνάπτει δ' αὐτῷ κατὰ τὸν μυχὸν τοῦ κόλπου λόφος ἕτερος οὐ μικρός, ὃν ἔν τε τοῖς συγγράμμασιν οἱ παλαιοὶ Ῥωμαῖοι καὶ τῶν νῦν οἱ ἀκριβέστεροι Βεσούβιον ὀνομάζουσι. τὸ δ' ἔνδοξόν τε καὶ νέον ὄνομα τοῦ λόφου Βέσβιον ἅπασιν ἀνθρώποις γνώριμον διὰ τὸ κάτωθεν ἀναφερόμενον ἐκ τῆς γῆς ἐν αὐτῷ πῦρ· ὅ μοι δοκεῖ καὶ αὐτὸ μεγάλα συντελεῖν εἰς ξηρότητα τῷ πέριξ ἀέρι· καὶ χωρὶς δὲ τοῦ πυρὸς οὔτε λίμνη τις ἐγγὺς οὔθ' ἕλκος οὔτε ποταμὸς ἀξιόλογος οὐδαμόθι τοῦ κόλπου. τῶν δ' ἀρκτικῶν πνευμάτων ἁπάντων ἄχρι δύσεως θερινῆς ὁ Βεσουβηνὸς λόφος πρόβλημ' ἐστί, καὶ πολλὴ τέφρα μέχρι τῆς θαλάσσης ἀπ'αὐτοῦ καθήκει, λείψανόν τι ἐν αὐτῷ κεκαυμένης τε καὶ νῦν ἔτι καιομένης ὕλης. ταῦτα πάντα ξηρὸν ἐργάζεται τὸν ἀέρα[66].

66 Galien, *Meth. med.* V, 12, K. X, 363-365.

À la suite de cela, il embarqua à bord d'un navire et descendit le fleuve jusqu'à la mer, puis, au quatrième jour de navigation, il se retrouve à Stabies, et a recours au lait qui possède des propriétés vraiment merveilleuses et n'est pas loué en vain. Or il me semble que l'occasion est venue de dire un mot de l'emploi du lait, non pas seulement celui de Stabies, mais du lait en général, car ce n'est pas seulement les gens d'Italie qu'il faut soigner, mais, autant que possible, les gens de partout. Bien des facteurs, donc, expliquent l'excellence du lait produit à Stabies : le lieu, suffisamment élevé ; l'air environnant, sec ; la pâture des animaux, excellente. Or, il est possible de mettre en œuvre un mont semblable ailleurs, sur un site modérément élevé, en faisant pousser plantes et herbes qui produisent un lait excellent et astringent ; j'en donnerai des exemples dans un instant. Reproduire l'air environnant, en revanche, est impossible ; mais il n'est pas impossible de choisir celui qui s'en rapproche le plus. Or, celui qui s'en rapproche le plus est celui qui a les mêmes qualités : élévation modérée du mont, une route qui y mène depuis la mer, d'environ trente stades et quelques, pas beaucoup plus. Le site lui-même de Stabies, au bord de la mer, à la pointe du golfe, juste entre Sorrente et Naples, plutôt du côté de Sorrente. Tout ce côté est un mont de belle taille, étendu, descendant vers la mer Tyrrhénienne. Ce mont s'incline légèrement vers le couchant, et ne s'étend pas précisément vers le sud. Ce mont protège le golfe des vents d'est, Eurôs et Oriental, et du Borée, sans le fermer[67]. Y est attaché, dans la partie la plus reculée du golfe, un autre mont, que les anciens Romains et les plus précis des modernes appellent, dans leurs écrits, *Vesuvium*. Le nom connu et récent du mont, *Vesvium*, est connu de tout le monde à cause de l'éruption du fond de la terre du feu qu'il contenait. Ceci, me semble-t-il, est une des facteurs qui contribuent grandement à la sécheresse de l'air environnant ; mais, même sans le feu, il n'y a dans le golfe ni marais, ni étang, ni rivière d'aucune importance. Le mont Vésuve se dresse contre tous les vents du nord jusqu'au couchant d'été, et beaucoup de cendre en descend jusqu'à la mer, résidu de la matière qui y a brûlé et y brûle encore de nos jours. Voilà tous les facteurs qui rendent l'air sec.

---

67 J'adopte ici l'interprétation de Jacques Boulogne fondée sur le texte des manuscrits, au lieu de suivre la conjecture ἄκλυστον (guère justifiée) de Cobet adoptée par les traducteurs de la collection Loeb (on traduirait alors "à l'abri des inondations" ou "des fortes pluies" cf. Cobet, 'Ad Galenum', *Mnem.*12, 1884, p. 445).

La minutieuse digression géographique a pour but d'expliquer la qualité de l'air bien particulière, par sa sécheresse, de la région – cet environnement particulier explique les qualités exceptionnelles du lieu comme pâture et donc comme lieu de production de lait. Le Vésuve que connaissait Galien était toujours menaçant: le feu y "brûlait toujours", souvenir de l'éruption fameuse. Mais il ne s'agit pas d'un simple éloge du lieu: Galien veut y voir un paradigme, un modèle de lieu de cure. Il poursuit donc avec une idée-rêverie, qui consisterait à créer de nouveaux Stabies, en recréant les conditions exceptionnelles du lieu, afin d'en faire profiter davantage de malades. La cure de lait "volcanique" serait ainsi accessible à un plus grand nombre:

> δύναιτ' ἂν οὖν τις ἑτέρωθι τῆς οἰκουμένης ἐκλέξασθαι λόφον οὕτω ξηρόν, οὐ πόρρω θαλάττης, οὔτε μέγαν ὡς ἐγκεῖσθαι ταῖς τῶν ἀνέμων εἰσβολαῖς, οὔτε πάνυ ταπεινὸν ὡς τὰς ἐκ τῶν ὑποκειμένων πεδίων ἀναθυμιάσεις ἑτοίμως δέχεσθαι. πεφυλάχθω δ' αὐτὸν ἐστράφθαι πρὸς ἄρκτον· οὕτω γὰρ ἂν ἀπεστραμμένος εἴη τὸν ἥλιον. εἰ δὲ κἂν τοῖς εὐκράτοις τῆς ὅλης οἰκουμένης ὁ λόφος ὑπάρχοι, καθάπερ ὁ κατὰ τὰς Ταβίας ἐστίν, ἄμεινον μακρῷ. ἐν τοιούτῳ λόφῳ πόαι μὲν ἔστωσαν ἄγρωστις καὶ λωτὸς καὶ πολύγονον καὶ μελισσόφυλλον, θάμνοι δὲ σχῖνος καὶ κόμαρος καὶ βάτος καὶ κισσὸς καὶ κύτισος, ὅσοι τ' ἄλλοι τούτοις ἐοίκασιν. οὕτω μέν σοι τὰ τοῦ λόφου παρεσκευάσθω. τὰ δὲ ζῷα βόες μέν εἰσιν ἐν τῷ κατὰ Ταβίας, καὶ ἔστι τούτου τοῦ ζώου παχὺ τὸ γάλα, καθάπερ τὸ τῶν ὄνων λεπτόν. ἐγὼ δ' ἂν καὶ βοῦς καὶ ὄνους καὶ αἶγας ἀφείην ἐπὶ τὰς νομάς, ὥστ' ἔχειν χρῆσθαι γάλακτι παντί, παχεῖ μὲν ἐκ τῶν βοῶν, λεπτῷ δ' ἐκ τῶν ὄνων, μέσῳ δ'ἀμφοῖν ἐκ τῶν αἰγῶν. οἱ παλαιοὶ δὲ καὶ γυναῖκα θηλάζουσαν ἐφίστων τοῖς τῇ φθόῃ κάμνουσι· κἀγὼ δὲ ἀποδέχομαι τὴν γνώμην αὐτῶν, ὅτι τε τὸ οἰκεῖον ᾑροῦντο καὶ ὅτι πρὶν ψυγῆναι τῷ πέριξ ἀέρι. καί σοι τοῦτ' ἔστω μέγιστον παράγγελμα γάλακτος χρήσεως ἐπὶ πάντων οἷς γάλακτος χρεία, αὐτίκα πίνειν ἀμελχθέν, τῷ ζῴῳ παρεστῶτα· προσεπεμβάλλειν δὲ καὶ μέλιτος, ὅτῳ τυροῦσθαι πέφυκεν ἐν τῇ γαστρί· εἰ δ'ὑπελθεῖν αὐτό ποτε θᾶττον βουληθείης, καὶ ἁλῶν[68].

On pourrait donc, ailleurs sur la terre, choisir un mont aussi sec, peu éloigné de la mer, ni grand au point d'être battu des vents, ni très bas au point de recevoir tout de suite les exhalaisons des plaines situées à son pied. Qu'il soit préservé d'être tourné en plein vers l'Ourse: il tournerait ainsi le dos au soleil. Mais si le mont peut se trouver aussi dans les régions de l'ensemble de la terre où la crase climatique est bonne, comme l'est celle de Stabies, c'est de loin préférable. Dans un tel mont, qu'il y

68 Galien, *Meth. med.* v, 12, K. x, 365-366.

> ait des prés, du chiendent, du lotus, du polygonum et de la mélisse, et qu'il y ait des taillis de lentisque, d'arbousier, de ronce, de lierre et de cytise, ainsi que tous ceux qui leur ressemblent. Voilà pour les conditions que l'environnement du mont doit t'offrir. Quant aux animaux, dans le mont de Stabies, ce sont des vaches, et le lait de cet animal est épais, de même que celui des ânesses est ténu. Mais, pour ma part, je lâcherais sur les pâturages aussi bien des vaches que des ânesses et des chèvres, de façon à pouvoir utiliser chaque lait, le lait épais des vaches, le lait ténu des ânesses, et le lait intermédiaire des chèvres. Les Anciens plaçaient aussi auprès des personnes souffrant de consomption une femme pour qu'elle leur donnât le sein. Or j'approuve, moi aussi, leur décision, et parce qu'ils ont préféré le lait propre au genre humain, et parce que ce lait était pris avant de se refroidir au contact de l'air ambiant. Que cela te soit aussi un exemple très important de l'utilisation du lait pour tous ceux qui ont besoin de lait : le boire directement à la mamelle sans qu'il ait été trait, en se tenant auprès de l'animal. Mais ajoute aussi du miel pour celui chez qui il se caille naturellement dans le ventre. À supposer qu'un jour tu veuilles qu'il descende plus vite, ajoute aussi des grains de sel.
>
> Tr. BOULOGNE

Galien propose ainsi une vision enchanteresse, moins pour la beauté des lieux que pour son utilité médicale – une sorte d'infirmerie naturelle à ciel ouvert, aux ressources directes et exceptionnelles, par leurs qualités et leur variété. Le regard de Galien, que le lecteur est invité à suivre, suit en pensée les contours de la colline de Stabies, pour mieux en exalter les qualités potentielles – on pourrait, dit Galien, y ajouter chèvres et ânesses (et même des femmes !) pour diversifier le lait produit et donc multiplier les bénéfices du lieu. L'invitation à imaginer un Stabies idéal, plus vrai et plus complet que nature, relève bien de l'*enargeia*. Galien détourne, encore une fois, un éloge attendu (la beauté de Stabies et la qualité de son lait) pour donner un texte marqué au sceau du médecin.

2.3 *Description et anatomie : aux antipodes d'une "esthétique de l'horreur"*

Rome, ses poètes, ses déclamateurs, entretiennent un goût pour l'horreur que l'on a cherché à expliquer de différentes façons – du goût pour les jeux du cirque à l'influence des sciences, et notamment de la médecine, sur les esprits impériaux[69]. Les vivisections galéniques, si prisées dans les couches privilé-

69 D. van Mal-Maeder décrit de manière convaincante l'influence de cette esthétique de

giées de la société romaine, relèvent de la même fascination pour les arcanes du corps (humain comme animal) et du sang versé dans la douleur. Le spectacle de l'agonie et de l'éviscération, auquel certains, semble-t-il, se pressaient avec avidité (comme la populace aux exécutions publiques et aux cruels jeux du cirque), était naturellement un ressort sur lequel Galien devait jouer, tout en respectant certaines limites: sa répugnance à pratiquer la vivisection sur des singes, aux cris et aux expressions trop humains, démontre qu'il existait une sorte de cadre normatif, à tout le moins des conventions esthétiques permettant, tout en limitant, ces opérations spectaculaires.

Cette "esthétique de l'horreur" se retrouve-t-elle dans les écrits anatomiques de Galien? Il faut ici souligner deux points: bien que nous soyons réduits à utiliser un seul témoignage à ce sujet – le sien, il est probable que Galien, comme d'autres avant lui, a eu une influence personnelle dans la diffusion des connaissances anatomiques dans la haute société romaine, et que ses démonstrations anatomiques, tout comme leur contrepartie écrite, ont dû contribuer à l'engouement des Grecs et des Romains de son temps pour les secrets du corps humain et animal. La question de savoir si le succès de Galien ne fait qu'illustrer cet engouement ou bien contribue à le diffuser me paraît ici secondaire: en somme, Galien n'a pas pour but d'exciter les sentiments extrêmes dans son public (*pathos*), mais il sait parfaitement jouer de l'effet spectaculaire produit par ses démonstrations: elles lui ont valu célébrité et respect. On prend donc peu de risques en affirmant qu'il a pu accroître le goût du public pour ce spectacle d'érudition sanglante. Second point: plutôt que de céder à l'emphase volontiers répugnante des descriptions littéraires de telles opérations (témoin la huitième grande déclamation de Quintilien sur la vivisection d'un enfant), Galien observe dans ses propres récits un mélange de précision clinique et de sobriété descriptive – on n'y trouve guère d'appel au *pathos*. Emotion, douleur du patient (ou de l'animal): autant de facteurs éludés. Si ces moments présentent un intérêt visuel certain, et une certaine force d'évidence (au sens d'*enargeia*), de vivacité, Galien se garde bien d'en faire trop. C'est en cela qu'il fonde une certaine écriture scientifique, construite sur l'objectivité des faits et gestes de l'anatomiste. De nombreux textes pourraient ici servir d'exemple, et il convient d'étudier au moins un récit tiré des *Procédures Ana-*

l'horreur, et notamment de la fascination pour les opérations, amputations et vivisections diverses, qui affleure dans les Déclamations (*La fiction des déclamations*, p. 78-82). Voir notamment la *Grande Déclamation* 8 du Pseudo-Quintilien, éditée par A. Stramaglia, [*Quintiliano*] *I gemelli malati: un caso di vivisezione:* (*Declamazioni maggiori, 8*), Cassino, 1999.

tomiques (*Anat. Adm.*), en regard de l'opération du père indigne des jumeaux du Pseudo-Quintilien. Examinons le cas, relativement bref, d'un esclave opéré "à coeur ouvert" :

> Ἐπεὶ δ' ἅπαξ ἐμνημόνευσα τοῦ θεραπευθέντος παιδός, οὐδὲν ἂν εἴη χεῖρον ἅπαντα διηγήσασθαι τὰ κατ' αὐτόν, γενόμενα· διὰ γὰρ τὸ χρήσιμον τῆς ἱστορίας, εἰ καὶ μὴ τῆς παρούσης πραγματείας ἴδιόν ἐστι, βέλτιον αὐτὰ οἰηθῆναι. πληγεὶς ἐκεῖνος ὁ παῖς ἐν παλαίστρᾳ κατὰ τὸ στέρνον, ἠμελήθη μὲν τὸ πρῶτον, ὕστερον δ' οὐ καλῶς προὐνοήθη.ὡς δὲ πᾶσιν ἐδόκει σφάκελος εἶναι τοῦ στέρνου τὸ πάθος, ἐφαίνετο δὲ καὶ ἡ τῆς καρδίας κίνησις ἐκ τῶν ἀριστερῶν αὐτοῦ μερῶν, οὐδεὶς ἐκκόπτειν ἐτόλμα τὸ πεπονθὸς ὀστοῦν· ᾤοντο γάρ, ἐξ ἀνάγκης ἐπ' αὐτῷ σύντρησιν ἔσεσθαι τοῦ θώρακος. ἐγὼ δ' ἐκκόψειν μὲν ἔφην αὐτὸ χωρὶς τοῦ τὴν καλουμένην ἰδίως ὑπὸ τῶν ἰατρῶν σύντρησιν ἐργάσασθαι·περὶ μέντοι τῆς παντελοῦς ἰάσεως οὐδὲν ἐπηγγελλόμην, ἀδήλου ὄντος, εἰ πέπονθε καὶ μέχρι πόσου πέπονθε τῶν ὑποκειμένων τι τῷ στέρνῳ. γυμνωθέντος οὖν τοῦ χωρίου, πλέον οὐδὲν ἐφάνη τοῦ στέρνου πεπονθός, ἢ ὅπερ ἐξ ἀρχῆς εὐθὺς ἐφαίνετο. διὸ καὶ μᾶλλον ἐθάρρησα πρὸς τὴν χειρουργίαν ἐλθεῖν, ἀπαθῶν γε τῶν ἑκατέρωθεν ὀφθέντων περάτων, οἷς ὑποπεφύκασιν αἵ τ' ἀρτηρίαι καὶ φλέβες. ἐκκοπέντος δὲ τοῦ πεπονθότος ὀστοῦ κατ' ἐκεῖνον μάλιστα τὸν τόπον, ἐν ᾧ ἐμπέφυκεν ἡ τοιαύτη κορυφὴ τοῦ περικαρδίου, καὶ φανείσης γυμνῆς τῆς καρδίας, ἐσέσηπτο γὰρ ὁ περικάρδιος κατὰ τοῦτο, παραχρῆμα μὲν οὐκ ἀγαθὴν ἐλπίδα περὶ τοῦ παιδὸς εἴχομεν, ὑγιάσθη δὲ εἰς τὸ παντελὲς οὐκ ἐν πολλῷ χρόνῳ·[70]

Puisque j'ai mentionné déjà une fois le garçon que j'ai guéri, il n'est sans doute pas mauvais que je raconte son cas. Même si le récit ne se rapporte pas précisément au sujet du présent traité, il mérite, à cause de son utilité, d'être fait. Ce garçon avait, à la palestre, reçu un coup au sternum. Au début, on s'en désintéressa et, dans la suite, il fut mal soigné. (...) Comme il semblait à tous que l'affection était une gangrène du sternum, et que l'on pouvait même voir le mouvement du coeur sur la gauche de la région atteinte, aucun ne se risqua à une résection de l'os malade ; ils estimaient, en effet, que l'opération aurait pour suite inévitable une perforation du thorax. Pour moi, je dis pouvoir pratiquer la résection de l'os sans pour autant provoquer ce que les médecins appellent à proprement parler une perforation. Mais je ne promis rien quant à une guérison totale, car on ignorait si les parties sous-jacentes au sternum étaient atteintes, et dans l'affirmative, jusqu'à quel point elles l'étaient. Quand la région fut mise

70 Galien, *Anat. Proc.* VII, 13 (K. II, 632-633). Cf. Moraux (1985), textes 45 et 46.

> à nu, il apparut que le sternum n'était pas affecté plus gravement que nous ne l'avions constaté dès le début. Cela ne m'en donna que davantage l'audace de procéder à une intervention chirurgicale. De part et d'autre, les côtes, sous lesquelles se trouvent les artères et les veines, n'avaient visiblement subi aucun dommage. Je pratiquai donc une résection de l'os atteint, à l'endroit où est situé le sommet du péricarde. Quand le coeur fut mis à nu, comme le péricarde avait, en cet endroit, été atteint par la nécrose, je n'eus, sur le moment, pas bon espoir au sujet du garçon. Pourtant, il se guérit tout à fait et en un temps relativement court.
>
> Tr. MORAUX

Bien que Galien souligne l'audace relative de sa manœuvre, rien dans ce récit n'indique une quelconque souffrance du malade – il n'est pas plus fait mention de moyens de réduire cette souffrance, une notion qui est est toujours absente des descriptions galéniques d'opérations. Galien se limite aux simples faits qui concernent l'opération du point de vue du chirurgien. Une grande déclamation du Pseudo-Quintilien, mentionnée plus haut, offre un contraste marqué avec les textes médicaux évoquant une forme de vivisection (la chirurgie s'en rapprochant ici, puisqu'on ouvre la poitrine pour s'approcher du coeur du malade) tel que celui de Galien ; si les réticences morales des Anciens envers la vivisection sont bien connues, qu'elles soient exprimées dans des œuvres médicales (comme le *De medicina* de Celse : *Proem.* 41), ou pas (notamment Tertullien, *De anima*, X, 4), le texte le plus virulent et le plus développé sur les enjeux de cette pratique demeure la huitième grande déclamation[71]. Celle-ci proviendrait d'un milieu postérieur à Quintilien, probablement du IIe s. de notre ère, donc proche, dans le temps, de Galien[72]. Ce texte ample ne peut malheureusement être cité ici. L'orateur y reprend un argumentaire connu, récusant l'intérêt scientifique même de la vivisection ; mais la spécificité du texte réside dans sa description puissante de l'opération elle-même, destinée à faire ressortir l'agonie de l'enfant, la cruauté de l'accusé (le père) et celle du médecin, motivé par l'accroissement de son savoir scientifique. L'appel aux sentiments de l'auditoire transforme naturellement la description en morceau de bravoure où le pathétique doit l'emporter – mais c'est aussi un précieux témoignage sur le déroulement d'une vivisection. Par contraste,

71 Voir G.B. Ferngren, 'A Roman Declamation on Vivisection', in *Transactions and Studies of the College of Physicians of Philadelphia* s. V, 4, 1982, p. 272-290 ; eiusd., 'Roman Lay Attitudes Towards Medical Experimentation', *BHM* 59, 1985, p. 495-505.

72 A. Stramaglia, p. 24-25.

Galien nous fournit le point de vue détaché, objectif du médecin, comme lorsqu'il défie ses collègues, après les avoir ôtées, de replacer les entrailles d'un singe dans sa cavité abdominale[73].

Les gestes froids et précis de l'anatomiste évacuent toute émotion ; mais ils devaient être perçus (et lus) avec un frisson d'horreur par les auditeurs et lecteurs de Galien, tous patients réels ou potentiels du médecin de Pergame. C'était d'autant plus le cas lorsque les animaux soumis aux expériences, ou les patients victimes de traitements drastiques, se mettaient à crier et à tenter de se débattre malgré leurs liens, sous l'effet de la douleur : Galien insiste d'ailleurs sur la difficulté de conserver son sang-froid en face des cris des bêtes éventrées et des hémorragies sévères qui peuvent résulter d'un geste imprécis (comme dans le cas d'un confrère qui ouvrit par erreur une artère, sans pouvoir juguler l'hémorragie). Mais c'est parfois le patient même qui devient lieu d'observation, voire d'expérimentation : ici encore, Galien fait des choix descriptifs significatifs. En contournant toujours l'horreur provoquée par le médecin cruel du Pseudo-Quintilien, les textes de Galien montrent ce que le cas pouvait avoir d'attractif pour un groupe d'étudiants au chevet d'un malade tourmenté par une horrible maladie : ainsi le cas d'une victime de l'épidémie d'anthrax ("charbon" est le terme choisi par Moraux) qui sévit en Asie Mineure vers 146 sert-il de prétexte à discuter la valeur pédagogique de ce que Galien appelle l' "anatomie occasionnelle" :

> πολλῶν γοῦν ἐψιλώθη μόρια τοῦ δέρματος, τινῶν δὲ καὶ τῆς σαρκὸς αὐτῆς ἐκ τῶν ἐπιδημησάντων ἀνθράκων ἐν πολλαῖς τῶν ἐν Ἀσίᾳ πόλεων. ἐγὼ δὲ ἐν τῇ πατρίδι κατ' ἐκεῖνον ἔτι διέτριβον τὸν χρόνον, ὑπὸ Σατύρῳ παιδευόμενος, ἔτος ἤδη τέταρτον ἐπιδημοῦντι τῇ Περγάμῳ μετὰ Κοστουνίου Ῥουφίνου, κατασκευάζοντος ἡμῖν τὸν νεὼν τοῦ Διὸς Ἀσκληπιοῦ· ἐτεθνήκει δ' οὐ πρὸ πολλοῦ Κόϊντος, ὁ διδάσκαλος τοῦ Σατύρου. ὅσοι μὲν οὖν ἡμῶν ἐτεθέαντο, Σατύρου ἀνατέμνοντος τῶν ἐψιλωμένων τι μορίων, ἑτοίμως τ' ἐγνωρίζομεν αὐτὰ καὶ διηρθρωμένην ἐποιούμεθα τὴν διάγνωσιν, ἐπιτάττοντες τοῖς κάμνουσι, κινεῖσθαί τινα κίνησιν, ἣν ἠπιστάμεθα διὰ τοῦδέ τινος ἐπιτελεῖσθαι μυός, ὀλίγον τι παραστέλλοντες καὶ παρατρέποντες ἐνίοτε τοὺς μῦς ὑπὲρ τοῦ θεάσασθαι παρακειμένην ἀρτηρίαν μεγάλην ἢ νεῦρον ἢ φλέβα. τοὺς δ' ἄλλους ἅπαντας ἑωρῶμεν οἷον τυφλοὺς ἀγνοοῦντάς τε τὰ γεγυμνωμένα μόρια, καὶ πάσχοντας ἐξ ἀνάγκης δυοῖν θάτερον, ἢ πολλὰ μέρη τῶν ἐψιλωμένων μυῶν ἐπαίροντάς τε καὶ παρατρέποντας, ἐξ ὧν ἀνιαροὶ οἱ κάμνοντες ἐγίγνοντο, μάτην ἐνοχλοῦντας, ἢ μηδὲ τὴν ἀρχὴν ἐπιχειροῦντας θέᾳ τοιαύτῃ· τὸ μὲν γὰρ προστάξαι τῷ κάμνοντι τὴν προσήκουσαν

73 Galien, *Opt. med. cogn.*, 9.6 Iskandar (CMG suppl. or. IV, 1988, p. 105).

κίνησιν κινῆσαι τὸ μόριον οἱ ἐν ἔθει μᾶλλον ἠπίσταντο. ἔγνων οὖν ἐναργῶς ἐκ τουτωνὶ τὴν τραυματικὴν θέαν τοῖς μὲν ἤδη τι προδεδειγμένοις βεβαιοῦσαν ἃ μεμαθήκασι, τοῖς δ' οὐδὲν προεπισταμένοις ἀδυνατοῦσαν διδάσκειν τὸ πᾶν[74].

Lors de l'épidémie de charbon qui a sévi dans de nombreuses villes d'Asie mineure, certaines parties du corps ont été, chez de nombreux hommes, dégarnies de leur peau, et chez certains, de la chair elle-même. À cette époque, je faisais mes études dans ma ville natale ; j'avais comme professeur Satyros, qui en était à la quatrième année de son séjour à Pergame, en même temps que Costunius Rufinus, celui qui nous a fait construire le temple de Zeus-Asclépios. (…) Eh bien, quand Satyros taillait dans une des parties mises à nu, nous qui regardions, nous les reconnaissions tout de suite, et nous procédions à un examen bien différencié : nous ordonnions au malade d'exécuter tel mouvement, que nous savions être accompli par tel muscle, et alors, parfois, nous tirions les muscles un peu sur le côté et les déplacions légèrement, pour apercevoir une grande artère voisine, ou un nerf, ou une veine. Tous les autres assistants, au contraire, nous apparaissaient comme des aveugles : ils ne connaissaient pas les parties mises à nu et ils commettaient inévitablement une des deux fautes suivantes : ou bien ils ne soulevaient et tiraient sur le côté qu'une bonne partie de chacun des muscles dénudés, et les malades, qu'ils faisaient souffrir en vain, en devenaient incurables, ou bien ils renonçaient dès l'abord à tenter un examen de ce genre. Ceux qui avaient de la pratique savaient mieux enjoindre au malade de mouvoir la partie du mouvement qui convenait. Pour moi, depuis ces expériences, j'ai acquis l'évidente conviction que l'examen des blessures corrobore, chez ceux qui ont reçu une formation antérieure, les choses qu'ils ont apprises, tandis qu'elle est incapable de procurer un enseignement complet à ceux qui n'ont aucune connaissance préalable.

tr. MORAUX

Ce passage des *Procédures anatomiques* illustre la passion de l'anatomie de Galien (et de ses camarades étudiants) face à un cas pitoyable d'anthrax, dans lequel, comme il est commun dans cette maladie, les chairs et les os du patient viennent à être dénudés. Il montre aussi différents niveaux de formation chez les jeunes médecins, puisque les élèves de Satyros se distinguent ici de leurs camarades moins bien formés à l'anatomie. Le propos de Galien n'est pas de

74 Galien, *Anat. Adm.* I, 2 (= K. II, 225-226). Passage traduit par Moraux, 1985, 111 (texte 39).

faire peur au lecteur en montrant le manque d'empathie des jeunes médecins face aux chairs torturées, mais simplement de critiquer l'anatomie occasionnelle comme insuffisante et source d'erreurs, dommageables, en premier lieu, au malade, qu'ils font "souffrir en vain". La souffrance est donc ici évoquée – mais il y a, semble-t-il, une souffrance *utile*. Tout lecteur étant un patient potentiel, ce passage (comme tant d'autres dans le même traité) peut susciter une identification au patient, le lecteur contemplant malgré lui le sort pitoyable d'un malade à la merci de médecins soucieux d'avancer leurs connaissances. Car Galien, critiquant ceux qui font souffrir le malade en vain, ne nie pas que le malade souffre lorsque les étudiants le manipulent ainsi, sous la direction de leur maître. Aussi le récit qui concerne les patients victimes d'anthrax peut-il se lire à deux niveaux, pour un public de médecins (le public principal visé par Galien dans cette œuvre) d'une part, à propos de l'anatomie occasionnelle; pour les patients potentiels d'autre part, qui ne peuvent que s'identifier au patient plutôt qu'au médecin. Dans ce texte, c'est moins le traitement qui est important pour Galien que l'opportunité donnée aux médecins présents de parfaire leurs connaissances en anatomie: les chairs dénudées par la maladie donnent une occasion rêvée d'examiner, au besoin de toucher, de manipuler, les différents muscles et tissus, provoquant un surcroît de douleur et d'effroi chez les patients en question, devenus objets de curiosité scientifique, à l'instar des animaux sacrifiés pour la vivisection. Mais de nouveau, la douleur et l'effroi, comme tout ce qui relève des sensations du malade, ne sont pas évoqués dans le texte.

Le jeune Galien, avec son maître Satyros et d'autres élèves, se distingue des autres médecins sur place par une familiarité avec l'anatomie acquise sur pièce; plus habiles, Galien et ses amis sont capables de toucher et de déplacer les parties du corps du malade sans nuire à ce dernier – mais c'est le spectacle ainsi mis à nu, autant que les chairs à vif du patient, qui est intéressant pour nous. En effet, Galien nous donne à voir une scène effrayante, qui pourtant a dû être relativement commune à son époque: le malade, probablement condamné, les chairs rongées, déchirées par la maladie, sert plus ou moins de cobaye ou plutôt de modèle anatomique à l'assemblée des apprentis médecins, tel un squelette vivant, privé de sa peau et de sa chair mais opportunément pourvu de veines, d'artères et de tissus divers. Si la vivisection humaine était devenue taboue, le rôle du malade n'en était pas moins ambigu, passant de cas médical à celui de véritable aubaine pour les étudiants. Objectifié par le regard médical, le cas n'est plus un patient, un être souffrant; il est surtout un terrain d'observation privilégié. Dans le récit de Galien, dont, en tant que lecteur, on suit le regard et dont on épouse la perspective, ni pathos, ni même allusion à la souffrance du patient pour elle-même (seulement la distinction sous-jacente entre souffrance "vaine" et "utile", révélatrice du regard de l'anatomiste et de l'enseignant). Le regard scientifique, froid, analytique posé comme par défaut sur le corps mutilé s'impose et éveille la surprise mêlée d'effroi chez le lecteur, patient potentiel et victime probable du même regard, de la même froideur, du même intérêt *scientifique*. Ce sentiment est renforcé du fait que le récit même ne mentionne ces faits qu'en passant, pour démontrer l'utilité de connaissances pratiques préalables. Le malade ici évoqué n'est même pas un cas médical *per se*; c'est ici un simple *exemplum* rhétorique, dans lequel apparaît, de manière d'autant plus tranchante, le regard détaché du médecin, un regard-scalpel – en contraste parfait avec les descriptions anatomiques du Pseudo-Quintilien, vues sous l'angle du *pathos*.

Enargeia manifeste, mais *enargeia* contenue, encadrée par le regard scientifique: telle est la concession modeste de Galien à ce ressort essentiel de la rhétorique de l'évidence de son temps. Une grande partie des *Procédures anatomiques*, décrivant selon un mode chronologique, étape par étape, la dissection ou la vivisection d'animaux, illustre ce mode mineur de l'écriture galénique. Dans ce contexte où il est si facile d'impressionner un public, Galien s'en tient au minumum requis par l'exigence de clarté de son discours. Ce serait un contre-sens de voir chez Galien l'expression d'une esthétique de l'horreur: Galien se tient en deçà des possibilités offertes par ce type de description ou de récit. En revanche, il joue indéniablement du pouvoir de ces performances et de ces récits dans son œuvre, déployant justesse et précision des gestes, secondées par la clarté froide du récit qui s'ensuit. Si donc Galien n'exploite pas à fond le filon de la description anatomique, afin, on peut le penser, de préserver sa crédibilité de médecin, il insère néanmoins dans sa prose plusieurs récits vivants de telles expériences, qui forment autant de points d'orgue dans ses œuvres anatomiques. Ici encore, la recherche de l'*enargeia* est au principe du discours médical, en tant qu'elle contribue à l'établissement d'une autorité scientifique, celle de Galien l'anatomiste[75].

Il faut pourtant apporter un bémol: dans les œuvres anatomiques, l'autorité scientifique de Galien se conquiert parfois au mépris de la vérité – le brio et la vivacité de la description et du récit servant les desseins d'une démonstration contredite par les faits. Lorsqu'il évoque la dissection d'un éléphant à Rome, Galien fabrique de toutes pièces les éléments scientifiques (basés en principe

75 Galien préfigure ainsi de multiples figures littéraires de médecin ou de chirurgien virtuose, du frère aîné des Thibault imaginés par Roger Martin du Gard au Professeur du roman de Stefano d'Arrigo, *Femme par magie* (titre original *Cima delle nobildonne*, 1985).

sur la dissection) qui servent son propos[76]. La polémique contre les cardiocentristes semble justifier le recours à des observations perverties. Inventeur d'un discours scientifique, Galien n'est pas étranger à sa perversion, ni exempt de supercherie: est-il, à ce moment précis, si loin des sophistes? L'*enargeia*, en médecine comme ailleurs, a besoin d'ombres pour briller de tout son éclat.

3 Conclusions

Au terme de cette étude sur l'*enargeia*, plus particulièrment mais pas seulement dans le récit, quelques conclusions s'imposent: héritier conscient de la tradition médicale écrite, mais aussi d'une tradition littéraire grecque qui prend ses sources dans la prose classique avec Thucydide, Galien sait enrichir l'arrière-plan de ses propres récits au moyen de réminiscences et d'allusions aux auteurs qui ont bercé ses lecteurs bien éduqués. Étant donné que Galien déploie sans relâche les preuves de son enracinement dans la culture de ses pères, le travail qui infuse ses récits et ses descriptions n'est pas une surprise; mais il choisit aussi une veine médiane, sans ostentation – il est aussi loin de la notation parfois aride des cahiers des *Épidémies* que des effets flamboyants d'un Arétée. Cherchant à faire passer au premier plan l'observation comme qualité et sa propre virtuosité en la matière, Galien emploie une forme contenue, bridée d'*enargeia*. Le cas est travaillé de manière sobre. Quoique mise en sourdine, l'*enargeia* permet à Galien des récits, des portraits (plus rares) et des images inoubliables, comme le tableau des famines du *De bonis malisque sucis*, 1. Elle n'en est donc pas moins efficace et remarquable. La variété et la subtilité de Galien forment donc selon moi une nouvelle "écriture fondatrice" de la médecine. Trajan du monde médical, l'empereur Galien s'ingénie à compléter et dépasser les routes taillées par Hippocrate: sans renier l'héritage du divin Hippocrate, il s'agit d'intégrer les nouvelles découvertes et l'anatomie, nouvelle discipline phare dans la médecine promue par Galien: l'image des grands travaux routiers de Trajan permet à Galien de démontrer son sens de l'histoire tout autant que de l'image. Nourri de récits historiques, même s'il les évoque peu, Galien s'attache à émuler Thucydide tout autant qu'Hippocrate.

Le but ultime de Galien, néanmoins, demeure le même: transmettre son savoir, informer son public; s'il y a lieu de le régaler de petits morceaux de bravoure, ou de simples récits bien tournés, alors Galien ne s'en prive pas.

76 *Cf.* L.A. Salas, 'Fighting with the Heart of a Beast: Galen's Use of the Elephant's Cardiac Anatomy against Cardiocentrists', *Greek, Roman, and Byzantine Studies* 54, 2014, 698-727.

Mais son objectif est bien d'être *utile*, le maître-mot de ces passages narratifs, dont la fonction première est bien souvent démonstrative. Ainsi, le récit est rarement autonome chez Galien; le contexte – tout le contexte – permet seul d'appréhender le pourquoi du récit (ou *des* récits, qui tendent à se prêter à un jeu d'assemblage). Enfin, le récit chez Galien est aussi pour lui l'occasion de faire son autoportrait moral et intellectuel: on suit, de récit en récit, l'assurance croissante, l'autorité de plus en plus irréfutable du médecin, inventeur de la "méthode thérapeutique". Une dimension temporelle colore les récits de cas, de la jeunesse et d'un Galien en formation aux dernières années, celles de l'expérience et du savoir. Les cas deviennent ainsi instruments de l'autopromotion de Galien, ou plutôt de son autocaractérisation. Le récit contribue donc de manière évidente et directe à l'autoportrait et à l'autobiographie galéniques, même quand Galien ne parle pas vraiment de lui, mais d'un cas qu'il a résolu[77]. Mais plus encore qu'un outil supplémentaire dans la mise en scène d'un Galien figure ultime du savoir, l'*enargeia*, sous la forme adoptée par lui, diffuse un idéal de mesure et de précision dans l'observation et la narration; miroir de l'action médicale, l'*enargeia* se mue alors en écriture absolue du savoir et place Galien aux sources de l'écriture scientifique occidentale. Nouveau modèle d'observation clinique et anatomique, de logique, de pratique, d'érudition mais aussi de créativité, Galien crée un paradigme rhétorique pour les savants à venir.

---

77 Les stratégies d'autocaractérisation de Galien sont explorées plus en détail dans le chapitre "Galien par lui-même".

CHAPITRE 4

Éloge et dévoilement de la Nature : une rhétorique de la Providence

> … ἡ περὶ χρείας μορίων πραγματεία θεολογίας ἀκριβοῦς ἀληθῶς ἀρχὴ καταστήσεται πολὺ μείζονός τε καὶ πολὺ τιμιωτέρου πράγματος ὅλης τῆς ἰατρικῆς.
>
> GALIEN, *De usu partium* XVII, 1 (HELMREICH II, 447)

∵

La rhétorique épidictique est, on le sait, abondamment représentée dans la littérature impériale[1]. Mais chez Galien, l'éloge paraît moins fréquent que sa contrepartie, le blâme : destructeur sans merci, confondant, pourfendant ses ennemis par tous les moyens fournis par une rhétorique tranchante, le médecin de Pergame ne laisse aucune chance à ses adversaires ni à ceux d'Hippocrate. Peu trouvent grâce à ses yeux, et la vindicte est indubitablement plus commune que la louange dans ses œuvres[2]. Mais cette rhétorique de combat n'élude pas complètement l'éloge puisque plusieurs ouvrages s'apparentent davantage au panégyrique qu'à l'éloquence argumentative où à la rhétorique polémique, de type quasi judiciaire, déployée en maints endroits du *corpus*. Ainsi le *Protreptique*, et surtout le traité d'anatomie le plus célèbre de Galien, *De l'utilité des parties du corps*[3].

Traité fondamental dans l'exploration galénique du corps, le *De l'utilité des parties du corps* (*De usu partium*)[4] constitue la matière principale du présent chapitre. Divisé en dix-sept livres de longeur inégale, il fait partie de l'imposante collection d'ouvrages anatomiques du corpus galénique. La vision du

---

1 L'étude fondamentale demeure celle de L. Pernot, *La rhétorique de l'éloge*, 1993 (2 vols) ; voir aussi, du même auteur, *Epideictic Rhetoric. Questioning the Stakes of Ancient Praise*, University of Texas Press, 2015.

2 Voir le chapitre "Révélation, Démonstration, Réfutation".

3 Sur la rhétorique épidictique chez Galien, voir aussi C.E. Gibson, 'Encomium and Thesis in Galen's *De parvae pilae exercitio*', *Greek, Roman, and Byzantine Studies* 54, 2014, p. 462-473.

4 K. III, 1-939-IV, 366 ; mais on se référera de préférence à *Galenus. De Usu partium, ed. G. Helmreich*, Leipzig, Teubner, 2 vols., 1909.

 | DOI:10.1163/9789004380967_006

corps de Galien se déploie en effet au sein de plusieurs œuvres qui se complètent et se nourrissent les unes les autres, telles que *Lieux affectés* (pathologie – il ne s'agit pas d'un traité anatomique), *Procédures anatomiques* (dissection), *Utilité des parties du corps* (description méthodique du corps humain). Chaque traité décrit et présente le corps humain selon une problématique propre, et vise un public différent. Des versions plus simples, moins élaborées, abrégées, existent sous la forme de courts traités pour les débutants, traditionnellement regroupés sour le nom d'*Anatomie mineure*[5] : mais tandis que le style de ces derniers se distingue par sa simplicité (le style simple couramment attribué aux œuvres techniques[6]), la prose de Galien prend une tout autre dimension dans ses œuvres majeures. Dans le traité *Sur l'utilité des parties du corps* qui nous intéresse ici, Galien élève son style jusqu'à un niveau lyrique ; la rhétorique de l'éloge y transcende le sujet technique de l'anatomie[7]. C'est de la mise en œuvre de ce style et de ses conséquences qu'il s'agit ici. En effet, le traité *Sur l'utilité des parties du corps* n'est pas qu'un ouvrage d'anatomie ; c'est aussi, et peut-être surtout, un hymne à la nature créatrice et à la providence divine. Si la perspective téléologique de Galien dans cette œuvre a de longue date été reconnue et appréciée, les stratégies rhétoriques qui orchestrent celle-ci et la portent au niveau d'un véritable 'hymne', selon les termes mêmes de Galien, ne sont que rarement évoquées[8]. Galien emploie pourtant à plein les ressources

5 Voir les éditions par I. Garofalo dans la C.U.F., *Galien, Œuvres. Tome VII* (2005) et *Tome VIII* (2008), Paris, Les Belles Lettres.

6 Démétrios, *Du Style*, 3 (p. 55-67 dans l'édition de P. Chiron; voir aussi l'introduction xciii-xciv). J'ai étudié le style de ces textes dans C. Petit, 'Galien et le "discours de la méthode" : rhétorique (s) médicale (s) à l'époque romaine', in J. Coste *et alii* (eds.) *La rhétorique médicale à travers les siècles. Actes du colloque de Paris, Académie de Médecine, Octobre 2008*, Genève, Droz, 2012, 49-75 (p. 66-69).

7 Cf. B. Reardon, *Courants littéraires grecs des 2e et 3e s. ap. JC*, Paris, Les Belles Lettres, 1971, p. 56 ; E. Chauvet, *La philosophie des médecins grecs*, Paris, 1886, p. 501.

8 Pour un aperçu de l'argumentation générale de Galien dans le *De Usu Partium* et l'importance de la notion de démiurge, voir R. Flemming, 'Demiurge and Emperor in Galen's World of Knowledge', in C. Gill/J.M. Wilkins/T.J.G. Whitmarsh (eds), *Galen and the World of Knowledge*, Cambridge, 2009, p. 59-84. Sur la téléologie de Galien et la notion de fonction, voir M.J. Schiefsky, 'Galen's teleology and functional explanation', in D. Sedley (ed.), *Oxford Studies in Ancient Philosophy* 33, Oxford University Press, 2007, 369-400. Sur la rhétorique et l'anatomie, voir H. von Staden, 'Anatomy as Rhetoric: Galen on Dissection and Persuasion', *J. Hist. Med. Allied Sci.*, 50-1, 1995, 47-66 (Von Staden y étudie de près le traité des *Procédures anatomiques* dans ses rapports avec la Seconde Sophistique). L'ouvrage fondamental de L. Pernot, *La Rhétorique de l'éloge*, 2 vols, 1993, bien qu'il n'évoque jamais ce traité, ni d'ailleurs aucune œuvre de Galien, propose un cadre fondamental pour l'étude de la rhétorique épidictique chez Galien. Sur l'hymne en prose, voir désormais la synthèse de J. Goeken, *Aelius Aristide et la rhétorique*

de la rhétorique épidictique ancienne; la dimension ouvertement spirituelle, religieuse de la démarche de Galien ajoute encore à la puissance incantatoire de cet ouvrage, apprécié d'une postérité nombreuse, lu et approuvé par tous les grands monothéismes avant de devenir un objet d'émerveillement pour les philosophes modernes[9]. La rhétorique de la providence dans le traité *De l'utilité des parties du corps* est un sujet d'autant plus nécessaire, que c'est sans doute l'ouvrage de Galien qui inspira le plus la postérité, médicale et philosophique: André Vésale, à la Renaissance, tout en refondant l'anatomie sur des bases neuves, et souvent contre Galien, ne peut s'empêcher de le faire à travers une (superbe) réécriture du *De usu partium*[10]. Ce simple fait (parmi d'autres, on le verra par la suite) démontre à quel point cet ouvrage a laissé son empreinte dans la culture médicale et philosophique moderne. Plus que tout autre ouvrage, le *De usu partium* pose la question de la rhétorique médicale, et du rôle essentiel joué par Galien dans le développement de celle-ci.

1 Un projet singulier?

1.1 *Remarques préliminaires*

La rhétorique de la providence dans le *De usu partium* de Galien s'appuie sur plusieurs registres, celui de l'utilité, celui de l'esthétique, celui de la spiritualité. Ouvrage à vocation médicale, il recourt à une argumentation serrée, et la démonstration (*apodeixis*) y tient une place importante; il n'est pas sans verser dans la polémique, en réfutant Érasistrate et Asclépiade, mais aussi Aristote[11]. C'est que, dans l'esprit de Galien, ce traité était destiné à remplacer la somme des recherches antérieures, en explorant à fond ce qui ne l'avait été, selon lui, que de manière partielle. Reconnaissant sa dette envers les grands maîtres, surtout Hippocrate et Platon, dont le *Timée* est souvent évoqué, Galien propose néanmoins un ouvrage incisif, précis, et visant à l'exhaustivité; pour lui, rien ne sert d'évoquer l'utilité de certaines parties en laissant de côté les autres.

de l'hymne en prose, Brepols, 2012. On verra que le *De Usu Partium* illustre admirablement la rhétorique de l'éloge, et notamment le genre nouveau de l'hymne en prose.

9 Voir la belle étude de M. Frede, 'Galen's theology', in J. Barnes/J. Jouanna (eds), *Galien et la philosophie. Entretiens de la fondation Hardt 49*, Genève, 2003, 73-126.

10 N.G. Siraisi, 'Vesalius and the Reading of Galen's Teleology', *Renaissance Quarterly* 50-1, 1997, 1-37. Parmi les précédents médiévaux de Vésale, Théophile Protospathaire, auteur d'un autre *De fabrica humani corporis*.

11 En VI, 12, par exemple, Galien réfute sévèrement Asclépiade en démontrant son ignorance tant dans le domaine de l'anatomie que de la dialectique. Sur l'invective comme technique annexe de réfutation, voir le chapitre Révélation, ... p. 103-109.

L'exhaustivité est par exemple posée comme nécessaire lors de son exploration du foie, de ses lobes, de son système veineux et nerveux :

> ταῦτ' εἰ μὴ μάθοις σύμπαντα, ἐγὼ μὲν οὐκ ἂν γιγνώσκειν σέ τι χρηστὸν εἴποιμι περὶ χρείας μορίων, ἀλλ' ἄμεινον εἶναί σοι μηδ' ἧφθαι τὴν ἀρχὴν ἢ ἐλλιπῶς μεταχειρίσθαι τὸν λόγον ὁμοίως τοῖς πολλοῖς, ὧν τοῖς μὲν ἀπέχρησεν ὑπὲρ ἑκάστου μορίου τῆς γενέσεως εἰπεῖν μόνης, οὐκέτι δὲ καὶ θέσιν αὐτοῦ καὶ μέγεθος καὶ πλοκὴν καὶ διάπλασιν καὶ τἄλλ' ὅσα τοιαῦτα διασκέψασθαι, τοῖς δ' οὐδὲ περὶ τούτων ἁπάντων εἰπεῖν ἐπῆλθε, καὶ ἔνιοί γ' αὐτῶν τὰ μείζω τε καὶ πλείω παρέλιπον. καίτοι θαυμάζειν ἀμφοτέρων δίκαιον. εἰ μὲν γὰρ ἄμεινον ἐπίστασθαι τὰς χρείας τῶν μορίων, οὐκ οἶδ' ὅπως οὐχ ἁπάντων ἄμεινον· εἰ δὲ περίεργόν τε καὶ μάταιον, οὐκ οἶδ' αὖ πάλιν, ὅπως οὐχὶ καὶ τῶν ὀλίγων τις ἐκ περιττοῦ μνημονεύσει[12]..

> Si tu n'es instruit de tous ces faits, je nie que tu saches rien de bon sur l'utilité des parties ; mieux vaudrait pour toi, à mon avis, n'avoir pas commencé que de ne pas traiter complètement le sujet, comme font bien des gens ; quelques uns, se bornant à parler de l'origine de chaque partie, n'examinent pas sa situation, sa grandeur, sa contexture, sa configuration et autres points semblables ; d'autres n'ont pas songé à dire un mot de toutes ces questions, et parmi ces derniers, certains ont omis les faits les plus importants et les plus nombreux. Les uns et les autres excitent un étonnement naturel. En effet, s'il est bon de connaître les utilités des parties, je ne sais pourquoi il ne serait pas bon de connaître celles de *toutes* les parties. Si c'est un travail superflu et vain, je ne vois pas non plus pourquoi une dissertation sur quelques unes n'est pas superflue[13].

Selon Galien, seule une vue d'ensemble, exhaustive, est susceptible de rendre compte de manière satisfaisante du corps humain et de ses mécanismes[14]. Dans le passage cité, on sent poindre l'agacement du savant aux prises avec des ouvrages incomplets et peu soignés sur le sujet de l'utilité des parties ; on comprend également du même coup que le sujet n'était pas neuf, et que Galien travaillait dans la lignée d'autres médecins – qu'il nous présente comme

---

12 Galien, *Usu part.* IV, 13 (Helmreich I, p. 222 = K. III, 302).

13 Dans ce chapitre, j'utilise en général la traduction de Charles Daremberg, légèrement modifiée.

14 Ce passage, parmi tant d'autres, illustre l'ambition "impériale" de Galien exprimée dans le *De methodo medendi* IX, 9 vol. II p. 498-500 (K. X, 633) – passage commenté dans le chapitre *Enargeia*, p. 146-149.

inconséquents, et dont il ne reste aucun traité qui puisse être comparé à celui de Galien. Il est donc impossible de se livrer sérieusement au jeu des comparaisons, et d'identifier avec précision les sources du médecin de Pergame. Dans cet ouvrage comme dans beaucoup d'autres, Galien verse facilement dans le sarcasme contre ses prédécesseurs, dont il brocarde l'ignorance ou le manque de logique. Au premier rang de ses victimes, figurent naturellement Érasistrate et Asclépiade[15]. Mais le contexte intellectuel dans lequel Galien se situe explicitement dépasse largement le simple domaine de l'anatomie; le sujet plus vaste de la 'nature' (*phusis*), le problème de la causalité, la logique même de l'argumentation sont autant d'éléments essentiels dans son ouvrage qui l'amènent à se rapprocher de Platon et d'Aristote, ou au contraire à s'en démarquer. C'est donc un ouvrage autant philosophique que médical, dont l'arrière-plan théorique est particulièrement riche. Bien que les allusions aux philosophes du passé ne soient pas rares dans le *De usu partium*, la pensée de Galien s'épanouit dans un cadre plus complexe, puisqu'à Platon, qu'il cite fréquemment, il faut ajouter le labyrinthe des commentaires qui lui étaient déjà consacrés et les œuvres des médio-platoniciens, qu'il ne cite pas. Aux grandes œuvres fondamentales, il faut ajouter les courants philosophiques contemporains de Galien, comme le stoïcisme, dont l'empreinte est particulièrement visible dans le *De usu partium*, ne serait-ce que par la notion de 'providence' (*pronoia*); il faut encore envisager que Galien ait pu connaître un milieu savant proche de ceux de la jeunesse de Plotin ou d'Origène; ces derniers, comme Galien, se font l'écho d'un 'esprit' (gr. *nous*) prégnant dans toutes choses et qui présiderait au devenir de celles-ci[16]. À tout le moins, on peut noter entre

15 Contre Érasistrate en particulier, Galien préfère renvoyer à des critiques déjà formulées dans le traité *Sur les facultés naturelles* (voir par exemple *UP* IV, 13 et V, 5); mais du moins Érasistrate et ses disciples font-ils l'éloge de la Nature, bien qu'incapables de le faire de manière adéquate (*UP* V, 5 = Helmreich vol. I, p. 267), tandis qu'Asclépiade prétend que la Nature travaille en vain (ματαιόπονον, même passage). Il se peut que Galien ait conçu le *De usu partium* comme une réponse à Érasistrate; cf. Galien, *Fac. Nat.* II, 3-4 (surtout K. II, 87 et 91-92 = Loeb p. 136 et 142). Galien y emploie l'expression τὴν τέχνην τῆς φύσεως ὑμνῶν, qui semble se référer à un projet semblable au sien, à moins qu'il ne s'agisse d'une tournure ironique ici.

16 Les 'relations' entre Galien et médio/néoplatonisme sont peu comprises; sur la postérité de Galien dans le néo-platonisme, voir néanmoins R. Chiaradonna, 'Le traité de Galien *Sur la démonstration* et sa postérité tardo-antique', in R. Chiaradonna & F. Trabattoni (eds), *Physics and Philosophy of Nature in Greek Neoplatonism*, Leiden, 2009, 43-78. Cf. A.M. Ieraci Bio, 'L'Armonia del corpo: medicina e teologia da Galeno ai Padri della Chiesa' in L. Miletti (ed.), *L'harmonie, entre philosophie, science et arts, de l'Antiquité à l'Âge moderne*, Napoli, 2011, 179-188 (p. 185-186), à propos de la théologie, galénique (vs. chrétienne) dans Galien, *UP* XI, 14 (K. III, 905-906 = II, 158 Helmreich).

tous ces auteurs, païens et chrétiens, des similitudes d'expression qui donnent une légitimité supplémentaire à l'idée d'une rhétorique de la Providence – si le sens de celle-ci varie profondément, les modalités littéraires de sa mise en œuvre ne sont pas toujours aussi éloignées qu'on pourrait le croire. La spiritualité de l'époque des Antonins et des Sévères semble parcourir des œuvres aussi diverses que celles d'Aelius Aristide, de Galien et de Plotin[17].

1.2 *Faire œuvre utile*

Explorer l'utilité des parties du corps est important pour Galien; non seulement il en rappelle et démontre l'intérêt médical, pour le diagnostic comme pour le pronostic, et même la thérapeutique, mais le terme même d'utilité lui permet de jouer sur le poids rhétorique de cette même notion, un des trois ressorts de l'éloquence définis par Aristote[18]. Le dernier livre (XVII) s'avère ainsi être rédigé en forme de péroraison, dont le ressort principal est bien l'utilité:

> Ἓν μὲν δὴ τοῦτο μέγιστον **κέρδος** ἐκ τῆσδε τῆς πραγματείας οὐχ ὡς ἰατροῖς ἡμῖν ἐστιν, ἀλλ' ὅπερ τοῦδε βέλτιον, ὡς δεομένοις ἐπίστασθαί τι περὶ χρείας δυνάμεως, ἣν ἔνιοι τῶν φιλοσόφων οὐδ' εἶναί φασιν ὅλως, μήτι γε δὴ προνοεῖσθαι τῶν ζῴων. ἕτερον δὲ δεύτερον εἰς διάγνωσιν τῶν πεπονθότων μορίων ἐν τῷ βάθει τοῦ σώματος, εἰς ὅπερ καὶ ἡ τῆς ἐνεργείας γνῶσίς ἐστιν **ὠφέλιμος**. (…) καὶ τρίτη πρὸς τοῖς εἰρημένοις **χρεία** τῆς πραγματείας ταύτης ἐστὶ πρὸς τοὺς σοφιστάς, ὅσοι τάς τε κρίσεις ἡμῖν οὐ συγχωροῦσιν ὑπὸ τῆς φύσεως γίγνεσθαι τήν τ' εἰς τὰ ζῷα πρόνοιαν αὐτῆς ἀφαιροῦνται. προβάλλοντες γὰρ οὗτοι πολλάκις ὧν ἀγνοοῦσιν αὐτοὶ μορίων τὰς χρείας ὥσπερ οὐκ οὔσας, ἀναιρεῖν ἐν τῷδε δοκοῦσιν τὴν τέχνην τῆς φύσεως· (…) **μέγιστα δ' ἰατρὸς ἐκ τῆς πραγματείας τῆσδε καὶ πρὸς τὰς ἰάσεις ὀνήσεται**, καθάπερ γε κἀκ τῆς περὶ τῶν ἐνεργειῶν. ἐν γὰρ τῷ τέμνειν τέ τινα μόρια καὶ περιτέμνειν ἢ ἐκκόπτειν ἤτοι διεφθαρμένα

---

17 Cf. L. Pernot, 'Aelius Aristides and Rome', in W.V. Harris/B. Holmes (eds), *Aelius Aristides betweent Greece, Rome, and the Gods*, Leiden, Brill, 2008, 175-201; *eiusd.* 'The rhetoric of religion', in L. Pernot (ed.), *New Chapters in the History of Rhetoric*, Leiden, Brill, 327-346. Sur les changements profonds affectant le sentiment religieux à l'époque impériale, voir A.D. Nock, *Essays on religion in the ancient world*, Oxford, 1972. Sur les rapports de Galien et Plotin, qui connaissait sans doute au moins le *De Platonis et Hippocratis Placitis*, voir T. Tieleman, 'Plotinus on the Seat of the Soul: Reverberations of Galen and Alexander in *Enn.* IV, 3 [27], 23', *Phronesis* 43, 1998, 306-325; voir aussi sur la localisation de l'âme selon Galien, *eiusd.*, 'Galen on the Seat of the Intellect: Anatomical Experiment and Philosophical Tradition', in C.J. Tuplin/T.E. Rill (eds), *Science and Mathematics in Ancient Greek Culture*, OUP, 2002, 256-273.

18 Aristote, *Rhétorique*, I, 3 (1358b25). L'utilité comme topique de la rhétorique encomiastique: Pernot, *Rhétorique de l'éloge* vol. I, p. 35.

> πως ἢ διὰ βελῶν ἢ διὰ σκολόπων ἐξαίρεσιν ἐπιστάμενος τῶν μορίων τὴν χρείαν εἴσεται, τίνα μὲν ἀφειδῶς τέμνειν χρή, τίνων δὲ φείδεσθαι[19].
>
> Tel est le plus grand avantage (*kerdos*) que nous retirons de ce traité, non pas en notre qualité de médecin, mais, ce qui vaut beaucoup mieux, en notre qualité d'homme qui désire savoir quelque chose touchant la puissance de l'utilité, puissance que quelques philosophes déclarent être nulle, bien loin de croire qu'il y a une providence pour les animaux. Le second avantage est en faveur du diagnostic des parties malades qui sont cachées dans la profondeur du corps, diagnostic pour lequel la connaissance des fonctions est également utile (*ôphelimos*). (...) Outre les avantages qu'on vient d'énoncer, on en tire un troisième (*chreia*) de cet ouvrage: c'est contre les sophistes qui se refusent à admettre que les crises soient l'œuvre de la nature, et qui lui dénient toute prévoyance dans la construction des animaux, en nous opposant, comme n'existant pas, l'utilité des parties, utilité qu'ils ignorent. (...) Le médecin retirera encore de ce traité, et de la connaissance des fonctions (*energeiai*), un grand avantage (*megista... onèsetai*) pour la thérapeutique. En effet, lorsqu'il s'agira de couper, de circonscrire, d'enlever une partie qui est pour ainsi dire tombée en putréfaction, ou d'extraire, soit une flèche, soit un trait, connaissant quelle est l'utilité des parties, il saura quelle partie on peut tailler hardiment, et laquelle il faut ménager.

Galien énumère les différents avantages, pour le praticien, de connaître l'anatomie – un thème qu'il affectionne. L'utilité ou l'avantage pratique ne saurait masquer l'arrière-plan rhétorique de la notion d'*utile*. Comme on va le voir, Galien, ici contrairement à d'autres ouvrages dans lesquels il professe de faire "œuvre utile", exprime une ambition littéraire et philosophique, voire théologique, plus grande. La variation lexicale et syntaxique exprimant ici la notion d'utilité (quatre racines grecques différentes indiquant le bénéfice, l'avantage) ne fait que souligner davantage, selon une stratégie rhétorique bien connue, cette même idée que l'ouvrage de Galien et le sujet qu'il traite sont éminemment, richement utiles[20]. Si l'on peut voir dans ce *finale* quelque peu académique l'expression d'une rhétorique facile, il est néanmoins intéressant de constater la finesse consentie ici par Galien à la fin d'un ouvrage réputé tech-

19 Galien, *Usu part.* XVII, 2 (Helmreich II, 449-450 = K. IV, 362-365).

20 Cette variation du vocabulaire de l'utile rappelle une figure de pensée communément appelée *métabolè*, où l'on dit la même chose sous plusieurs formes, et dont Galien est particulièrement friand.

nique. Mais il est plus encore opportun d'examiner une autre dimension du traité : il est rédigé sur le mode de l'éloge, et façonné en un témoignage de piété. Les deux paragraphes encadrant celui qui vient d'être cité en apporteraient la preuve à eux seuls : le premier chante la beauté de la nature, le dernier assimile le *finale* constitué par ce bref livre de conclusion à une 'épode', selon une idée qu'il conviendra d'analyser avec plus de précision[21]. Pour la clarté de l'exposé, il m'a paru préférable dans un premier temps d'examiner les modalités de l'éloge dans le *De usu partium*, et, avant cela, l'élan religieux qui parcourt le traité.

2 Le *De usu partium*, offrande et témoignage de piété

Une remarque dès l'abord : l'offrande composée par Galien n'est destinée à aucune divinité du panthéon grec ; tout au plus peut-on supposer que le dieu qui le suit et le protège, Asclépios, joue un rôle en arrière-plan – mais il n'est nommé nulle part dans le traité. Comme Aelius Aristide, Galien se savait et se disait protégé par Asclépios ; mais ici, il s'abstient d'évoquer le nom d'un dieu particulier pour se tourner vers une divinité universelle[22]. En effet, le *De usu partium* se veut un hymne à la nature créatrice, bienveillante et toute-puissante. La dimension lyrique de ce traité apparaît en maints passages ; elle est affirmée jusque dans les derniers mots tracés par Galien, car, naturellement, c'est consciemment que ce dernier recherche cet effet hymnique, comme en témoigne le passage suivant, qui clôt le dix-septième et dernier livre du *De Usu Partium* :

> Ταῦτα τοσαῦτα καὶ τηλικαῦτα χρηστὰ τῆς διηνυσμένης ἡμῖν πραγματείας ὁ λόγος οὗτος ὥσπερ ἀγαθός τις ἐπῳδὸς ἐξηγεῖται. λέγω δ' ἐπῳδὸν οὐ τὸν ἐπῳδαῖς χρώμενον· ἀλλ' ἴσμεν γάρ, ὡς [ὁ] παρὰ τοῖς μελικοῖς ποιηταῖς, οὓς ἔνιοι λυρικοὺς ὀνομάζουσιν, ὥσπερ στροφή τίς ἐστι καὶ ἀντίστροφος, οὕτω καὶ τρίτος ἐπῳδός, ὃν ἱστάμενοι πρὸ τῶν βωμῶν ᾖδον, ὥς φασιν, ὑμνοῦντες τοὺς θεούς. ἐκείνῳ τοίνυν εἰκάσας τὸν λόγον τόνδε τὴν προσηγορίαν αὐτοῦ μετήνεγκα[23].
>
> Ces avantages de notre ouvrage, en quelque nombre et quels qu'ils soient, le présent livre les expose comme le fait une bonne épode (*épôdos*). Mais je n'emploie pas le mot épode comme désignant celui qui se sert

21 *Cf.* S. Swain, *Hellenism and Empire*, 1996 p. 367.

22 Galien sur sa foi en Asclépios : see Von Staden, *Herophilus*, p. 8 n. 21.

23 *De Usu Partium*, XVII, 3 Helmreich vol. II, 451, 19-27 (= K. III, 365-366). Tr. Daremberg, vol. 1 p. 327 (Gallimard).

> d'incantations (*épôdais*). Chez les poètes méliques, que quelques-uns appellent aussi lyriques, il y a la strophe, l'antistrophe, et un troisième morceau, l'épode, qu'on chante debout devant les autels, pour célébrer les Dieux, ainsi qu'on le dit. Comparant donc ce dernier livre à une épode, je lui ai donné ce nom.

Au terme d'un ouvrage long de dix-sept livres donc, Galien persiste et signe : il affiche, assume, professe une authentique piété envers la Nature, et conçoit son ouvrage comme un témoignage de cette piété et donc comme une offrande[24]. Mais il ne s'agit pas de n'importe quelle offrande. Comme on le verra, la dimension lyrique du *De Usu Partium* ne se limite pas au dernier chapitre, mais court tout au long de l'ouvrage, selon des modalités qui ne sont pas sans montrer quelques variations. En comparant son livre avec une pièce chorale, un morceau chanté devant les autels à la gloire des dieux (épode), Galien nous invite en outre à envisager une analyse plus que rhétorique : s'il s'agit d'un hymne à la nature, alors il nous revient d'en apprécier la précision musicale. Ici, l'éloge se double d'un chant – nul doute que le rhythme, les alitérations et les assonances joueront leur rôle, éloignant Galien encore davantage du 'style simple' assigné par les rhéteurs aux traités techniques. L'épode proposée par Galien est peut-être en outre une allusion à la rhétorique épidictique d'un contemporain fameux, Favorinos : car ce dernier était célèbre pour ses 'épilogues chantants', que ses admirateurs appelaient 'odes'[25]. La métaphore musicale et poétique (strophe/antistrophe) rappelle également Platon et Aristote, notamment la célèbre ouverture de la *Rhétorique*[26].

2.1 *Un 'hymne en prose' ?*

La métaphore du chant religieux donne sens, s'il en était besoin, au projet de Galien ; on peut naturellement s'interroger sur la profondeur de cette métaphore et sur la sérieux de Galien lorsqu'il compare son ouvrage à un chant destiné aux dieux. Une telle conclusion dans un traité médical n'est pas sans susciter quelques questions sur le type de texte auquel on a affaire. En outre, si Galien prend soin de nous signaler qu'il entend 'épode' au sens de couplet final d'un poème lyrique, il nous revient de chercher la strophe

---

24 À propos de l'action de grâces clôturant le traité : des comparaisons sont possibles, par exemple avec les textes hermétiques (vol. I-II du corpus d'Hermès Trismégiste : traité 6, Asclepius latin). Galien se situe délibérément dans la rhétorique de la prière.

25 W. Keulen, *Gellius the Satirist. Roman Cultural Authority in Attic Nights*, Leiden, Brill, 2009, p. 149.

26 Aristote, *Rhet.* I, 1 (1354a1) : ἡ ῥητορική ἐστιν ἀντίστροφος τῇ διαλεκτικῇ.

et l'antistrophe que sa métaphore implique. Ou bien est-ce prendre trop littéralement l'expression même de Galien? Le traité lui-même ne s'ouvre pas sur une note particulièrement emphatique, et une simple comparaison des premières pages du *De usu partium* avec le bref *Protreptique*, ouvrage proprement épidictique, démontre qu'il faut s'interroger sur le genre auquel se plie (ou pas) Galien ici. Le *De usu partium* comme le *Protreptique* proposent un éloge de l'homme: ces deux textes invitent donc la comparaison[27]. La référence de Galien à la poésie lyrique donne matière à réflexion. Mais Galien n'est pas le seul, en cette fin de deuxième siècle de notre ère, à user de la métaphore du chant lyrique en décrivant son hymne en prose; ce qui pourrait passer pour une forme de préciosité, une coquetterie incompréhensible, doit en réalité s'interpréter comme l'adhésion à un projet déjà revendiqué par Aelius Aristide dans l'introduction de son hymne *À Sarapis*: la création d'un genre nouveau dans la prose impériale, l'hymne, jadis l'apanage des poètes[28]. Si la rhétorique épidictique en général confinait au sacré, l'hymne par définition renfermait l'expression la plus fervente, la plus inspirée de cette religiosité. L'hymne poétique était encore en vogue sous les Antonins, comme l'atteste Aelius Aristide lui-même en s'adonnant régulièrement à ce genre; revendiquer la dignité de l'hymne rédigé en prose et non en vers, était, à l'échelle de la littérature du temps, une petite révolution. Que Galien s'y rattache explicitement fournit sans doute un signe du succès de cette dernière. Galien, certes, n'écrit pas un hymne à une divinité de l'Olympe, mais à la Nature, divinité universelle, créatrice, bienfaisante, toute-puissante; ce faisant, il emboîte le pas à Aristide d'un point de vue formel, tout en exprimant une piété totalisante dont les Stoïciens furent les meilleurs interprètes. En effet, Épictète a exprimé en termes clairs l'expression licite de la piété: il faut louer les actes et la prévoyance de la Nature[29]. La conception de l'éloge selon Épictète semble coïncider avec le

---

27 Voir plus loin, p. 204-206.

28 L. Pernot, *La rhétorique de l'éloge*, vol. II, p. 642. Le succès de l'hymne en prose est fermement établi environ un siècle après l'*Hymne à Sarapis* d'Aristide, chez Ménandros de Laodicée, le rhéteur (*Menander Rhetor*, ed. D.A. Russell et N.G. Wilson, 1981). Voir, sur la théorie de l'Hymne en prose chez Ménandros, A.-M. Favreau-Linder, 'L'hymne et son public dans les traités rhétoriques de Ménandros de Laodicée', in Y. Lehman (ed.), *L'Hymne antique et son public*, Brepols, 2007, p. 153-168. Sur l'hymne en prose chez Aristide, voir à présent J. Goeken, *op. cit.* (2012). Goeken propose un panorama bienvenu des différentes acceptions du mot 'hymne' dans l'antiquité grecque (p. 35-39): l'hymne est parfois simplement synonyme d'éloge, comme dans le *Timée* de Platon (21a, 3-4). Voir à ce sujet R. Velardi, 'Le origini dell'inno in prosa tra V e IV secolo A.C.: Menandro retore e Platone', in A.C. Cassio/G. Cerri (eds), *L'inno tra rituale e letteratura nel mondo antico*, Roma, 1991, p. 216-220.

29 Epictète, *Entretiens*, I, 6, 1; 16, 15-21.

projet de Galien, et même l'expliquer en partie. Mais à la même époque, les avis sur la meilleure manière d'honorer les dieux divergent ; au mieux, les philosophes concèdent une certaine valeur aux hymnes poétiques (dans la lignée de Platon, *Lois* VII, 801e), mais pas aux productions rhétoriques. Ainsi Porphyre considère-t-il que la meilleure manière d'honorer une divinité est le silence, car l'hommage véritable se passe de mots : il vit dans la pensée même de l'homme empli de piété. Comme le remarque Laurent Pernot :

> En sus de ces critiques dirigées contre l'*enkômion* proprement dit, la tradition philosophique s'est attaquée à deux genres qui, à l'époque impériale, font partie intégrante de l'éloquence épidictique : l'hymne et la lamentation. L'utilité de l'hymne est une question débattue dans toutes les écoles philosophiques. D'abord, on se demande si les hommes doivent rendre hommage aux dieux par la parole : sur ce point, la réponse est généralement affirmative. Ceci posé, quelle doit être la part de l'éloge dans ces hommages ? Ici, les réponses divergent. Platon recommande des éloges mêlés de prières (*enkômia kekoinômena eukhais*) – *Lois* VII, 801e. Selon Épictète, le devoir de l'homme est de louer la Providence en chantant ses bienfaits (*enkômiasai tèn pronoian, erga epainesai*). Mais chez Porphyre, les hymnes aux dieux intelligibles ont pour seul contenu l'action de grâces, et il n'est plus question d'éloge (*De abst.* II, 34, 5). Les œuvres éthiques d'Aristote proscrivent l'éloge des dieux, au nom d'une distinction entre les biens 'dignes d'éloge' (*epaineta*) et les biens 'dignes d'honneur' (*timia*). (…) selon Aristote, il serait ridicule de faire l'éloge des dieux, qui se situent au-delà de toute louange, et l'on doit se contenter de célébrer leur béatitude. (…) L'idée que les dieux n'ont nul besoin des éloges humains, et surtout pas des éloges sophistiques, reparaît dans divers textes, par exemple chez Philodème (*Rhét.* I, 215-216), dans une anecdote citée par Plutarque (*Regum et Imp. Apopht.* 192c) et dans un épisode de la vie d'Apollonios (Philostrate, *Vie d'A.*, IV, 30). Derrière l'incontestable divergence de ces textes sur l'hymne, un trait commun se dessine : c'est qu'aucun d'entre eux ne recommande l'éloge rhétorique des dieux. Les seuls qui acceptent l'éloge, Platon et Épictète, pensent ici à des éloges en vers. Veut-on de la prose, l'exemple du discours de Diotime montre à quel point l'hymne philosophique se distinguera de l'*enkômion* sophistique[30].

30 L. Pernot, *La rhétorique de l'éloge*, II, p. 511-512.

Galien se trouve dans la situation étrange de s'adonner à une forme non reconnue par les philosophes. Dans cette mise en œuvre presque laïque de l'hymne, faut-il voir un paradoxe ? La réponse à cette question réside sans doute dans le contexte historique et culturel bien particulier dans lequel s'exprime Galien, celui de la Seconde Sophistique. Le pourquoi de l'hymne en prose est bien mis en évidence par L. Pernot :

> La prose représentait la recherche de la clarté, de la vérité, de la précision intellectuelle et de la persuasion rationnelle. Le prosateur, et en particulier l'orateur, étaient devenus les maîtres de vérité des temps modernes. (…) L'hymne en prose s'est caractérisé par une mise à distance des mythes et par un effort de démonstration rationnelle en vue de la persuasion. Il a représenté l'élaboration, par des moyens rhétoriques et philosophiques, d'un certain type de discours vrai sur les dieux, qui s'accompagnait de la mise en avant d'un type spécifique de saint homme, le sophiste ou le philosophe inspiré. il est donc permis de conclure que l'intervention de la prose dans l'histoire de l'hymne grec ne fut pas un épiphénomène, mais la mise en œuvre d'un nouveau langage religieux[31].

Le mélange de piété et d'expression rationnelle, sur le mode de la persuasion, est bien ce que Galien cherche à unir dans sa description du corps humain, expression de la beauté et de la perfection de la Nature. Ce faisant, il donne aussi à voir sa propre piété, son amour de la Nature autant que de la vérité : l'éloge de la Nature sur un mode religieux contribue donc à son *èthos*. Métaphores et remarques sur la conception du texte dénotent une volonté de souligner l'*inspiration* qui l'anime. La piété de Galien est sans équivoque. Tout au long du texte, Galien discute ouvertement de la piété véritable, et en particulier de celle qu'il entend mettre en œuvre dans son traité. Celle-ci n'est pas qu'un objet ou une fin, mais une inspiration, un moteur, comme le montre le passage suivant, dans lequel Galien fait allusion à un songe survenu pendant la composition de l'ouvrage :

> Σχεδὸν ἅπανθ' ἡμῖν εἴρηται τὰ κατὰ τοὺς ὀφθαλμοὺς πλὴν ἑνός, ὃ προὐθέμην μὲν παραλιπεῖν, ὅπως μὴ δυσχεραίνοιτο τοῖς πολλοῖς ἥ τ' ἀσάφεια τῶν λόγων καὶ τὸ μῆκος τῆς πραγματείας. ἐπεὶ γὰρ ἐχρῆν ἅψασθαι κατ' αὐτὸ θεωρίας γραμμικῆς, ἧς οὐ μόνον ἀμαθεῖς εἰσιν οἱ πολλοὶ τῶν πεπαιδεῦσθαι προσποιουμένων, ἀλλὰ

31 L. Pernot, 'Hymne en vers ou hymne en prose ? L'usage de la prose dans l'hymnographie grecque', in Y. Lehman (ed.), p. 169-188 (p. 186).

καὶ τοὺς ἐπισταμένους ἐκτρέπονταί τε καὶ δυσχεραίνουσι, διὰ τοῦτ' ἄμεινον ἔδοξεν εἶναί μοι παντάπασιν αὐτὸ παραλιπεῖν. ἐνύπνιον δέ τι μεταξὺ μεμψάμενον, ὡς εἰς μὲν τὸ θειότατον ὄργανον ἀδικοῖμι, περὶ δὲ τὸν δημιουργὸν ἀσεβοῖμι παραλιπὼν ἀνεξήγητον ἔργον μέγα τῆς εἰς τὰ ζῷα προνοίας αὐτοῦ, προὔτρεψεν ἀναλαβόντα με τὸ παραλελειμμένον ἐπὶ τῇ τελευτῇ τοῦ λόγου προσθεῖναι[32].

Nous avons exposé presque tout ce qui concerne les yeux, excepté un point que j'avais l'intention d'omettre pour épargner au plus grand nombre l'obscurité des explications et la longueur de l'exposé. Comme il fallait, en effet, entrer dans des considérations géométriques et que ces considérations non seulement sont ignorées de la plupart des gens qui se donnent pour instruits, mais que ces gens mêmes évitent et supportent difficilement les hommes versés dans la géométrie, il me semblait préférable de laisser complètement de côté cette question. Cependant, ayant été accusé en songe (*enupnion*) d'être injuste envers l'organe le plus divin (*theiotaton*), et impie (*aseboimi*) envers le Créateur (*dèmiourgos*), si je laissais sans explication une œuvre importante témoignant de sa prévoyance (*pronoia*) à l'égard des animaux, je me suis décidé à reprendre la question omise, et à l'ajouter à la fin du livre.

Au seuil du dernier chapitre du livre X consacré aux yeux, donc, Galien fournit un renseignement précieux sur les circonstances qui ont accompagné l'élaboration du *De usu partium*. Le livre X, consacré à 'l'organe le plus divin', l'oeil, se termine donc sur un chapitre supplémentaire, que Galien n'avait pas prévu, mais qu'une divinité surgie en songe (s'agit-il d'Asclépios, ou bien faut-il prendre comme une entité personnifiée le 'démiurge' ou 'créateur'?) l'a vivement incité à introduire dans son œuvre, de peur qu'il ne se rende coupable d'impiété. L'intervention du dieu en songe relève en partie de l'artifice littéraire; mais en partie seulement, car il n'y a pas de raison de remettre en cause la sincérité ni de Galien, ni de ses contemporains, lorsqu'ils évoquent les apparitions divines survenues dans leur sommeil[33]. Galien évoque à plusieurs reprises la visite d'Asclépios, comme le fait aussi Aelius Aristide. Ici, on peut néanmoins hésiter sur l'identité de la divinité qui exhorte Galien à ne pas omettre cette discussion finale de la vision. Le 'démiurge' ne figurant pas exactement au panthéon grec, sauf à l'assimiler (arbitrairement) à Zeus, il faut considé-

32 Galien, *Usu part.* X,12 (Helmreich II, 92-93 = K. III, 812-813).

33 Sur les apparitions divines en rêve, à travers textes et représentations picturales, voir désormais V.J. Platt, *Facing the Gods. Epiphany and Representation in ancient Art, Literature and Religion*, Cambridge University Press, 2013.

rer soit que Galien évoque l'entremise d'une divinité dont il omet le nom, soit qu'il prétend dialoguer en songe avec la Nature créatrice elle-même, dont il se fait donc l'interprète. Mais rechercher l'identité de la divinité derrière le propos de Galien est inutile. Dans tous les cas, la démarche de Galien peut être qualifiée d' 'inspirée', comme celles de bien d'autres représentants de la rhétorique épidictique avant lui, ce qui conforte le rapprochement explicite du *De usu partium* avec l'œuvre des poètes, ainsi qu'avec celle des rhéteurs de son temps[34]. Mais le plus intéressant réside ailleurs, puisque Galien nous communique aussi l'explication de l'impiété qu'il était sur le point de commettre : il allait laisser de côté un témoignage crucial de la 'prévoyance' (*pronoia*, qui signifie aussi providence) du 'démiurge', au risque de laisser son œuvre incomplète, tout en commettant une faute face à la divinité. Dès lors, se dessine une alliance entre providence divine et créateur originel, dieu-artisan à l'origine de toutes choses. La connotation platonicienne du 'démiurge' peut paraître évidente, tout comme la notion de *pronoia* évoque irrésistiblement le stoïcisme, et plus particulièrement l'incitation d'Épictète à chanter la providence de la Nature ; mais comment la piété de Galien s'articule-t-elle à son projet médical, par le biais de l'anatomie ?

La piété dans le *De usu partium* n'a rien de mécanique, encore moins de convenu. Galien envisage la piété sous un rapport délibérément provocateur – rien ne sert, dit ce dévôt d'Asclépios, de manifester sa piété en multipliant prières, sacrifices et rituels : la véritable piété se manifeste dans le croyant lui-même et transparaît dans son comportement. Ce n'est pas le seul ouvrage où Galien évoque l'importance de mener une vie irréprochable, au service de ses patients mais surtout de la science[35]. Mais ici, Galien fait coïncider son comportement moral exemplaire et la rédaction même de son ouvrage, car celui-ci est mû par le désir d'être véridique d'une part (l'amour de la vérité, qui ressemble

---

34 Pernot, *La rhétorique de l'éloge*, II, 634 : 'L'inspiration divine est donc, en rhétorique, un trait spécifique à l'éloquence épidictique de l'époque impériale, à laquelle elle confère une dignité particulière. L'éloge a des liens particuliers avec le sacré. Déjà revêtue d'une autorité sociale et politique, la parole épidictique acquiert désormais une autorité pneumatique. Le véritable précédent de cette autorité ne doit pas être cherché dans la tradition rhétorique, mais chez les poètes. C'est de la poésie que viennent les thèmes de la prière et de l'inspiration. À l'époque impériale, les invocations aux dieux ou aux Muses sont encore senties comme des procédés principalement poétiques. *La mission de l'orateur rejoint donc ici celle du poète* (nous soulignons)'.

35 Galien oppose avec insistance sa vie irréprochable et celles des autres médecins de Rome, flatteurs, carriéristes, vains (une topique d'ailleurs en vogue chez les satiriste romains : le Grec bavard, flagorneur, quémandeur... Juvénal) : voir Galien, *Praen. ad Epig.* 1-3 notamment. Sur Galien moraliste, voir le chapitre *Enargeia*, p. 134-140.

à notre honnêteté intellectuelle, étant l'une des vertus cardinales louées par Galien) et de proclamer la grandeur du dieu créateur (ou de la nature divine). Ainsi s'explique la remarque suivante (qui n'est pas isolée) de Galien:

> ἀλλὰ γὰρ ἴσως εἰ τοιούτων ἐπὶ πλέον μνημονεύοιμι βοσκημάτων, οἱ σωφρονοῦντες ὀρθῶς ἄν μοι μέμφοιντο καὶ μιαίνειν φαῖεν ἱερὸν λόγον, ὃν ἐγὼ τοῦ δημιουργήσαντος ἡμᾶς ὕμνον ἀληθινὸν συντίθημι, καὶ νομίζω τοῦτ' εἶναι τὴν ὄντως εὐσέβειαν, οὐκ εἰ ταύρων ἑκατόμβας αὐτῷ παμπόλλας καταθύσαιμι καὶ τάλαντα μυρία θυμιάσαιμι κασίας, ἀλλ' εἰ γνοίην μὲν αὐτὸς πρῶτος, ἔπειτα δὲ καὶ τοῖς ἄλλοις ἐξηγησαίμην, οἷος μέν ἐστι τὴν σοφίαν, οἷος δὲ τὴν δύναμιν, ὁποῖος δὲ τὴν χρηστότητα[36].

> Mais peut-être que si j'allais m'attarder à rappeler l'existence de tels troupeaux, les sages me reprocheraient à bon droit de souiller un discours sacré, l'hymne véridique que je compose en l'honneur de notre créateur, et je pense que la piété véritable consiste non à immoler des hécatombes sans nombre, non à brûler mille encens, mille parfums, mais à connaître d'abord et ensuite à apprendre à mes semblables combien grande est la sagesse, la puissance et la bonté du Démiurge.

Les termes employés par Galien sont évocateurs d'une démarche inspirée: il affirme composer un "discours sacré" (terme plus familier sous la plume d'Aristide), un "hymne véridique". Faire œuvre de connaissance, de vérité, d'enseignement: telle est la piété véritable selon Galien, un témoignage de foi en la grandeur du Démiurge. Les attributs de la divinité qu'il crée de toutes pièces ne sont autres que la sagesse, la puissance et la bonté: des vertus attribuées à la nature par les stoïciens avant Galien (et à Dieu par les Chrétiens). Il s'agit d'une conception plus que répandue au temps de Galien (on la trouve déjà chez Cicéron, puis dans la littérature hermétique, où la connaissance – *gnôsis* – est le seul véritable hommage à Dieu, contrairement à l'encens). Mais la vérité n'est pas qu'un hommage à la divinité: elle est son reflet même et la conséquence de sa bonté, car seule la divinité permet à l'homme d'entrevoir, puis de contempler la vérité. Mais seul un lien exceptionnel entre l'homme et la divinité permet d'assurer le discours véridique. Une vie saine, selon la morale, dépourvue de dérèglements devient ainsi la condition de l'accès à la vérité – la vérité de la nature ne serait donc pas qu'un but scientifique, mais aussi un objectif moral et même spirituel: la vérité non pas seulement de la connais-

36 Galien, *Usu part.* III, 10 (Helmreich I, 174 = K. III, 237-238).

sance vraie (telle que la connaissance claire des rouages de l'anatomie), mais de la connaissance juste, légitime, salvatrice, la connaissance du projet divin universel[37]. Galien dresse ainsi, à rebours, le portrait d'un malheureux, étranger, étanche à la vérité divine – non par malchance ou manque d'intelligence, mais par sa corruption morale et intellectuelle :

> διετέθρυπτο γὰρ ὑπὸ τρυφῆς εἰς τοσοῦτον ὁ ταῦτα πρός με τολμήσας εἰπεῖν, ὥστε δεινὸν εἶναι νομίζειν ἀνίστασθαι τῆς κλίνης ἀποπατήσοντα· βέλτιον γὰρ ἂν οὕτω κατεσκευάσθαι τὸν ἄνθρωπον, εἰ μόνον τὸν πόδα προτείνων ἐξέκρινε δι' αὐτοῦ τὰ περιττώματα. |τί δὴ τὸν τοιοῦτον οἴει πάσχειν ἢ δρᾶν κατὰ μόνας ἢ πῶς ἐξυβρίζειν εἰς πάντας τοῦ σώματος τοὺς πόρους ἢ πῶς λελωβῆσθαί τε καὶ διεφθάρθαι τὰ κάλλιστα τῆς ψυχῆς, ἀνάπηρον μὲν αὐτὴν καὶ τυφλὴν παντάπασι τὴν θείαν ἀπεργασάμενον δύναμιν, ᾗ μόνῃ πέφυκεν ἄνθρωπος ἀλήθειαν θεάσασθαι, μεγάλην δὲ καὶ ἰσχυρὰν καὶ ἄπληστον ἡδονῶν παρὰ νόμον καὶ τυραννοῦσαν ἀδίκως τὴν χειρίστην καὶ θηριωδεστάτην ἔχοντα δύναμιν[38];
>
> Combien devait-il être énervé et corrompu par les voluptés celui qui osa me dire qu'il était bien pénible de se lever de son lit pour aller à la selle, et qu'il eût mieux valu que l'homme fût construit de façon qu'en tendant seulement le pied il se déchargeât par cette voie de ses excréments. Quels doivent être, pensez-vous, les dérèglements infâmes qu'un tel homme se permet dans son intérieur, son insolence contre tous les conduits excréteurs du corps, la dépravation, la corruption des plus belles facultés de son esprit, puisqu'il appauvrit et obscurcit cette puissance divine qui seule permet à l'homme de contempler la vérité, et qu'il accroît, fortifie et rend insatiable ce désir de volupté contre nature, puissance abrutissante et détestable qui exerce sur lui sa tyrannie farouche ?

Dans le passage qui précède immédiatement cette tirade véhémente, Galien somme abruptement son lecteur de choisir son camp, entre le choeur d'Hippocrate, de Platon et de tous leurs affiliés, et ceux qui leur reprochent de n'avoir pas aménagé l'évacuation des excréments par les pieds… Moralité et spiritualité se confondent dans la reconnaissance légitime de la véracité du discours de Galien : l'homme qui fit cette plaisanterie peut-être innocente se voit dépeint comme un impie, corrompu par l'ivresse des sens, le parfait repoussoir au costume sacré endossé par Galien dans ce "discours sacré".

---

37 L'amour de la vérité qui caractérise Galien prend donc tout son sens en regard de ce projet médical lié au divin. Voir chapitre "Galien par lui-même".

38 Galien, *Usu part.* III, 10 (Helmreich I, 173-174 = K. III, 236-237).

La piété est donc bien centrale dans le projet de Galien : le traité se présente comme une *theologia*. Le sens à donner à ce terme, unique chez le médecin de Pergame[39], est clair : il s'agit d'un discours sur le divin (on a vu que Galien emploie aussi l'expression ἱερὸς λόγος). Offrande, profession de foi de Galien, témoignage : Galien se targue de pouvoir prouver la bonté, la sagesse et la puissance du Démiurge. Mais il n'emploie pas le langage habituel de la démonstration :

> τὸ μὲν γὰρ ἐθέλειν κοσμεῖν ἅπαντα τὸν ἐνδεχόμενον κόσμον καὶ μηδενὶ φθονεῖν τῶν ἀγαθῶν τῆς τελεωτάτης χρηστότητος ἐγὼ δεῖγμα τίθεμαι, καὶ ταύτῃ μὲν ὡς ἀγαθὸς ἡμῖν ὑμνείσθω· τὸ δ', ὡς ἂν μάλιστα κοσμηθείη πᾶν, ἐξευρεῖν ἄκρας σοφίας· τὸ δὲ καὶ δρᾶσαι πάνθ' ὅσα προείλετο, δυνάμεως ἀηττήτου[40].
>
> Je pose comme preuve de sa bonté parfaite le désir d'ordonner le cosmos tout entier, et de ne refuser ses bienfaits à aucun de ses éléments ; pour cette raison, que l'on chante les louanges de sa bonté ! Et comme preuve de sa haute sagesse, la découverte des moyens pour que toute chose soit ordonnée parfaitement ; comme preuve de sa puissance irrésistible, la capacité d'accomplir tout ce qu'il a voulu.

Ces quelques lignes superbes illustrent bien le style comme le propos du *De usu partium* : un beau rythme ternaire, soutenu par les pronoms anaphoriques τὸ μὲν, τὸ δὲ, mais aussi savamment interrompu par une exhortation à louer la divinité (καὶ ταύτῃ μὲν ὡς ἀγαθὸς ἡμῖν ὑμνείσθω), un vocabulaire choisi (l'adjectif classique ἀήττητος, plus commun chez Platon ou Thucydide que chez les médecins)… Galien emploie un style soutenu, mais aussi vivant, spontané (ou cherchant à donner cette impression, ce qui, en rhétorique, revient au même). En employant des termes tels que δεῖγμα[41] τίθεμαι, Galien se place non sur le terrain de la démonstration logique, mais sur celui du discours religieux : il dépose une *preuve*, un *signe* évident de l'excellence du dieu qui se passe de toute argumentation. De plus, l'emploi de verbes comme ἐθέλειν, ἐξευρεῖν et

---

39 Comme l'a déjà souligné M. Frede, *art. cit.*, il s'agit d'un *hapax* chez Galien. *Cf.* Temkin 1973 p. 42 et notes.

40 Galien, *Usu part.* III, 10 (Helmreich I, 174 = K. III, 238).

41 Galien emploie rarement ce terme (une seule fois en dehors de cette œuvre), mais il est fréquent chez Philon d'Alexandrie, Plutarque, Aelius Aristide et nombre d'auteurs chrétiens contemporains de Galien au sens d'indice, de signe d'autre chose, et notamment d'une vertu. Cf. Galien, *Usu part.*, K. III, 448, 706 et 750. Pour un emploi similaire de l'expression complète ἐγὼ δεῖγμα τίθεμαι, voir Lucien, *Hippias* 8, 8 ; Aelius Aristide, *In Plat.* Jebb 85, 19.

προείλετο concourt à la personnification du démiurge, avec les noms de vertus personnelles qui lui sont attribuées (χρηστότης, σοφία, δύναμις). Tout le projet de Galien, dans sa dimension "théologique", est donc condensé dans ce bref passage. Quelles que soient les réserves affichées de Galien à l'endroit des rites traditionnels, faits de sacrifices et de prières, son texte lui-même se veut un témoignage de piété envers la Nature; personnifiant cette dernière, il sacrifie donc à sa manière à une forme de rituel, dans lequel il fait apparaître la divinité par le pouvoir de sa rhétorique.

Certes, chanter les louanges de la nature implique certaines limites dans la comparaison avec l'hymne en prose – il s'agit nécessairement (?) d'un hymne profane et artificiel: la Nature n'est pas un dieu avéré que l'on peut adorer; on n'en a pas d'image, on n'en connaît pas de prière; la divinité demeure absente, malgré l'immanence de la Nature. Mais en quelque sorte, Galien *supplée* tous ces éléments dans et par son texte, qui est en lui même l'image de la Nature, le témoignage de sa puissance, l'hommage (l'offrande) à sa sagesse. Comme on le verra, religiosité et esthétique sont ici à rapprocher au sein même du discours, un discours qui à cette époque s'approprie les ressources spécifiques de la technique de l'éloge pour mieux se rapprocher du divin[42].

2.2 *La "métaphore" des mystères et de l'initiation.*

Conformément à son projet de panégyrique de la nature, véritable hymne religieux, Galien se pose en prêtre, instrument de la révélation. C'est ainsi qu'il use en deux occasions d'une métaphore filée, celle de l'initiation (de ses lecteurs) aux *mystères* de la Nature. Comme on le verra, cette métaphore n'est pas un simple artifice littéraire voué à orner le discours sur la Nature[43]. Le premier passage concerné (VII, 14) se situe au coeur d'un long morceau de bravoure sur la découverte des nerfs laryngés[44].

---

42 À propos de l'obsession de la pensée de cette époque pour le divin, voir par exemple les réflexions de R.B. Rutherford, *The Meditations of Marcus Aurelius. A Study*, 1989 ("Envoi", p. 256-263); cf. A.D. Nock, *Essays on religion in the ancient world* 1972.

43 Chez les contemporains de Galien, comme Aelius Aristide ou Lucien, on trouve aussi une "métaphore" des mystères dont Georgia Petridou a bien montré l'ancrage culturel profond dans les réalités du temps: G. Petridou, 'What is Divine about Medicine? Mysteric Imagery and Bodily Knowledge in Aelius Aristides and Lucian', in *eiusd.* (ed.) *Embodying Religion: Lived Ancient Religion and Medicine, Religion in the Roman Empire* 3-2, 2017, 242-264.

44 Cf. J. Walsh, 'Galen's discovery and promulgation of the function of the recurrent laryngeal nerve', *Annals of medical history*, 1926, 176-184; M.T. May (tr.), *Galen. On the usefulness of the parts of the body*, introduction, p. 63-64. Si Walsh a raison de voir dans ce chapitre le texte de la démonstration publique donnée par Galien sur le sujet, alors on comprend clairement la nature particulièrement enlevée de ce passage, qui joue sur l'analogie, la démonstration, la réfutation, et donc la métaphore.

> πρόσσχες τοίνυν ἤδη μοι τὸν νοῦν μᾶλλον, ἢ εἴ ποτε μυούμενος Ἐλευσίνια καὶ Σαμοθρᾴκια καὶ ἄλλην τινὰ τελετὴν ἁγίαν ὅλος ἦσθα πρὸς τοῖς δρωμένοις τε καὶ λεγομένοις ὑπὸ τῶν ἱεροφαντῶν, μηδέν τι χεῖρω νομίσας ταύτην ἐκείνων εἶναι τὴν τελετήν, μηδ' ἧττον ἐνδείξασθαι δυναμένην ἢ σοφίαν ἢ πρόνοιαν ἢ δύναμιν τοῦ τῶν ζῴων δημιουργοῦ, καὶ μάλισθ' ὅτι τὴν τελετὴν ταύτην, ἣν νῦν μεταχειρίζομαι, πρῶτος ἁπάντων ἐξεῦρον. οὐδεὶς γοῦν τῶν ἀνατομικῶν οὔτε τούτων τι τῶν νεύρων ἐγίγνωσκεν οὔτε τῶν ἔμπροσθεν εἰρημένων ἐν τῇ κατασκευῇ τοῦ λάρυγγος· ὅθεν ἔν τε ταῖς ἐνεργείαις τῶν μορίων ἐσφάλησαν πάμπολυ καὶ τῶν χρειῶν οὐδὲ τὸ δέκατον εἰρήκασι μέρος. ἐπιστρέψας οὖν καὶ σὺ σαυτόν, εἰ καὶ μὴ πρόσθεν, ἀλλὰ νῦν γοῦν ἐπὶ τὸ σεμνότερον ἄξιός τε τῶν λεχθησομένων ἀκροατὴς γενόμενος ἀκολούθει τῷ λόγῳ θαυμαστὰ τῆς φύσεως ἐξηγουμένῳ μυστήρια[45].
>
> Maintenant, prête-moi plus d'attention que si, admis aux mystères d'Eleusis, de Samothrace ou de quelque autre sainte cérémonie, tu étais complètement absorbé par les actions et les paroles des prêtres. Songe que cette initiation n'est pas inférieure aux précédentes, et qu'elle peut aussi bien révéler la sagesse, la prévoyance ou la puissance du créateur des animaux. Songe surtout que cette découverte que je tiens dans la main, c'est moi qui l'ai faite le premier. Aucun anatomiste ne connaissait un seul de ces nerfs, ni une seule des particularités que j'ai signalées dans la structure du larynx ; c'est pourquoi ils ont commis de graves erreurs à propos des fonctions, et n'ont pas exposé la dixième partie des utilités. Fixe donc maintenant ton attention, si tu ne l'as pas encore fait, sur ce qu'il y a de plus vénérable, montre-toi un auditeur digne des choses que je vais exposer ; prête l'oreille à la parole qui décrit les mystères merveilleux de la nature.

Galien se compare ici explicitement à un prêtre en charge de l'initiation aux mystères de la Nature – mieux, il appelle son lecteur (son auditoire) à lui prêter plus d'attention encore que s'il était admis aux mystères, et en train de contempler et d'écouter les prêtres. Galien s'autorise donc une hyperbole qui sied à la découverte fondamentale, unique, qu'il est sur le point de décrire et relater. À la limite du boniment, Galien souligne la qualité exceptionnelle, inouïe, du savoir qu'il va révéler (puisque découvert par ses soins), ce qui l'autorise à jouer les prêtres initiateurs. Galien s'avère assez friand de cette métaphore. De fait, il convient ensuite d'analyser le chapitre XII, 6 (K. IV, 19-22 = Helmreich II, 194-197), dont le point de départ est la question de l'articulation de la tête. Il

45 Galien, *Usu part.* VII, 4 Helmreich I, 418-419 (= K. III, 576-577).

s'agit d'une digression avant que l'auteur ne reprenne le fil de son discours (ἀναλαβόντες αὖθις τὸν λόγον, début du chapitre 7 = Helmreich II, 197, ligne 8). Galien prend prétexte de l'existence de contempteurs ou de calomniateurs de la Nature pour se lancer dans une démonstration (scientifique et non rhétorique – *pithanôs* –, dit-il) destinée à les réduire au silence. Il s'agit d'un texte très véhément qui prend la pose d'une défense de la Nature contre ceux qui lui font une guerre injuste; la métaphore de l'initiation y joue, de nouveau, un rôle central.

> ἐγὼ μὲν γὰρ ἐπιδείξω, διότι τῷ πρώτῳ, καὶ λόγοις οὐ πιθανοῖς, οἵοισπερ οὗτοι χρῶνται κατατρέχοντες τῆς φύσεως, ἀλλ' ἐπιστημονικοῖς καὶ μόνον οὐ γραμμικοῖς ἀναγκάσω καὶ τοὺς μὴ βουλομένους ἐπαινεῖν αὐτὴν ἤδη ποτὲ μεταστῆναι πρὸς τὰ βελτίω, εἰ μὴ μόνον πρόσωπον ἀνθρώπινον ἀλλὰ ψυχὴν ἔχοιεν καὶ ἐνείη τις αὐτοῖς νοῦς κἂν σμικρός. οὐδεὶς γὰρ οὕτως ἀκροατὴς ἐμοὶ βαρύς, ὡς ὁ μὴ παρακολουθῶν τοῖς λεγομένοις, ἐπεὶ τῶν γε συνιέντων οὐκ οἶδ' εἴ τις ἀπηλλάγη πόθ' ἡμῶν εἴς τι κατεγνωκὼς ἀτεχνίαν τῆς φύσεως. ὥσπερ οὖν τοῖς ὠσὶν ἐπιθέσθαι θύρας τοὺς βεβήλους κελεύουσιν ἐν τοῖς μυστικοῖς λόγοις, οὕτω || κἀγὼ νῦν οὐκ ἀνθρωπίνοις νομοθετήμασιν, ἀλλ' αὐτοῖς τοῖς ἀληθεστάτοις τελῶν μυστηρίοις ἐπιθέσθαι θύρας κελεύω τοῖς ὠσὶ τοὺς ἀποδεικτικῆς μεθόδου βεβήλους. ὄνοι γὰρ ἂν θᾶττον λύρας ἢ ἐκεῖνοι τῆς ἀληθείας τῶν ἐνταυθοῖ λεγομένων αἴσθοιντο. καὶ μέντοι καὶ γιγνώσκων ὀλίγους παντάπασιν ἔσεσθαι τοὺς ἀκολουθήσοντας τοῖς λεγομένοις ὅμως οὐκ ὤκνησα δι' ἐκείνους ἐκφέρειν καὶ τοῖς ἀμυήτοις λόγους μυστικούς. οὐ γὰρ δὴ κρινεῖ γε τὸ βιβλίον οὐδὲ διαγνώσεται τὸν ἀναγνωσόμενον οὐδὲ τὸν μὲν σκαιὸν διαδράσεται, ταῖς χερσὶ δ' ἑαυτὸ φέρον ἐνθήσει τῶν πεπαιδευμένων. καὶ μέντοι καὶ ὁ δημιουργὸς ἡμῶν εἰδὼς ἀκριβῶς τῶν τοιούτων ἀνδρῶν τὴν ἀχαριστίαν ὅμως δημιουργεῖ. καὶ τὰς ὥρας τοῦ ἔτους ὁ ἥλιος ἀπεργάζεται καὶ τοὺς καρποὺς τελεοῖ μηδὲν φροντίζων οἶμαι μήτε Διαγόρου μήτ' Ἀναξαγόρου μήτ' Ἐπικούρου μήτε τῶν ἄλλων τῶν εἰς αὐτὸν βλασφημησάντων. ἀγαθῷ γὰρ οὐδενὶ περὶ οὐδενὸς ἐγγίγνεται φθόνος, ἀλλ' ὠφελεῖν πάντα καὶ κοσμεῖν πέφυκεν. οὕτως οὖν καὶ ἡμεῖς οὐκ ἀγνοοῦντες, ὡς ἐπηρεασθήσεται καὶ προπη||λακισθήσεται μυριάκις ὅδε ὁ λόγος, οἷα παῖς ὀρφανὸς ἐμπεσὼν χερσὶ μεθυόντων, ὑπ' ἀφροσύνης τε καὶ ἀπαιδευσίας ἀνθρώπων, ὅμως ἐπιχειροῦμεν γράφειν τῶν ὀλίγων ἐκείνων ἕνεκα τῶν ἀκούειν ὀρθῶς καὶ κρίνειν δυναμένων τὰ λεγόμενα[46].

Pour moi, je démontrerai que la première est préférable, et au moyen d'arguments non pas spécieux comme ceux qu'emploient les détracteurs

46 Galien, *Usu part.* XII, 6 (Helmreich II, 197 = K. IV, 21-22).

> de la nature, mais scientifiques et pour ainsi dire mathématiques, je finirai par forcer même ceux qui lui refusent leur éloge de revenir à de meilleurs sentiments, s'ils ont non pas seulement le corps, mais l'âme d'un homme, et s'ils possèdent la plus petite dose d'intelligence. En effet, aucun de mes auditeurs n'est aussi insupportable pour moi que celui qui ne comprend pas mes paroles, car de ceux qui m'ont compris, je n'en connais pas un qui m'ait quitté en accusant la nature d'inhabileté. De même donc que pour les discours qu'on tient dans les mystères, les prêtres ordonnent aux profanes de fermer les portes sur leurs oreilles; de même aussi, moi, qui initie mes semblables non pas à des rites tracés par la main de l'homme, mais aux mystères plus vrais, j'ordonne aux personnes qui ne sont pas initiées à la méthode démonstrative de fermer les portes sur leurs oreilles; car des ânes apprendraient plutôt à jouer de la lyre que ces hommes à comprendre la vérité de ce que j'enseigne ici. Et bien que je sache que très peu de personnes seront attentives à mes paroles, je n'ai pas hésité, par égard pour ce petit nombre, à faire entendre même à des profanes des paroles mystérieuses. En effet mon livre ne jugera pas, ne discernera pas celui qui ne comprend pas; il ne fuira pas l'homme indigne de le lire et ne se portera pas de soi-même dans les mains des hommes instruits. Lui aussi, notre créateur, qui connaît parfaitement [d'avance] l'ingratitude de semblables hommes, ne cesse cependant pas de créer. Le soleil achève le cours des saisons et mûrit les fruits sans s'inquiéter, je pense, ni de Diagoras, ni d'Anaxagore[47], ni d'Épicure, ni des autres qui blasphèment contre lui (car un être bienfaisant n'a aucune espèce d'envie); mais il est naturellement prêt, au contraire, à protéger et à embellir toutes choses: de même nous, tout en n'ignorant pas que ce livre sera livré aux mille calomnies, aux mille insultes de gens sans intelligence et sans instruction, comme un enfant orphelin tombé aux mains d'hommes ivres, nous nous efforçons néanmoins d'écrire en vue de ces personnes si peu nombreuses, qui sont capables d'écouter avec fruit et de juger nos paroles.

Dans ce passage plus étendu, mais aussi plus véhément, Galien fustige l'ignorance du plus grand nombre, et affirme écrire pour le petit groupe d'hommes de bien qui le mérite – bien qu'il ne puisse décider des mains dans lesquelles tomberont son ouvrage. C'est une position qu'il affectionne, celle du détenteur de la vérité face à l'ingratitude et à l'ignorance générales; celle-ci lui permet de

47 Daremberg (vol. II, p. 15, note 3), à la suite d'Alexandrinus et Hoffmann, conteste la leçon Ἀναξαγορας, au motif qu'elle contredit la pensée du philosophe. Mais les manuscrits grecs sont unanimes. Je suis ici sa traduction.

ménager la bienveillance de son public choisi, celui qui est capable de comprendre son discours et de percevoir à travers lui le divin (il s'agit autant d'une coterie romaine pour laquelle il écrit, que du "bon lecteur" qu'il imagine pour la postérité). La comparaison avec les mystères se retrouve justifiée par la position solennelle de supériorité choisie par Galien, et le portrait des ignorants incapables d'entendre son discours n'est pas sans rappeler ceux de Platon : "des ânes apprendraient plutôt à jouer de la lyre !", s'exclame-t-il. Pourtant, vis-à-vis de ces ignorants, Galien se contentera de poursuivre son discours, tout comme le Démiurge continue son œuvre créatrice sans se soucier des méchants – la haute bienveillance divine est l'ultime vertu sur laquelle se calera donc Galien, non seulement détenteur d'un savoir supérieur, non seulement dévoué à la vérité au point de désirer coûte que coûte la transmettre, mais aussi tout simplement homme de bien. Un *èthos* irrésistible se dessine donc au fil de l'œuvre : celui d'une figure d'autorité. Le souvenir de Platon est inscrit jusque dans le détail de ce passage (XII, 6), avec l'expression centrale rappelant l'injonction des prêtres pendant les mystères (τοῖς ὠσὶν ἐπιθέσθαι θύρας τοὺς βεβήλους κελεύουσιν ἐν τοῖς μυστικοῖς λόγοις), qui appellent les profanes à "fermer les portes sur leurs oreilles". Cette expression d'apparence anodine est sans doute reprise directement de Platon, *Symp.* 218b[48]. Mais plus encore, il s'agit probablement d'un souvenir orphique, comme le montre Christoph Riedweg, avec une foule de références à l'appui[49]. L'histoire de cette formule est intéressante car elle perdure, au sein de la riche métaphore des mystères de la rhétorique, bien après la disparition des mystères en tant que culte. À l'époque de Galien, c'était une métaphore affectionnée des sophistes (Aelius Aristide) et des spécialistes du style (Denys d'Halicarnasse), tout comme des autres auteurs de la Seconde Sophistique (Lucien) et des grands prosateurs chrétiens (Eusèbe). Il est évident que Galien n'emploie pas cette expression au hasard.

Certes, la métaphore de l'initiation n'est pas exclusive au *De usu partium*. La méthode vaut religion, mais la méthode se déploie évidemment sur d'autres versants de la médecine, comme la pharmacologie, science où la dynamique du secret et de la révélation joue autant, sinon davantage qu'en anatomie : les recettes et les remèdes les plus fameux étant maintenus secrets et objets de convoitise. Dans les *Simples*, au début du livre VII, un prologue oppose initiés

48 R. Kirchner, 'Die Mysterien der Rhetorik. Zur Mysterienmetapher in rhetoriktheoretischen Texten', *Rheinisches Museum* 148, 2005, 165-180 (p. 174).

49 C. Riedweg, *Jüdisch-hellenistische Imitation eines orphischen Hieros Logos. Beobachtungen su OF 245 und 247 (sog. Testament des Orpheus)*, Tübingen, 1993, particulièrement p. 28 et 47 (avec les notes).

et non initiés, et évoque la violation du secret de l'initiation[50] : le vocabulaire de l'initiation et des mystères dans les *Simples* fait donc écho à celui du *De usu partium*, prolongeant l'ombre sacrée du personnage sacerdotal composé par Galien. Mais ce champ lexical du religieux va plus loin ; la métaphore religieuse s'étend aux textes sacrés des Anciens (ceux d'Hippocrate, de Platon) lorsque des ignorants les critiquent : le *blasphème* contre les Anciens fait partie du répertoire typique de l'accusation galénique dans ses réfutations[51]. À l'arrière-plan de l'argumentation galénique, se trouve en réalité un réseau de réminiscences de Platon, qui use lui-même de la métaphore de l'initiation afin d'opposer la lumière qui attend les initiés, et l'obscurité à laquelle sont condamnés les autres[52]. Mais, plus largement encore, la métaphore de l'initiation, qui permet d'opposer les initiés aux ignorants, habite quantité de textes de la Seconde Sophistique. Comme l'a montré Martin Korenjak, cette métaphore, sous ses diverses formes, s'inscrit dans un climat propice au divin dans lequel l'orateur se présente et se représente volontiers comme *l'expression de la divinité*[53]. La métaphore des mystères et de l'initiation, conditions nécessaires de la transmission du savoir et de la communication (ou communion ?) entre l'initié et son public existe dans un champ parallèle à la médecine : celui de la rhétorique[54]. L'effet explicitement recherché par Galien sur son public est le transport que décrit Denys d'Halicarnasse lorsqu'il lit Démosthène :

> Ὅταν δὲ Δημοσθένους τινὰ λάβω λόγον, ἐνθουσιῶ (…) Διαφέρειν τε οὐδὲν ἐμαυτῷ δοκῶ τῶν τὰ μητρῷα καὶ τὰ κορυβαντικὰ καὶ ὅσα τούτοις παραπλήσιά ἐστι τελουμένων.

50 Galien, *Simpl. med. temp. ac. fac.* VII, proem., K. XII, 2. La révélation des mystères est quasiment une métaphore de l'enseignement de la médecine, lieu de révélations successives qui ne peuvent être accomplies sans l'accompagnement du maître (en l'occurrence Galien, bien sûr).

51 Galien, *Adv. Iul.* 2 (K. XVIII, 254 = CMG V, 10, 3 (Wenkebach) p. 39).

52 C. Riedweg, *Mysterienterminologie bei Platon, Philon und Klemens von Alexandrien*, Berlin, 1987 ; E. Des Places, "Platon et la langue des mystères", *Annales de la faculté des Lettres d'Aix* 38, 1964, 9-23. Cf. Platon, *Phédon* 69c4–6 ; Proclus *in Alcib.* ; cf Socrate dans Platon, *Theet.* 155e3. Plus récemment, voir à propos de la fin du Phèdre C. Schefer, 'Rhetoric as part of an initiation into the mysteries : a new interpretation of the Platonic *Phaedrus*', in A.N. Michelini (ed.), *Plato as Author. The Rhetoric of Philosophy*, Brill, 2003, 175-196.

53 M. Korenjak, *Publikum und Redner*, 2000, p. 214-219 (nous soulignons).

54 *Cf.* L. Pernot, 'Les mystères de la rhétorique', in M. Fumaroli/J. Jouanna/M. Trédé/M. Zink (eds), *Hommage à Jacqueline de Romilly. L'empreinte de son œuvre*, éd., Paris, Académie des Inscriptions et Belles-Lettres, 2014, p. 61-76.

> Chaque fois que je prends un discours de Démosthène, je suis saisi d'enthousiasme [...] Je me sens dans un état exactement semblable à celui des dèles qui reçoivent l'initiation aux rites de la Grande Mère, des Corybantes ou à d'autres du même genre[55].

Galien se place dans le champ rhétorique et reprend à son compte l'image des mystères pour mieux frapper son auditoire. Du coup, force est de reconnaître qu'il s'agit de bien plus qu'une métaphore ordinaire : il faut sans doute prendre au pied de la lettre le médecin lorsqu'il nous intime l'ordre de recevoir, comme une initiation sacrée, son discours sur le corps humain et la Nature. Le discours sacré du prêtre initiateur vient corroborer la référence à la forme de l'hymne en prose. Dans cette "rhétorique de la Providence", Galien joue entièrement sur les codes littéraires de la Seconde Sophistique. De plus, rétrospectivement, il apparaît comme le point d'ancrage de plus d'un discours savant porteur de vérité sacrée. Orateur et passeur de savoir, prêtre dévoué à la vérité, Galien joue sur tous les tableaux pour mieux imposer son message. Le personnage sacerdotal du savant est né !

2.3 *Beauté de toutes choses*

La divinité du tout implique la divinité des parties – même les plus viles. On ne peut que constater la prégnance de la Nature providentielle en toutes choses (pas seulement le soleil et autres astres, mais aussi les plus basses formes de vie). Galien en vient donc à inclure dans son éloge la beauté du **bourbier**, de la fange (βόρβορος, terme récurrent, deux fois souligné d'une lourde glose emphatique, 'car tu me permettras d'appeler ainsi ce mélange de chair et de sang...' etc). Ici, Galien s'inscrit dans une longue tradition héritée de Platon et de Socrate à propos de la dignité (ou non) de la boue. La noblesse de toutes choses, y compris donc la boue, est à l'époque de Galien une certitude stoïcienne, pour ne pas dire un lieu commun de la pensée stoïcienne; ainsi s'exprime Marc Aurèle dans ses *Pensées*, VI, 36 :

> Πάντα ἐκεῖθεν ἔρχεται, ἀπ' ἐκείνου τοῦ κοινοῦ ἡγεμονικοῦ ὁρμήσαντα ἢ κατ' ἐπακολούθησιν. καὶ τὸ χάσμα οὖν τοῦ λέοντος καὶ τὸ δηλητήριον καὶ πᾶσα κακουργία, ὡς ἄκανθα, ὡς βόρβορος, ἐκείνων ἐπιγεννήματα τῶν σεμνῶν καὶ καλῶν. μὴ οὖν αὐτὰ ἀλλότρια τούτου οὗ σέβεις φαντάζου, ἀλλὰ τὴν πάντων πηγὴν ἐπιλογίζου.

55 Den. Hal. *Dem.* 22, 2-3 (Aujac p. 88). Cf. L. Pernot, *art. cit.* p. 75.

> Tout provient de là-haut, mis en mouvement par ce grand principe hégémonique commun, ou bien par voie de conséquence (de celui-ci). Donc la gueule béante du lion, le poison, tout véhicule du mal, comme une épine, un bourbier, ne sont que les manifestations de cette haute sainteté et beauté. Ne va donc pas t'imaginer qu'elles sont étrangères à celui que tu révères, mais réfléchis à la source de toutes choses.

Pour Marc Aurèle, à l'évidence, le bourbier (au sens propre) doit être considéré comme une émanation du divin. L'emploi métaphorique du bourbier, cependant, est presque uniquement négatif. Le bourbier du corps, gangue infâme et pesante de l'âme, est rapidement devenu un lieu commun de la rhétorique gréco-latine; il trouve une résonance particulière dans la pensée chrétienne (des Pères grecs à Augustin, et au-delà), assurant à la métaphore une imposante postérité médiévale et moderne[56]. Celle-ci est, dans l'ensemble, clairement négative – et l'on peut en faire la généalogie dans la philosophie classique, notamment chez Platon[57]. Parmi ses épigones tardifs, Plotin[58] évoque déjà le bourbier des corps comme l'environnement pesant qui emprisonne l'âme (les néoplatoniciens pourraient être le lien entre Platon et les Pères); le bourbier du monde sensible est même capable de souiller, de corrompre l'âme[59]. Mais Plotin fait aussi l'éloge du monde sensible: "l'ordre sensible est ambigu: dans la mesure où il exprime l'intelligible sur un mode atténué, on peut aussi bien insister sur sa fonction révélatrice que sur sa trahison"[60]. Cependant, c'est en s'assimilant par trop au corps que l'âme meurt[61]. Si donc l'essentiel de l'âme est incorruptible, le corps (ce bourbier), peut néanmoins lui être fatal. Chez les Chrétiens en général (par exemple Grégoire de Nysse), le bourbier désigne

56 Voir M. Aubineau, 'Le thème du bourbier dans la littérature grecque profane et chrétienne', *Recherches de science religieuse* 47, 1959, 185-214. Le versant latin a ensuite été exploré par P. Courcelle, 'Le thème littéraire du bourbier dans la littérature latine', *CRAI* 117-2, 1973, 273-289.

57 C'est la thèse de M. Aubineau. Platon oppose la boue du monde des ignorants au paysage de rêve qui attend les initiés.

58 Plotin, *Ennéade* I, 6, 5; I, 8, 13; VI, 7, 31.

59 M. Aubineau, p. 191-192. Chez les Gnostiques, au contraire, l'âme ne saurait souffrir de la part du "bourbier" du corps.

60 M. Aubineau p. 193. Cf. R. Arnou, *Le désir de Dieu dans la philosophie de Plotin*, Paris, 1921, p. 31sq. (chapitre sur "Plotin et le monde sensible"). Sur le bourbier qui ne saurait corrompre la pureté des rayons du soleil, voir Némésius, *Nat. hom.*, 43 (p. 131 Morani, Teubner); Origène, *Contra Cels.*, VI, 73 (éd. Borret, Sources Chrétiennes); Jo. Chrysost. *In diem natalem*, Migne 63, 825.

61 Plotin, *Enn.* I, 8, 13, 12 et 25 (éd. Bréhier tome I p. 127 et?). Cf. J. Laurent, *L'homme et le monde selon Plotin*, Paris, 1999.

métaphoriquement la déchéance morale (des fornicateurs, des sophistes…), poursuivant ainsi le thème de la descente, voire de la déchéance de l'âme dans l'univers des sens. Bourbier de la luxure, bourbier des mots : autant d'éléments fallacieux que le sage et le bon chrétien doivent éviter.

Chez Galien au contraire, ce bourbier du corps demande à être analysé et vu pour ce qu'il est : une merveille de la nature, l'expression de l'Art du démiurge. Le corps est une merveille, les corps sont tous des merveilles, et de la boue naît la vie ; l'art de la nature s'y montre de la plus belle des manières. C'est donc ici d'une autre tradition que celle de Platon et de ses épigones que Galien s'inspire, sans doute plus proche de celle des Stoïciens, comme semble l'indiquer la phrase de Marc Aurèle citée plus haut. Le contre-pied pris par Galien n'est pas indifférent : la boue de la matière humaine, transcendée par la Providence divine, éclairée par la révélation galénique, prend une toute autre dimension. On peut alors littéralement "se réjouir dans la fange" (βορβόρῳ χαίρειν) dans un sens nouveau[62]. En d'autres termes, Galien assume sa position de pourceau de la philosophie – c'est du moins ce qu'un détracteur malveillant pourrait insinuer. Mais le médecin de Pergame n'y démontre-t-il pas simplement sa virtuosité dans l'éloge paradoxal, un genre très apprécié de la Seconde Sophistique ? Le magma informe des substances corporelles s'en trouve haussé au rang de chef d'œuvre du démiurge. Le pied rejoint par sa perfection la splendeur du soleil, comme on y reviendra très vite. Mais ainsi s'exprime Galien à propos de la matière du corps, alors qu'il a atteint la fin de son ouvrage :

> καίτοι τί ἂν εἴη τῶν τοῦ κόσμου μορίων ἀτιμότερον τῶν περὶ τὴν γῆν; ἀλλ' ὅμως κἀνταῦθα φαίνεται νοῦς τις ἀφικνούμενος ἐκ τῶν ἄνω σωμάτων, ἃ καὶ θεασαμένῳ τινὶ παραχρῆμα θαυμάζειν ἐπέρχεται τὸ κάλλος τῆς οὐσίας, ἡλίου μὲν πρῶτα καὶ μάλιστα, μετ' αὐτὸν δὲ σελήνης, εἶτα τῶν ἀστέρων, ἐν οἷς εἰκός, ὅσῳπέρ ἐστι καὶ ἡ τοῦ σώματος οὐσία καθαρωτέρα, τοσούτῳ καὶ τὸν νοῦν ἐνοικεῖν πολὺ τοῦ κατὰ τὰ γήϊνα σώματα βελτίω τε καὶ ἀκριβέστερον. ὅπου γὰρ ἐν ἰλύϊ καὶ βορβόρῳ καὶ τέλμασι καὶ φυτοῖς καὶ καρποῖς σηπομένοις ὅμως ἐγγίγνεται ζῷα θαυμαστὴν ἔχοντα τὴν ἔνδειξιν τοῦ κατασκευάσαντος αὐτὰ νοῦ, τί χρὴ νομίζειν ἐπὶ τῶν ἄνω σωμάτων; ἰδεῖν δ' ἔστι νοῦ φύσιν καὶ κατ' αὐτοὺς τοὺς ἀνθρώπους ἐννοήσαντα Πλάτωνα καὶ Ἀριστοτέλη καὶ Ἵππαρχον καὶ Ἀρχιμήδην καὶ πολλοὺς ἄλλους τοιούτους. ὁπότ' οὖν ἐν βορβόρῳ τοσούτῳ – τί γὰρ ἂν ἄλλο τις εἴποι τὸ συγκείμενον ἐκ σαρκῶν αἵματός τε καὶ φλέγματος καὶ χολῆς ξανθῆς καὶ μελαίνης – ἐπιγίγνεται νοῦς περιττός, πόσην τινὰ χρὴ νομίζειν αὐτοῦ

62 L'expression est attribuée à Héraclite d'Ephèse par Athénée, *Deipn.* v, 178 sq. (éd. Kaibel vol. I, p. 411, 3).

τὴν ὑπεροχὴν εἶναι καθ' ἥλιον ἢ σελήνην ἤ τινα τῶν ἀστέρων; ἐμοὶ μὲν γὰρ ταῦτα ἐννοοῦντι καὶ δι'αὐτοῦ τοῦ περιέχοντος ἡμᾶς ἀέρος οὐκ ὀλίγος τις ἐκτετάσθαι δοκεῖ νοῦς[63].

Cependant existe-t-il dans l'univers une partie plus vile que la terre ? Toutefois on reconnaît qu'une certaine intelligence y est envoyée des corps supérieurs, et celui qui examine ces corps est aussitôt frappé par la beauté de leur substance d'abord, et surtout par celle du soleil, puis par celle de la lune, enfin par celle des étoiles. Plus la substance de ces corps est pure, plus on est porté à croire que l'esprit qui les habite est meilleur et plus parfait que celui qui existe dans les corps terrestres. Lorsque dans le limon, dans la boue, dans les marais, dans les plantes et dans les fruits pourris naissent des animaux qui démontrent admirablement l'art de l'ouvrier, que faut-il, en effet, penser des corps célestes ? On constate encore combien la nature est rationnelle, en considérant les hommes eux-mêmes, par exemple Platon, Aristote, Hipparque, Archimède et beaucoup d'autres semblables. Quand on voit dans un tel bourbier (car quel autre nom donner au corps, assemblage de chair, de sang, de phlegme, de bile jaune et de bile noire ?) un esprit si excellent, quelle supériorité ne doit-on pas supposer à l'esprit qui habite le soleil, la lune, ou les étoiles. En réfléchissant à tout cela, il me semble aussi qu'un vaste esprit occupe l'air qui nous entoure.

Le parallélisme entre les hautes sphères du ciel et les êtres peuplant l'humble terre est ici étendu – ce n'est plus seulement le soleil et le pied, c'est plutôt l'ensemble des corps célestes, et leurs comparants modestes – les insectes en particulier, qui naissent dans la boue ou les fruits pourris. Un élément fascinant traverse ce passage, l'esprit (νοῦς) qui semble "habiter" et donc gouverner la matière. Un raisonnement *a fortiori* (une technique qui abonde dans ce traité fertile en comparaisons) permet d'élaborer une hiérarchie des corps au lieu d'un strict parallélisme. Le νοῦς, cet esprit qui semble presque se confondre avec le démiurge, assure cohésion, harmonie et splendeur dans tout l'univers – mais ce sont bien les créatures humbles de la terre qui permettent, par le biais de l'observation, de comprendre la splendeur inouïe de la création au niveau des corps célestes.

Si Galien ne se laisse jamais vraiment entraîner dans une éloquence de la prière (un vocabulaire quasi-absent de son œuvre), fait en lui-même remar-

63 Galien, *Usu part.* XVII, 1 (Helmreich II, 446-447 = K. IV, 359-360).

quable en ces temps de grande piété, surtout au vu de sa propre dévotion, revendiquée, envers Asclépios, il est, on l'a vu, capable de transmettre sa piété sur un mode différent : éloge des parties viles du corps humain, éloge du bourbier, éloge paradoxal mais si vrai qu'il marquera des générations de philosophes, sans que la teneur païenne, il est vrai gommée ici, du discours, ne vienne interférer avec la réception du texte. L'art de l'éloge est donc bien présent chez Galien, et notamment dans ce traité unique en son genre : l'éloge de la Nature à travers celui du corps humain.

3 Une rhétorique de l'éloge : art et nature

3.1 *Une Nature artiste*

L'abondance d'un vocabulaire du beau, du brillant, du splendide ne peut que frapper un lecteur du *De usu partium* ; pourtant, il faudrait analyser de fond en comble le style du traité pour rendre compte efficacement de sa nature épidictique. Naturellement, l'analyse complète d'un ouvrage de l'ampleur du *De usu partium* est hors de propos, et courrait le risque de lasser le lecteur ; mais plutôt qu'un répertoire de procédés, de figures et de listes de vocabulaire relevant de la rhétorique épidictique, quelques passages suffisent à rendre compte du style de Galien dans cet ouvrage. Parmi les chapitres les plus flamboyants, figure le chapitre 10 du livre III. Contrastes et parallélismes[64] en constituent l'ossature à des degrés divers, tandis que le ton devient de plus en plus véhément, on pourrait dire "enthousiaste", au sens étymologique du terme. Galien rappelle d'abord le principe suivant :

> οὕτω δ' ἂν καὶ ἡ τέχνη τῆς φύσεως ἐναργέστερον ὀφθείη, τὴν ἀναλογίαν τῆς κατασκευῆς τῶν κώλων ἅπασαν ἡμῶν ἐπεξερχομένων τῷ λόγῳ καὶ δεικνύντων οὔτε λεῖπον οὐδὲν οὔτε πλεονάζον αὐτῶν οὐδετέρῳ. καίτοι περὶ μὲν χειρῶν ὁ πρόσθεν λόγος ἱκανῶς ἐξηγήσατο· καὶ ὅστις οὐκ ἐθαύμασε τὴν τέχνην τῆς φύσεως, ἢ ἀξύνετός ἐστιν ἢ ἰδίᾳ τι αὐτῷ διαφέρει· καιρὸς γὰρ ἂν εἴη μοι τῇ Θουκυδίδου χρήσασθαι λέξει. ἀξύνετος μὲν οὖν ἐστιν, ὃς ἂν τὰς ἐνεργείας, ὅσας ἄμεινον ὑπάρχειν ταῖς χερσίν, ἢ οὐκ ἐνενόησεν ἢ ἐξ ἄλλης κατασκευῆς ἀμείνους ἔσεσθαι προσεδόκησεν· ἰδίᾳ δ' ἂν αὐτῷ τι διαφέροι φθάνοντι μοχθηροῖς ἐντεθράφθαι δόγμασιν, οἷς οὐχ ἕπεται τεχνικῶς ἅπαντα τὴν φύσιν ἀπεργάζεσθαι.

64 Une technique qui rappelle les traits saillants de la rhétorique épidictique de certains traités hippocratiques identifiés par J. Jouanna, lors d'une comparaison avec les procédés employés par Gorgias : voir J. Jouanna, 'Rhétorique et médecine dans la Collection Hippocratique', *REG* 97, 1984, 26-44.

> τούτους μὲν οὖν ἐλεεῖσθαι χρὴ δυστυχήσαντας ἐξ ἀρχῆς περὶ τὰ μέγιστα, διδάσκεσθαι δὲ τοὺς συνετούς τε ἅμα καὶ ἀληθείας ἐραστάς (...)[65]

> L'art de la nature éclatera avec plus d'évidence si, dans ce traité, nous faisons ressortir toute l'analogie de construction des membres, si nous montrons qu'en aucun cas rien ne fait défaut et rien n'est en excès. Mais nous avons suffisamment discouru sur les mains. Quiconque n'a pas admiré l'habileté (l'art) de la nature, ou est insensé, ou a un intérêt particulier pour ne pas la reconnaître ; car, en vérité, il me faudrait ici emprunter les paroles de Thucydide[66]. Il est donc insensé celui qui ne comprend pas les fonctions attribuées si excellemment aux mains, ou qui pense qu'elles retireraient plus d'avantage d'une autre structure ; ou bien il est mû par quelque intérêt particulier, celui dont l'esprit a été nourri dans de mauvaises doctrines qui ne permettent pas de reconnaître que la nature a créé toutes choses avec art. Plaignons ceux qui, dès le principe sont si mal partagés en ce qui touche les grandes conceptions ; instruisons les hommes intelligents et qui aiment la vérité (...).

On reconnaîtra le lieu commun cher à Galien du public intelligent qu'il s'est choisi. Signe de cette préférence, une allusion à Thucydide, qu'il peut se permettre de ne pas rendre explicite précisément parce qu'il s'adresse à ce public si particulier, féru de lettres grecques ; cette allusion marque évidemment le texte comme littéraire, comme non-technique ou au-delà de la technique. Il est inutile de s'étendre sur les cibles implicites de Galien ici – il les a nommées ailleurs. Mais le plaidoyer qui commence, sous le signe de *l'art* de la Nature (une notion qu'il faut explorer), mérite que l'on s'y attarde. Galien poursuit donc avec un parallèle entre structure de la main et structure du pied (parallélisme des muscles). L'objet du chapitre III, 10 est de présenter cette analogie (*analogia*) tout en indiquant et en expliquant les différences entre ces deux parties. Le pivot autour duquel s'articulent les différences est la notion de fonction ou d'utilité (*chreia*). La similitude (*homoiotès*) et la différence (*anhomoiotès*) s'expliquent par la différence de fonction entre main et pied. Au bout du compte, tant la ressemblance que les différences entre la main et le pied prouvent 'l'art de la nature'. On note donc entre ces deux parties du corps un parallélisme de structure remarquable, et des différences marquées au coin de

---

65 Galien, *Usu part.* III, 10 (Helmreich I, 159 = K. III, 217-218).

66 Allusion à Thucydide, *Hist. Pelop.* III, 47 : discours de Diodote contre Cléon dans l'affaire de Mytilène. À propos de l'allusion littéraire chez Galien, voir le chapitre *Galien et l'hellénisme*, p. 67-69.

l'intelligence. Parallèle et décalage prouvent conjointement l'art subtil de la nature, capable de jouer sur la similitude sans répliquer uniformément les qualités de telle partie dans telle autre[67].

Mais Galien bifurque légèrement; il insiste dans la suite sur ses découvertes complémentaires par rapport aux anatomistes antérieurs. La démonstration est, dans l'ensemble, rejetée aux traités d'anatomie proprement dits, tels que les *Procédures anatomiques*, mais Galien ne se prive pas d'attaquer derechef ses prédécesseurs si sa (ses) découverte(s) sert (servent) son propos. Galien adopte aussi progressivement un ton plus véhément, s'adressant de manière répétée à son auditoire fictif:

> ἆρ' οὖν ἐν τούτοις μόνοις οἷς εἰρήκαμεν, ὅσα μὲν ἐχρῆν ἀνάλογον εἶναι τῷ ποδὶ πρὸς τὴν χεῖρα καὶ ὅσα διαφέροντα, δικαίως ἡ φύσις ἅπαντα διέταξεν, ὠλιγώρησε δὲ τῆς περὶ τὸ δέρμα κατασκευῆς, ἢ δυσαίσθητον ἢ χαλαρὸν ἢ λεπτὸν ἢ μαλακὸν ὑποτείνασα τῷ ποδί; καὶ μὴν εἰ καὶ τούτῳ προσέχοις τὸν νοῦν, ἐπ' αὐτῆς τῆς ἀνατομῆς οἶμαί σε, κἂν εἴ τις τῶν ἀτεχνίαν τῆς φύσεως εἴης κατεγνωκότων ἀγνοίᾳ τῶν ἔργων αὐτῆς, αἰδεσθήσεσθαί τε καὶ μεταγνώσεσθαι καὶ πρὸς τὴν βελτίω μεταθήσεσθαί ποτε δόξαν, Ἱπποκράτει πεισθέντα, διὰ παντὸς ὑμνοῦντι τὴν δικαιοσύνην αὐτῆς καὶ τὴν εἰς τὰ ζῷα πρόνοιαν. ἢ μάτην οἴει συμφῦναι τό τε τῆς χειρὸς ἐντὸς δέρμα τοῖς ὑποκειμένοις καὶ τὸ κάτω τοῦ ποδός, ἢ τὴν ἀρχὴν οὐδὲ γιγνώσκεις οὕτως ἀκριβῶς ἡνωμένα τοῖς ὑποκειμένοις αὐτὰ τένουσι, ὡς μηδ' ἀποδαρῆναι δύνασθαι, καθάπερ τὸ λοιπὸν πᾶν δέρμα τὸ καθ' ὅλον τὸ ζῷον; ἢ τοῦτο μὲν γιγνώσκεις, ἄμεινον δ' εἶναι νομίζεις χαλαρὸν ὑποβεβλῆσθαι τῷ ποδὶ τὸ δέρμα καὶ ῥᾳδίως περιτρέπεσθαι δυνάμενον; εἰ γὰρ δὴ τὸ τοιοῦτον βέλτιον εἶναι φήσεις, οἶμαί σε καὶ τῶν ὑποδημάτων αἱρήσεσθαι πρὸ τοῦ πάντοθεν ἐσφιγμένου τε καὶ ἀκριβῶς περιτεταμένου τὸ χαλαρόν τε καὶ πάντη περιρρέον, ἵν' εἰς ἅπαντα τὴν σοφίαν ἐκτείνων ὑπερφθέγγεσθαι μηκέτ' ὀκνῇς μηδὲ τὰ πᾶσιν ἀνθρώποις ἐναργῶς γιγνωσκόμενα. ἢ δηλαδὴ τὸ μὲν ἔξωθεν ὑπόδημα παρασκευαζόμενον τῷ ποδὶ πανταχόθεν ἐσφίγχθαι χρῆναι συγχωρήσεις, εἰ μέλλοι τὴν αὑτοῦ χρείαν ἐκπληρώσειν καλῶς, αὐτὸ δὲ τὸ συμφυὲς οὐ πολὺ μᾶλλον ἐσφίγχθαι τε καὶ συνέχεσθαι βεβαίως, ἡνωμένον ἀκριβῶς οἷς ὑποτέτακται; Κόροιβος ἂν ὄντως εἴη τις ὁ πρὸς τῷ μὴ θαυμάζειν τὰ τοιαῦτα τῆς φύσεως ἔργα καὶ μέμφεσθαι τολμῶν. ὥρα δὴ καὶ σοὶ τοῖσδε τοῖς γράμμασιν ὁμιλοῦντι σκοπεῖσθαι, ποτέρου μεθέξεις χοροῦ, πότερον τοῦ περὶ Πλάτωνά τε καὶ Ἱπποκράτην καὶ τοὺς ἄλλους ἄνδρας, οἳ τὰ τῆς φύσεως ἔργα θαυμάζουσιν, ἢ τοῦ τῶν μεμφομένων, ὅτι μὴ διὰ τῶν ποδῶν ἐποίησεν ἐκρεῖν τὰ περιττώματα[68].

---

67 Une idée développée dans les pages suivantes, cf. Galien, *Usu part.*, III, 10 (I, 161 23-26 Helmreich).

68 Galien, *Usu part.* III, 10 (Helmreich I, 172-173 = K. III, 234-236).

> Mais tandis qu'elle a disposé équitablement toutes les choses dont nous venons de parler, celles qui devaient être analogues dans le pied et la main, et celles qui devaient être différentes, la nature aurait-elle, négligeant la structure de la peau, revêtu la plante du pied d'une peau à peine sensible, lâche et molle ? Fussiez-vous de ces gens qui, dans leur ignorance des œuvres de la nature, la taxent d'inhabileté, pour peu que vous fassiez attention à cette partie du pied en la disséquant, je pense que vous rougirez de honte, que vous confesserez votre erreur, que vous reviendrez à un esprit meilleur, enfin que vous vous laisserez gagner à l'opinion d'Hippocrate qui partout célèbre la justice de la nature et sa prévoyance à l'égard des animaux (cf. I, 22). Est-il superflu, selon vous, que la peau de la plante des pieds, comme celle de la paume des mains, soit unie aux parties sous-jacentes, ou bien ignorez-vous absolument qu'elle est si intimement attachée aux tendons sous-jacents qu'elle ne peut s'écorcher comme le reste de la peau de tout l'animal ? Mais si vous le savez, trouveriez-vous mieux que la plante du pied fût recouverte d'une peau lâche et glissant aisément ? Si vous dites qu'il en eût été mieux ainsi, je dois croire qu'à une chaussure serrée de toutes parts et collée exactement à votre pied vous préférez une chaussure lâche et cédant de tous côtés, de telle sorte qu'étendant à tout votre habileté vous n'hésitiez pas même à élever la voix contre les choses reconnues évidentes par tout le monde ; ou bien si vous accordez que la chaussure qu'on adapte au pied doit le presser de toutes parts, pour bien remplir son usage, nierez-vous que la chaussure naturelle doive bien plus encore le serrer et le presser fermement, en s'unissant exactement aux parties sur lesquelles elle repose ? Ce serait un second Coroebus celui qui, non content de ne pas admirer les œuvres si belles de la nature, oserait encore les dénigrer. Pour vous qui lisez ces écrits, le moment est venu, examinez si vous voulez prendre place à côté de Platon, d'Hippocrate et de tous ceux qui admirent les œuvres de la nature, ou si vous vous rangez avec ceux qui la blâment de n'avoir pas fait des pieds la voie par où s'échappent les excréments[69].

Suit bien sûr le passage déjà cité à propos du malheureux qui regrette que le pied ne soit pas le lieu d'évacuation des excréments. Abondance de questions oratoires, alternance des personnes (emploi notamment de la première et de

69 Allusion à Coroebus, personnage stupide chez Euphorion ; cf. Virgile *Aen.* II, 341 ; Lucien *Amor.* 53; *Philopseud.* 3; voir aussi scholies à Aristophane, *Grenouilles*, v. 990. À propos de la stupidité proverbiale de Coroebus, Daremberg cite encore Erasme, et Michel Apostolis. On pourrait ajouter Psellos.

la seconde), rythmes ternaires, homéotéleutes – autant de détails soignés qui démontrent le travail de cette prose, culminant ici – bien que tout choix de passage ici soit quelque peu arbitraire, tant Galien poursuit ce discours d'un seul souffle – avec un *ultimatum* de Galien à son public : le moment est venu de choisir (mais est-ce vraiment un choix ?), entre les calomniateurs de la Nature et ceux qui, comme Hippocrate et Platon, admirent ses chefs d'œuvre. Naturellement, la question de Galien appelle l'auditoire à se placer résolument du côté de Platon, d'Hippocrate et de lui-même, développant encore une fois l'antithèse entre ceux qui comprennent et ceux qui ne comprennent pas, les initiés et les non initiés, ceux qui voient, et chantent, l'art de la Nature et ceux qui le nient. La mention de Coroebus, image proverbiale de la stupidité, enracine encore une fois le traité dans l'univers littéraire grec cher à Galien et à son public. Entre ténèbres de l'ignorance et éclat du savoir, finesse de la main et rudesse du pied, bourbier des corps et lumière solaire, Galien s'intéresse au plus au point aux jeux de contraste, dont il joue pour retrouver l'unité, un temps égarée dans la bigarrure du vivant, de la Nature.

3.2 *Le soleil, l'oeil, le pied : unis par une même beauté*

C'est encore un passage au style véhément qui répond aux détracteurs du pied, du sang, du 'bourbier' humain par rapport à la beauté et à la noblesse des corps célestes. Ici, ces derniers ne sont que des comparants pour les parties du corps :

> μὴ τοίνυν, ὅτι καλῶς ἥλιός τε καὶ σελήνη καὶ τῶν ἄλλων ἄστρων ὁ χορὸς ἅπας διατέτακται, θαυμάσῃς, μηδ' ἐκπλήξῃ σε τὸ μέγεθος αὐτῶν ἢ τὸ κάλλος ἢ τὸ τῆς κινήσεως ἀκατάπαυστον ἢ ἡ τῶν περιόδων τάξις, ὥστε τὰ τῇδε παραβάλλοντα σμικρὰ δοκεῖν εἶναι καὶ ἀκόσμητα· καὶ γὰρ σοφίαν καὶ δύναμιν καὶ πρόνοιαν ὁμοίαν εὑρήσεις ἐνταυθοῖ. σκόπει γάρ μοι τὴν ὕλην, ἐξ ἧς ἕκαστον ἐγένετο, καὶ μὴ μάτην ἐλπίσῃς ἐκ καταμηνίου καὶσπέρματος ἀθάνατον δύνασθαι συστῆναι ζῷον ἢ ἀπαθὲς ἢ ἀεικίνητον ἢ λαμπρὸν οὕτω καὶ καλόν, ὡς ἥλιον, ἀλλ', ὡς τὴν Φειδίου κρίνεις τέχνην, οὕτω καὶ τὴν τοῦ πάντων ἐξέταζε δημιουργοῦ[70].
>
> Si donc vous admirez le bel ordre qui règne dans le soleil, dans la lune et dans le cortège des astres ; si vous contemplez avec étonnement leur grandeur, leur beauté, leur mouvement éternel, leur retour périodique, n'allez pas, en comparant les choses de ce monde, les trouver mesquines ou mal ordonnées. Ici même vous rencontrerez une sagesse, une puissance, une prévoyance égales. Examinez bien la matière, principe de chaque chose,

---

70 Galien, *Usu part.* III, 10 (Helmreich I, 174-175 = K. III, 238).

> et ne vous imaginez pas que du sang menstruel ou du sperme puisse donner naissance à un être immortel, impassible, agité d'un mouvement perpétuel, aussi brillant, aussi beau que le soleil; mais comme vous jugez l'habileté d'un Phidias, pesez aussi l'art du Créateur de toutes ces choses (…).

La mention de Phidias n'est bien sûr pas innocente et l'on y reviendra sous peu; qu'il suffise de noter l'escalade ici, du domaine des pieds et des mains à celui de l'ordre cosmique: l'harmonie céleste sert ici de point de repère pour évaluer l'art du Démiurge dans le domaine de la matière corporelle. Alors intervient la figure de l'artiste par excellence: Phidias. L'anaphore le dispute ensuite à l'exhortation pour faire éclater l'art semblable du démiurge et du sculpteur athénien:

> ἄγε δή μοι καὶ σὺ περὶ φύσιν γίγνου δεινός, ἵνα σε μηκέτ' ἰδιώτην, ἀλλὰ φυσικὸν ὀνομάζωμεν. ἀπόστηθι τῆς ἐν ταῖς ὕλαις διαφορᾶς, αὐτὴν δὲ ψιλὴν ὅρα τὴν τέχνην, ὅταν μὲν ὀφθαλμοῦ κατασκευὴν ἐπισκοπῇς, ὄργανον ὀπτικὸν ἐν νῷ τιθέμενος, ὅταν δὲ ποδός, ὄργανον βαδιστικόν. εἰ δ' ἐκ τῆς ἡλιακῆς οὐσίας ὀφθαλμοὺς ἀξιοῖς ἔχειν καὶ χρυσὸν ἀκήρατον ἐν τοῖν ποδοῖν, οὐκ ὀστᾶ καὶ δέρμα, τῆς ὕλης, ἐξ ἧς γέγονας, ἐπιλέλησαι. ἀναμνησθεὶς οὖν ἐπίσκεψαι, πότερα φῶς ἐστιν ἐπουράνιον ἢ γήϊνος βόρβορος· ἐπιτρέψεις γάρ μοι καλέσαι τὸ τῆς μητρὸς οὕτως αἷμα τὸ εἰς τὰς ὑστέρας ἰόν. ὡς οὖν οὐκ ἄν ποτε, δοὺς τῷ Φειδίᾳ πηλόν, ἐλεφάντινον ᾔτησας ἄγαλμα, τὸν αὐτὸν τρόπον, αἷμα δούς, οὐκ ἄν ποτε λάβοις ἡλίου ἢ σελήνης τὸ λαμπρὸν οὕτω καὶ καλὸν σῶμα. θεῖα μὲν γὰρ ἐκεῖνα καὶ οὐράνια, γήϊνα δ' ἡμεῖς ἀγάλματα· τέχνη δ' ἐν ἀμφοῖν ἴση τοῦ δημιουργοῦ[71].

> Eh bien, instruis-toi dans les merveilles de la nature, afin que nous te traitions, non plus d'ignorant, mais d'homme instruit dans les choses de la nature. Fais abstraction de la différence des matières, considère l'art nu; quand tu examines la structure de l'oeil, songe que c'est l'organe de la vision; quand tu examines le pied, que c'est l'organe de la marche. Si tu veux avoir des yeux faits de la substance du soleil, et des pieds d'or pur, non de chair et d'os, tu oublies quelle matière les constitue. Considère si cette subtance est une lumière céleste ou un terrestre bourbier, car tu me permettras de donner ce nom au sang de la mère qui pénètre dans l'utérus. Si tu as donné de l'argile à Phidias, tu ne lui réclameras pas une statue d'ivoire. De même avec du sang tu n'obtiendras jamais un soleil,

71 Galien, *Usu part.* III, 10 (Helmreich I, 175-176 = K. III, 239-240).

> une lune ou ce corps brillant et beau dont ils sont faits. Ce sont des corps divins et célestes, nous ne sommes, nous, que des statues terrestes. L'art du Créateur est égal de part et d'autre.

Non sans une pointe d'humour, Galien apostrophe son lecteur, le met au défi de devenir lui aussi un φυσικός, un initié au fait des mécanismes de la Nature (ἄγε δή μοι καὶ σὺ περὶ φύσιν γίγνου δεινός, ἵνα σε μηκέτ' ἰδιώτην, ἀλλὰ φυσικὸν ὀνομάζωμεν). Il poursuit donc habilement, en conservant son costume de prêtre sacré de la Nature. L'opposition entre bourbier (que Daremberg traduit en fait par "limon") de sang et de chair et éther, matière des corps célestes, savamment filée par Galien (et, par exemple, ramassée en un chiasme θεῖα μὲν γὰρ ἐκεῖνα καὶ οὐράνια, γήϊνα δ' ἡμεῖς ἀγάλματα), illustre un seul et même fait éclatant, indiscutable : l'art du Démiurge est identique en tout point de l'univers, des sommets du ciel aux plus humbles parties du corps humain. Galien poursuit d'un même souffle son analogie entre le pied et le soleil : anaphore, variation, asyndètes, balancements, questions oratoires assorties de leurs réponses brèves émaillent le paragraphe suivant, lui donnant un rythme encore plus rapide :

> μικρὸν καὶ ἄτιμον ὁ ποὺς μέρος τοῦ ζῴου, τίς δ' οὐ φησί; μέγα δὲ καὶ κάλλιστον ἁπάντων τῶν κατὰ τὸν κόσμον ὁ ἥλιος, οὐδὲ τοῦτ' ἀγνοοῦμεν. ἀλλ' ἐκεῖνο σκόπει, ποῦ μὲν ἐχρῆν τετάχθαι τὸν ἥλιον ἐν ἅπαντι τῷ κόσμῳ, ποῦ δ' ἐν τῷ ζῴῳ τὸν πόδα. μέσον μὲν ἐκεῖνον εἶναι τῶν πλανωμένων ἀστέρων ἐν τῷ κόσμῳ, κάτω δ' ἐν τῷ ζῴῳ τὸν πόδα. πόθεν τοῦτο δῆλον; ἄλλην αὐτοῖς θέσιν τῷ λόγῳ δοὺς σκέψαι τὸ συμβαῖνον. εἰ μὲν γὰρ κατωτέρω θείης τὸν ἥλιον, ἵνα νῦν ἐστιν ἡ σελήνη, καταφλέξεις τὰ τῇδε σύμπαντα· εἰ δ' ἀνωτέρω κατὰ τὴν τοῦ Πυρόεντος ἢ τὴν τοῦ Φαέθοντος, οὐδὲν ἕξεις οἰκούμενον μέρος τῆς γῆς διὰ ψυχρότητα. τὸ μὲν οὖν εἶναι τηλικούτῳ τε καὶ τοιούτῳ τῷ ἡλίῳ, οἷός πέρ ἐστι καὶ ἡλίκος, οἴκοθεν ὑπάρχει καὶ παρ' ἑαυτοῦ· τὸ δ' ἐν τῷδε τοῦ κόσμου τετάχθαι τοῦ διακοσμοῦντος ἔργον. τηλικούτῳ γὰρ ὄντι καὶ τοιούτῳ χώραν οὐκ ἂν αὐτῷ βελτίονα καθ' ὅλον ἐξεύροις τὸν κόσμον. ἀτὰρ οὖν οὐδὲ τῷ ποδὶ χώραν οὐκ ἂν εὕροις ἐν ζῴου σώματι τῆς νῦν οὔσης βελτίω. τὴν ἴσην ἐν ἀμφοῖν ὅρα τῆς θέσεως τέχνην· οὐ γὰρ δὴ μάτην γε παραβάλλω τὸ τιμιώτατον ἄστρον τῷ πάντων ἀτιμοτάτῳ τοῦ ζῴου μορίῳ. τί φαυλότερον πτέρνης; οὐδέν. ἀλλ' οὐκ ἂν ἑτέρωθι βέλτιον κέοιτο. τί δ' ἡλίου τιμιώτερον; οὐδέν. ἀλλ'οὐδ' ἂν οὗτος ἐν τῷ παντὶ κόσμῳ τεθείη βέλτιον. τί δὲ μέγιστον καὶ κάλλιστον τῶν ὄντων; ὁ κόσμος. τίς δ' οὔ φησιν; ἀλλὰ καὶ τὸ ζῷον οἷον μικρόν τινα κόσμον εἶναί φασιν ἄνδρες παλαιοὶ περὶ φύσιν ἱκανοί, καὶ τὴν αὐτὴν ἐν ἀμφοῖν εὑρήσεις σοφίαν τοῦ δημιουργοῦ[72].

72 Galien, *Usu part.* III, 10 (Helmreich I, 176-177 = K. III, 240-241).

> Le pied est une partie de l'animal, petite et abjecte: qui le nie? Le soleil est grand; c'est le plus beau des corps de l'univers: nous ne l'ignorons pas. Mais considère quelle était la place nécessaire du soleil dans l'univers, celle du pied dans l'animal. Dans l'univers, le soleil devrait tenir le milieu entre les planètes; dans l'animal, le pied devait occuper la partie inférieure. Quelle en est la raison évidente? Attribue en esprit une autre place et vois ce qui en résulterait. Si tu abaisses le soleil à l'endroit où est la lune, tu brûleras tout sur la Terre; si tu l'élèves à la région de l'éther où se trouve Pyrocis et Phaéthon, le froid rendra inhabitables tous les pays du monde. Si le soleil est aussi grand et tel que nous le voyons, il le doit à sa nature intime; mais cette place qu'il occupe dans le modne, c'est l'œuvre de l'ordonnateur. Pour un corps de telle nature et si vaste, tu ne trouveras pas une place meilleure dans tout l'univers. Pour le pied non plus tu ne peux trouver dans le corps une place préférable à celle qu'il occupe. La position du pied et du soleil dénote une égale habileté. Ce n'est pas sans dessein que je compare l'astre le plus brillant à la partie la plus abjecte. Qu'y a-t-il de plus vil que le calcanéum? Rien. Cependant nulle part ailleurs il ne serait mieux placé. Qu'y a-t-il de plus noble que le soleil? Rien. Dans tout l'univers il ne saurait être placé plus convenablement. L'univers est ce qu'il y a de plus grand et de plus beau. Qui le nie? L'animal est comme un petit univers, au dire des anciens, instruits des merveilles de la nature. Tu trouveras donc la science du Créateur égale dans ces deux œuvres.

On notera que Galien martèle la même conclusion à la fin de ces deux passages: l'art égal du Démiurge, à l'échelle de l'univers, à l'échelle de l'animal. Tout en maintenant un effet de contraste entre deux éléments, comme précédemment, Galien parvient à introduire une variation: ici, questions et réponses, brèves et suivant la même structure (anaphore), permettent une accélération du rythme et une vivacité du style, et donc une sorte de *crescendo* dans ce discours. De tels détails démontrent la virtuosité rhétorique de Galien. En III, 10 donc, Galien quitte le domaine de la description anatomique pour un plaidoyer dont la véhémence croissante n'est pas sans rappeler Démosthène. Le jeu rhétorique auquel il se livre ne brille ni par sa simplicité, ni par sa brièveté, mais il fait apparaître l'un des aspects essentiels de l'écriture de Galien dans cet ouvrage: un caractère démonstratif (Galien est bien au service d'une thèse) qui recourt davantage aux moyens de persuasion de la rhétorique qu'à l'argumentation dialectique. Le raisonnement logique le cède donc ici à la rhétorique épidictique. Il s'agit d'un choix conscient et pesé de Galien.

3.3 *Une* ekphrasis *? Galien, la nature et l'art.*

Le début du chapitre 10 du livre III donné plus haut fournit une idée du rôle de l'art dans le projet galénique : l'art de la Nature est la preuve de sa haute divinité, mais il est évident qu'il n'est pas le seul 'art' en jeu ; l'art du médecin-rhéteur est de le faire apparaître, de le dévoiler au plus grand nombre (ou plutôt au petit nombre capable de comprendre ce discours). L'harmonie et la perfection offertes par l'observation attentive de la Nature invitent naturellement à évoquer les arts plastiques ; comme dans d'autres traités auparavant, le *De usu partium* évoque la figure de Polyclète, emblème de l'harmonie ultime des proportions du corps humain. Dans un passage célèbre du traité *Sur les doctrines d'Hippocrate et de Platon*, Galien analyse en effet le Doryphore de Polyclète (aussi appelé, comme son ouvrage, *Canon*) selon les rapports de proportion parfaits du corps humain, ceux-ci ayant dicté l'esthétique même de Polyclète : l'harmonie y est définie comme "les rapports du doigt avec un autre doigt, de l'ensemble des doigts avec le métacarpe et le carpe, de ces derniers avec l'avant-bras, et de l'avant-bras avec le bras"[73]. En d'autres termes, la Nature est la source même de la notion d'esthétique en tant qu'harmonie des proportions. Quelle que soit la filiation exacte de Galien ici (platonicienne ou stoïcienne, ou les deux, ou davantage), il est évident que l'art est à la fois un modèle pour l'analyse du vivant et l'étalon de sa perfection : la notion d'harmonie y est essentielle. Galien déclare ainsi, dans le traité *Sur les dogmes d'Hippocrate et de Platon* :

> τὸ μὲν δὴ κάλλος τοῦ σώματος ἐν τῇ τῶν μορίων συμμετρίᾳ κατὰ πάντας ἰατροὺς καὶ φιλοσόφους ἐστίν, ἡ δ'ὑγίεια τῶν στοιχείων αὖ πάλιν, ἅττα ποτ'ἂν ᾖ, πρὸς ἀλληλά ἐστι συμμετρία[74].
>
> La beauté du corps réside, selon tous les médecins et philosophes, dans la juste proportion de ses parties, et la santé consiste en la juste proportion des éléments – quels qu'ils soient – entre eux.

Les justes proportions, ou harmonie des parties entre elles sont donc la mesure du beau dans toute la tradition médico-philosophique. Mais ce sont bien les

73 Galien, *De placitis Hippocratis et Platonis* (=PHP), V, 3, 15-16 De Lacy (CMG V, 4, 1, 2 p. 308 = 426, 14 Müller = K. V, 449). Passage cité par M. Fumaroli in L. Pernot (éd.), *La rhétorique des arts*, p. 3. (repris de A.-G. Wersinger, *La sphère et l'intervalle. Le schème de l'harmonie dans la pensée des anciens Grecs d'Homère à Platon*, Grenoble, Jérôme Millon, 2008, p. 302). Voir aussi J. Pigeaud, 'L'esthétique de Galien', *Mètis* 6-1, 1991, 7-42.

74 Galien, *PHP* V, 3 17 De Lacy.

artistes qui sont à l'école de la Nature, comme suggéré par Galien dans son important 'épode' (XVII, 1) cité plus haut : Polyclète y est décrit comme l'imitateur de la Nature (Πολύκλειτος αὐτὸς ἐκείνης ἐστὶ μιμητής)[75]. Pourtant, c'est bien comme *artiste* que la Nature est maintes fois décrite, et en particulier en ouverture du chapitre XI, 13 – pour montrer qu'une véritable esthétique cosmique est à l'œuvre dans l'univers. De telles pauses dans le texte suggèrent la force du paradigme de l'artiste (et de l'art) comme comparant dans le texte de Galien :

> Ὅπως δὲ καὶ τοῦ κάλλους αὐτῶν προὐνοήσατο – καὶ γὰρ καὶ τοῦτ' ἐκ περιουσίας ἐργάζεσθαι πέφυκεν – οὐδὲν ἀδιάξεστον οὐδ' ἀργὸν ἀπολιποῦσα μόριον οὐδ' ἄρρυθμον, ἔνεστί σοι σκοπεῖν. ὥσπερ γὰρ οἱ ἀγαθοὶ δημιουργοὶ πάρεργόν τι τῆς ἑαυτῶν τέχνης ἐπίδειγμα κατά τε τῶν [ἐπι]κλείθρων ποιοῦνται καὶ τῶν ἀσπίδων καὶ πολλάκις ἐν ταῖς λαβαῖς τῶν ξιφῶν ἔν τε φιάλαις ἐνίοτε κόσμον τινὰ καὶ ἄγαλμα τῷ δημιουργήματι τῆς χρείας ἐπέκεινα κιττούς τινας ἢ ἀμπέλων ἕλικας ἤ τινα κυπάριττον ἤ τι τοιοῦτον ἕτερον ἐκτυποῦντες, οὕτω καὶ ἡ φύσις ἐκ περιουσίας ἅπαντα τὰ μέλη καὶ μάλιστ' ἀνθρώπων ἐκόσμησε[76].
>
> Vous pouvez maintenant considérer avec quelle sollicitude la Nature a pourvu à la beauté des oreilles ; car elle s'occupe par surcroît de ce soin, ne laissant sortir de ses mains aucune partie sans lui avoir donné tout son poli, son fini, son harmonie. De même, en effet, que les ouvriers habiles pour fournir, en dehors de leur travail, un échantillon de leur savoir-faire, se plaisent, soit sur des couvercles et des boucliers, souvent sur les poignées des glaives, soit même sur des coupes, à ajouter quelque ornement étranger à l'utilité de l'objet et emprunté à la statuaire, ils y cisèlent des feuilles de lierre, ou les tiges tortueuses de la vigne, ou quelque cyprès ; de même la Nature a par surcroît embelli tous les membres, principalement ceux de l'homme.

On admirera la seconde phrase, articulée autour de la comparaison entre les artistes qui décorent leurs propres œuvres sans se limiter au souci de leur utilité fonctionnelle ; le style coupé fait ressortir le propos de Galien (la Nature a embelli les parties du corps) tout en soulignant avec soin la nature profondément artistique de cet embellissement, en rappelant de manière précise et visuelle les formes (ici végétales) des ornements appliqués par les artistes sur divers objets comme des armes (bouclier, glaive) ou des coupes. Naturellement,

75 Galien, *Usu part.* XVII, 1 (II, 441 Helmreich= K. IV, 352).

76 Galien, *Usu part.* XI, 12 (II, 152 Helmreich = K. III, 898-899).

à cet instant, des exemples de tels objets de la vie courante surgissent instantanément devant les yeux des auditeurs/lecteurs de Galien : bouclier ouvragés, glaives à la poignée ornée, coupes gravées... ce dernier donne à voir la beauté du corps humain en faisant un habile détour par l'image : qui en effet pourrait nier l'art et la beauté manifestes de ces objets ?

On ne saurait donc surestimer la place de l'art dans la réflexion de Galien. Reprenons le passage évoqué plus haut, et examinons quelques lignes supplémentaires :

> καὶ γὰρ σοφίαν καὶ δύναμιν καὶ πρόνοιαν ὁμοίαν εὑρήσεις ἐνταυθοῖ. σκόπει γάρ μοι τὴν ὕλην, ἐξ ἧς ἕκαστον ἐγένετο, καὶ μὴ μάτην ἐλπίσῃς ἐκ καταμηνίου καὶ σπέρματος ἀθάνατον δύνασθαι συστῆναι ζῷον ἢ ἀπαθὲς ἢ ἀεικίνητον ἢ λαμπρὸν οὕτω καὶ καλόν, ὡς ἥλιον, ἀλλ', ὡς τὴν Φειδίου κρίνεις τέχνην, οὕτω καὶ τὴν τοῦ πάντων ἐξέταζε δημιουργοῦ. σὲ μὲν οὖν ἴσως ἐκπλήττει τοῦ κατὰ τὴν Ὀλυμπίαν Διὸς ὁ πέριξ κόσμος, ἐλέφας στιλπνὸς καὶ χρυσὸς πολύς, ἢ τὸ μέγεθος τοῦ παντὸς ἀγάλματος· εἰ δ' ἐκ πηλοῦ θεάσαιο τοιοῦτον, καταφρονήσας ἂν ἴσως παρέλθοις. ἀλλ' οὐχ ὅ γε τεχνίτης καὶ γνωρίζειν εἰδὼς ἐν ἔργοις τὴν τέχνην, ἀλλ' ἐπαινεῖ τὸν Φειδίαν ὡσαύτως, κἂν ξύλον εὐτελὲς κἂν λίθον τὸν τυχόντα κἂν κηρὸν κἂν πηλὸν ὁμοίως ἴδῃ κεκοσμημένον· ἐκπλήττει γὰρ ἰδιώτην μὲν τὸ τῆς ὕλης κάλλος, τεχνίτην δὲ τὸ τῆς τέχνης αὐτῆς[77].
>
> Ici même tu rencontreras une sagesse, une puissance, une prévoyance égales. Examine bien la matière, principe de chaque chose, et ne t'imagine pas que du sang menstruel ou du sperme puisse donner naissance à un être immortel, impassible, agité d'un mouvement perpétuel, aussi brillant, aussi beau que le soleil ; mais comme tu juges l'habileté d'un Phidias, pèse aussi l'art du Créateur de toutes ces choses. Peut-être que ce qui te frappe de surprise dans le Jupiter olympien, c'est l'ornement extérieur, l'ivoire brillant, la masse d'or, la grandeur de toute la statue ? Si tu voyais la même statue en argile, peut-être passerais-tu avec un regard de dédain ? Mais pour l'artiste, pour l'homme qui connaît le mérite des œuvres d'art, il louera également Phidias, sa statue fût-elle de bois vil, de pierre commune, de cire ou de boue. Ce qui frappe l'ignorant, c'est la beauté de la matière ; l'artiste admire la beauté de l'œuvre.

Phidias, qui représente en quelque sorte l'art absolu dans la pensée antique, son sommet atteint dans la sculpture classique, sert ici de comparant au dé-

77 Galien, *Usu part.* III, 10 (Helmreich I, 175 = K. III, 238-239).

miurge[78]. L'éloge de Phidias n'est donc qu'implicite – il sert ici, de nouveau, à faire ressortir le contraste entre l'artiste et l'ignorant, entre celui qui sait voir à travers les apparences et celui qui s'en tient à l'aspect superficiel des choses. Ce faisant, Galien reprend ici un lieu commun du discours sur l'art de son époque[79]. Mais il rend aussi l'art partie prenante de sa rhétorique d'une manière plus explicite. Il n'est donc pas inutile d'envisager la prose de Galien sous l'angle de l'*ekphrasis* – dans quelle mesure son hymne à la Nature s'aligne-t-il sur les canons de la description de l'œuvre d'art ?

Il serait donc adéquat d'étudier de plus près la description du corps dans le *De usu partium*. Comme on l'a montré dans un chapitre précédent, l'*enargeia* est bien présente chez Galien, servant à des motifs divers : démonstration, détente, etc. Dans le *De usu partium*, la description, on l'aura compris, est bien sûr "révélation"[80]. Le long passage rhétorique tiré du livre III et commenté plus haut n'était qu'une introduction destinée à annoncer la description ultérieure d'une partie parmi les plus nobles du corps humain, l'oeil, comme le montre la toute fin du chapitre III, 10 :

> ἥλιον μὲν οὖν οὐκ ἄν σοι δείξαιμι κατὰ τὸ τοῦ ζῴου σῶμα, δείξαιμι δ' ἂν ὀφθαλμόν, ὄργανον αὐγοειδέστατόν τε καὶ ἡλιοειδέστατον ὡς ἐν ζῴου σώματι. ἐξηγήσομαι δὲ καὶ θέσιν αὐτοῦ καὶ μέγεθος καὶ σχῆμα καὶ τἆλλα σύμπαντα καὶ δείξω πάνθ' οὕτως ἔχοντα καλῶς, ὡς οὐκ ἐνεδέχετο σχεῖν ἄλλως βέλτιον. ἀλλὰ ταῦτα μὲν ὕστερον[81].

> Je ne vous montrerai pas le soleil dans le corps de l'animal ; mais je vous montrerai l'oeil, l'organe le plus brillant, le plus semblable au soleil qu'on puisse trouver dans une partie de l'animal. Je dirai sa position, sa grandeur, sa forme, tout ce qui le concerne, et je montrerai que toutes choses dans l'oeil sont si bien établies qu'elles n'auraient pu l'être mieux d'une autre façon. Ce sujet viendra plus tard[82].

78 Sur le statut du Zeus de Phidias dans la culture hellénique impériale, voir notamment V.J. Platt, *Facing the gods*, 2011, p. 224-228.

79 L'opposition entre l'oeil de l'artiste et celui du profane, aveuglé par la matière, est courante dans les textes impériaux. Cf. Pline, *Hist. Nat.* XXXIV, 5 ; XXXV, 157 ; Pétrone, *Sat.* 88 ; Lucien, *La Salle*, 5-6. Textes cités par S. Dubel, *Portrait du sophiste en amateur d'art*, 2014, p. 124-125.

80 Un des ressorts de l'argumentation galénique ; voir chapitre 2, Révélation etc., p. 88-90.

81 Galien, *Usu part.* III, 10 (Helmreich I, 177 = K. III, 242).

82 C'est-à-dire au livre X.

Galien annonce une description dans les règles de l'art; et l'on pressent en outre une démonstration de la perfection de cet organe. Galien insiste sur la dimension à la fois visuelle et démonstrative de son exposé à travers la répétition du verbe δείκνυμι dans cette phrase (δείξαιμι deux fois, δείξω), verbes encore soulignés par une variation de mode subtile pour exprimer le même temps, le futur (optatif et ἄν, futur de l'indicatif). Galien ne prend pas son lecteur en défaut: la description de l'oeil, de ses multiples tuniques, et surtout de ses fonctions occupe l'intégralité du livre X. Mais c'est encore sur une démonstration de la perfection de l'emplacement des yeux que débute ce livre X, dans une ode de plus à la Nature. Si l'analyse de cette description au long cours est superflue ici, il est certain que Galien ne rejetterait pas le terme d'ekphrasis pour le *De usu partium*. En effet, il semble inviter lui-même, fort subtilement, la comparaison de son œuvre avec l'*ekphrasis*: dans son livre dernier (XVII, 1), il évoque une merveille créée par un artiste: un anneau gravé, à l'effigie de Phaéton, représenté sur son char tiré par quatre chevaux. La minutie de la gravure, sur un support extrêmement réduit, suscite l'émerveillement de Galien "et de beaucoup d'autres". Le texte suggère une analogie entre émerveillement légitime pour l'œuvre d'art, et émerveillement non moins légitime pour la perfection de la puce, cet être extrêmement petit, lui aussi, qui est non seulement une merveille de facture, mais aussi d'efficacité fonctionnelle. La fonction de l'anecdote est d'introduire un raisonnement *a fortiori* de plus démontrant l'excellence insurpassable du démiurge, artiste entre les artistes. Ce texte admirable mérite d'être cité:

> ἀλλ' ὅτιπερ ἂν ἀνατεμεῖν ἐθέλῃς ἕτερον ζῷον, ἴσην ἐνδείξεταί σοι σοφίαν τε ἅμα καὶ τέχνην τοῦ δημιουργοῦ· καὶ ὅσῳ γ' ἂν ᾖ μικρότερον, τοσούτῳ μεῖζον παρέξει τὸ θαῦμα, καθάπερ ὅσα διαγλύφουσιν ἐν μικραῖς οὐσίαις οἱ δημιουργοί. τοιοῦτοί τινές εἰσι καὶ νῦν, ὧν ἔναγχος εἷς τις ἐν δακτυλίῳ Φαέθοντα διέγλυψεν ἐπὶ τεττάρων ἵππων ὀχούμενον, ὧν ἑκάστου καὶ χαλινοὶ καὶ στόματα καὶ οἱ πρόσθιοι τῶν ὀδόντων ἐμοὶ μὲν οὐδ' ἑωρῶντο τὴν ἀρχὴν ὑπὸ σμικρότητος, εἰ μὴ περιστρέψαιμι τὸ θέαμα πρὸς αὐγὴν λαμπράν· οὔκουν οὐδ' ἐνταῦθα πάντα τὰ μόρια, καθάπερ οὐδ'ἄλλοις πολλοῖς. εἰ δέ τις ἠδυνήθη τι θεάσασθαί ποτε σαφῶς αὐτῶν, εἰς ἄκραν εὐρυθμίαν ἥκειν ὡμολογεῖτο· καὶ γὰρ οὖν καὶ οἱ πόδες οἱ ἑκκαίδεκα τῶν τεττάρων ἵππων μόγις μὲν ὑφ' ἡμῶν ἠριθμοῦντο, θαυμαστῶς δ' ἑκάστου διηρθρωμένα τὰ μόρια τοῖς ὁρᾶν αὐτὰ δυναμένοις ἐφαίνετο. καίτοι καὶ τούτων αὐτῶν οὐδὲν ψύλλης σκέλους ἀκριβεστέραν εἶχεν ἐργασίαν, πρὸς τῷ καὶ δι' ὅλου τοῦ σκέλους τῆς ψύλλης διήκειν τὴν τέχνην ζώσης τε αὐτῆς καὶ τρεφομένης καὶ αὐξανομένης. ἀλλὰ τοσαύτη τις ἔοικεν ἥ τε σοφία καὶ ἡ δύναμις εἶναι τῆς δημιουργούσης τὴν ψύλλαν τέχνης, ὥστ' ἀμογητὶ διαφυλάττειν τε καὶ αὐξάνειν καὶ τρέφειν αὐτήν. ὁπότ' οὖν περὶ τὰ τυχόντα τῶν ζῴων τοσαύτη φαίνεται τέχνη

> κατὰ τὸ πάρεργον, ὡς ἂν εἰκάσαι τις, γιγνομένῃ τῷ δημιουργῷ, πηλίκην αὐτοῦ τήν τε σοφίαν χρὴ νομίζειν εἶναι καὶ τὴν δύναμιν ἐν τοῖς ἀξιολόγοις[83];
>
> La considération d'un animal quel qu'il soit te démontrera tout autant la sagesse et l'art de l'ouvrier; et plus l'animal sera petit, plus il paraîtra merveilleux, comme cela arrive pour les artistes qui travaillent les petits objets. On en trouve des exemples à notre époque. Ces jours derniers, un artiste a gravé sur un anneau Phaéton entraîné par quatre chevaux, avec leurs freins, leurs bouches, leurs dents et leurs pieds, toutes choses que je ne voyais pas, à cause de leur petitesse, avant d'avoir tourné la merveille vers une lumière brillante: encore, avec cette précaution, toutes les parties ne m'en apparaissaient pas, non plus qu'à beaucoup d'autres personnes. Si quelqu'un avait pu voir clairement, il aurait sans doute déclaré qu'elles avaient une parfaite symétrie. Les seize pieds des quatre chevaux furent comptés mille fois par nous, et toutes les parties en paraissaient admirablement articulées à ceux qui pouvaient les voir; cependant, aucun de ces pieds n'avait une structure plus parfaite que la patte d'une puce. Mais, outre l'art qui se manifeste dans toute la patte d'une puce, qui vit, qui se nourrit et qui croît, on reconnaît une sagesse et une puissance plus grandes encore dans l'art de celui qui crée la puce, puisqu'il la forme, la développe et la nourrit sans effort. Il y a un art si grand dans des animaux si vils qu'on pourrait les regarder comme ayant été créés par surcroît, quelle sagesse et quelle puissance ne faut-il pas supposer dans les animaux importants!

Merveille à voir qu'une puce: mais peut-on en faire si facilement l'éloge, sur le modèle de l'éloge paradoxal cher aux sophistes? Lucien a bien laissé un *Eloge de la mouche*. Ici, l'éloge d'une minuscule gravure de Phaéton, effectuée par un artiste talentueux, sert de comparant (et se substitue presque) à l'humble insecte sauteur, qui, comme la gravure elle-même, est si petit que l'on peine à en discerner tous les contours, tous les détails. Ce point est important, car il reflète la difficulté rencontrée par l'anatomiste: apprécier la perfection se mérite, demande un effort, des changements de lumière, voire du renfort. En effet, la petite bague passe entre les mains des amis de Galien, mais nul n'est capable de tout apercevoir. L'émerveillement est unanime, un concert de louanges, pourtant aucun ne serait capable de se livrer à une description exhaustive des mérites de l'objet d'art. Galien, naturellement, n'ignore pas le

83 Galien, *Usu part.* XVII, 1 (Helmreich II, 448-449 = K. IV, 361-362).

lieu commun de la supériorité de la contemplation de l'œuvre sur le discours; de la difficulté de rendre compte par les mots de la beauté d'une œuvre[84]. Il est donc licite, selon moi, de voir la description du corps humain à l'œuvre dans le *De usu partium* comme une *ekphrasis*: une description, certes incomplète, imparfaite, mais pieuse et sincère, de la merveille créée par la Nature. La perfection de la puce est le signe de celle des "animaux importants (ἀξιολόγοις)", notamment de l'homme. La puce, à rebours, peut être vue comme un contrepoint à un autre animal décrit, disséqué par Galien un peu plus haut dans le même chapitre: l'éléphant, dont la trompe, d'apparence saugrenue pour le badaud, se révèle plus utile à mesure qu'on l'examine[85]. La trompe, qui sert entre autres d'organe de préhension à l'éléphant, peut être comprise, en ce livre final, comme le pendant animal de la main de l'homme, sujet du livre I. La composition du *De usu partium* s'organise donc bel et bien autour de parallélismes et de jeux de contraste, entre l'humain et l'animal, l'art et la nature, le ciel et la terre, l'infiniment grand et l'infiniment petit.

3.4 *Sous le signe d'Aristote: l'ouverture du traité et son reflet dans le* Protreptique

Galien, on l'a vu, prend soin d'inscrire son projet dans une lignée intellectuelle, à la fois philosophique et médicale. Le début du traité constitue une entrée en matière inhabituelle chez Galien. La première personne n'apparaît pas immédiatement (elle n'apparaît pas avant la deuxième page de l'édition Helmreich), et de manière discrète (οἶμαι). Contrairement à nombre de traités, celui-ci ne commence pas avec une présentation historique et scientifique du sujet, les raisons pour lesquelles Galien a entrepris d'écrire cet ouvrage, les lectures essentielles à la compréhension du sujet, y compris et surtout les ouvrages précédents de l'auteur; au contraire, il s'agit d'un exposé sobre, à la troisième personne, que l'on peut lire comme une variation (et une expansion!) sur un texte fameux d'Aristote (*Parties des animaux*, IV, 10 = 686b-687b). Galien s'y inscrit explicitement dans la lignée d'Aristote contre Anaxagore, arguant que c'est l'intelligence de l'homme qui a libéré sa main et non l'inverse[86].

Bien que le texte de Galien soit infiniment plus développé que celui d'Aristote (qui n'est peut-être qu'un cours), la rhétorique est comme en sourdine dans cette ouverture qui n'a rien encore de lyrique: de simples balancements reposant sur des comparaisons (μὲν… δὲ, οὕτως… ὥσπερ, …) rythment les premiers chapitres, sans qu'aucune thèse ne se dessine. Aucune captation de

84 Cf. V.J. Platt, *Facing the gods*, p. 225.
85 Galien s'inspire bien sûr d'Aristote, *Part. Anim.* II, 16 (658b-659a).
86 Galien *Usu part.* I, 3 (K. III, 6 = Helmreich I, 3, p. 4). Cf. Aristote, *Part. anim.* 687a.

l'attention du lecteur. La première personne apparaît graduellement (οἶμαι p. 2, l. 9 Helmreich; ἐγὼ p. 4, l. 17; οἶμαι, μοι δοκεῖ, τεκμαίρομαι p. 5, l. 15-21), la seconde également (p. 3, l. 22). La thèse du livre I n'apparaît qu'au chapitre 5 de l'édition Helmreich:

> Φέρε οὖν τοῦτο πρῶτον αὐτοῦ βασανίσωμεν τὸ μόριον, οὐκ εἰ χρήσιμον ἁπλῶς οὐδ'εἰ σοφῷ ζῴῳ πρέπον ἐπισκοποῦντες, ἀλλ'εἰ παντοίως οὕτως ἔχει κατασκευῆς, ὡς οὐκ ἄν, εἴπερ ἑτέρως ἐγεγόνει, διέκειτ'ἂν ἄμεινον.
>
> Examinons d'abord cette partie de l'homme (c'est-à-dire la main), et voyons non pas seulement si elle est simplement utile, ni si elle convient à un animal doué de sagesse, mais si elle a dans tous ses détails une structure telle qu'elle n'en pourrait avoir une meilleure, si elle était autrement construite.

Le statut de ce long exorde qui n'en est pas un a de quoi intriguer. En effet, si les effets de contraste et de parallélisme sont soigneusement ménagés dans l'exposé, ce dernier manque aussi, par rapport à d'autres ouvrages de Galien, de relief et de fil directeur clairement énoncé dès l'abord. S'agit-il d'un effet voulu par l'orateur? Galien ménage-t-il un effet d'attente et de surprise en commençant par paraphraser ou retravailler une affirmation fameuse d'Aristote? Comment cette entrée en matière s'inscrit-elle dans le projet 'hymnique' du *De usu partium*?

En fait, ce type d'ouverture n'est pas complètement isolé chez Galien[87]; le style didactique qui marque l'entrée en matière de ses œuvres les plus techniques, comme le traité des *Simples*, ou la *Méthode thérapeutique*, fait place, dans d'autres ouvrages à un exposé plus fluide, portant sur des questions plus larges que la médecine: ainsi le *Protreptique* (ou *Exhortation à la médecine*) fournit-il un point de comparaison intéressant, car il s'ouvre sur une discussion portant sur un sujet similaire: la supériorité de l'homme parmi les animaux, grâce à la *technè* qui le rapproche de la divinité[88]. La comparaison ne saurait être poussée trop loin, car le *Protreptique* est un ouvrage court, peut-être de circonstance, dont l'ambition est inférieure à celle du *De usu partium*; la Nature

---

87 Pour une ébauche de typologie de certaines préfaces de Galien, voir V. Nutton, *De propriis placitis*, CMG, 1997 p. 126. Sur la rhétorique des préfaces chez Galien, voir J. König, 'Conventions of prefatory self-presentation in Galen's *On the Order of My Own Books*', in C. Gill/J.M. Wilkins/T.J.G. Whitmarsh (eds), *Galen and the World of Knowledge*, Cambridge, 2009, 35-58.

88 Cf. V. Boudon, *Galien. tome II. Exhortation à la médecine; Art médical*, p. 84-85 et notes.

divine n'y joue pas le même rôle. Néanmoins, il s'agit, comme le grand traité anatomique, d'un ouvrage de type épidictique où Galien déploie son érudition et son aisance technique. La topique de l'émerveillement dû à l'homme comme création et comme être doué de raison, si elle n'est pas neuve, était sans doute en vogue comme exercice rhétorique[89]. Mais, dans le *Protreptique*, une phrase seulement est consacrée aux animaux avant de faire l'éloge de l'homme, tandis que dans le *De usu partium*, Galien commence par développer les qualités des animaux avant de mettre en valeur, par contraste, celles de l'homme. En d'autres termes, Galien, dans cet ouvrage, s'offre ce qu'il faut voir comme un morceau de bravoure sur un thème rebattu, la supériorité de l'homme sur les animaux selon Aristote.

4 Pour conclure : La fortune du *De Usu Partium* ou le triomphe de la rhétorique médicale

Le *De usu partium* figure certainement parmi les œuvres médicales les plus influentes de l'histoire. Si sa transmission a pu laisser à désirer au Moyen-Âge, notamment à Byzance, l'équilibre harmonieux entre médecine, philosophie et rhétorique atteint par Galien dans cette œuvre est unique et fut apprécié à sa juste valeur. Galien ne mentionne jamais la rhétorique en termes laudatifs, à l'inverse de la philosophie ; il privilégie, en principe, un discours dialectique, démonstratif, logique. Cela ne doit pas nous tromper. Le problème de concilier l'éloge de la Nature (projet rhétorique) avec la philosophie ne semble pas effleurer Galien. C'est que ce n'est pas du tout un problème. De fait, il ne voit pas sa rhétorique comme une forme de sophistique au sens vil du terme – les 'sophistes' formant toujours une cible privilégiée parmi d'autres. Le repoussoir de la sophistique n'est pas en contradiction avec la nature profondément rhétorique de l'œuvre ; la valorisation d'un modèle philosophique, non seulement discursif, mais éthique (étude, modestie, style de vie) rapproche Galien d'un Marc Aurèle tout en justifiant l'emploi des ressources de la rhétorique

89 Galien semble développer, dans la première phrase du *Protreptique*, un mot d'Aristote sur la possibilité d'une parole intérieure chez les animaux (*An. Post.* 1, 10 = 76b24, cf. V. Boudon p. 119) ; le sujet intéressa les Stoïciens, mais aussi Jamblique (*Protreptique*). Le genre du protreptique est largement représenté dans la littérature grecque, bien au-delà des œuvres qui portent ce titre. Cf. E. Des Places, *Jamblique. Protreptique*, Paris, Les Belles Lettres, 1989, Introduction, p. 5-6 (avec références additionnelles) ; A. Pasquier, 'Une écriture du visuel au temps de la Seconde Sophistique : Clément d'Alexandrie (*Protreptique*) et Philostrate (*Images*)', in P. Fleury/T. Schmidt (eds), *Perceptions of the Second Sophistic and its Times*, University of Toronto Press, 2011, 87-101.

(la fin justifiant largement les moyens). Or, le sujet même du *De usu partium* permet exactement, par le biais de la divinité, de concilier l'éloge de cette dernière (puisque la Nature est divine) avec la philosophie, qui se fait ici *théologie*. En bon philosophe, Galien considère de son devoir de faire l'éloge de la divinité : comme il l'affirme lui-même : il s'agit de quelque chose de plus important que la médecine – il s'agit de *théologie* (*Usu part.* XVII, 1 = Helmreich II, 447). Ce faisant, Galien rattache consciemment son œuvre non seulement à une tradition médico-philosophique bien établie et renommée, mais aussi à l'univers de la Seconde Sophistique : l'éloge du corps humain, chef d'œuvre du démiurge, est assimilée à un objet d'art, un objet d'émerveillement dont la perfection échappe au langage – mais que le discours permet d'ériger en témoignage de piété, en offrande spectaculaire à un dieu invisible, la Nature. Le principe même d'un "hymne en prose", genre nouveau que Galien a probablement en tête quand il écrit le *De usu partium*, montre le rôle particulier de ce morceau d'éloquence épidictique. De nouveau, le spectre de l'*enargeia* se profile à l'arrière-plan du *De usu partium* : ici, l'art des hommes n'est pas au centre du discours comme il peut l'être chez Philostrate, mais il sert de comparant, de faire-valoir à l'art véritable, l'art divin du démiurge. Si l'homme est le chef d'œuvre de la Nature, alors le *De usu partium* est le chef d'œuvre de Galien, celui qui réunit sa piété, son savoir, son art rhétorique. C'est donc aussi un chef d'œuvre (négligé) de la Seconde Sophistique.

La réussite du traité se voit d'abord dans sa postérité immédiate : ouvrages et digressions sur l'anatomie se retrouvent en plus d'un traité chrétien, à commencer par le *De natura hominis* de Némésius. Galien fut rapidement 'adopté' par les monothéistes de tout bord[90]. Le rôle de la téléologie galénique dans l'anthropologie chrétienne, de Grégoire de Nysse à Théodoret de Cyr et Mélèce, a été mis en exergue par Anna Maria Ieraci Bio. La notion d'harmonie, qui traverse le traité de Galien, et est riche de multiples ramifications dans la pensée antique, a été abondamment explorée[91]. Mais de véritables imitations, adaptées à de nouveaux contextes, ont également vu le jour : il s'agit du superbe traité *De natura hominis* de Théophile Protospathaire (malheureusement difficile à dater) et du *De fabrica humani corporis* d'André Vésale[92]. Ces deux

90 O. Temkin, *Galenism*, 1973 p. 000 ; A.-M. Ieraci Bio, "L'Armonia del corpo : medicina e teologia da Galeno ai Padri della Chiesa", in L. Miletti (ed.), *L'harmonie, entre philosophie, science et arts, de l'Antiquité à l'Âge moderne*, Napoli, 2011, 179-188 (surtout p. 186-188).

91 A.-G. Wersinger, *La sphère et l'intervalle. Le schème de l'harmonie dans la pensée des anciens Grecs d'Homère à Platon*, Grenoble, Jérôme Millon, 2008.

92 Les études sur Théophile Protospathaire sont encore trop rares, mais une fourchette de datation raisonnable s'étend du VIIe au IXe siècle de notre ère : une édition du περὶ τῆς τοῦ ἀνθρώπου κατασκευῆς est désormais disponible, par I. Grimm-Stadelmann (Munich, 2008).

ouvrages démontrent l'empreinte profonde de Galien sur l'écriture médicale : traités d'anatomie, ils sont aussi de savantes réécritures du *De usu partium*, dont ils conservent, dans une certaine mesure, la perspective téléologique et la référence au divin[93]. Enfin, il n'est sûrement pas fortuit que Leibniz lui-même, le théoricien du meilleur des mondes possibles, fasse l'éloge de Galien – c'est bien le *De usu partium* qui est à l'arrière-plan de toute discussion sur la beauté du *cosmos*, comme le montrent les débats sur le vivant au XVIIe siècle, chez Descartes, Gassendi, Spinoza et enfin Leibniz[94].

Plus encore, la rhétorique de Galien l'anatomiste est devenue l'archétype de la rhétorique non seulement médicale, mais professorale. De multiples exemples littéraires en subsistent ; dans le roman de Stefano d'Arrigo, *Femme par magie* (titre original *Cima delle Nobildonne*, 1985), ce sont deux professeurs qui sont en représentation perpétuelle, exhibant un génie novateur et une habileté technique hors du commun : Planika, spécialiste auto-proclamé du placenta, pour l'exposé anatomique, Belardo pour l'exposé chirurgical qui est aussi une opération publique (devant un petit groupe de privilégiés). Le roman s'ouvre d'ailleurs sur l'opération chirurgicale osée du professeur Belardo, devant un public choisi, dont on suit les péripéties à travers le regard d'un collègue médecin, Mattia. Parfois interrompu par la pensée primesautière de ce dernier, dont le regard oscille du théâtre de l'opération au comportement des autres spectateurs, le récit mi-descriptif, mi-triomphal du professeur en pleine fabrication d'un "néo-vagin" sur le corps d'une jeune hermaphrodite est une véritable représentation. La jubilation du chirurgien (à son affaire), la clarté de la description (joignant le geste à la parole), l'objet scientifique du discours (dépourvu de toute émotion), tout rappelle la posture de Galien. Belardo évoque davantage le Galien des *Procédures anatomiques*, où le médecin met en scène son habileté à disséquer les animaux, que le traité de l'*Utilité des parties*. Néanmoins, c'est un semblable discours mêlant autorité, esprit scientifique et clarté supérieure qui anime les traités galéniques, la performance de Belardo, le cours magistral de Planika. On pourrait y ajouter celle d'Antoine Thibault dans la saga de Roger Martin du Gard : ce dernier, surmontant une opération difficile sur la cuisse d'un malade, dont l'artère fémorale est coupée, exsude la toute-puissance[95]. Anatomie et chirurgie : deux soeurs manuelles de la méde-

93 Sur la réécriture de Galien par Vésale, voir N. Siraisi, 'Vesalius and the Reading of Galen's Teleology', *Renaissance Quarterly* 50-1, 1997, 1-37.

94 *Cf.* F. Duchesneau, *Les modèles du vivant de Descartes à Leibniz*, Paris, Vrin, 1998, *passim*.

95 Roger Martin du Gard, *Les Thibault*, 8 vols. (1922-1940). La médecine est un thème important dans la saga : cf. B. Surawicz/B. Jacobson, *Doctors in Fiction. Lessons from Literature*, Oxford, Radcliffe Publications, 2009, chapter 10 ('Dr. Antoine Thibault in *Les Thibault* by Roger Martin du Gard').

cine, mais aussi deux champs privilégiés de la démonstration, du verbe, de l'art. L'ivresse du savoir comme le plaisir de captiver l'auditoire sont palpables chez les personnages de chirurgien du roman moderne, comme elles le sont dans les traités anatomiques de Galien. Que ce dernier ne soit pas mentionné dans ces romans ne change rien : il s'est en fait établi durablement en archétype de l'anatomiste, et du professeur de médecine.

CHAPITRE 5

Galien par lui-même : autoportrait et autobiographie

C'est naturellement à dessein que j'emploie ce titre, inspiré d'une ancienne collection chère à des générations d'étudiants[1]. La manière dont Galien ordonne et met en scène ses nombreux souvenirs personnels, épars dans son œuvre, mérite une étude propre, indépendante de l'analyse du récit en général. En effet, on se heurte à un problème de définition du projet de Galien lorsqu'il parle de lui. S'agit-il d'un reflet réel de sa vie, un miroir sincère de sa personnalité ? Ou bien n'est-ce qu'une savante construction rhétorique, au service d'un *èthos* qui, à rebours, rehausse et renforce les autres aspects de l'œuvre de Galien ? Quelle est la part de spontanéité dans ce chapelet de notes sur lui-même ? Ce chapitre tente de faire la part des choses ; on s'abstiendra ici de récapituler ce qui a été dit et souligné avec raison dans diverses études sur la vie et les stratégies d'autopromotion de Galien, pour préférer une lecture proprement rhétorique des textes concernés. On évitera également de répéter les nombreuses indications fournies dans les chapitres précédents sur la manière dont Galien construit une autorité scientifique puissante, à travers références littéraires, usage d'une langue soutenue, récits de cas et autres, mécanismes divers de la démonstration, enfin à travers le discours « sacré » sur les œuvres de Nature. Comme on n'a cessé de le souligner, le discours de Galien, quel que soit le type de texte, *est* autobiographie, en tout cas autocaractérisation. Il est tentant ici de reprendre les mots de Stephen Menn sur le caractère épars, fragmentaire et pourtant éminemment frappant des remarques de Galien sur sa propre vie :

> Galen did not write a single canonical text, called something like Autobiography, which all the later authors could imitate ; rather, he talks about himself in many places, saying many of the same things but adapting himself to the demands of the context, especially in the *On his own books* and the *On the order of his own books* and the *Passions and errors of the soul*, but also in scattered passages in many other writings[2].

1 Les *'Ecrivains de toujours'*. Cette collection a paru au Seuil de 1951 à 1981 ; les exemplaires d'occasion en sont toujours recherchés et appréciés des littéraires.

2 S. Menn, 'The *Discourse on the Method* and the Tradition of Intellectual Autobiography', in

 | DOI:10.1163/9789004380967_007

Galien parle de lui; mais chaque texte, en un sens, parle de lui également, peaufine l'autoportrait. On s'autorisera, dans ce chapitre, à dépasser le cadre des remarques proprement autobiographiques de Galien pour montrer comment son écriture, dans son ensemble, participe de l'auto-caractérisation méthodique qu'il a entreprise. Dans une certaine mesure, on distingue donc autoportrait et autobiographie, même si, naturellement, l'un renforce l'autre.

La composante autobiographique de l'œuvre de Galien a été reconnue assez tôt; la naissance de l'écriture biographique et autobiographique dans la littérature impériale a fourni un cadre stimulant à l'examen des passages que Galien consacre à sa jeunesse, à son éducation, à ses voyages[3]. Néanmoins, les études sur ce sujet sont demeurées relativement rares jusqu'à une date récente: un paradoxe pour un auteur aussi généreux de détails sur sa vie[4]. Si la publication récente du traité longtemps oublié *De indolentia* a entraîné un regain d'intérêt pour les ressorts de l'autobiographie chez Galien[5], il s'agit de développements nouveaux, et ce sont d'autres facteurs qui freinent le véritable essor d'études

---

J. Miller/B. Inwood (eds), *Hellenistic and Early Modern Philosophy*, Cambridge University Press, 2003, p. 147 (passage déjà cité en introduction, p. 29-30).

3 J. Bompaire, 'Quatre styles d'autobiographie au IIe s. de notre ère: Aelius Aristide, Lucien, Marc Aurèle, Galien', in F. Baslez/Ph. Hoffmann/L. Pernot (eds), *L'invention de l'autobiographie d'Hésiode à Saint Augustin*, Presses de l'Ecole Normale Supérieure, Paris, 1993, p. 199-209; cf. V. Nutton, 'Galen and Medical Autobiography', *Proc. cambridge Philol. soc.* 198, 1972, p. 50-62; G. Misch, *A History of Autobiography in Antiquity*, 1950, vol. I, p. 328-332.

4 La récente biographie de Galien par V. Boudon-Millot s'attache à proposer un portrait de Galien qui touche un public large autant que celui des spécialistes: voir V. Boudon-Millot, *Galien de Pergame. Un médecin grec à Rome*, Paris, Les Belles Lettres, 2012. La biographie de Galien en anglais par S.P. Mattern est davantage un ouvrage de vulgarisation. Voir aussi, sur les "biographies" médiévales de Galien, S.C.R. Swain, 'Beyond the Limits of Greek Biography: Galen from Alexandria to the Arabs', in B. McGing/J. Mossman (eds), *The Limits of Ancient Biography*, The Classical Press of Wales, 2006, 395-433. Le livre de T. Raiola, *Nel tempo di una vita. Studi sull'autobiografia in Galeno*, 2015, est parvenu trop tard à notre connaissance pour qu'il en soit tenu compte ici; de même, M. Vegetti, *Galeno. Nuovi scritti autobiografici. Introduzione, traduzione e commento di*, Rome, 2013.

5 Editions: Galien, *Ne pas se chagriner*, texte établi et traduit par V. Boudon-Millot et J. Jouanna (Paris, Les Belles Lettres, 2010); P. Kotzia/P. Sotiroudis, Hellenica 60-10, 2010, p. 63-148. Etudes: C. Petit, 'Death, Posterity and the Vulnerable Self. Galen's Peri alupias in the context of his late writings', in *eiusd.* (ed.), *Galen's Newly Discovered Peri alupias in Context*, Leiden, Brill (à paraître); J. Downie, 'Galen's Intellectual Self-Portrait in *De Indolentia*', in C.K. Rothschild/T.W. Thompson, *Galen's De Indolentia: Selected Essays*, Tübingen: Mohr Siebeck, 2014, p. 143-155; A. Roselli, 'Galeno dopo l'incendio del 192: bilancio di una vita', in D. Manetti (ed.), *Studi sul* De indolentia *di Galeno*, Pisa, 2012, p. 93-101; voir aussi les études rassemblées dans C. Petit (éd.), *Galen's De indolentia in Context*, Brill, à paraître.

approfondies sur le discours autobiographique de Galien : le cloisonnement artificiel des domaines dans les sciences de l'antiquité, séparant ouvrages 'techniques' des 'véritables' œuvres littéraires, en est le plus marquant. Il convient, naturellement, de distinguer entre études sur la biographie des anciens et études sur l'autobiographie. Mais Galien est étonnamment absent des deux catégories de sujet. Alors que les *Vies* de plusieurs savants tardo-antiques (Plotin, Apollonios de Tyane) engendrent leur lot d'études sur la rhétorique biographique, la vie de Galien demeure largement ignorée des synthèses sur l'écriture biographique impériale et tardo-antique[6]. Tous les auteurs impériaux connus pour avoir élaboré un discours sur soi (Sénèque, Aelius Aristide, Marc-Aurèle, plus tard Libanios) ont suscité plus d'attention que Galien. Il est vrai que le nombre encore limité d'éditions critiques et de traductions modernes de ses œuvres majeures (énormes) restreint considérablement la visibilité de ces textes, et donc l'accès des savants à une somme de récits personnels sans équivalent dans la littérature antique. En l'attente donc d'un accès plus satisfaisant au corpus galénique, seuls quelques épisodes anecdotiques de la vie du médecin ont fait l'objet de recherches approfondies, tandis que de plus austères contributions ont cherché de longue date à établir la chronologie des ouvrages galéniques en fonction des informations livrées par Galien lui-même[7]. Il s'agit donc surtout d'études sur les informations contenues dans les récits de Galien ; néanmoins, ceux-ci ont également donné lieu à des réflexions plus littéraires. Par exemple, les rapports de Galien avec certaines figures tutélaires, comme

6 Pas une seule référence à Galien dans le livre de P. Cox Miller, *Biography in Late Antiquity: A Quest for the Holy Man*, University of California Press, 1983 – peut-être par souci de ne pas mêler biographie et autobiographie. Même discrétion dans Th. Hägg, *The Art of Biography in Antiquity*, CUP, 2012 ; Th. Hägg/Ph. Rousseau, *Greek Biography and Panegyric in Late Antiquity*, University of California Press, 2000. L'article de Jacques Bompaire cité plus haut a le mérite de tenter une comparaison ambitieuse entre Galien, Lucien, Aristide et Marc Aurèle, mais pèche par concision.

7 Sur les voyages de Galien, voir par exemple V. Nutton, 'The Chronology of Galen's Early Career', *Classical Quarterly* 23, 1973, p. 158-171. Sur la chronologie des œuvres de Galien, voir la série de contributions par J. Ilberg, *Über die Schriftstellerei des Klaudios Galenos, Nachdruck aus Rhein. Mus. Philol.*, 1889, 1892, 1897. L'approche strictement chronologique des œuvres du médecin de Pergame doit être aujourd'hui relativisée. L'œuvre-monument de Galien est autant un concept spatial que temporel. Il faut donc se garder de comprendre à la lettre toutes les références au passé à telle ou telle œuvre, qui peut se trouver être décrite comme 'antérieure' parce qu'elle a été écrite 'avant', ou bien parce qu'elle figure 'avant' dans le plan prédéfini par Galien pour l'ensemble de ses ouvrages. Naturellement, les références au futur posent le même problème. Les méthodes de composition de Galien compromettent l'établissement d'une chronologie parfaite de ses œuvres. Pour une réflexion moderne sur ces problèmes de datation, voir P.N. Singer, *Galen. Psychological Writings*, 2013, p. 34-41.

Hippocrate ou Socrate, ont attiré l'attention des savants avec des résultats souvent intéressants[8]. Mais toutes ces contributions contournent la question de l'autobiographie chez Galien.

1 Le « je » de Galien

1.1 *Souvenirs d'un médecin*

En 1985, Paul Moraux fit paraître aux Belles Lettres un volume mince, mais destiné à faire date : *Galien de Pergame. Souvenirs d'un médecin.* Sous ce titre simple et beau, inscrivant l'œuvre galénique dans la tradition séculaire des 'mémoires' de médecin, Moraux proposa un échantillon savoureux, quoique non exhaustif, des passages autobiographiques émaillant l'œuvre de Galien[9]. De fait, Galien est amené à raconter sa propre histoire au fil de ses traités, en fonction de toutes sortes de circonstances : un médicament lui fait évoquer son voyage dans une contrée lointaine pour y recueillir le précieux produit[10] ; cherchant un exemple sur une maladie donnée ou bien de quoi illustrer sa méthode, Galien rappelle sa propre expérience, entame le récit d'un cas qu'il a rencontré[11] ; enfin une histoire en entraîne une autre, et Galien se retrouve parfois à parler du mauvais caractère de sa mère[12]. Une certaine spontanéité semble émerger des histoires de Galien – et tout particulièrement de celles qui sont rapportées dans le petit livre de Paul Moraux. Le contexte du récit, et donc la plupart des éléments susceptibles de donner la clef de son interprétation, y est la plupart du temps gommé. Une telle amputation était le prix à payer pour faire ressortir tout le charme des récits de Galien et l'humanité du médecin et du savant. Pourtant, on aurait tort de voir dans ces récits, anecdotes ou vignettes les caractéristiques d'un esprit vagabond. Malgré l'abondance et la prolixité qui caractérisent l'œuvre galénique, et qui irritent si bien les lecteurs postérieurs à celle-ci, il n'y a pas de hasard, pas de divagation dans l'océan de

---

8 Sur le rôle de la figure de Socrate chez Galien, voir le bel article de R. Rosen, 'Socratism in Galen's Psychological Works', in *Antike Medizin im Schnittpunkt von Geistes-und Naturwissenschaften* (*Beiträge zur Altertumskunde*), ed. C. Brockmann, W. de Gruyter, 2009, p. 155-171 ; et, déjà, sur le même sujet, G. Misch, *A History of Autobiography in Antiquity*, 1950, vol. I, p. 331.

9 Les "souvenirs" de médecin abondent dans les catalogues de nos bibliothèques ; qu'on en juge d'après les nombreux titres d'ouvrage qui s'y rapportent au XIXe et XXe s., par exemple dans les catalogues respectifs de la British Library et de la Wellcome Library.

10 Galien, *De simpl. med. fac. ac. temp.*, IX, 2 = K. XII, 171-173 (sur Lemnos et la terre sigillée).

11 Voir les exemples donnés dans le chapitre *Enargeia*.

12 P. Moraux, *Galien de Pergame*, p. 35.

ces traités bigarrés. Si toutes les œuvres de Galien ne présentent pas le même degré d'élaboration, certaines paraissant plus spontanées, ou moins léchées (comme le traité *Sur le pronostic*, en fait une collection de récits), Galien n'écrit pas non plus au fil de la plume, comme le prouvent la logique serrée de son argumentation générale et la sophistication de son système de coordination. L'examen de ces récits dans leur contexte argumentatif et générique fait apparaître leur insertion dans le maillage serré de chaque œuvre. Au fond, chez Galien, tout récit (autobiographique ou non) a une fonction; parfois même, il s'agit non d'un seul récit mais d'une volée d'exemples, certains plus élaborés que d'autres, enfilés tels des perles au service de son propos. De plus, à l'intérieur de tout récit, agissent des codes propres à l'écriture impériale autant qu'au projet galénique lui-même[13]. Revenir sur l'autobiographie chez Galien, et sur l'autoportrait qu'il nous propose, c'est donc aussi examiner comment son discours sur lui-même s'organise en fonction du contexte littéraire, social et culturel de son temps[14]; c'est aussi analyser la fonction du discours sur soi au sein de son projet médical et philosophique. On est donc aussi loin de Montaigne que de l'anodine collection d'anecdotes que l'on aime à voir dans le recueil de Moraux. Le but de ce chapitre est d'explorer le discours sur soi chez Galien, avec une question principale en guise de fil directeur: peut-on parler d'autobiographie dans l'œuvre du médecin de Pergame?

1.2 *Galien et la première personne*

Galien n'est pas le premier médecin à s'exprimer à la première personne; dans les polémiques de la *Collection Hippocratique*, l'expérience personnelle, avec son lot de contrastes entre l'auteur et les 'autres', jouait déjà un rôle important, et entraînait un certain nombre d'occurrences de pronoms personnels et de verbes à la première personne[15]. D'une manière générale, le rôle de l'*autopsia* dans la littérature technique grecque (j'y inclus l'histoire), qui se matérialise souvent, dans le domaine médical, dans les histoires de cas, explique en par-

13 Voir le chapitre consacré au récit et à la description dans le présent volume: *Enargeia*.

14 Cf. S. Swain, 'Biography and Biographic in the Literature of the Roman Empire', in M. Edwards/S. Swain (eds), *Portraits: biographical representation in the Greek and Latin literature of the Roman Empire*, 1997, 1-37 (p. 1).

15 Par exemple, l'auteur de *Fractures*. Sur les débuts d'une rhétorique "scientifique", P.J. van der Eijk, 'Towards a Rhetoric of Ancient Scientific Discourse. Some formal characteristics of Greek medical and philosophical texts', in E.J. Bakker (ed.), *Grammar as Interpretation. Greek literature in its linguistic context*, Leiden, Brill, 1997, 77-129 (p. 115-119 pour le rôle de la première personne). Sur l'importance des textes hippocratiques pour l'étude de la rhétorique classique (épidictique notamment), voir aussi J. Jouanna, 'Rhétorique et médecine dans la Collection Hippocratique', *REG* 97, 1984, 26-44.

tie le poids de la première personne ; le discours argumentatif, souvent teinté de polémique contre un autre savant ou contre un groupe de savants, se prête également au contraste entre première et seconde ou (plus souvent) troisième personne. Comme on le verra, Galien joue au maximum sur les possibilités fournies par la nature discursive du texte médical ; mais quelques différences importantes apparaissent entre les nombreux auteurs anonymes et hétérogènes de la *Collection Hippocratique*, et le personnage imposant de Galien[16].

Tout d'abord, la personne de Galien unifie sous son nom une quantité sans précédent de textes ; ensuite, Galien vit et s'exprime dans une société bien différente de celle des cités de la Grèce classique. C'est ce dernier détail qui explique que Galien se soit à ce point raconté dans ses ouvrages ; l'affirmation de soi, le discours à la première personne, la valeur de l'expérience personnelle ont pris à l'époque impériale une importance qu'ils n'avaient pas auparavant. Plus précisément, le récit, particulièrement à la première personne, a trouvé un écho sans précédent. Un exemple remarquable, contemporain de Galien, nous est fourni par les *Discours Sacrés* d'Aelius Aristide, un ouvrage idiosyncratique où l'auteur fait la part belle à son expérience personnelle et à sa relation avec le dieu Asclépios ; de même, les *Pensées* de Marc Aurèle sont le signe d'un retour sur soi et le lieu d'une expression nouvelle. Dans l'univers des lettres latines, Cicéron et Sénèque représentent des rapports au soi bien différents[17]. Ce n'est qu'au sein de ce mouvement plus large, un mouvement d'ailleurs stylistiquement riche et varié, que l'autobiographie galénique peut et doit se comprendre[18]. De multiples jeux de contraste différencient les projets littéraires et philosophiques de ces figures emblématiques de la littérature impériale. En effet, à l'introspection de l'empereur stoïcien, s'oppose le discours agressif, démonstratif et polémique de Galien ; à la dévotion sans cesse réaffirmée d'Aristide, la profession de foi galénique envers la raison et la logique. Pourtant, des fils ténus unissent aussi ces textes fondateurs entre eux : car tous réservent une place particulière à l'expression d'une relation entre soi et le divin. Mais la forme même des *Pensées* de Marc Aurèle, ainsi que celle des sortes

16 Cf. Paul Moraux, *Galien de Pergame. Souvenirs d'un médecin*, Paris, 1985, p. 9.

17 Misch, tr. 1950 (part II, ch. III sur les auteurs impériaux, notamment Cicéron, Sénèque, Lucien, Marc Aurèle, Aelius Aristide et Epictète).

18 L'étude de l'autobiographie antique a connu une évolution depuis l'ouvrage classique de G. Misch, *Geschichte der Autobiographie, I: Das Altertum*, Leipzig, 1907, suivi sur bien des points par A. Momigliano, *The development of Greek Biography*, Cambridge Mass., 1971. Le renouveau des études consacrées à la littérature hellénistique et impériale a permis une meilleure appréhension des problèmes de l'autobiographie antique : voir F. Bazlez/P. Hoffmann/L. Pernot, 'Avant-propos' de *L'invention de l'autobiographie d'Hésiode à Saint Augustin*, Presses de l'Ecole Normale Supérieure, Paris, 1993, p. 7-10.

de cahiers[19] formant la base des *Discours sacrés*, semblent s'éloigner des formes choisies par Galien, moins intimes, plus classiques. Comment Galien exprime-t-il donc son sentiment religieux ? Il évoque sa dévotion envers Asclépios, qui est aussi le protecteur divin d'Aelius Aristide, mais il faut ajouter que Galien n'est pas insensible à la Nature vue comme Providence divine, puisque son traité *Sur l'utilité des parties du corps* est entrecoupé d'élans hymniques chantant le génie de celle-ci[20]. Le sentiment religieux se dessine donc chez Galien d'une manière qui ne recoupe pas nécessairement le reste de son projet autobiographique. Celui-ci n'est pas toujours au premier plan. Au cœur des récits galéniques se mêlent ainsi une personnalité écrasante et un personnage savamment construit ; une vie d'homme et un projet littéraire. Rien de commun donc, à première vue, avec le simple recours à la première personne du médecin anonyme en pleine démonstration, comme c'était le cas dans les ouvrages de la *Collection Hippocratique*.

1.3 *Galien et le problème du « je » dans la littérature grecque antique*

L'expression du moi fut toujours un problème éthique pour les Anciens[21]. Attestée dès l'époque classique, la difficulté de trouver le ton juste pour parler de soi sans se vanter est rapidement transformée par la rhétorique en force du discours, en preuve d'habileté. L'art de l'orateur consiste donc à tirer le meilleur parti (dans un contexte judiciaire, politique ou autre) de sa propre personnalité, pour mieux servir un projet plus élevé. Quel que soit le genre oratoire que l'on considère, l'éloge de soi trouve aisément sa place et illustre l'habileté de l'orateur, au point que de tels exercices étaient en vogue dans l'apprentissage de la rhétorique[22]. Le petit ouvrage de Plutarque, *Comment se louer soi-même sans exciter l'envie* (περὶ τοῦ ἑαυτὸν ἐπαινεῖν ἀνεπιφθόνως), offre

---

19 En fait des registres de notes, sur parchemin, de dimensions importantes mais sans que l'on puisse déterminer s'il s'agissait de rouleaux ou de codex. cf. L. Pernot, 'Le livre grec au IIe s. ap. J.-C. à partir de l'œuvre d'Aelius Aristide', *CRAI*, 2007 (2), 933-965 (p. 949-952).

20 Voir le chapitre 4 du présent ouvrage : 'Une rhétorique de la Providence'.

21 Voir la synthèse utile de L. Pernot, '*Periautologia*. Problèmes et méthodes de l'éloge de soi-même dans la tradition éthique et rhétorique gréco-romaine', *Revue des Etudes grecques* 111-1, 1998, p. 101-124 ; voir aussi I. Rutherford, 'The poetics of the *Paraphthegma* : Aelius Aristides and the Decorum of self-praise', in D. Innes/H. Hine/C. Pelling (eds), *Ethics and Rhetoric. Classical essays for Donald Russell on his Seventy-Fifth Birthday*, Oxford, 1995, 193-204. L'opuscule d'Aelius Aristide περὶ παραφθέγματος a fait l'objet d'une édition commentée par L. Miletti, *L'arte dell'autoelogio. Studio sull'orazione 28K di Elio Aristide, con testo, traduzione e commento*, Pisa, Edizioni ETS, 2011.

22 Au niveau de la déclamation, moins des exercices préparatoires, qui se concentrent sur l'éloge d'une manière plus générale – à la troisième personne. Cf. L. Pernot, *Periautologia*, p. 104-113.

des conseils en la matière, principalement destinés aux puissants. Le consensus exprimé par Plutarque est que ce type de discours est «plus odieux et déplaisant à entendre que tout autre»[23]. Héritier conscient de cette tradition rhétorique et éthique, Galien ne peut ignorer le problème; c'est donc lui faire un procès injuste que d'insister sans cesse sur sa propension à parler de lui-même. Au contraire, il faut s'interroger sur les raisons, les implications et la fonction du discours sur soi chez Galien. De même que Cicéron construisit sciemment un personnage digne du récit héroïque de son consulat, de même Galien se forge une *persona* digne de son projet éthique et scientifique. Dans l'univers hellénique de son époque, le rhéteur Aelius Aristide procure un imposant matériel autobiographique, que les savants modernes ont également du mal à s'approprier – tant le discours à la première personne peut être écrasant chez lui. Le statut du «je» chez Lucien se révèle plus encore complexe et controversé[24]. Le discours sur soi, même insistant et parfois insupportable, développé par certains polymathes de l'empire, se rapporte donc à une tradition littéraire et à un contexte social qu'il convient d'analyser. Comment Galien parvient-il à articuler ces contraintes au sein de son ample projet?

Galien recourt à plus d'un procédé pour parler de lui d'une manière habile; ces procédés recoupent en grande partie ceux qui ont été énumérés par les théoriciens du style à son époque. On les trouve chez Hermogène comme chez le Pseudo-Aelius Aristide[25]. Comme on va le voir, Galien se les appoprie avec brio. Si l'on tente de résumer ces procédés en théorie, l'éloge de soi peut-être accepté à condition de le présenter comme une nécessité, de faire parler autrui (prosopopée), de feindre de louer un autre que soi-même, de se louer soi-même dans le cadre d'une joute avec un adversaire (réel ou fictif), d'user de toutes sortes de circonlocutions et de formules d'atténuation demandant l'indulgence; on peut encore recourir à la prétérition, ou au blâme d'autrui. Enfin, il faut toujours, autant que possible, légitimer l'éloge de soi au nom d'une

23 Plutarque 547D: λόγος ἄλλος οὐδεὶς οὕτως ἐπαχθὴς οὐδὲ βαρύς. Sur cet ouvrage de Plutarque, voir M. Vallozza, 'Osservazioni sulle tecniche argomentative del discorso di lode nel "de laude ipsius" di Plutarco', in G. D'Ippolito/G. Gallo (eds), *Strutture formali dei Moralia di Plutarco. Atti del III Convegno Plutarcheo, Palermo 1989*, Napoli, 1991, p, 327-334.

24 J. Goeken, 'La rhétorique du moi dans les Hymnes d'Aelius Aristide', in L. Calboli-Montefusco, *Papers on rhetoric* 4, 2002, 121-138; N. Humble/K. Sidwell, 'Dreams of glory: Lucian as autobiographer', in B. McGing/J. Mossman (eds), *The Limits of Ancient Biography*, The Classical Press of Wales, p. 213-226; cf. S. Saïd, 'Le «je» de Lucien', in F. Baslez/P. Hoffmann/L. Pernot (eds), *L'invention de l'autobiographie: d'Hésiode à Saint Augustin*, Paris, 1993, p. 253-270; J. Bompaire, *art. cit.* du même volume.

25 Cf. L. Pernot, *Periautologia* p. 113 sq.; I. Rutherford, p. 199-200. Pseudo-Aelius Aristide (*Rhet.* I, 165, p. 62 = Patillon p. 159), Hermogène (de la méthode, p. 441-442).

fin supérieure – chez Galien, il s'agira de défendre la Vérité ou le divin Hippocrate. Mais l'on voit d'emblée que tout cet arsenal est plus que familier au bon élève des rhéteurs que fut Galien[26]. Galien se construit bien sûr en opposition permanente aux autres : son « je » est souvent un « je » de combat[27]. Mais il sait aussi user de finesses de style comme l'affirmation atténuée, exprimée avec l'optatif et ἄν, mettre en valeur son opinion au moyen de simples particules (notamment τοίνυν)[28]. Présenter ses ouvrages comme nées de la nécessité de se défendre, de défendre Hippocrate, de réagir à la demande d'amis, forment autant d'excuses à l'écriture (et donc à l'exaltation de ses propres succès scientifiques). Naturellement, parler des autres pour mieux parler de lui-même est une ressource qu'il ne dédaigne pas : l'éloge de son père est presque le sien, la destruction de ses adversaires une exaltation de sa propre intelligence. Comme on va le voir, Galien emploie donc à plein les ressources fournies par son excellente formation rhétorique et dévelope une rhétorique de la modestie conforme aux attentes de son public.

Par exemple, Galien s'avoue contraint d'écrire certains opuscules polémiques, comme le *Contre Lycos* et le *Contre Julien*, tous deux consacrés à la réfutation d'interprétations erronées et d'accusations injustes contre les *Aphorismes* d'Hippocrate[29]. Galien n'est pas sans faire preuve de jactance, particulièrement à l'encontre de Julien, dont la bêtise ne mérite pas même d'argument logique. Galien entame un livre à la demande de ses amis, qui le couvrent d'éloges, mais prend soin de préciser que ni la célébrité, ni le désir de postérité ne motivent son écriture. Ce *leitmotiv* revient fréquemment dans son œuvre. Le bref prologue du livre VII de la *Méthode Thérapeutique* est à cet égard un excellent exemple de la rhétorique de la modestie chez Galien :

> Τὴν θεραπευτικὴν μέθοδον, ὦ Εὐγενιανὲ φίλτατε, πάλαι μὲν ὑπηρξάμην γράφειν Ἱέρωνι χαριζόμενος, ἐπεὶ δὲ ἐξαίφνης ἐκεῖνος ἀποδημίαν μακρὰν ἀναγκασθεὶς στείλασθαι, μετ' οὐ πολὺν χρόνον ἠγγέλθη τεθνεώς, ἐγκατέλιπον κἀγὼ τὴν γραφήν. οἶσθα γὰρ ὡς οὔτε ταύτην οὔτε ἄλλην τινὰ πραγματείαν ἔγραψα τῆς παρὰ τοῖς πολλοῖς ἐφιέμενος δόξης, ἀλλ' ἤτοι φίλοις χαριζόμενος ἢ γυμνά-

26 Sur la question de la formation rhétorique de Galien, voir Introduction p. 8-12.

27 Voir chapitre 2, Révélation, Démonstration, Réfutation.

28 L'affirmation atténuée est plus présente dans certains ouvrages que dans d'autres : le *De usu partium* offre abondance d'exemples. Sur l'emploi de τοίνυν, voir C. Petit, 'Greek Particules in Galen's Œuvre', à paraître.

29 Galien, *Adv. Lyc.* 1 (K. XVIII, 198 = CMG V, 10, 3 (Wenkebach) p. 4) ; *Adv. Iul.* 2 (K. XVIII, 254 = CMG V, 10, 3 (Wenkebach) p. 39). À propos de ces deux opuscules, vus comme paradigmes de la rhétorique de combat de Galien, voir le chapitre 2, Révélation, Démonstration, Réfutation.

> ζων ἐμαυτόν, εἴς τε τὰ παρόντα χρησιμώτατον γυμνάσιον εἴς τε τὸ τῆς λήθης γῆρας, ὡς ὁ Πλάτων φησίν, ὑπομνήματα θησαυρισόμενος[30].
>
> Mon très cher Eugénianos, j'ai entrepris, il y a longtemps, d'écrire ma *Méthode thérapeutique*, pour faire plaisir à Hiéron. Mais comme celui-ci fut subitement obligé de partir pour un long voyage et que sa mort nous fut annoncée peu après, j'abandonnai alors la rédaction de mon ouvrage. Tu sais parfaitement que je n'ai écrit ni ce traité ni aucun autre par désir de me rendre célèbre auprès des foules, mais bien pour faire plaisir à des amis ou pour m'exercer moi-même, d'une manière qui me soit à la fois très utile dans le présent et qui me permette de me constituer une réserve d'aide-mémoire en vue de la « vieillesse oublieuse », selon l'expression de Platon.

Le lieu commun de l'utilité pratique, immédiate et future, est combiné ici avec le désir de satisfaire un ami, ou un groupe d'amis. Tout en plaçant l'impulsion et l'origine du livre chez les autres, ou bien dans un besoin personnel et pratique qui n'a rien à voir avec la publication d'ouvrages en vue de la gloire, Galien n'oublie pas de rappeler à quel point ses écrits sont demandés et appréciés ; il poursuit par quelques considérations sur les inconvénients de la célébrité, qui nuit à ceux qui souhaitent se consacrer à l'étude :

> ὁ γάρ τοι τῶν πολλῶν ἀνθρώπων ἔπαινος εἰς μὲν χρείας τινὰς ἐπιτήδειον ὄργανον ἐνίοτε γίγνεται τοῖς ζῶσιν, ἀποθανόντας δὲ οὐδὲν ὀνίνησιν, ὥσπερ οὐδὲ τῶν ζώντων ἐνίους. ὅσοι γὰρ ἥσυχον εἵλοντο βίον, ὠφελημένοι μὲν ἐκ τῆς φιλοσοφίας, αὐτάρκη δ' ἔχοντες τὰ πρὸς τὴν τοῦ σώματος θεραπείαν, τούτοις ἐμπόδιον οὐ σμικρόν ἐστιν ἡ παρὰ τοῖς πολλοῖς δόξα, περαιτέρω τοῦ προσήκοντος ἀπάγουσα τῶν καλλίστων αὐτούς[31].
>
> En effet, l'éloge que décernent les masses est parfois, pour les vivants, un outil d'une certaine utilité, mais il n'aide en rien les morts, pas plus du reste que certains vivants. Tous ceux qui ont choisi de mener leur vie dans la tranquillité, en s'appuyant sur la philosophie, et qui ont assez de ressources pour subvenir aux besoins de leur corps, pour ces gens-là, la célébrité auprès des masses constitue un obstacle de taille, puisqu'elle les détourne des choses les plus belles, au-delà des limites du convenable.

---

30 Galien, *Meth. med.* VII, 1 (Loeb vol. II, 236 = K. X, 456). Je reprends ici la traduction de Paul Moraux, 1985, p. 149.

31 Galien, *Meth. med.* VII, 1 (Loeb vol. II, 236 = K. X, 457).

La présentation générale des sages, modestes et voués à l'étude, sert de préparation à une autre présentation, celle de Galien lui-même, victime parmi d'autres de la célébrité :

> ὥσπερ ἀμέλει καὶ ἡμᾶς οἶσθα πολλάκις ἀνιωμένους ἐπὶ τοῖς ἐνοχλοῦσιν οὕτω συνεχῶς ἐνίοτε χρόνον ἐφεξῆς πολὺν, ὡς μηδ' ἅψασθαι δυνηθῆναι βιβλίου. ἐγὼ δὲ οὐκ οἶδ' ὅπως εὐθὺς ἐκ μειρακίου θαυμαστῶς, ἢ ἐνθέως, ἢ μανικῶς, ἢ ὅπως ἄν τις ὀνομάζειν ἐθέλῃ κατεφρόνησα μὲν τῶν πολλῶν ἀνθρώπων δόξης, ...[32]
>
> Moi aussi, tu le sais bien, les fâcheux m'ont souvent importuné, parfois même longtemps et sans discontinuer, au point de me rendre incapable de toucher à un livre. Je ne sais trop pourquoi, dès mon adolescence, j'ai éprouvé un mépris profond pour la célébrité auprès des masses. Y avait-il là une inspiration divine, ou une sorte de folie ? Qualifie mon attitude du nom que tu voudras !

Inspiration divine ou folie ? Galien laisse habilement le soin à son interlocuteur de qualifier son attitude – et donc de le définir comme philosophe, ou mieux, « inspiré par les dieux ». Cette dernière notion est au cœur de l'*èthos* défini par d'autres représentants illustres de la Seconde Sophistique[33]. On a vu au chapitre précédent que l'inspiration divine du sophiste est au cœur du projet hymnique d'Aelius Aristide, et probablement du projet théologique de Galien dans le *De usu partium*. Cette remarque n'est donc pas anodine. Au cas où, Galien enfonce le clou en réitérant son « amour de la vérité » socratique :

> ... ἐπεθύμησα δὲ ἀληθείας καὶ ἐπιστήμης, οὐδὲν εἶναι νομίσας οὔτε κάλλιον ἀνθρώποις οὔτε θειότερον κτῆμα. διὰ ταῦτ' οὖν οὐδ' ἐπέγραψά ποτε τὸ ἐμὸν ὄνομα τῶν ὑπ' ἐμοῦ γεγραμμένων βιβλίων οὐδενί· παρεκάλουν δ', ὡς οἶσθα, καὶ ὑμᾶς μήτ' ἐπαινεῖν με παρὰ τοῖς ἀνθρώποις ἀμετρότερον, ὥσπερ εἰώθατε, μήτ' ἐπιγράφειν τὰ συγγράμματα[34].
>
> En même temps, j'avais soif de vérité et de science, car je croyais que les hommes ne peuvent rien acquérir de plus beau et de plus divin. C'est pour

32 *Ibidem.*

33 *Cf.* E. Bowie, 'Portrait of the sophist as a young man', in *The Limits of ancient biography* (op. cit.) p. 141-153 (sur les passions du sophiste, sujet (ou non) à l'emportement colérique, à la luxure ; modèle de la jeunesse).

34 Galien, *Meth. med.* VII, 1 (Loeb vol. II, 238 = K. X, 457-458).

> cela que je n'ai inscrit mon nom sur aucun des ouvrages que j'ai écrits. Je vous exhortais aussi, comme tu le sais, à ne pas faire de moi en public des éloges exagérés, comme vous en aviez l'habitude, et à ne pas non plus mettre mon nom sur mes traités.

Le goût de la science et de la vérité, moteur unique et véritable d'un jeune Galien aspirant au beau et au divin, est un lieu commun chez le médecin de Pergame ; il confine ici à l'imprudence (voire à la folie, selon ses propres termes), mais il permet à l'auteur de souligner une vertu supplémentaire de sa *physis* : le désintéressement. La modestie mise en scène par Galien, sous couvert d'expliquer la genèse du livre, éclate dans les « éloges exagérés » qu'il met dans la bouche de ses amis. Conformément donc aux prescriptions de base des rhéteurs, Galien déplace l'éloge de soi (et l'autoportrait) vers le discours tenu sur lui par d'autres – la foule des admirateurs, le cercle des amis enthousiastes, les grands hommes de son temps. L'évocation du passé et des raisons de l'abandon, puis de la reprise d'un livre, servent donc de toile de fond, et d'excuse, à la *periautologia*. À l'occasion, lorsque l'éloge en vaut la peine, Galien se fend d'une citation – c'est le cas lorsque l'éloge vient de la bouche même de Marc Aurèle, qui s'adresse à Peitholaos après avoir été soigné par Galien :

> ... ἰατρὸν ἔχομεν ἕνα καὶ τοῦτον ἐλεύθερον πάνυ[35].
>
> Nous n'avons qu'un médecin, et c'est un homme très éclairé.

La traduction de l'adjectif ἐλεύθερον est difficile, mais l'empereur se réfère sans doute à Galien comme homme de bien, noble et généreux, à l'esprit indépendant – cela revient-il à parler de Galien comme d'un égal ? Galien laisse-t-il entendre cela ? En tout cas, Marc-Aurèle semble effacer en un mot le reste des médecins de sa cour. Ce trait, authentique ou non, donne l'occasion à Galien de rappeler, dans le même passage, une autre formule dont Marc Aurèle aurait *sans cesse* (ἀεὶ) usé à son endroit :

> ... τῶν μὲν ἰατρῶν πρῶτον εἶναι, τῶν δὲ φιλοσόφων μόνον.
>
> le premier parmi les médecins, et unique entre les philosophes.

35 Galien, *De praen.* 11, 8 CMG V, 8, 1, p. 128 Nutton (K. XIV, 660).

Cet éloge prêté à Marc Aurèle est doublement important, non pas seulement parce que c'est un éloge que Galien trouve le moyen d'insérer dans son récit, mais aussi parce que c'est un éloge qui reflète exactement l'idéal du bon médecin décrit par Galien ailleurs, notamment dans *Que le meilleur médecin est aussi philosophe*[36]. Il trouve donc ici une caution rêvée en la personne de l'empereur-philosophe Marc Aurèle, le plus noble et le plus éclairé des patients qu'il eut à traiter; Marc Aurèle semble tenir un miroir à Galien pour qu'il s'y reconnaisse, ou du moins pour que le lecteur l'y reconnaisse, assimilant et confondant aisément l'aura philosophique de ces deux personnages.

A la fin du chapitre suivant (sur la guérison de Commode), parachevant son portrait par la famille impériale, Galien raconte une ultime anecdote (12, 7-9) : une parente de Marc Aurèle, Faustina[37], se moque des médecins Méthodiques (secte honnie de Galien), en déclarant à l'un de ses représentants qui vient d'être ridiculisé par le triomphe de Galien :

> Γαληνὸν... τοῦτον ἴσθι μὴ λόγοις ἀλλ'ἔργοις ὑμῖν τοῖς μεθοδικοῖς πολεμεῖν. (...) καὶ νῦν οὖν... τὸ τῆς ἐπιστήμης βέβαιον ἐπιδείκνυται (...)[38]
>
> Voici Galien, qui lutte contre vous autres Méthodiques non par des mots, mais par des actes (...). Et maintenant le fondement de sa science éclate au grand jour (...).

Si Galien définit l'excellent médecin comme un philosophe, il a aussi consacré une grande partie de son œuvre à la défense de la médecine hippocratique contre les Méthodiques[39]. Le verdict de la noble dame vaut condamnation de ces derniers et semble embrasser la position de Galien : le voilà non seulement vengé, mais triomphant de ses ennemis. En effet, Faustina dénonce les Méthodiques dans les termes mêmes employés par Galien ailleurs, qui se targue en plus d'une occasion de lutter contre eux « par des actes et non en paroles »[40]. Le triomphe est donc complet – sans que Galien ait à se vanter[41].

---

36 Voir Galien, *Œuvres, tome I*, (texte édité et traduit par V. Boudon-Millot), Paris, 2007, 235-314.

37 Sur son identité, voir S. Swain, *Hellenism and Empire*, 1996, p. 376 n. 70 ; V. Nutton, *Galen. On prognosis*, Berlin, 1979, p. 223.

38 Galien, *De praen.* 11, 8 CMG V, 8, 1, p. 132 Nutton (K. XIV, 663-664).

39 Voir les exemples analysés dans le chapitre 2, Révélation, Démonstration, Réfutation.

40 Par exemple, ἔργοις μᾶλλον ἢ λόγοις *Meth. Med.*, IX, 4 (K. X, 609) ; cf. *Loc. aff.* III, 3, K. VIII, 144, 5-7.

41 Si Galien se plaint d'être encore plus détesté par les autres médecins après ce trait de Faustina, ce n'est qu'une manière de faire ressortir le coup fatal porté à ses ennemis.

Mais Galien fait plus – dans ce même traité consacré à ses succès dans la bonne société romaine, son habileté tient au fait qu'il fait moins l'éloge de lui-même que de ses diagnostics ou pronostics. Sa transition entre la cure de Sextus et celle de Marc Aurèle est un chef d'œuvre de fausse modestie: tout en insistant, en s'adressant à son destinataire, sur le caractère non exceptionnel de la guérison de son malade à la fin du chapitre 10 (éd. Nutton), Galien vise à faire ressortir le caractère «vraiment remarquable» de celle de l'empereur (chapitre 11):

> αὕτη μὲν οὖν ἡ πρόρρησις, ὡς ἔφην, εἰ καὶ θαυμαστὴ τοῖς πολλοῖς τούτοις ἰατροῖς ἔδοξεν, ἀλλ' οὐ τοιαύτη γε κατ'ἀλήθειαν ἦν, (…) Θαυμαστὴ δ' ὄντως ἡ νῦν ἐπ' αὐτοῦ τοῦ βασιλέως συμβᾶσα (…)[42].

> Ce pronostic, donc, comme je l'ai dit, même s'il parut remarquable (θαυμαστὴ) à la plupart de ces médecins, ne l'était pas en vérité (…). Vraiment remarquable, en revanche, fut la cure que j'obtins sur la personne de l'empereur lui-même (…)

Sous les dehors de la modestie donc, rendant à la vérité ce qui lui revient, Galien réussit à faire ressortir un des récits les plus importants de son recueil: celui de la maladie de Marc Aurèle, guéri par Galien avec le résultat que l'on sait. Le récit suivant, qui relate la guérison du jeune Commode, vient parachever l'encadrement de la pièce maîtresse de l'édifice – car elle non plus, malgré ce que l'on a dit, ne fut pas véritablement extraordinaire (Τὸ μέντοι κατὰ Κόμμοδον ἔχειν μέν φασί ⟨τι⟩ μέγιστον, τῇ δ'ἀληθείᾳ πάμπολυ λείπεται τοῦδε, 12, 1 Nutton p. 130). La cure «vraiment remarquable» figure donc entre deux récits de pronostic moins extraordinaires, ce qui la fait ressortir davantage, pour le plus grand profit de Galien (qui non seulement récolte un éloge impérial, celui de l'empereur philosophe!, mais parvient à préserver l'indispensable pose de modestie qui sied à un véritable «amant de la vérité»).

Collection de récits destinée à la défense d'un parcours et d'une méthode, l'ensemble du traité *Sur le pronostic* ne se veut pas un éloge de Galien par lui-même, mais plutôt une démonstration (par le cas) de la grande science du médecin. La fin du traité est à cet égard éloquente – répondant à un public impressionné par la justesse de ses prédictions, Galien commence par raconter une anecdote (sans doute fameuse) sur Isocrate répondant à une question

42 Galien, *De praen.* 10, 22 CMG V, 8, 1, p. 126 Nutton (K. XIV, 657). Galien répète qu'il regarde cette guérison comme un de ses plus hauts faits, *ibid.* 11, 9 p. 128 Nutton.

similaire. La réponse d'Isocrate, que Galien cite, étant elle-même une leçon de fausse modestie, il est vrai que Galien, en prétendant ne pas se vanter, ne se montre pas vraiment modeste non plus : ni en se comparant à Isocrate, ni en usant du même effet. Véritable Isocrate de la médecine, Galien conseille à ses admirateurs de lire son livre sur le pouls, et clôt ici le traité *Sur le pronostic*[43]. Il n'a pas fait son propre éloge – il n'a fait que relater quelques cas qui ont démontré l'ignorance crasse de ses contemporains (autant que la justesse de ses propres raisonnements).

C'est donc peu de dire que quand Galien parle de lui, il se fie aux prescriptions des rhéteurs et le fait avec une parfaite habileté et en conformité avec l'esprit de son temps. Nul doute que cette rhétorique du discours sur soi ne surprenait et ne trompait personne – mais elle était conforme aux attentes du public, comme le reste des procédés employés par Galien. C'est donc un faux procès que d'accuser, hors-contexte, Galien d'égocentrisme : parler de soi, fût-ce avec l'artifice rhétorique élaboré par des générations de rhéteurs, faisait partie de l'expression publique, qu'elle soit écrite ou orale, et quel qu'en soit le sujet ou prétexte, hymne aux dieux ou publication 'scientifique'. Ici Galien rejoint Aristide et les sophistes ; le goût de son époque n'est certes pas le nôtre, mais on perdrait de vue le contexte culturel et littéraire dans lequel écrit Galien si l'on s'arrêtait à l'agacement provoqué par ses multiples épanchements.

2 Autoportrait et stratégies rhétoriques

2.1 *Galien et les lieux communs du portrait, ou les limites de la sincérité*

C'est lorsque l'autobiographie touche à l'intime que Galien est peut-être le plus suspect d'artifice et de construction rhétorique. Le portrait qu'il dresse de son père et de toute sa lignée dans l'un de ses derniers ouvrages est tout éloges :

> Ἦν μοι πατὴρ οἷου ἐγὼ καὶ ἀναμιμνησκόμενος ἑκάστοτε βελτίων ἐμαυτοῦ τὴν ψυχὴν αἰσθάνομαι γινόμενος. Οὐ γὰρ ἄλλος ἀνθρώπων τις ⟨οὕτως⟩ ἀκριβῶς ὡς καὶ οὗτος ἐτίμησε δικαιοσύνην τε καὶ σωφροσύνην καὶ δι'αὐτὰς κἀκείνας ἔσχε φύσει τοῦτο χώρις τῶν ἐκ φιλοσοφίας λόγων. Οὐ γὰρ ὡμίλησε φιλοσόφοις ἐν νεότητι, παρὰ τῷ πατρὶ μὲν ἑαυτοῦ, πάππῳ δὲ ἐμῷ, τὸ μὲν κατὰ τὴν ἀρετήν, τὸ δὲ κατὰ τὴν ἀρχιτεκτονίαν ἐκ παιδὸς ἀσκηθεὶς ἐν οἷς καὶ αὐτὸ ἐκείνῳ ἦν πρῶτον (…)[44]

43 Galien, *De praen.* 14, 9-10 CMG V, 8, 1, p. 140-142 Nutton (K. XIV, 672). Cf. S. Swain, *Hellenism and Empire*, p. 376-377.

44 Galien, *De ind.* 58-60 BJP (Budé p. 18-19).

> J'ai eu un père tel, qu'à son seul souvenir je sens mon âme devenir meilleure. Car aucun autre homme n'a aussi exactement que lui honoré la justice et la sagesse et, de cette manière, acquis ces vertus aussi par nature, sans les raisonnements issus de la philosophie. Car il ne fréquenta pas les philosophes dans sa jeunesse, c'est auprès de son père, mon grand-père, qu'il s'exerça dès l'enfance à l'excellence morale aussi bien qu'à l'architecture, dans lesquelles précisément cela était primordial aux yeux de cet homme…[45]

Ce passage de *Ne pas se chagriner* fait écho à d'autres passages similaires, répartis dans d'autres œuvres[46] – Galien prend plaisir à rendre hommage à son père, selon lui plus digne et modéré que tous les philosophes. Mais les éléments de ces souvenirs font aussi partie de la topique de l'éloge, *physis*, *ethos*, origines, famille[47]. De surcroît, l'éloge de son père est un biais évident pour faire son propre éloge – son excellente nature (*physis*) lui vient de son père et de ses ancêtres paternels, qu'il s'est ingénié à imiter dès l'enfance, mais elle n'en est pas moins sienne. Usant d'un procédé similaire à celui décrit plus haut, Galien ne parle pas de lui immédiatement, mais le fait de manière presque détournée, seulement par le truchement de la comparaison. Un autre passage célèbre reflète la même habileté. Tout en feignant de ne savoir comment qualifier son propre naturel, Galien donne à penser à son destinataire et à son lecteur qu'il a hérité des excellentes qualités morales de ses ancêtres paternels, en imitant son père plutôt que sa mère :

> Ἐγὼ τοίνυν, ὅπως μὲν τὴν φύσιν εἶχον, οὐκ ἔχω φάναι (τὸ γὰρ ἑαυτὸν γνῶναι χαλεπόν ἐστι καὶ τοῖς τελείοις ἀνδράσι, μή τί γε δὴ τοῖς παισίν), εὐτύχησα δὲ μεγάλην εὐτυχίαν, ἀοργητότατον μὲν καὶ δικαιότατον καὶ χρηστότατον καὶ φιλανθρωπότατον ἔχων πατέρα, μητέρα δ' ὀργιλωτάτην, ὡς δάκνειν μὲν | ἐνίοτε τὰς θεραπαίνας, ἀεὶ δὲ κεκραγέναι τε καὶ μάχεσθαι τῷ πατρὶ μᾶλλον ἢ Ξανθίππη Σωκράτει. παράλληλά τε ὁρῶντί μοι τὰ καλὰ τῶν τοῦ πατρὸς ἔργων τοῖς αἰσχροῖς πάθεσι τῆς μητρὸς ἐπῄει τὰ μὲν ἀσπάζεσθαί τε καὶ φιλεῖν, τὰ δὲ φεύ-

45 La ponctuation et la construction de ce passage ont été modifiés par Garofalo/Lami (suivis par Nutton), offrant un texte plus fluide ; mais l'asyndète en début de phrase, comme acceptée ici par BJP (Boudon-Millot/Jouanna), n'est pas sans parallèles chez Galien, tout particulièrement dans un autre passage où il parle de son père (*De puls. diff.*, 2, 1, cité ch. 1). L'impression de spontanéité et de vivacité transmise par l'asyndète est sans doute recherchée à dessein.

46 Autres passages : par exemple, *De bonis malisque sucis*, CMG V, 4, 2 (ed. Helmreich), 1923, 392.

47 cf. L. Pernot, *La rhétorique de l'éloge*, I, 153.

> γειν καὶ μισεῖν. ὥσπερ δ' ἐν τούτοις ἑώρων παμπόλλην διαφορὰν τῶν γονέων, οὕτω κἀν τῷ φαίνεσθαι τὸν μὲν ἐπὶ μηδεμιᾷ ζημίᾳ λυπούμενον, ἀνιωμένην δ' ἐπὶ σμικροτάτοις τὴν μητέρα. γινώσκεις δὲ δήπου καὶ σὺ τοὺς παῖδας, οἷς μὲν ἂν ἥσθῶσι, ταῦτα μιμουμένους, ἃ δ' ἂν ἀηδῶς ὁρῶσι φεύγοντας[48].
>
> En tout cas, moi, je ne saurais dire quelle était ma nature (car s'il est difficile de se connaître soi-même pour les hommes faits, qu'en est-il pour les enfants !), mais j'eus une grande chance, celle d'avoir un père inaccessible à la colère, très juste, très bon, et très altruiste, à l'inverse de ma mère, colérique, au point de mordre parfois ses servantes, de crier sans cesse et de s'en prendre à mon père encore davantage que Xanthippe à Socrate ! Confronté ainsi aux qualités de mon père face aux vices de ma mère, j'appris à embrasser et aimer les premiers, et à fuir et haïr les seconds. Et tout comme je voyais une grande différence entre mes parents, de même je constatai que mon père paraissait ne jamais être chagriné par des peines, tandis que ma mère se lamentait sur des riens. Tu sais bien toi-même que les enfants imitent ce qui leur plaît, et fuient ce qu'ils n'apprécient pas !

Ce passage a été admirablement commenté par Ralph Rosen sous l'angle de la figure de Socrate, auquel Galien compare implicitement son père[49]. L'emploi de la formule socratique τὸ γὰρ ἑαυτὸν γνῶναι χαλεπόν ἐστι n'est bien sûr pas innocent ! Imitateur studieux des qualités paternelles, Galien se présente ainsi subtilement comme l'héritier de qualités essentiellement socratiques[50]. Mais, ainsi qu'on l'a observé ailleurs, le milieu familial de Galien lui a offert encore d'autres qualités : selon le *De Diff. Puls.*, dans un passage cité plus haut[51], Galien doit tout à l'hellénisme pur et au milieu social protégé qui ont été les siens, et lui ont permis la maîtrise du bon grec, appris dans les livres des Anciens (toujours grâce à son père). L'excellence morale et intellectuelle inculquée dès l'enfance rejoint donc non seulement l'idéal socratique, mais aussi la maîtrise de la tradition culturelle grecque et de la langue qui la véhicule – une boucle est bouclée, dans laquelle Galien se pose en garant d'un héritage hellénique bien choisi et bien compris.

---

48 Galien, *De propr. animi cuiusl. affect. dign. et curat.*, 8 (*Scripta Minora* I, 31 = K. V, 40-41).

49 R.M. Rosen, 'Socratism in Galen's psychological works', in C. Brockmann/W. Brunschön/O. Overwien (eds), *Antike Medizin im Schnittpunkt von Geistes- und Naturwissenschaften*, Berlin, De Gruyter, 2009, p. 155-171 (p. 165-166).

50 Voir *infra* p. 232-235 sur Galien héritier des grands sages.

51 Voir chapitre 1, Galien et l'hellénisme, p. 37 et 49-53.

Dans ce contexte, la présentation de la vie hautement morale vécue par Galien n'est pas surprenante. Vie et moralité se superposent aisément dans la compréhension antique de l'éthique. Comme l'explique H. von Staden, la promotion d'un style de vie irréprochable est indispensable dans un univers où la réputation d'un médecin se fait en fonction de critères de moralité et d'apparences sans tache[52]. Galien est l'archétype de ce médecin sans reproche, médecin-philosophe, exemple pour tous – bien au delà de l'univers proprement médical.

2.2 *Les voyages de Galien : un autoportrait exotique ?*

Un thème supplémentaire vient compléter l'autoportrait de Galien : celui du voyage. Galien agrémente son écriture de récits de voyage qui recouvrent des fonctions diverses. Il ne s'agit pas ici de parler de littérature de voyage au sens moderne du terme, ni d'assimiler un seul traité de Galien à un récit de voyage – il ne s'agit, au mieux, que de digressions plus ou moins longues ; mais celles-ci ne se rapportent pas moins à un thème littéraire devenu lieu commun à l'époque romaine, celui de l'*iter*. La littérature ayant trait au voyage dans l'antiquité est vaste et diverse, et commence en grec avec l'Odyssée ; la forme poétique lui est plus souvent associée que la prose[53]. Ces voyages, chez Galien, servent un propos scientifique en permettant de marquer la méthode galénique au coin de l'*autopsia* ; de ce point de vue, ils fonctionnent un peu comme chez Hérodote ou, plus près de lui, Strabon[54]. Mais ils servent aussi la définition d'un *èthos* savant et contribuent à la construction d'un personnage non seulement digne de foi, mais aussi méthodique et particulièrement érudit. La thématique du voyage peut s'avérer un fil directeur particulièrement éclairant pour l'analyse de textes que l'on réduit parfois à leur témoignage historique, géographique et social[55].

---

52 H. Von Staden, 'Character and competence. Personal and professional conduct in Greek medicine', in H. Flashar/J. Jouanna (eds), *Médecine et morale dans l'antiquité. Entretiens de la Fondation Hardt vol. 43*, Genève, Droz, 1997, 157-195.

53 Voir notamment, dans le domaine latin, la belle étude de J. Soler, *Écritures du voyage. Héritages et inventions dans la littérature latine tardive*, Paris, Institut d'Etudes Augustiniennes, 2005.

54 Voir notamment les récits de Strabon sur l'Egypte à la première personne.

55 Le récit de Rutilius Namatianus a ainsi connu un regain de fortune chez les spécialistes de la littérature antique ; voir l'introduction d'E. Wolff à son édition de Rutilius Namatianus (Les Belles Lettres, 2007) ; J. Soler, *op. cit.* et 'Le poème de Rutilius Namatianus et la tradition du récit de voyage antique : à propos du 'genre' du *De reditu suo*', *Vita Latina* 174 (juin 2006), 104-113 ; au préalable, F. Paschoud, 'Une relecture poétique de Rutilius Namatianus', *Museum Helveticum* 35-4, 1978, 319-328.

Dans le récit de voyage, Galien se conforme à des conventions bien établies: on retrouve chez lui le rôle de la première personne, la description attentive, les nombreux noms (toponymes par exemple) qui peuvent aider le lecteur à se repérer, la ligne directrice d'un cabotage lorsqu'il s'agit de navigation (ainsi dans le fameux récit de la visite à Lemnos, dans les *Simples*, IX, 2). C'est que dans ces récits se mêlent aisément récit et *ekphrasis* ou description. C'est plus qu'ailleurs le royaume de l'*enargeia*: il faut rendre visibles les lieux que l'on décrit, devant lesquels ou dans lesquels on passe[56]. L'originalité compte moins que la virtuosité et l'efficacité visuelle du passage – en cela, Galien ne fait pas exception parmi les auteurs de son temps. Dans le cas du fameux voyage à Lemnos, Galien doit en fait s'y reprendre à deux fois: lors de son premier passage, en venant d'Asie Mineure en direction de Rome, il se trompe de cité, le navire s'arrêtant à Myrina de Lemnos, et non à Hephaistias, véritable but de son voyage. Bien que Lemnos soit une île bien connue des Grecs de tout bord, l'une des plus grandes de la Mer Egée, sa géographie semble peu familière à un homme pourtant cultivé tel que Galien: ce dernier ignore l'existence de deux cités, et semble se méprendre sur l'étendue réelle de l'île. À une époque dépourvue de guides de voyage et de cartes, tout renseignement écrit peut donc s'avérer salvateur. L'on comprend dès lors l'application des voyageurs à décrire les lieux par où ils passent. Pragmatique, donc, Galien renonce, et attend son voyage en sens inverse, de Rome en Asie Mineure, pour explorer Lemnos et la fameuse terre lemnienne des cachets:

> ὡς γὰρ ἀπὸ τῆς Ἰταλίας διαβαλὼν εἰς τὴν Μακεδονίαν καὶ σχεδὸν ὅλην αὐτὴν ὁδοιπορήσας ἐν Φιλίπποις ἐγενόμην, ἥπερ ἐστὶν ὅμορος τῇ Θρᾴκῃ πόλις, ἐντεῦθεν ἐπὶ τὴν πλησίον θάλατταν εἴκοσιν ἐπὶ τοῖς ἑκατὸν ἀπέχουσαν στάδια κατελθών, ἔπλευσα πρότερον μὲν εἰς Θάσον ἐγγύς που διακοσίους σταδίους, ἐκεῖθεν δὲ εἰς Λῆμνον ἑπτακοσίους, εἶτ' αὖθις ἀπὸ Λήμνου τοὺς ἴσους ἑπτακοσίους εἰς Ἀλεξάνδρειαν Τρωάδα. καὶ διὰ τοῦτ' ἐξεπίτηδες ἔγραψα περί τε τοῦ πλοῦ καὶ τῶν σταδίων, ὅπως εἴ τις ἐθέλῃ θεάσασθαι καὶ αὐτὸς ὁμοίως ἐμοὶ τὴν Ἡφαιστιάδα διαγινώσκων τὴν θέσιν αὐτῆς, οὕτως παρασκευάζοιτο πρὸς τὸν πλοῦν.[57]
>
> Après être passé d'Italie en Macédoine et avoir fait presque tout le voyage par la route, j'arrivai à Philippes, une ville aux confins de la Thrace. De là, je gagnai la mer, distante d'environ cent vingt stades, puis je pris un bateau jusqu'à Thasos, qui est à environ deux cent stades. De là, je gagnai

56 Cf. J. Soler, *op. cit.* (2005), p. 84-91.

57 Galien, *Simpl. Med.* IX, 2 (K. XII, 172-173). Texte traduit par Paul Moraux, p. 75.

> Lemnos, à sept cent stades, et de Lemnos Alexandrie de Troade, également à sept cent stades. Je donne tous ces détails sur mon trajet par mer et les distances en stades pour que, si quelqu'un veut comme moi visiter Hephaistias, il en connaisse la situation et puisse comme moi préparer sa traversée en conséquence.

Précisions et détail du trajet sont fournis, l'auteur nous l'apprend clairement ici, dans un but utilitaire, pour rendre service à de futurs voyageurs – mais Galien, bien sûr, a d'autres idées en tête. Comme les démonstrations et les récits de cas, les expériences de Galien en voyage contribuent à façonner son *èthos* de savant et d'homme de bien avide de connaissances.

Nulle place pour les sentiments ou pour la description du voyage comme expérience transformatrice : plutôt, un itinéraire parmi d'autres, qui chez Galien permet de rectifier les données connues par ouï-dire et de défaire quelques mythes liés, par exemple, à l'emploi de certaines substances – comme le sang de bouc dans la terre de Lemnos. L'évocation d'un ailleurs y est pittoresque, mais pas existentielle. Le lieu commun du voyage comme prétexte à autoportrait est central dans la construction du récit d'un exil et l'évocation des sentiments de l'exilé (Ovide, Dion de Pruse). Mais qu'y a-t-il de commun entre les voyages de Galien et l'exil forcé, errant d'un Dion de Pruse[58] ? Galien y affine l'évocation de son caractère. L'exploration physique des lieux, pour vérifier les données de la tradition, vient relayer à bon escient l'exploration méthodique des propriétés des remèdes. Comme le souligne Joëlle Soler à propos des poètes latins :

> (…) le poème de voyage dessine un trajet conforme à l'idée que l'écrivain voyageur se fait, ou veut que l'on se fasse, de lui-même. Autrement dit, il construit un itinéraire accordé à son *èthos*. Le langage qu'il utilise, le choix des références mythologiques ou des épithètes qui accompagnent les toponymes, traduisent sa personnalité. Ce n'est donc pas en parlant directement de lui-même, de ses sentiments, de ses pensées, que le voyageur se livre, mais par l'intermédiaire de son périple poétique[59].

58 F. Jouan, 'Les récits de voyage de Dion Chrysostome : réalité et fiction', in F. Baslez et alii (eds), *L'invention de l'autobiographie* p. 189-198. Voir aussi les études rassemblées par S. Swain sur Dion Chrysostome (Oxford, 2000).

59 J. Soler, op. cit. (2005), p. 90-91. Voir aussi, sur le lien entre voyage et caractérisation, J. Mossman, 'Travel writing, history, and biography', in *The Limits of Ancient Biography*, p. 281-303 ;

En parlant de ses voyages, Galien ne fait pas autre chose que les auteurs étudiés par J. Soler : ses choix de mots, de références mythologiques et littéraires, sa manière de tourner tout son récit vers un but expérimental trahissent un souci évident d'auto-caractérisation. Reprenons l'exemple du voyage à Lemnos :

> ὥσπερ οὖν εἰς Κύπρον ἕνεκα τῶν ἐν αὐτῇ μετάλλων, εἴς τε τὴν κοίλην Συρίαν, μόριον οὖσαν τῆς Παλαιστίνης, ἕνεκεν ἀσφάλτου καί τινων ἄλλων κατ' αὐτὴν ἀξίων ἱστορίας ἐπορεύθην, οὕτως καὶ εἰς Λῆμνον οὐκ ὤκνησα πλεῦσαι, θεασόμενος ὁπόσον μίγνυται τοῦ αἵματος τῇ γῇ.
>
> De la même façon, donc, que j'avais fait le voyage de Chypre à cause des minéraux de l'île, et celui de Syrie Creuse, une région de Palestine, à cause du bitume et d'autres produits dignes d'étude qu'on y trouve, ainsi aussi, je n'hésitai pas à faire voile vers Lemnos, dans l'intention de voir quelle quantité de sang on y mélange à la terre.

Galien nous expose clairement l'objectif scientifique de son voyage (obtention et analyse des produits à la source). À l'instar des futurs explorateurs scientifiques (des pôles, de l'Afrique...), dont les récits, à l'inverse de l'antiquité, abondent à l'époque moderne, Galien donne à ses récits une tournure portée sur l'investigation, l'exploration, la collecte de produits (plantes, minerais, ...) et d'informations (par voie orale, ou bien par voie écrite, en recueillant par exemple des livres sur place). Il est, en quelque sorte, l'un des précurseurs de ces explorateurs qui disposaient naturellement d'autres moyens. La question centrale de sa recherche sur la terre de Lemnos, le mélange de la terre à du sang de bouc pour confectionner des cachets, vient de la littérature médicale ; mais Galien, dans le même passage (K. XII, 173) ne se prive pas de commenter en outre la légende fameuse de la chute d'Héphaistos à Lemnos :

> ἀνεγνωκὼς δὲ ἐγὼ παρά τε Διοσκορίδῃ καὶ ἄλλοις τισὶ μίγνυσθαι τράγειον αἷμα τῇ Λημνίᾳ γῇ, κᾀκ τοῦ διὰ μίξεως ταύτης γενομένου πηλοῦ τὴν ἱέρειαν ἀναπλάττειν τε καὶ σφραγίζειν ἃς ὀνομάζουσι Λημνίας σφραγῖδας, ὠρέχθην αὐτὸς ἱστορῆσαι τὴν συμμετρίαν τῆς μίξεως. (...) καὶ τό γε ὑπὸ τοῦ ποιητοῦ λεγόμενον ἐπὶ τοῦ Ἡφαίστου, *κάππεσεν ἐν Λήμνῳ*, διὰ τὴν φύσιν τοῦ λόφου δοκεῖ μοι τὸν μῦθον ἐπίστασθαι. φαίνεται γὰρ ὁμοιότατος κεκαυμένῳ κατά γε τὴν χρόαν καὶ διὰ τὸ μηδὲν ἐν αὐτῷ φύεσθαι.

G. Woolf, 'Becoming Roman, Staying Greek : Culture, identity, and the civilizing process in the Roman East', *Proceedings of the Cambridge Philological Society* 40, 1994, 116-143.

> Comme j'avais lu chez Dioscoride et d'autres auteurs qu'on mélange du sang de bouc à la terre de Lemnos et que, de la boue issue de ce mélange, la prêtresse forme et marque d'une empreinte les cachets appelés lemniens, je conçus le désir d'enquêter moi-même sur la proportion du mélange. (…) Pour ce que le poète raconte d'Héphaistos, *Et il tomba à Lemnos*, c'est la nature de la colline qui me paraît expliquer le mythe: la région ressemble fort, en effet, à une région brûlée, tant par sa couleur que par le fait qu'il n'y pousse aucune plante.

L'«enquête» (gr. ἱστορία, ἱστορῆσαι) de Galien, plus loin complétée par diverses informations glanées auprès des habitants eux-mêmes (des gens particulièrement cultivés), dans un livre qu'on lui remit, par des expériences personnelles, débouche sur une surprise: il n'y a en réalité pas de sang de bouc dans les cachets lemniens! Mais, on le voit, le récit de Galien est autant le récit de son enquête personnelle, qu'un commentaire sur la littérature consacrée à Lemnos et à cette terre. Les termes mêmes choisis par Galien, notamment les mots de la famille d'ἱστορία, sont une allusion explicite à la littérature ancienne du voyage, et notamment à Hérodote. Y brillent la culture et l'intelligence de Galien, et plus encore son caractère inquisiteur et son «amour de la vérité»: c'est donc bien un exercice d'autocaractérisation que ce récit de voyage, comme tant d'autres (et notamment dans les *Simples*), fait apparaître. Le récit de Lemnos est paradigmatique de l'entreprise galénique de vérification des sources – et d'écriture autobiographique, où l'autoportrait moral se superpose à l'autoportrait littéraire (dans la lignée des grands médecins, comme Dioscoride, mais aussi dans celle de la littérature scientifique d'exploration, avec Hérodote).

Pour Galien donc, l'exploration physique, méthodique des lieux où se trouvent (par exemple) les simples dont il parle vient compléter la logique de l'ensemble de son traité: méthode d'analyse des propriétés des médicaments, catalogue raisonné desdits simples, investigation poussée des remèdes les plus mystérieux, comme la terre sigillée de Lemnos, ou encore l'eau de la Mer Morte. Elle contribue donc fortement à la stratégie de cohérence et d'exhaustivité mise en place par Galien dans cet ouvrage majeur. Mais cette exploration souligne également les qualités propres de Galien, son obstination, son amour du savoir, son sens de l'observation, son désir de transmettre la vérité à ses lecteurs en vérifiant les propriétés supposées des remèdes, et en démêlant l'écheveau de légendes qui s'y rapportent parfois. Acteur de ces voyages divers, qu'ils concernent la campagne de Pergame ou des contrées plus éloignées, souvent accessibles par voie de mer seulement, Galien se pose en explorateur, loin de l'image du savant livresque, enfermé en dehors des réalités du monde, loin des grammairiens qu'il fustige pour leur absence d'expérience (ainsi Pamphile, dans les *Simples*, VI, proem.) ou de ceux qui «pilotent d'après un livre». Au contraire, tout comme les privilégiés de son temps, Galien met une partie de sa fortune au service des voyages, dans une forme de quête de savoir qui complète idéalement son autoportrait. Ce faisant, il s'intègre clairement, une fois de plus, dans un paysage culturel et littéraire qui fait la part belle au voyage, dans le contexte (souvent présenté comme favorable aux pérégrinations) de la *Pax Romana*. Ces textes contribuent en outre habilement à la définition de son *èthos*.

2.3 *Des figures tutélaires à l'autoportrait*

Dans ses textes, Galien construit un profil intellectuel du médecin particulièrement exigeant; versé dans les thèses des philosophes, il doit aussi connaître l'art du raisonnement mathématique, afin de n'être pas entraîné sur de fausses pistes ou dans le sillage de mauvais maîtres. Le volet éthique de sa formation est corrélatif à sa formation philosophique – dans laquelle Hippocrate et Platon doivent régner en maîtres. Cette image n'est objective qu'en apparence; le médecin-philosophe n'est autre que lui-même, une construction qui apparaît d'autant plus clairement dans ses écrits de la maturité. La figure consensuelle de Marc Aurèle y est mise à contribution, comme on l'a vu – mais Galien a recourt à d'autres sages tutélaires: Hippocrate, naturellement, mais aussi Platon, Socrate et Diogène. Il peut paraître inutile de s'appesantir sur le rôle bien connu d'Hippocrate dans la pensée et la stratégie d'auto-promotion de Galien; mais rappelons que l'éloge d'Hippocrate, comme celui d'autres archétypes de la sagesse, est naturellement un détour pour façonner sa propre image de sage-médecin[60].

Le socratisme comme école de vie et d'honnêteté intellectuelle est patent dans les œuvres philosophiques de Galien; mais il s'agit moins de références et citations se rapportant directement à Socrate que de réminiscences plus subtiles des textes de Platon. Galien entretient ainsi discrètement, dans l'esprit du lecteur, une analogie entre la démarche socratique et la sienne. Ses ouvrages dits psychologiques sont constellés de réminiscences platoniciennes qui tissent des liens solides entre la figure tutélaire de Socrate et le Galien des dernières années, qui réfléchit sur la voie qu'il a choisie[61]. Comme Socrate, Galien

60 Une très abondante bibliographie est consacrée aux rapports entre Galien et Hippocrate.

61 R.M. Rosen, 'Socratism in Galen's psychological works', in C. Brockmann/W. Brunschön/O. Overwien (eds), *Antike Medizin im Schnittpunkt von Geistes- und Naturwissenschaften*, Berlin, De Gruyter, 2009, p. 155-171.

se heurte à la difficulté de se connaître soi-même ; il revient, sur le tard, aux maximes qu'il a délaissées dans sa jeunesse, faute de les bien comprendre, telles le γνῶθι σεαυτόν – retrouvant donc, au terme de son parcours, la figure de Socrate. Rosen analyse finement les analogies entre le discours socratique et le récit galénique – Galien reprend ainsi consciemment dans le *De prop. animi cuiusl. affect. dign. et cur.* le schéma narratif du *Phédon* 96a5-c3[62]. Il montre aussi comment la pose quelque peu moralisante de Galien, invitant son lecteur à chercher un critique sévère de ses actions, rappelle les propres exhortations de Socrate. Galien adopte donc aussi souvent que possible une pose socratique. De surcroît, comme on l'a vu plus haut, l'analogie entre la figure de Socrate et celle de son père renforce dans l'esprit du lecteur le lien de filiation indirecte, symbolique qui ne peut manquer d'unir Socrate et Galien. Le récit cocasse, bien connu, de l'ami colérique suppliant Galien de le châtier de son emportement, laisse la place à un Galien plein d'équanimité et de bonne humeur qui, semble-t-il, a laissé une trace dans les portraits ultérieurs du médecin[63]. Mais c'est aussi, comme le souligne Rosen, une allusion directe, peut-être ironique, à l'exhortation socratique de se soumettre volontairement aux punitions[64]. Le médecin de Pergame apparaît ainsi comme un sage entre les sages, héritier conscient de leurs valeurs et des textes fondateurs qui en perpétuent la mémoire.

Mais Socrate, pour important qu'il soit dans la *psychè* hellénique, n'est pas le seul sage dont Galien entretienne le souvenir et l'héritage. Diogène le Cynique fait également partie des grands sages au panthéon de Galien. De manière significative, il est cité dans *De indolentia* (45). Il est aussi au centre d'un récit mi-médical, mi-édifiant de Galien qui a fait couler de l'encre :

> τὰ τοιαῦτα γοῦν ἀναλογιζομένῳ μοι κατ'ἐμαυτὸν ἐφαίνετο μείζονα δύναμιν ἔχειν εἰς βλάβην σώματος ἡ τοῦ σπέρματος ἐπίσχεσις τῆς τῶν καταμηνίων, ἐπ' ἐκείνων τῶν σωμάτων, ἐφ' ὧν αὐτό τε φύσει κακοχυμότερόν ἐστι καὶ πλέον, ὅ τε βίος ἀργότερος, ἥ τε τῶν ἀφροδισίων χρῆσις ἔμπροσθεν μὲν ἱκανῶς πολλή, μετὰ ταῦτα δ' ἀθρόα τις ἀποχὴ τῶν πρόσθεν. ἐνενόησα δὲ τούτοις ἔτι τὴν φυσικὴν ἐπιθυμίαν τῆς ἀποκρίσεως αὐτοῦ αἰτίαν εἶναι· βιάζεται γὰρ ἅπαντας ἀνθρώπους, ὅτ' ἂν ᾖ τοιοῦτό τε καὶ πολύ, πρὸς τὴν ἔκκρισιν αὐτοῦ. **Διογένης οὖν ὁ κυνικὸς ὡμολόγηται μὲν ἁπάντων ἀνθρώπων καρτερικώτατος γεγονέναι, πρὸς ἅπαν ἔργον ἐγκρατείας τε καὶ καρτερίας δεόμενον· ἀλλ' ὅμως καὶ οὗτος ἀφροδισίοις**

62 Ibid. p. 160-161.

63 Voir p. 242-243 pour la citation de ce passage, portrait transmis par la tradition arabe et cité par Véronique Boudon-Millot.

64 R.M. Rosen, art. cit. p. 169 ; cf. Plat. *Gorg.* 480c8-d3.

ἐχρῆτο, τὴν ὄχλησιν τὴν ἐκ τοῦ κατεχομένου σπέρματος ἀποθέσθαι βουλόμενος, οὐχ ὡς ἐπ' ἀγαθόν τι τὴν ἐζευγμένην αὐτοῦ τῇ κενώσει παραγιγνόμενος ἡδονήν. ἑταίρᾳ γοῦν ποτε συνθέμενος, ὥς φασιν, ὡς πρὸς αὐτὸν ἀφίκηται, βραδυνούσης αὐτῆς, ἀπετρίψατο τὸ σπέρμα προσαπτόμενος τῇ χειρὶ τοῦ αἰδοίου, καὶ μετὰ ταῦτα παραγενομένην ἀπέπεμψεν, εἰπὼν τὴν χεῖρα φθάσαι τὸν ὑμέναιον ᾆσαι. καὶ δῆλον ἐναργῶς ἐστιν, οὐ διὰ τὴν ἡδονὴν ἔρχεσθαι τοὺς σώφρονας ἐπὶ συνουσίαν, ἀλλὰ τὴν ὄχλησιν ἰάσασθαι βουλομένους, ὡς εἰ καὶ χωρὶς ἡδονῆς ἐγίγνετο. κατὰ τοῦτο δ' ἡγοῦμαι καὶ τἄλλα ζῶα πρὸς ἀφροδισίων ὁμιλίαν ὁρμᾶν, οὐ δόγμα πεποιημένα τὴν ἡδονὴν ἀγαθὸν ὑπάρχειν, ἀλλ' ἐπὶ τὴν ἀπόκρισιν, ὡς ἀνιῶντος ἐν τῷ κατέχεσθαι τοῦ σπέρματος, ἀφικνούμενα, καθάπερ, οἶμαι, καὶ τὸ ἀποπατεῖν καὶ τὸ οὐρεῖν αὐτοῖς ὑπάρχει φύσει[65].

En réfléchissant, à part moi, sur ces faits, il me parut que la rétention du sperme avait sur le corps une influence nuisible beaucoup plus grande que la rétention des règles, chez les personnes qui ont naturellement le sperme plus imprégné d'humeurs mauvaises et plus abondant, qui mènent une vie oisive, et qui, se livrant d'abord assez fréquemment aux plaisirs sexuels, en suspendent brusquement l'usage. J'ai pensé aussi que chez ces individus le désir naturel de l'émission du sperme était une des causes [de ces désordres], car le sperme, quand il est tel et abondant, pousse tous les hommes à l'éjaculation. Diogène le Cynique passe pour avoir été le plus ferme de tous les hommes pour toute espèce d'œuvre qui réclamait de la continence et de la constance; cependant il usait des plaisirs vénériens, voulant se débarrasser de l'incommodité que produit le sperme retenu et non rechercher le plaisir que cause son émission. On raconte de lui qu'un jour, ayant demandé à une courtisane de venir le trouver, comme elle se faisait attendre, il donne lui même avec la main un libre cours à la semence; quand la courtisane arriva il la renvoya, lui disant: «ma main t'a devancée en célébrant l'hyménée». Il est tout à fait évident que les hommes chastes n'usent pas des plaisirs vénériens pour la jouissance qui y est attachée, mais pour guérir une incommodité, comme si en réalité il n'y avait aucune jouissance. En conséquence je pense que les autres animaux sont poussé à la cohabitation, non parce qu'ils ont l'opinion que la jouissance est une bonne chose, mais en vue d'expulser le sperme qui les fatigue, de la même manière qu'ils sont naturellement poussés à expulser soit les excréments, soit les urines.

65 Galien, *Loc. aff.* VI, 5 (K. VIII, 418-420).

Naturellement, Galien ne parle pas directement de sa propre sexualité ; mais les considérations de Galien sur la nécessité biologique d'évacuer la semence pour tous les animaux, mâles et femelles, s'accompagnent d'un jugement sur la moralité des hommes soumis à ces besoins purgatifs : Galien prend soin de préciser qu'ils ne le font pas par recherche du plaisir mais pour soulager leurs humeurs, un fait avéré et illustré, dit-il, par le cas célèbre de Diogène (parmi bien d'autres cas anonymes). On ne peut que transférer ce jugement vers la propre pratique de Galien (encore une fois, il parle d'autrui pour parler de lui) : la recherche du plaisir sexuel est un excès dont il faut se garder. Le genre de vie de Galien, à l'image de la haute idée qu'il se fait de la médecine, est pur et honnête, dépouvu d'excès ; la masturbation même (ici celle de Diogène !) est transformée en exercice hygiénique, à l'opposé de la recherche du plaisir. Diogène, vu comme ascète, s'ajoute donc aux diverses figures de sagesse auxquelles Galien cherche à s'identifier. Comme l'image de Socrate, celle de Diogène projette sur Galien des valeurs philosophiques bien connues et appréciées de l'élite hellénique ou hellénisée à laquelle il s'adresse : l'abstinence du sage est aussi celle de Galien.

Galien se présente donc lui-même comme un sage, héritier spirituels des plus grands noms de la pensée hellénique. Précurseur du 'holy man' de l'antiquité tardive, Galien construit un nouveau sage, non pas simplement philosophe ni représentant d'une école, mais un sage-médecin, ou médecin-philosophe. Il n'en fut probablement pas l'inventeur – tout médecin sait bien, depuis Hippocrate au moins, à quel point le genre de vie et la moralité d'un praticien contribuent à sa renommée[66]. Mais il s'approprie cette figure magistrale : il élabore, dans son œuvre, un « discours de la méthode »[67] dans lequel son propre raisonnement joue un rôle central, soutenu par les sages, piliers de la philosophie classique qu'il révère et qui sont comme les témoins de sa réussite. À la lueur des flambeaux du passé, Galien trace le portrait d'un médecin à l'appétit de savoir inépuisable, à l'éthique infrangible, au comportement sans reproche. Il n'oublie pas d'apporter la touche d'humour et de distance nécessaires à la vraie sagesse[68]. Une réussite qui se traduit dans son corps endurant et sain, et sa longévité exceptionnelle.

---

66 Voir les études de Jacques Jouanna et d'Heinrich Von Staden dans H. Flashar/J. Jouanna (eds), *Médecine et morale dans l'antiquité. Entretiens de la Fondation Hardt vol. 43*, Genève, Droz, 1997 ; V. Boudon-Millot, 'Galen's Bios and Methodos : from ways of life to paths of knowledge', in C. Gill/J.M. Wilkins/T.J.G. Whitmarsh (eds), *Galen and the World of Knowledge*, Cambridge, 2009, 175-189.

67 Cf. T. Barton, *Power and Knowledge* (1994) ; C. Petit, 'Galien et le « discours de la méthode ». Rhétorique(s) médicale(s) à l'époque romaine', in J. Coste et alii (eds), *La rhétorique médicale à travers les siècles* (2012), p. 49-75.

68 Cf. l'image nuancée que Galien donne de lui-même dans le *De indolentia* ; voir C. Petit,

3 Incarner la sagesse et l'autorité

3.1 *Le visage du sage. Galien, le corps, la nature*

Bien que peu d'études s'occupent de cette question, il est généralement admis que Galien entretient un rapport compliqué à son propre corps et à sa sexualité[69]. Naturellement, plutôt que de chercher à y déceler des problèmes d'ordre psychologiques chez le fils de Nicon, on s'attachera ici à examiner le rôle du corps chez Galien comme une *construction* au cœur du projet autobiographique du sage-médecin. On a démontré plus haut que Galien était l'homme d'un idéal, l'amant de la vérité, le disciple des grands sages classiques, Hippocrate, Socrate et Diogène (le dernier philosophe qu'il cite : *Peri alupias*) ; nouveau sage parmi les sages, Galien doit mériter sa place au panthéon des philosophes (au sens pratique du terme) en imitant leur genre de vie autant que leur aspiration à la vérité. Et à vrai dire, le médecin de Marc Aurèle pouvait-il se présenter autrement ?

L'expression des auteurs grecs impériaux sur le corps (le leur ou d'autres) a donné lieu à de multiples malentendus, souvent liés à une approche anachronique des textes. Le témoignage d'Aelius Aristide sur ses maladies, dans les *Discours sacrés*, notamment, a libéré quantité d'attaques contre le prétendu égocentrisme du rhéteur, et suscité toutes sortes d'interprétations psychanalytiques[70]. Mais l'analyse des textes d'Aristide, combinée à une approche plus globale du corps (et particulièrement du corps souffrant) dans la littérature impériale montre en réalité un recentrement sur l'expérience personnelle à travers le corps, notamment – dans le cas d'Aristide – dans un contexte religieux de relation personnelle avec le divin[71]. L'insistance sur les détails parfois triviaux ou dégoûtants de la vie d'un corps, surtout d'un corps malade, fait en réalité partie d'une nouvelle donne concernant ce dernier dans la société romaine – pas de moi sans rapport au corps. L'intérêt puissant pour toutes choses médicales à l'époque impériale explique en partie, et illustre cette tendance, qui trouvera une forme de parachèvement dans la littérature chrétienne autour des martyrs[72]. L'importance du corps dans le discours sur soi ne saurait donc être éludé – notamment dans un contexte où l'autobiographie a souvent

'Death, Posterity, and the Vulnerable Self', in *eiusd.* (ed). *Galen's De indolentia in Context*, Brill, à paraître.

69 Voir R.J. Hankinson, dans le premier chapitre de son volume collectif *The Cambridge Companion to Galen*, 2008, p. 2-3.

70 Un travers des critiques modernes déjà rejeté par J. Perkins, dans 'The *Self* as sufferer', *Harvard Theological Review*, 85-3, 1992, 245-272 (p. 245-247).

71 *Ibid.*

72 Voir notamment le témoignage abondamment commenté d'Ignace d'Antioche.

été définie comme un retour sur soi, en toute intériorité – définition qui place Augustin au cœur de l'histoire de l'autobiographie en Occident, mais laisse de côté les récits par trop objectifs et en apparence manquant de psychologie qui ont précédé les *Confessions*[73].

Que nous dit donc Galien sur son corps et son devenir? Le corps du médecin figure rarement dans les écrits médicaux, particulièrement ceux de Galien. Pourtant, ce dernier ne se fait pas faute de revenir sur les prescriptions avisées du corpus hippocratique en matière d'habillement, d'hygiène et de manières: car le médecin, par son aspect et son comportement, doit plaire au malade et le rassurer, dans un savant mélange de propreté, de simplicité et d'autorité naturelle. Cet équilibre était difficile à atteindre, particulièrement pour un médecin fréquentant plusieurs strates de la société romaine, y compris celle des puissants. L'habileté du médecin est, Galien y insiste, de conserver un juste milieu entre une certaine forme de flatterie envers le patient (surtout s'il est riche) et sa propre intégrité. Dans une certaine mesure, il est licite de se conformer de manière un peu servile aux attentes d'un riche patient. Il s'agit d'un compromis difficile à préserver sans compromission – celle-ci devenant facilement un travers, particulièrement des médecins à Rome, que Galien ne se prive pas de rappeler et de fustiger[74].

Galien, suivant en cela un intérêt courant à son époque, parle néanmoins de ses propres maladies[75]. En tant que médecin, il est évident que les récits où il relate comment il a vaincu telle ou telle maladie, ou comment il a pu les éviter pendant une grande partie de sa vie servent son propos médical. Pour convaincre ses patients que l'on est un bon médecin, rien de tel que de démontrer comment on a conquis sa propre maladie[76]. De ce point de vue presque commercial, la fonction de tous ces récits est évidente[77]. Mais il y a plus dans la méticulosité et la précision dont Galien pare ces moments de narration. En effet, ces derniers exploitent les attentes du public sur le bon médecin; et ils illustrent la tendance plus vaste de l'exploration et de la mise à nu du corps dans les textes à l'époque impériale. Dans l'antiquité, les plaisanteries sur le médecin incapable de se soigner lui-même, ou de se maintenir en bonne santé,

---

73 témoin Misch, 1950; voir plus bas: 'un retour sur soi?'.

74 Par exemple au début du *De praen. ad Epig.* (1-2). *Cf.* J. André, *Etre médecin à Rome*, Paris, Les Belles Lettres, 1987.

75 cf. D. Gourevitch/M.D. Grmek, "*Medice, cura te ipsum.* Les maladies de Galien", *Études de Lettres*, 1986, p. 45-64; V. Boudon-Millot, *Galien de Pergame. Un médecin grec à Rome*, 2012, p. 225-235.

76 Cf. V. Boudon-Millot, op. cit. p. 226; D. Gourevitch/M.D. Grmek, "*Medice, cura te ipsum.* Les maladies de Galien", p. 46.

77 Voir en particulier *De sanitate tuenda*, V, 1.

étaient monnaie courante ; un médecin n'avait donc aucun intérêt à exhiber ses maladies ni ses faiblesses[78]. Dans ce contexte, l'archétype du parfait médecin aux yeux du public nous est fourni par Pline l'Ancien à propos d'Asclépiade :

> Asclépiade connut la plus grande renommée (…), pour avoir parié avec la fortune qu'il ne se laisserait plus considérer comme médecin si jamais lui-même d'une manière ou d'une autre tombait malade. Et il gagna son pari, puisqu'il perdit la vie dans son extrême vieillesse en glissant dans un escalier[79].

Ce dernier exemple de la jactance d'Asclépiade, professeur de rhétorique devenu médecin sur un coup de tête, ne doit pas nous égarer par son outrance ; il n'est qu'une des nombreuses indications fournies par les médecins dès Hippocrate sur l'importance de demeurer libre de toute maladie lorsqu'on exerce la profession médicale. Galien le sait et en joue : non seulement il sut se préserver de la maladie à l'âge adulte, et guérir des divers maux qui lui incombèrent[80], mais il triompha ostensiblement d'autres médecins dans cet exercice périlleux. Le récit soigné de la maladie de Glaucon, bien étudié par D. Gourevitch et M.D. Grmek, en témoigne : faisant feu de tout bois, démontrant astuce et intelligence, Galien, appelé au chevet de son confrère Glaucon, détrompe le médecin sur la véritable origine de son mal. Ce récit remplit plusieurs fonctions : non seulement il démontre la supériorité de Galien sur Glaucon (un Galien sans fard, qui n'hésite pas à dévoiler sa malice), mais il met en relief une autre qualité du médecin de Pergame, sa propre lucidité face à ses propres maladies. Le récit de la maladie de Glaucon offre donc un contrepoint à d'autres récit, notamment celui de la fièvre où Galien est pris de carphologie et crocydisme, mais conserve intacte ses facultés de jugement ; comprenant ce qui lui arrive, il exhorte ses compagnons à lui appliquer les traitements requis pour éviter de tomber dans la phrénitis[81]. Du point de vue de l'autobiographie médicale, donc, ces récits de maladie, combinés avec la description du bon régime qui le maintint à l'abri des indigestions pour le reste de ses jours à partir de ses vingt-huit ans, dessinent un médecin d'exception. Ce point doit être souligné. Mais

---

78 D. Gourevitch/M.D. Grmek, "*Medice, cura te ipsum.* Les maladies de Galien", p. 46.

79 Pline l'Ancien, *Hist. nat.*, VII, 124. Cf. J.T. Vallance, *The Lost Theory of Asclepiades of Bithynia*, Oxford, 1990, p. 3 ; D. Gourevitch/M.D. Grmek, "*Medice, cura te ipsum.* Les maladies de Galien", p. 46 (avec une erreur sur la référence à Pline).

80 Fièvre tierce, causus, luxation de la clavicule, … *cf.* D. Gourevitch/M.D. Grmek, *art. cit.*

81 Voir Galien, *De locis affectis*, V, 8 (maladie de Glaucon) et IV, 1 (le causus ou fièvre ardente de Galien).

il y a plus, car il n'y a guère d'exemple de tels récits dans la littérature médicale antérieure. Ici encore, Galien doit se comprendre dans le contexte littéraire de son temps, à une époque où l'exploration et la description des états du corps fait partie intégrante de l'autobiographie.

On l'a vu, Aelius Aristide se présente et se définit en grande partie comme un corps souffrant dans les *Discours sacrés* ; d'autres auteurs, comme Marc Aurèle, font preuve d'une obsession autour de la maladie et de la mort, et déplorent le poids du corps dans la quête spirituelle. Si Aristide voit son corps et sa souffrance (parfois aussi ceux des autres) comme le point de la médiation entre Asclépios et lui-même, Galien, lui, a dévolu au corps humain un rôle central dans le culte de la Nature qu'il veut chanter dans le *De usu partium*[82]. Mais l'on peut lire également bien d'autres passages dans son œuvre sous l'angle de la présentation du corps, en particulier le sien. La vie de Galien, telle qu'il la raconte lui-même, est la vie d'un corps comme les autres, soumis aux maladies, aux blessures, au vieillissement. Il l'utilise comme moyen de façonner l'image d'un homme moral et tempérant, ayant vaincu par la modération et l'intelligence de multiples obstacles à la longévité humaine. Il est aussi le tissu même de sa vie, de son initiation, de sa vie intellectuelle et morale, en d'autres termes le sel de sa vie. Si certains sages se définissent par leur mépris total du corps, comme semble le faire Marc Aurèle, Galien, lui, choisit une position médiane : sans souscrire à la quête effrénée des plaisirs du corps, il ne le méprise pas non plus, mais le soigne et l'entretient de manière à prolonger une vie d'étude et de satisfactions diverses[83].

L'intérêt pour la douleur en tant que phénomène physique, susceptible de le rapprocher de ses patients et de mieux les comprendre, est naturellement propre à la *persona* médicale de Galien, celle du médecin idéal, comme on l'a vu ; l'expérience personnelle de la douleur et de la maladie donne à Galien un point de vue privilégié sur le diagnostic, un champ qui le passionne à juste titre[84]. Mais son propre corps est aussi un théâtre de la maladie, une fenêtre sur les vicissitudes d'être humain. On apprend peu, en fait rien, sur l'apparence physique de Galien – de ce point de vue, c'est un autre « portraitiste non visuel » qu'il nous donne à lire[85]. Mais on apprend comment son corps fut progressive-

82 Voir *Une rhétorique de la Providence*, chapitre 4.

83 Un thème sur lequel Galien insiste dans le *De indolentia*.

84 C'est notamment l'objet de son merveilleux ouvrage *Sur les parties affectées* (*De locis affectis*), où il mêle histoires de cas et récits de ses propres maladies. Cf. L. Garcia Ballester, 'Experiencia y especulacion en el diagnostico galénico', *Acta Hisp. ad Med. scient. Hist. illustrandam* 1, 1981, p. 203-223.

85 A la différence de sophistes comme Polémon, par exemple. Cf. L. Holford Strevens, 'Gellius

ment attaqué et durablement affecté, par exemple, par une maladie de jeunesse récurrente, due à la consommation de fruits verts[86]. On apprend aussi comment il fit face avec courage et sang-froid à divers autres maux, comme une luxation de la clavicule à la palestre[87]. Comment ignorer le rôle de ces histoires dans l'autoportrait de Galien? L'itinéraire d'un homme endurant et sage s'y reflète clairement. Mieux, le regard rétrospectif porté par Galien sur ses accidents, maladies et progrès (telle cette excellente décision de se soumettre à un régime strict à vingt-huit ans) relève d'une véritable autobiographie. Récit d'un corps soumis au hasard des infections et aux aléas d'un tempérament peu favorable, la vie de Galien se déroule en plusieurs temps : celui de la jeunesse, insouciante, parfois imprudente, omettant d'obéir aux injonctions paternelles ; celui de la maturité, soumis au régime pour contrebalancer les défauts d'une vie de médecin et de savant, souvent privée de sommeil, toujours vouée à l'étude et au service des autres ; enfin le temps de la vieillesse et de ses compromis avec les contraintes physiques (dentaires notamment). La constante dans ce récit : la nature observatrice, endurante, voire obstinée de Galien. D'une faiblesse physique relative, aggravée par sa gourmandise de jeunesse, Galien fait une force, un outil de réflexion, d'exploration et d'astreinte physique qui au bout du compte se mue en la continuation du projet paternel (comment rester « libre de maladie », ἄνοσος). Mais il pousse l'exercice plus loin encore. Comme on l'a vu, Galien se livre volontiers à des expériences sur autrui (souvent des esclaves) comme sur des animaux. Mais ces recherches s'étendent à lui-même : le corps n'est donc pas simplement le lieu du cas médical, mais aussi un lieu d'expérimentation :

> ὅταν οὖν τις ὑπὸ θαψίας ἐπαλειφθείσης διακαίηται, κατασβέννυσιν ὄξος τὸ καῦμα. καὶ τοῦτ' ἔξεστι τῷ βουλομένῳ πείρᾳ μαθεῖν, ὥσπερ καὶ ἡμεῖς ἐποιήσαμεν ἐφ' ἡμῶν αὐτῶν, ἐπὶ τῷ βάσανον ἀκριβῆ λαβεῖν τῆς τοῦ φαρμάκου δυνάμεως, ἐπαλείψαντες πολλαχόθι τὰς κνήμας, ἡνίκα μετὰ τέτταρας ὥρας καὶ

the non-visual portraitist', in M. Edwards/S. Swain (eds), *Portraits. Biographical Representation in the Greek and Latin Literature of the Roman Empire*, OUP 1997, p. 93-116. Sur l'unique portrait (littéraire) connu de Galien, daté du 11e s., de la main du biographe arabe Mubassir ibn Fatiq, voir V. Boudon-Millot, *Galien de Pergame. Un médecin grec à Rome*, 2012, p. 22-23 : Galien aurait été brun et barbu, bien proportionné, doté de larges épaules, de grandes et belles mains (cf. *infra* p. 000).

86 Cf. Galien, *De bonis malisque sucis* 1 (K. VI, 756-757 = CMG, V, 4, 2 p. 392-393). cf. Gourevitch-Grmek 1986, '*Medice, cura te ipsum*. Les maladies de Galien', p. 51 ; Boudon, Galien de Pergame p. 226-227.

87 Voir Galien, *De san. tu.* V, 1 (CMG, V, 4, 2, p. 136= K. VI, 308-309) ; *De bon. mal. sucis*, 1 (CMG, V, 4, 2, p. 392 = K. VI, 755) ; *De alim. fac.* I, 7 (Wilkins p. 39-40 = K. VI, 498-499).

> πέντε διακαίεσθαί τε καὶ φλεγμαίνειν ὑπήρξαντο, τῷ μὲν ὄξους, τῷ δ' ὕδατος προσερραίνομεν, ἑτέρῳ δ' ἔλαιον, ἄλλο δὲ ῥοδίνῳ ἐπηλείφομεν, ἄλλῳ δ' ἄλλο τι τῶν ἢ δριμύτητας ἀμβλύνειν ἢ θερμότητας ἐμψύχειν πεπιστευμένων, καὶ πάντων αὐτῶν ἐνεργέστερον τὸ ὄξος ηὑρίσκετο.
>
> Si quelqu'un est brûlé par une application de thapsie[88], du vinaigre apaise la brûlure. Et quiconque le veut peut l'apprendre par l'expérience comme je l'avais fait sur moi-même pour avoir une preuve précise de la puissance de la drogue. Je me suis enduit les cuisses ⟨de thapsie⟩ en plusieurs endroits, et après quatre ou cinq heures, quand cela commença à brûler et à s'enflammer, nous aspergeâmes un endroit de vinaigre, un autre d'eau, un autre d'huile, un quatrième, nous l'enduîmes d'huile de rose, et tel autre de tel ou tel produit que nous croyions pouvoir atténuer la douleur aiguë ou abaisser la chaleur – or, le vinaigre fut trouvé plus actif que tous ces produits[89].

Ici, Galien propose une nouvelle illustration de sa *persona* scientifique : son corps est le lieu d'expériences destinées à accroître ses connaissances en thérapeutique. Mais il reflète en même temps l'intérêt de son temps pour les altérations physiques, leurs conséquences et la manière d'y remédier. Cette fascination pour les états du corps, alimentée par toutes sortes d'écrits (comme ceux d'Aelius Aristide), est exploitée magistralement par Galien : il combine ici discours de la méthode et exploration du corps, expérimentation et autoportrait. L'endurance et l'abnégation qui émanent de ces nombreux passages sont soulignées par les allusions au style de vie tempérant du médecin : sans excès d'ascétisme, qu'il juge déplacé, Galien se pose en contempteur des plaisirs inutiles. Curieux et jaloux de sa santé, le médecin-philosophe est aussi capable d'évacuer les aspects dégradants de la vie corporelle.

Le corps en bonne santé du médecin est naturellement un outil d'autopromotion – Galien évoque par son style de vie une bonne hygiène (au sens antique du terme), et les vertus d'endurance, de tempérance, de recherche du Bien (qu'il appelle vérité). Dans cette existence studieuse et frugale, les plaisirs excessifs n'ont pas leur place. Le sexe a sa place dans la vie de l'homme, mais sans abus et surtout pas pour le plaisir, comme nous le laisse accroire l'exemple de Diogène (voir plus haut). Comme le rappelle Galien dans son

88 Plante dont la racine est corrosive : Diosc. *De materia medica*, IV, 153 ; Gal. *Simpl.* K. XI, 885.

89 Galien, *Simples* I, 21 = K. XI, 418-419 (tr. Grmek, *Le chaudron de Médée*, Paris, Synthélabo, 1997, p. 133) ; cf. Boudon-Millot, *Galien de Pergame*, p. 131-132.

manifeste *Que le meilleur médecin est aussi philosophe*, le sexe est une préoccupation bestiale et indigne du philosophe-médecin[90]. Galien propose donc le parcours rétrospectif d'un corps bien réglé par une discipline stricte, mais qui n'a pas toujours été tel ; un corps soumis aux aléas de la faiblesse et de la maladie, comme tant d'autres. Si le corps et le visage sont soumis, dans une certaine mesure, à un idéal, celui d'une certaine tempérance, ils sont néanmoins avant tout l'expression d'une vie singulière, et un lieu d'apprentissage.

3.2 *Le corps et l'apparence de l'idéal*

Si l'on se tourne vers les passages où Galien parle des autres et non de lui, une semblable tendance à négliger l'aspect physique au profit du comportement, de la réaction du corps, est sensible. Le corps idéal, au delà des proportions parfaites portées au pinacle par Polyclète, est le lieu du contrôle des émotions, la marque de la victoire du moral sur le physique. Au lieu donc d'un portrait physique (de lui ou des autres), Galien tend à évoquer le beau corps, une sorte d'idéal *reflétant la maîtrise de soi*. Cet idéal se manifeste dans la vie quotidienne, par les soins du corps et l'alimentation, sobre et loin de tout excès – un genre de vie que l'on peut qualifier de « philosophique », tant il seconde la quête de la sagesse[91]. Cet idéal s'exprime souvent aussi dans l'évocation de son contraire, la hideur du visage déformé par la colère : Galien exprime sa désapprobation devant les comportements emportés, colériques de ses amis, notamment, cas célèbre, son ami crétois de Gortyne, enclin à battre ses serviteurs[92]. À la suite d'un moment d'emportement violent de ce dernier, Galien, non content de soigner les serviteurs blessés à la tête, rejoint son ami et le raisonne, dans une petite scène d'anthologie où Galien se pose en garant de la sérénité inaccessible à la colère, et rit devant l'abjecte humiliation à laquelle son ami prétend se soumettre par son intermédiaire :

> ὁ δὲ φίλος ὁ Κρὴς ἑαυτοῦ καταγνοὺς μεγάλως εἰσάγει με λαβόμενος τῆς χειρὸς εἰς οἶκόν τινα, καὶ προσδοὺς ἱμάντα καὶ ἀποδυσάμενος ἐκέλευσε μαστιγοῦν αὑτὸν ἐφ' οἷς ἔπραξεν ὑπὸ τοῦ καταράτου θυμοῦ βιασθείς· αὐτὸς γὰρ οὕτως ὠνόμασεν. ἐμοῦ δ' ὡς εἰκὸς γελῶντος ἐδεῖτο προσπίπτων τοῖς γόνασι, μὴ ἄλλως

90 *Opt. med.* K. I, 59 = SM II, 6, 3-9 et Boudon-Millot III, 4 (*Galien. Œuvres, tome I*, p. 290).

91 D. Gourevitch, 'Le menu de l'homme libre. Recherches sur l'alimentation et la digestion dans les œuvres en prose de Sénèque le philosophe', in *Mélanges de philosophie, de littérature et d'histoire ancienne offerts à Pierre Boyancé*, Rome, 1974, p. 312 (312-344).

92 Un texte important traduit par Paul Moraux, p. 104-105 (texte 36). Galien, *Cogn.an.morb.* 4 (K. V, 18-20 = SM I, 13-15 = CMG V, 4, 1.1 De Boer p. 14-15). Je traduis ici le texte édité par Wilko De Boer.

> ποιεῖν. εὔδηλον οὖν, ὅτι μᾶλλον ἐποίει με γελᾶν, ὅσῳ μᾶλλον ἐνέκειτο μαστιγωθῆναι δεόμενος. ἐπειδὴ ⟨δὲ⟩ ταῦτα ποιούντων ἡμῶν ἱκανὸς ἐτρίβετο χρόνος, ὑπεσχόμην αὐτῷ δώσειν πληγάς, εἴ μοι παράσχοι καὶ αὐτὸς ἕν, ὃ ἂν αἰτήσω, σμικρὸν πάνυ. ὡς δ' ὑπέσχετο, παρεκάλουν παρασχεῖν μοι τὰ ὦτα λόγον τινὰ διερχομένῳ, καὶ τοῦτ' ἔφην εἶναι τὸ αἴτημα. τοῦ δ' ὑποσχομένου πράξειν οὕτως, πλέον αὐτῷ διελέχθην ὑποτιθέμενος, ὅπως χρὴ παιδαγωγῆσαι τὸ ἐν ἡμῖν θυμοειδές, τῷ λόγῳ δῆλον ὅτι καὶ διαμαστιγῶν ἀλλ' ἑτέρῳ τρόπῳ, παιδαγωγήσας ἀπῆλθον. ἐκεῖνος μὲν οὖν ⟨ἐν⟩ ἐνιαυτῷ προνοησάμενος ἑαυτοῦ πολὺ βελτίων ἐγένετο.
>
> Là, tout en s'accablant de reproches, mon ami crétois me prend la main, me fait entrer dans une maison, me donne un fouet et, s'étant dévêtu, me prie de le fustiger pour ce qu'il a fait sous l'empire de cette maudite colère (telle fut son expression). Naturellement, je me mis à rire; alors il tomba à genoux et me pria de faire ce qu'il disait. Il va sans dire que plus il me pressait en me demandant de le fouetter, plus il me faisait rire. Comme un certain temps s'était écoulé pendant que durait cette scène, je lui promis de lui donner ses coups de fouet s'il m'accordait, lui aussi, la toute petite faveur que je lui demanderais. Il fut d'accord et je l'invitai à prêter l'oreille à un discours que j'allais lui tenir; telle était, lui dis-je, ma requête. Il m'assura qu'il était disposé à le faire; alors, je lui tins des propos assez longs, ayant pour thème la manière dont nous devons faire l'éducation de la partie irascible de notre âme, par la raison, cela va sans dire, et par un autre genre de flagellation; lui ayant ainsi fait la leçon, je m'en allai. Là-dessus, il se surveilla, et après un an, il s'était considérablement amendé.

Au-delà de l'aspect édifiant de ce conte, destiné à montrer la puissance de persuasion de Galien dans la médecine des âmes autant que des corps, le récit dévoile ici un Galien qui, par contraste avec son ami colérique (et masochiste), se signale par son calme et sa gaieté: une forme de sagesse sans rapport avec l'austérité affectée de nombre de ses contemporains, et une facilité à rire qui annonce le portrait idéal transmis l'auteur arabe Al Mubaššir (j'y reviens).

Le visage calme du sage, c'est celui qu'évoque le nom même de Galien, γαληνός («serein»); il se mire dans plus d'un portrait illustre, car c'est aussi celui d'Antonin le Pieux, rappelé par Marc Aurèle, qui cherche à se remémorer et à imiter les qualités de son prédécesseur et père adoptif:

> πάντα ὡς Ἀντωνίνου μαθητής· τὸ ὑπὲρ τῶν κατὰ λόγον πρασσομένων εὔτονον ἐκείνου καὶ τὸ ὁμαλὲς πανταχοῦ καὶ τὸ ὅσιον καὶ τὸ εὔδιον τοῦ προσώπου…

> En tout, montre-toi le disciple d'Antonin. Pense à son effort soutenu pour agir conformément à la raison, à son égalité d'âme en toute circonstance, à sa piété, à la sérénité de son visage, …[93]

On pourrait en fait citer l'intégralité de ce portrait de l'empereur défunt pour y retrouver les traits de caractère que Galien cherche à peindre de lui-même, jusque dans les moindres aspects de son mode de vie. L'idéal de sérénité du sage est d'ailleurs souvent exprimé par l'adjectif même qui sert de nom à Galien – ainsi dans la réflexion qui clôt le livre VII des *Pensées pour lui-même*:

> Ἡ τοῦ ὅλου φύσις ἐπὶ τὴν κοσμοποιίαν ὥρμησε· νῦν δὲ ἤτοι πᾶν τὸ γινόμενον κατ' ἐπακολούθησιν γίνεται ἢ ἀλόγιστα καὶ τὰ κυριώτατά ἐστιν ἐφ' ἃ ποιεῖται ἰδίαν ὁρμὴν τὸ τοῦ κόσμου ἡγεμονικόν. εἰς πολλά σε γαληνότερον ποιήσει τοῦτο μνημονευόμενον.
>
> La Nature universelle a orienté son impulsion vers la création de l'univers. Alors ou bien tout arrive en conformité avec cela, ou bien même les événements les plus importants auxquels l'hégémonique de l'univers donne son impulsion sont irrationnels. Dans bien des cas, te souvenir de cela te rendra plus serein[94].

Galien ne fait pas mystère de son désir d'atteindre une forme de sérénité – qu'il s'agisse pour lui d'un idéal marqué par le stoïcisme ou pas n'a pas d'importance. *Nomen omen*? L'aspect solennel et serein de Marc Aurèle, qui se traduisait jusque dans sa manière de parler, était probablement aussi celui de Galien[95]. Du moins nous le donne-t-il à penser.

Selon Galien, la sérénité du visage n'est pas qu'une conséquence d'une vie de modération et d'étude; elle est aussi le reflet de l'hellénisme tout entier. Dans une étonnante tirade déjà citée[96], Galien fait l'éloge du grec et rejette les autres langues comme viles. Seule la beauté de la langue grecque permet au visage de conserver sa pureté; les langues étrangères, elles, non seulement vous cassent les oreilles, mais font grimacer le visage:

---

93 Marc Aurèle, *Pensées*, VI, 30, 2 (traduction Mario Meunier, Flammarion, 1964).

94 Marc Aurèle, *Pensées*, VII, 75, 1.

95 Hérodien ironise sur les vains efforts de Macrinos pour singer l'attitude et le ton de Marc Aurèle en public, alors même qu'il différait de l'empereur philosophe en tout point de son genre de vie (*Hist.* V, 2, 3-4). La véritable sérénité suppose un embrassement *total* de l'idéal philosophique.

96 Sur cette tirade et le statut particulier du grec, langue "la mieux faite pour l'homme", voir chapitre 1.

> ὅπερ ἐὰν προσχῇς τὸν νοῦν ταῖς φωναῖς τῶν βαρβάρων διαλέκτων, εἴσῃ σαφῶς, τὰς μὲν ταῖς τῶν συῶν, τὰς δὲ ταῖς τῶν βατράχων, ἢ κολοιῶν, ἢ κοράκων ἐοικυίας, ἀσχημονούσας τε καὶ κατ' αὐτὸ τὸ τῆς γλώττης τε καὶ τῶν χειλέων καὶ παντὸς τοῦ στόματος εἶδος. ἢ γὰρ ἔσωθεν ἐκ τῆς φάρυγγος τὰ πολλὰ φθέγγονται τοῖς ῥέγχουσι παραπλησίως, ἢ τὰ χείλη διαστρέφουσι καὶ συρίττουσιν, ἢ κατὰ πᾶσαν αὔξουσι τὴν φωνήν, ἢ κατ' οὐδεμίαν ὅλως, ἢ κεχήνασι μέγιστον, καὶ τὴν γλῶτταν προσσείουσι, καὶ διανοίγειν οὐδαμῶς δύνανται τὸ στόμα, καὶ τὴν γλῶτταν ἀργὴν καὶ δυσκίνητον καὶ ὥσπερ δεδεμένην ἔχουσιν[97].
>
> … si tu prêtes attention aux sonorités des langues barbares, tu sauras clairement que les unes ressemblent aux cris des cochons, d'autres à ceux des grenouilles, des corbeaux ou des corneilles ; qu'elles enlaidissent l'aspect de la langue, des lèvres, de toute la bouche ; soit elles font sortir du pharynx des sons proches des ronflements, soit elles tordent les lèvres et les font siffler ; soit elles amplifient les sons au maximum, ou bien les étouffent complètement ; soit elles ouvrent grand la bouche et font sortir une langue menaçante, ou bien elles ne peuvent ouvrir la bouche et rendent la langue engourdie, difficile à mouvoir et comme attachée.

On retrouve ici la préoccupation de Galien autour du visage et de l'expression, qui doivent demeurer dignes, et, autant que possible, beaux, c'est-à-dire harmonieux, le moins dérangés possible par une expressivité déplacée. La correspondance entre sérénité, philosophie (ou genre de vie philosophique) et hellénisme ravive l'image du sage grec et, par réverbération, affine l'autoportrait de Galien lui-même.

Le corps fait donc bien partie d'un projet autobiographique philosophique et moral. Le visage, sous contrôle de l'âme du philosophe, illustre, confirme, corrobore la maîtrise de soi et des émotions, il est le corollaire de la beauté calme des dieux et le propre de l'homme : l'enlaidissement des traits, qu'il soit dû à la colère et autres émotions négatives ou à la pratique indue d'une langue autre que le grec, est à fuir parce qu'il nous rapproche des animaux. Sans rejeter la vie du corps, qui coïncide avec notre être, il s'agit d'y imprimer la marque de la volonté humaine et d'en gommer les aspérités qui nuisent tant à la santé du corps qu'à celle de l'âme. Le corps est un spectacle objectif non seulement pour le médecin, auteur du *De usu partium*, hymne à la beauté du corps humain, mais aussi pour l'individu Galien, Grec de Pergame, qui y voit le reflet de sa vie morale, comme des vicissitudes qui le frappent au cours de sa

97 Galien, *De puls. diff.* II, 1 = K. VIII, 586.

vie et le transforment. Un versant chrétien de cet intérêt compatissant et néanmoins intransigeant envers le corps se retrouve chez Clément d'Alexandrie, exact contemporain de Galien[98].

Galien nous donne donc une idée de l'apparence du sage; que nous apprend-il sur son propre physique? Cherche-t-il à dégager une impression en polissant l'image du sage selon ses vœux? En fait, l'image du sage grec que Galien façonne sans jamais parler de lui-même ne peut que nous inciter à superposer ce calme olympien à l'autoportrait moral et intellectuel qu'il propose par ailleurs. Marc Aurèle ne l'a-t-il pas appelé «unique parmi les philosophes»? Si donc Galien est bien l'excellent médecin-philosophe qu'il a inventé, peut-on désormais l'imaginer autrement qu'en digne philosophe grec? Sans offrir d'indication visuelle sur ses propres traits, il nous invite à le voir sous ceux de l'archétype du philosophe grec – ceux de Marc Aurèle peut-être. En quelque sorte, cette technique non visuelle, chez un auteur si attentif aux détails du corps humain et si savant en leur description, est plus efficace que n'importe quel autoportrait. En somme, on peut se demander si le portrait fourni par un biographe arabe, Al Mubaššir, n'est pas une simple construction rétrospective, par quelque lecteur attentif de Galien:

> Il était brun, bien proportionné avec de larges épaules, de larges mains, de longs doigts et de beaux cheveux. Il aimait le chant, la musique et la lecture. Il était de taille moyenne et ne marchait ni trop vite ni trop lentement. Quand il riait, il découvrait ses dents. Il parlait beaucoup et restait rarement silencieux. Il attaquait fréquemment ses collègues. Il voyageait beaucoup. Il sentait bon et portait des vêtements propres. Il aimait monter à cheval et marcher à pied. Il a fréquenté des dirigeants et des empereurs[99].

Le physique bien proportionné, le visage souriant conforme à l'humeur égale du médecin, la barbe à la grecque – quel trait nous surprend-il dans ce portrait,

---

98 Sur le corps et l'attitude qui conviennent à l'homme digne (en l'occurrence: chrétien), voir Clément d'Alexandrie dans le *Paedagogos* (cf. P. Brown, *Body and Society. Men, Women and Sexual Renunciation in Early Christianity*, Columbia University Press, 1988, ch. 6). Sur les liens entre l'écriture de Clément et la Seconde Sophistique, voir A. Pasquier, 'Une écriture du visuel au temps de la Seconde Sophistique: Clément d'Alexandrie (*Protreptique*) et Philostrate (*Images*)', in P. Fleury/T. Schmidt (eds), *Perceptions of the Second Sophistic and its Times*, University of Toronto Press, 2011, 87-101.

99 Biographe arabe du XI e s. Cité et traduit par V. Boudon-Millot dans *Galien de Pergame. Un médecin grec à Rome*, Paris, Les Belles Lettres, 2012, p. 22. *Cf.* O. Temkin, *Galenism*, 1973, p. 68 n. 59; F. Rosenthal, *Das Fortleben der Antike im Islam*, Zurich, 1965, p. 57.

si peu fait pour démentir l'œuvre du médecin de Pergame? Conformes aux impressions laissées par le médecin écrivain, ces quelques lignes condensent les traits saillants de l'homme de bien détaillé par Galien: ceux-ci ne manquèrent pas de se reverbérer sur lui-même.

Lorsqu'il devient portraitiste des autres, Galien procède d'une manière similaire – il saisit le caractère du personnage, non son physique, hors de certains détails médicaux. Les bavardages souvent reprochés à Galien sont introuvables dans le domaine de la description des individus qu'il a côtoyés; il s'écarte – sans doute volontairement – du portrait proprement dit, contrairement à d'autres auteurs de son époque, chez qui la physiognomonie semble avoir laissé une empreinte[100]. Si donc Galien, sur le tard, sacrifie à la tradition nouvelle d'une histoire du corps souffrant[101] en racontant ses maladies et ses guérisons (parfois avec l'aide d'Asclépios), il s'écarte de certains de ses contemporains en laissant de côté les traits physiques qui eussent pu influencer, confirmer un portrait moral. Au contraire, c'est, semble-t-il, le genre de vie, dicté par la moralité, par l'étude, par l'éducation, qui façonne l'être physique. Nous sommes donc, avec Galien, d'une certaine manière, aux antipodes de la physiognomonie.

4 Galien vieillissant et l'autobiographie: un retour sur soi?

Il n'est pas anodin que Galien multiplie les récits et remarques rétrospectifs sur sa carrière et sa prime jeunesse dans les œuvres de la dernière partie de sa vie. Mais tenter de cerner la personnalité du Galien vieillissant présente plusieurs difficultés; l'une d'entre elles consiste à définir la vieillesse. Les auteurs impériaux se décrivent comme vieux dès la cinquantaine (Cf. Marc Aurèle) ou en début de soixantaine (Galien, comme avant lui Cicéron). Les œuvres de la «vieillesse» de Galien s'étendraient donc de 180 environ (mort de Marc Aurèle) à sa mort supposée en 216, ce qui constitue un laps de temps fort long. La définition du grand âge chez Galien lui-même est à la fois précise, technique,

100 Cf. F. Stok, 'Ritratti fisiognomici in Svetonio', in I. Gallo/L. Nicastri (eds), *Biografia e autobiografia degli antichi e dei moderni*, Pubblicazioni dell'università degli studi di Salerno, 1995, p. 109-135 (à propos de Sénèque, voir p. 126: on constate le rôle d'une physiognomonie diagnostique vs. pronostique dans les *Lettres à Lucilius* (52, 12 vs. 66, 1-3)). On constate un certain entrelacement du diagnostic médical et de la philosophie morale (cf. Swain 2007).

101 Sur le corps souffrant à l'époque impériale, voir M. Foucault, *Histoire de la sexualité*, vol. III «le souci de soi» (1984); J. Perkins, 'The *Self* as sufferer', *Harvard Theological Review*, 85-3, 1992, p. 245-272.

et en même temps évasive : Galien distingue des périodes dans la vieillesse, auxquelles il attribue des noms d'ailleurs rares, mais il ne s'attarde pas sur la description de ces phases[102].

Un autre problème est la difficulté d'établir une chronologie exacte des œuvres de Galien[103]. Le terme de bio-bibliographie est devenu galvaudé en ce qui concerne l'imbrication d'écriture, de cataloguage et d'autobiographie chez Galien ; cela ne doit pas masquer le flou relatif qui entoure la rédaction de nombre d'œuvres datant du 'second séjour à Rome', après 175. Si certaines œuvres, sur la foi d'éléments de datation internes, sont clairement attribuables au début des années 190, parfois après l'incendie de 192 (*Ne pas se chagriner* ; *Que les tempéraments de l'âme suivent les tempéraments du corps* ; *Sur les médicaments composés selon les genres* ; *Antidotes* ; *Simples*, livres IX-XI ; *Sur la formation du fœtus*...), d'autres pourraient aussi bien dater des alentours de 180 comme de la fin des années 180 (*De bonis malisque sucis* ; livre VI du *De sanitate tuenda*, Ilberg vs. Bardong). Si donc l'on souhaite tirer des dernières œuvres quelques indications sur la pensée de Galien vers la fin de sa vie, on doit avancer avec prudence.

Une autre limitation de cette question nous vient de la notion même d'intériorité et de la place qu'il convient de donner à celle-ci dans la pensée antique. C'est bien une relation de l'individu à Dieu, dans une perspective chrétienne, qui permet l'introspection d'un Augustin dans les *Confessions* – marquant par là les véritables débuts de l'autobiographie au sens moderne[104]. En ce sens, les auteurs impériaux païens, tels que Sénèque, Marc Aurèle, Galien ou Aristide, présentent un visage tout différent[105]. Que l'ascèse philosophique et la recherche d'une forme de perfection (dans la vie morale comme dans les relations sociales) se traduisent par une forme de retour sur soi dans les textes ne saurait nous entraîner trop loin dans cette voie. Comme l'explique Simon Swain, l'aspiration au salut des Chrétiens diffère fondamentalement de l'introspection païenne :

102 *De sanitate tuenda* V, 12 (see Parkin appendix C = CMG, V, 4, 2, 1923, p. 167 Koch). Ce sont les tout derniers mots du livre V. Lucien, *Dialogues des morts*, présente un vert vieillard qui a passé les plus belles années de sa vie avec de jeunes amants, de 70 à 100 ans.

103 Voir la 'notice biographique' de Galien en annexe.

104 Cf. *Les débuts de l'autobiographie, d'Hésiode à Saint Augustin*, 1993.

105 Sur l'introspection dans la littérature impériale : une riche bibliographie anglophone cf. C. Edwards, 'Self-scrutiny and self-transformation in Seneca's *Letters*', *Greece and Rome* 44, 1997, 22-38. Sur le style de Marc Aurèle et ses variations : R.B. Rutherford, *The Meditations of Marcus Aurelius: A Study*, Oxford, 1989 (Rutherford oppose le 'self-effacing art' de Marc Aurèle au lyrisme d'Aristide).

> Although self-knowledge was the goal, this could not amount to the private inner reflection of an individual before God, and we are making a grave error if we think that moral scent towards virtue is the same as the Christian individual's spiritual ascent which was undertaken to escape from the world, not to know its flawed workings better[106].

Ici se trouve la limite de l'autobiographie galénique, qui, on va le voir, malgré un nombre croissant d'allusions à la vieillesse et à la mort prochaine, continue de se placer sous le signe de la rhétorique et de stratégies de présentation. En ce sens, on peut rapprocher le caractère lisse et glissant de l'autobiographie galénique des textes de Sénèque[107].

Le souci de la finitude chez Galien se manifeste notamment par un retour sur ses opinions ; désireux de ne laisser aucune ambiguïté, aucune prise à une critique erronée dans son œuvre, Galien tente de clarifier sa propre position sur des sujets sensibles tels que la nature de l'âme. On a pu parler, à propos du traité *Sur ses propres opinions*, de « testament philosophique »[108]. Une certaine forme de détachement accompagne ces commentaires écrits au soir de sa vie, comme la relativité du savoir : pour Galien, c'est la fin des certitudes. Dans des œuvres aussi variées que le traité *Sur ses propres opinions*, *Sur l'inutilité de se chagriner* et les traités de pharmacologie, tous écrits sur le tard, Galien exprime un certain désenchantement, à tout le moins une forme de scepticisme. Exprimer ainsi l'incertitude de l'individu face à des questions trop vastes pour être tranchées n'a, au fond, rien d'exceptionnel puisque Marc Aurèle en personne s'en fait l'écho, sans que l'on puisse rattacher ces moments de doute à une

---

106 *Cf.* Simon Swain, 'Biography and Biographic', p. 14.

107 *Cf.* Catharine Edwards, Self-scrutiny (*art. cit.*), p. 36 : "Seneca's writings, then, are part of a larger turn in the first and second centuries CE towards interiorization, a turn which develops a tendency within Stoic thought to focus on the interior disposition of the individual. Techniques of self-scrutiny are explored as a means towards self-transformation, that is to say, bringing oneself closer to the ideal of the Stoic sage. This might seem like a withdrawal from the particularities of the actual world. Yet individual articulations of this aspiration towards the transcendent state of the Stoic sage are inevitably rooted in the particular historical context in which the writer operates. Seneca, as I have emphasized, regularly makes use of the activities of Roman public life – law-courts, games, elections – as metaphors and images for articulating relationships within the self."

108 V. Nutton, 'Galen's Philosophical Testament', in P. Moraux (ed.) *Aristoteles – Werk und Wirkung 2 : Kommentierung, Überlieferung, Nachleben*, Berlin, 1987. Malgré la découverte du *Vlatadon* 14, qui comporte l'unique exemplaire complet en grec du *De propriis placitis*, l'édition de V. Nutton, élaborée à partir de divers fragments en grec, latin et hébreu, fait encore autorité.

époque chronologique particulière de sa vie[109]. Certes, l'abondance relative d'indications chronologiques et biographiques dans l'œuvre de Galien pourrait nous inviter à être plus précis que dans le cas de Marc Aurèle – et ainsi définir des changements et altérations dans la pensée de Galien au cours de sa longue existence. Mais à aucun moment il ne faut perdre de vue la part de *pose* qui affecte l'expression même de Galien, en tout point de son œuvre. La vanité des occupations humaines comme des biens matériels, exprimée dans le *Sur l'inutilité de se chagriner*, fait aussi bien partie de l'*èthos* du sage – Galien attribue du reste cette attitude à cet homme plus sage encore que les philosophes : son père. Si donc les derniers récits de Galien nous montrent peut-être le visage sans fard d'un vieux savant, ils montrent aussi la même habileté rhétorique et la même conscience du pouvoir de l'écriture[110].

L'un des avantages de la vieillesse, exploité par Galien, est qu'elle permet de parachever la construction d'une figure d'autorité : Galien se présente, dans ses dernières œuvres, en vieux médecin, presque en vieux sage. Plus que jamais, il est une figure d'autorité, et l'auteur du *De sanitate tuenda*, qui prenait déjà comme exemple d'hygiène parfaite son propre cas alors qu'il n'avait que la cinquantaine (ouvrage écrit autour de 175 pour les livres I-V, vers 186 pour le livre VI) a beau jeu de citer en exemple sa longévité et son absence de maladie dans un opuscule plus tardif (début des années 180) sur les propriétés des aliments. Dans le court traité *De bonis malisque sucis*, 1 (CMG, V, 4, 2 – Helmreich) en effet, Galien donne des conseils à un destinataire qui n'est pas nommé pour se maintenir en bonne santé. Après un récit convaincant des conséquences du mauvais approvisionnement des citadins sur la santé publique des campagnes dans les années récentes, marquées par les famines[111], Galien déplore les mensonges et la mauvaise foi de ses concurrents, qui nient le rôle des humeurs dans le développement de ces maladies liées à la nutrition. Le passage suivant vient clore l'introduction, et invite le lecteur à embrasser l'opinion de Galien, fondée sur une longue expérience :

> εἰς δὲ τὸν ἐνεστῶτα λόγον ἱκανὴ καὶ τῶν ἐν τοῖς λιμοῖς ὀφθέντων ἡ διήγησις. εἰ δέ μοι πιστεύειν ἐθέλοις οὐδεμίαν μὲν αἰτίαν ἔχοντι τοῦ ψεύδεσθαι, δυσχεραίνοντι

109 R.B. Rutherford, *The Meditations of Marcus Aurelius*, 1989, p. 47.

110 Pour une discussion plus développée de l'autoportrait galénique au prisme du *De indolentia* et de ses œuvres tardives (post-193), voir mon article 'Death, Posterity and the Vulnerable Self. Galen's περὶ ἀλυπίας in the Context of his Late Writings', à paraître dans C. Petit (ed.), *Galen's De indolentia in Context*, Leiden, Brill.

111 Passage en partie traduit par V. Boudon-Millot, dernier chapitre de *Galien de Pergame, un médecin grec à Rome* ("Galien témoin de la société romaine de son temps"). Voir le chapitre 3, *Enargeia*, dans lequel ce passage est étudié p. 141-145.

> δὲ ἐπὶ τοῦ πολλοὺς ἐν βιβλίοις ἐνδόξους ἄνδρας ἐψεῦσθαι μεγάλως, διηγήσομαι σοι τὰ διὰ μακρᾶς πείρας ἐν ὅλῳ μοι τῷ βίῳ γνωσθέντα μετὰ τοῦ ⟨καὶ⟩ τοὺς θέους ἐπικαλέσασθαι μάρτυρας[112].
>
> Mais pour le présent discours, le récit des observations effectuées lors des famines suffit. Mais si tu veux bien te fier à moi, puisque je n'ai nul intérêt à mentir, mais que je m'insurge de ce que des hommes célèbres aient menti effrontément dans leurs livres, je te conterai ce que j'ai appris au fil d'une longue expérience, tout au long de ma vie, en appelant les dieux à témoins.

L'expression employée ici par Galien pour renvoyer à l'expérience de toute une vie se retrouve dans d'autres passages signalés par Helmreich dans son apparat critique[113] ; après Galien cet argument de l'expérience presque incalculable accumulée au cours d'une vie de pratique et de voyages est devenue topique dans les textes médicaux, comme l'atteste Alexandre de Tralles au début de son grand œuvre[114]. Dans ce passage, l'argument de l'âge participe certes de la *captatio benevolentiae* nécessaire à tout début d'ouvrage, mais l'habileté de Galien consiste à ne pas jeter tout de suite son ancienneté à la face du lecteur : au contraire, il commence par un récit, assez long, qui démontre par avance son expérience et sa compréhension des rapports entre nutrition, santé et maladie. Relevant de l'*autopsia* (τῶν ἐν τοῖς λιμοῖς ὀφθέντων ἡ διήγησις), l'argument est renforcé par le spectacle des famines précédant le rappel de l'expérience personnelle du médecin. Le lecteur n'en est que plus enclin à embrasser son autorité. Allier sagesse et autorité au grand âge est un motif littéraire et philosophique connu et apprécié, particulièrement dans les œuvres associées à la Seconde Sophistique[115]. Galien nous montre sa conscience aiguë des avantages rhétoriques à tirer de sa position.

Galien nous donne rarement accès à ses sentiments en dehors d'un contexte polémique (où l'expression des émotions est dictée par l'effet recherché sur le

112 Galien, *De bon. mal. succis*, 1. 14 CMG V, 4, 2 (ed. Helmreich), p. 392.

113 CMG V, 4, 2 (1923) p. 392. Helmreich renvoie à K. XIX, 59 ; XVIIIA, 69.

114 Alexandre de Tralles, *Therap.* I, 1 (dédicace à Cosmas), ed. Puschmann, tome I, p. 289. Voir aussi Theod. Priscianus, *Euporista*, pref. (Rose p. 5, l. 1-2).

115 Sur les liens entre sagesse, vieillesse et autorité : voir L. Pernot, *La rhétorique de l'éloge*, 1993, II, 566. Cf. Lucien, *Héraclès* 4 et 7-8 ; Dion de Pruse, *Nestor*. La vieillesse (et donc l'approche de la mort) est un lieu commun dans les textes : cf. Marc Aurèle, allusions à sa vieillesse (II, 2 ; II, 6 ; V, 31 ; X, 15 ; XII, 1). Mais si Marc Aurèle meurt à la veille de son 59e anniversaire, Galien, lui, écrit encore à plus de 70 ans. Il a donc atteint une grande vieillesse.

public ou le lecteur) – mais ceux-ci affleurent-ils parfois ? On peut se le demander, par exemple quand il évoque son père (voir, dans le passage cité plus haut du *De indolentia*, l'emploi du verbe αἰσθάνομαι). La forme épistolaire de cet ouvrage permet un ton plus personnel. Il n'est pas certain, néanmoins, qu'il faille voir dans ce verbe de perception d'emploi fort vaste une véritable expression personnelle : Galien, dans ses textes, n'a rien d'un romantique. Mais le seul souvenir de l'homme divin qu'était son père suffit, non à attendrir Galien, mais à élever son âme. Encore une fois, c'est un autoportrait de sage, d'homme profondément moral que Galien peaufine ici. Dans sa présentation rétrospective de ce qui fut son parcours intellectuel et moral, la notion de développement, de progrès, de compréhension progressive est importante. Le Galien des débuts, tel que raconté par le médecin vieillissant, est incertain sur les traitements à donner dans les cas qu'il n'avait jamais vu ses maîtres traiter, ou quand il n'avait rien lu sur le sujet ; le médecin et savant en formation apprend par l'expérience, pas seulement par ses lectures : les cas individuels, mais aussi les voyages, relatés par Galien, sont autant d'étapes de transformation scientifique, d'apprentissage consciencieux. Le *temps* est donc un facteur essentiel de la constitution d'une *persona* scientifique, de la formation d'un maître ; de ce point de vue, l'œuvre galénique se déploie comme un itinéraire intellectuel, l'autobiographie d'un esprit. Mais c'est en quelque sorte le contraire pour l'*èthos* immuable de l'éternel étudiant, amoureux de l'étude et de la vérité, une nature profonde (*phusis*) jamais démentie : cette nature profondément bonne n'est autre que le terreau et le moteur de la destinée de Galien, la curiosité et l'honnêteté intellectuelle qui lui permettent de progresser. Ainsi, le contraste entre avant et après telle ou telle expérience, entre le premier et le second séjour à Rome, est souvent souligné. Galien, de jeune médecin candide (au tout début du *Sur le pronostic*), se fait avertir par plus savant que lui des les pièges de la société romaine (*Sur le pronostic*, 1 Nutton), et devient instruit par l'expérience de la méchanceté des hommes et de la fourberie des médecins – ce qui modifiera durablement sa conduite. C'est donc bien l'itinéraire d'une âme dans une certaine mesure, l'histoire d'un long apprentissage. Le regard rétrospectif que Galien porte sur son propre développement est authentique et fourni – de ce point de vue, on peut affirmer qu'il y a autobiographie.

Mais cette transformation de soi a ses limites ; Galien contrairement à Sénèque ou Marc Aurèle, ne se présente pas comme en quête d'un progrès sur la voie de la vertu, et, s'il reconnaît ses erreurs, il ne se livre pas à une introspection morale au sens moderne du terme (et pour cause). La question de l'intériorité, pour autant qu'il soit licite de la soulever, n'est donc pas entièrement éclairée par l'examen des textes. La forme de ceux-ci, malgré leur grande diversité, se prête rarement à la confidence, encore moins à la confession. Les textes de forme épistolaire ou assimilée (textes de dimensions modestes, avec un destinataire précis) ne sont pas assez nombreux, et en général centrés sur un sujet médical précis (*Conseil pour un enfant épileptique, Ne pas se chagriner*). On ne peut que se ranger à l'intuition de Simon Swain – si bien élaboré, si conforme aux lois de la rhétorique du discours sur soi, le personnage de Galien est un tigre de papier. Mais malgré ces limitations, le terme d'autobiographie n'est pas indû : la frontière entre le personnage construit et le véritable Galien est ténue, pour ne pas dire perméable. Galien ne nous confie-t-il pas, dans le *De indolentia*, la terreur vécue sous Commode, dans un passage où le superlatif, nos autres sources nous l'indiquent, ne doit rien à l'hyperbole ? Craignant pour la vie et le destin de ses amis, sinon pour lui-même, Galien ne pose plus au sage inaccessible : il se remémore et nous évoque des moments de crainte, et de perte. Ailleurs, toujours dans sa dernière période d'écriture, dans le livre X du traité des *Simples*, Galien exprime sa colère et son dégoût face aux comportements irresponsables de ceux qui contribuent à la diffusion de recettes ou formules létales : les lois romaines sont impuissantes à punir ces agissements, l'homme de bien que reste Galien ne peut le supporter[116]. Quoique tissés dans la trame du texte écrit, pensé par un auteur conscient de son œuvre, ces indices nous fournissent aussi un lien avec l'authentique Galien de Pergame[117].

Le moment est donc sans doute venu de discuter le jugement de Jacques Bompaire, exprimé dans un article célèbre, alors même qu'il se dispense de toute argumentation serrée sur la vaste question de l'autobiographie chez des auteurs aussi différents que Lucien, Marc Aurèle, Aelius Aristide et Galien :

> Autobiographie ? Plutôt histoire d'une intelligence, d'une quête intellectuelle et épistémologique, dans un monde qui est celui de la conférence, de la controverse, de l'édition, monde du verbe et de l'écrit, mais aussi d'enjeux profondément humains. Si Galien écarte ce qui ne touche pas à sa vocation d'écrivain et de savant, on aperçoit derrière les titres de livres, derrière les incidents d'une existence tout entière consacrée à la science, une aventure persévérante et passionnée.

En somme, Bompaire récuse et corrige le terme d'autobiographie ; mais il poursuit :

116 Galien, *De simpl. med. fac. ac temp.*, X, 1 (K. XII, 245-253). Cf. C. Petit, 'Galen, Pharmacology and the Boundaries of Medicine : A Reassessment' (*art. cit.*).

117 C'est l'objet de mon étude, 'Death, Posterity and the Vulnerable Self' (*art. cit.*).

> Toutes (sc. les œuvres d'Aristide, Lucien, Galien, Marc Aurèle) sont marquées par un souci de construction, soit formelle (chez Lucien), soit apologétique (chez Aristide), soit éthique (chez Marc-Aurèle), soit épistémologique (chez Galien). Le dénominateur commun est peut-être l'exigence philosophique, qui se concilie fort bien avec la formation rhétorique à cette époque. C'est aussi une certaine qualité de l'esprit, stylisant, interprétant, maîtrisant le discours sur soi[118].

Selon moi, la quête intellectuelle, l'aventure d'une intelligence, relatées comme Galien les relate, sur un mode rétrospectif et organisé, suffit à qualifier son œuvre d'autobiographique. « Persévérante et passionnée », l'aventure personnelle de Galien ne consiste pas en une froide relation des faits : elle s'échauffe au contact de la foi en la vérité qui brûle le génial médecin, depuis son enfance jusqu'à ses vieux jours. Curiosité pour le savoir, indignation devant les faux prophètes et les mauvais livres, désillusions d'un ambitieux, voyages formateurs et expériences traumatisantes : autant de constantes qui donnent chair et sang au récit de cette vie de savant. La nouveauté de Galien, comme Bompaire l'a bien senti, est d'appliquer le discours sur soi en vogue à son époque à un projet épistémologique – un projet unique dans l'histoire de l'antiquité, et rarement renouvelé par la suite avec une telle ampleur. L'autobiographie intellectuelle est sans doute un genre inventé par Galien[119].

5 Conclusion

Dans l'œuvre de Galien, la vie et la personne s'imbriquent de manière à projeter l'image d'une autorité morale autant que scientifique. On a déjà souligné la quête quasi spirituelle de la Vérité qui anime Galien, et se manifeste au plus haut point dans son grand œuvre, le *De usu partium*, hymne à la Nature autant que traité médical ; le personnage que dessine Galien à travers ses propres sou-

118 J. Bompaire, *art. cit.* in Baslez *et alii*, *L'invention de l'autobiographie*, p. 209.

119 G. Misch l'a pressenti dans G. Misch, *A History of Autobiography in Antiquity*, 1950, vol. 1, p. 328-332 ; mais voir aussi plus récemment l'essai de S. Menn cité en ouverture de ce chapitre, 'The *Discourse on the Method* and the Tradition of Intellectual Autobiography,' in J. Miller/B. Inwood (eds), *Hellenistic and Early Modern Philosophy*, Cambridge University Press, 2003, p. 141-191 (particulièrement p. 146-147). Sur un cas particulier de la postérité littéraire de Galien : voir C. Alvarez-Millan (1999 et 2000) à propos d'Al Razi, émule de Galien dans ses récits autobiographiques. Enfin, A. Pietrobelli examine la postérité toute particulière du *De indolentia* chez Al Kindi et Al Razi, dans '*Arabic* Peri Alupias*: Did al-Kindî and Râzî read Galen ?*', in C. Petit (ed.) *Galen's De indolentia in Context*, à paraître.

venirs, ses déclarations, ses voyages, ses traitements, sa mansuétude, ses colères aussi, est le pendant de cet *èthos* de savant-grand prêtre, révélant les miracles de la Nature à un auditoire choisi d'inititiés. Les hautes exigences morales de Galien, savamment rappelées d'un texte à l'autre et notamment dans ses textes de la maturité et de la sagesse, renforcent l'autorité du savant, du médecin, du philosophe *ami de Marc Aurèle*. Mais, à rebours, les textes savant eux-mêmes contribuent à déterminer l'*èthos* de Galien: en ce sens, récits de voyage, récits de cas, descriptions, démonstrations, invectives, etc participent tous du projet autobiographique.

Bien sûr, on peut parler à la fois d'autobiographie et d'autoportrait. Autobiographie, parce que Galien nous donne à voir une aventure du savoir, la formation d'un esprit, un cheminement de la jeunesse idéaliste et studieuse à la sagesse d'un vieux médecin dont l'expérience et la science ont pris une valeur incalculable. Autoportrait, car Galien est soucieux de diffuser une image de lui-même imprégnée d'esthétique autant que de morale: Galien incarne l'idéal grec, *kalos kagathos*; il est aussi *galènos* (*nomen omen!* pourquoi Galien se priverait-il de cette association si évidente entre sa personne et son nom?), inaccessible à la colère, étranger au vice, en fait à tout ce qui défigure le calme olympien du visage du sage. Ces qualités se superposent à l'*èthos* du savant moral si bien tracé à travers les textes. Ici, l'ensemble des chapitres précédents doit être rappelé: car tout concourt au portrait de Galien, des citations littéraires aux harangues contre les calomniateurs d'Hippocrate. Les stratégies rhétoriques à l'œuvre sont donc multiples, et savent au besoin passer en sourdine: conscient des problèmes de l'éloge de soi, Galien a recours à tous les biais enseignés par les rhéteurs pour mettre son propre éloge dans la bouche d'autrui – et, en général, pas de n'importe qui, puisque c'est Marc Aurèle qui aurait parfaitement résumé Galien en le déclarant le «seul médecin», et «unique entre les philosophes», comme une sublime prédiction de la postérité inouïe qui attendait le médecin de Pergame.

Il s'agit peut-être avant tout d'une variation sur un thème classique, platonicien; de fait, l'image de Socrate vient parfois se fondre avec le souvenir de son père, comme elle colore sa propre éthique personnelle. Mais Galien préfigure également le sage et saint homme de l'antiquité tardive: le divin en lui vient le transfigurer pour en faire un modèle. Ainsi, Galien se fait archétype, du sage-médecin et du sage-philosophe. D'un point de vue littéraire, le sage-médecin est son invention. La postérité ne le dément pas: l'autobiographie et l'autoportrait galénique sont à l'évidence le modèle de récits personnels plus tardifs, chez Al Razi par exemple. C'est donc bien un modèle littéraire qui est né. En même temps, n'est-ce pas le vrai Galien qui transparaît dans les derniers écrits qui distillent savamment les moments clés d'une vie exceptionnelle?

L'homme âgé et diminué, mais conscient des privilèges conférés par sa longévité, et conscient de sa chance : celui qui a tout reçu en partage, tout lu, et tout connu, de la jalousie mauvaise de ses confrères à la terreur sous Commode, des applaudissements d'un public bigarré à la gloire ultime d'un compliment de Marc Aurèle.

Parlant ainsi de lui, souvent avec une habileté consommée, Galien n'est pas sans évoquer une tendance plus vaste à son époque, celle de l'expression du moi : les modes de celle-ci, quoique codifiés par les rhéteurs, ont été suffisamment variés, de Sénèque à Marc Aurèle et Aelius Aristide, pour que Galien paraisse original, seul médecin, seul savant même à se livrer comme il le fait, pour les besoins de la postérité de son œuvre. Son ambition, donc, le distingue. Les efforts de Galien en vue de construire une autorité, figure de savoir autant que figure morale, font de son œuvre une matrice pour toute biographie ou autobiographie de savant. De nouveau, on peut le créditer d'avoir créé un archétype. Son écriture s'avère donc fondatrice à un niveau supplémentaire : l'autobiographie intellectuelle, un genre auquel les plus grand savants se sont pliés, d'Al Razi à Robert Boyle et David Hume.

Conclusion

Il est opportun de poser un regard rétrospectif sur les stratégies rhétoriques de Galien, afin d'en saisir la nature profonde et les enjeux. Ceux-ci dépassent largement le cadre des études galéniques ; la rhétorique de Galien doit se comprendre selon trois axes, comme expression particulière au sein de la Seconde Sophistique, comme fondement de la rhétorique médicale et scientifique, et comme matrice de l'autobiographie intellectuelle. On voit dès lors que la nature profonde des textes galéniques est ambiguë : littéraire, scientifique, les deux ? Philosophique ? Vaut-il seulement la peine de proposer une étiquette de ce type ? La fluidité de la prose de Galien se joue de toutes ces catégories.

Que la rhétorique de Galien recoupe les thèmes et les enjeux de la Seconde Sophistique doit-il nous surprendre ? Probablement pas, eu égard à l'éducation exceptionnelle d'un médecin qui reçut d'abord une solide formation en mathématiques et en philosophie, et (on espère l'avoir démontré) en rhétorique. Cette formation affleure à chaque page, sous la forme d'allusions, de citations, et de reprise de lieux communs classiques inspirés soit par Platon, soit par les orateurs attiques, soit par les poètes. Elle transparaît dans les tirades de Galien revendiquant le grec de ses ancêtres et la moralité, digne d'un Socrate, de son père. Elle ne saurait échapper à l'amateur de périodes travaillées, de stylé coupé, de fictions dialoguées, de harangues, de figures. Elle séduit le lecteur de mille manières, l'enveloppant dans les rouages bien huilés d'une rhétorique suave, de tirades véhémentes en récits vivants et imagés. Elle surgit dans chaque citation, mais aussi dans le tissu des allusions plus discrètes aux trésors de la littérature classique, comme brodés dans l'œuvre galénique comme autant d'ornements végétaux sur le pommeau d'une épée. L'œuvre de Galien, comme celle des autres “sophistes”, représente ce trésor, illustre l'effort d'exhibition mais aussi de thésaurisation de ce passé littéraire qui fait office de lien entre orateur et auditoire. Mais comme on le sait, l'illusion sophistique va bien au delà de la simple *paideia* en représentation : elle s'habille d'inspiration divine, de rapport privilégié au sacré par l'intermédiaire du verbe. Là encore, Galien ne fait pas exception : son traité *Sur l'utilité des parties*, notamment, exprime la rencontre de la philosophie, de l'hymne sacré et de la rhétorique, d'une manière que n'aurait peut-être pas reniée Aelius Aristide. Mieux, Galien, en bon rhéteur, fait appel aux procédés typiques de l'*enargeia* et au pouvoir de l'image comme du récit pour animer son propos, qui n'est plus un simple discours, mais une véritable hypnotisation de l'assistance, vue comme la communauté des impétrants aux cérémonies des mystères. Galien se fait donc pres-

 | DOI:10.1163/9789004380967_008

tidigitateur de la parole, vecteur sacré de la Vérité divine ; celle-ci s'exprime à travers lui et en lui, preuve ultime de sa propre pureté morale. On est donc loin, avec Galien, de la catégorie bien terne des "textes techniques". Galien place délibérément et durablement la médecine dans le champ littéraire, d'une manière jamais réussie ni même tentée auparavant : la dimension autobiographique de son œuvre l'unifie, mais lui donne aussi un souffle, la chaleur d'une *voix*. Voilà comment Galien en vint à incarner la médecine, et la médecine à s'identifier à son œuvre.

Il n'est donc pas faux de parler de l'œuvre galénique comme fondement de la rhétorique médicale. Le pouvoir de la rhétorique de Galien s'incarne dans cette ample et multiforme tradition littéraire, qui s'étend de l'antiquité au XIXe siècle (et peut-être davantage). Si cette dernière n'a été évoquée dans ce livre que par petites touches, car elle ne pouvait en être l'objet, c'est pourtant à travers ses différents genres, ses différents représentants, que Galien, avant tout, survit. Si les *consilia* sont un genre créé au Moyen Age, ils ne sont pas moins une réverbération du *Consilium de puero epileptico* de Galien ; si certains cas ne cessent de réapparaître dans les textes médicaux à travers les époques (comme le diagnostic par le pouls de la femme amoureuse), c'est souvent dans les textes de Galien qu'ils trouvent leur archétype ; l'argumentation en médecine retrouve, à la Renaissance, une tonalité proprement galénique en termes de vocabulaire, d'outils conceptuels et de techniques rhétoriques – le plus vibrant témoignage en est la *Fabrica* de Vésale. On pourrait ainsi multiplier les exemples. Lu et relu, copié, imprimé, commenté, critiqué parfois, Galien devient le modèle des médecins en écriture comme en pratique. Plus que cela, Galien devient le modèle du savant, par sa manière de parler de recherche, d'enquête, d'expérimentation, de vérité – mais aussi par sa manière de démolir la concurrence. En d'autres termes, le fil directeur de la rhétorique médicale et savante, c'est l'*èthos* si savamment construit par Galien : personnage curieux de tout, méthodique, discipliné, avide de savoir et surtout de véracité, désintéressé et noble coeur, mais aussi frugal et inaccessible aux passions mauvaises, Galien a créé le savant type, dont la vertu garantit la fiabilité. Ce savant héroïque court dans l'histoire des sciences comme dans la littérature romanesque. Comment ne pas voir, dans ces conditions, l'intérêt, pour l'histoire de la médecine et des humanités médicales, d'une lecture rhétorique de Galien ? Son écriture, combinée à sa pensée et à sa vie d'homme de science, mais aussi homme de cour, fait de lui un archétype. Conscient plus que tout autre du pouvoir de l'écrit, Galien se construit par les textes, et crée une médecine textuelle, rhétoriquc, à son image. Nombre de médecins actuels peuvent croire qu'ils n'ont aucun rapport avec cette dernière. Mais, à travers l'histoire, bien des savants et écrivains ont reconnu la virtuosité de Galien et cherché à émuler celle-ci. Symphorien Champier, qui situe l'écriture de Galien "entre la prose et la poésie", a bien compris le pouvoir de celle-ci : il l'imite et en joue, comme d'autres avant et après lui. Analyser les textes médicaux comme discours est donc une nécessité ; le faire en connaissance de cause, en se référant au modèle galénique, un garde-fou bien utile. Il y a plus : le paradigme fourni par Galien vaut pour l'histoire culturelle et littéraire plus largement. "Prince" des médecins, Galien doit aussi être compris au-delà du simple champ médical : en s'emparant de notions comme la science et la vérité, Galien a universalisé son propos. Il a durablement enraciné le discours scientifique au sens large dans une rhétorique aux multiples facettes.

Peu importe, donc, que Galien dise ou non la vérité à propos de son enfance, de sa famille, de ses expériences ou de ses patients. La figure tutélaire qu'il crée dans ses textes est une fiction, une construction consciemment destinée à marquer la postérité. Faut-il souhaiter qu'il en fût autrement ? Ce serait manquer la vraie saveur de l'œuvre et de l'aventure galéniques.

Post scriptum. Les maux et les mots

Ces pérégrinations littéraires et intellectuelles, ces transferts d'un champ à l'autre, se traduisent de manière privilégiée dans l'univers de la fiction. Il est certainement significatif qu'aux XXe et XXIe siècles, alors même que la médecine, appuyée sur la biologie, semble devenue « scientifique », le médecin, un temps superbe, infaillible et arrogant, se mue en figure de doute, de fragilité, d'échec. La médecine devient, plus que jamais, littérature : les médecins écrivent, non pas tant en médecins qu'en auteurs, et souvent en auteurs torturés. La pratique médicale, sous leur plume-scalpel, devient monstrueuse, décalée, elle commence à perdre son sens. Le narrateur (médecin) de Céline (lui-même médecin), dans *Voyage au bout de la nuit*, n'a déjà plus rien à voir avec le savant pur, sûr de lui et implacable (un temps incarné par Antoine, le héros médecin des *Thibault* de Roger Martin du Gard). Plus récemment, un Terence Holt, médecin et auteur remarqué d'*Internal Medicine. A Doctor's Stories*, relate les expériences d'un jeune interne d'hôpital dans un esprit aux antipodes du discours scientifique classique hérité de Galien. Dans cet assemblage de récits, le savoir du médecin est fragile, son empathie mise à l'épreuve, son estime de soi également. Loin de les éluder, l'auteur-médecin exhibe ces faiblesses. Dès sa première nuit de garde, un cas difficile se présente : une femme souffrant d'un syndrome rare, et d'ordinaire fatal. C'est le début d'un échec. Le jeune interne n'est pas un surhomme en blouse blanche, mais un étudiant jeté sans filet dans le grand bain de l'univers hospitalier. Soumis au regard pénétrant d'une infirmière blasée, peut-être image du lecteur, en tout cas témoin gênant de son inadéquation, il se retrouve totalement exposé, sans fard, au jugement d'autrui.

On peut s'interroger sur ce que nous dit cette production littéraire du rôle du médecin dans la société, de son rapport à la médecine, vue par une trop grande partie du public comme une "science". Il est légitime, sans doute, de constater que de nouvelles questions se posent au monde des praticiens, invitant de nouvelles réponses. N'ayant plus à se justifier, à présent que l'omniscience, en tant que scientifiques, leur est d'emblée concédée, les médecins chercheraient-ils à faire reconnaître leur faillibilité, leur humanité ? C'est bien le contraire de ce que Galien, fondateur du discours médical, avait identifié comme sa priorité : pour Galien, dans un univers sensoriel incertain, où le visible était la mesure de l'invisible, loin de toute sécurité métrique et de tout dosage millimétré, le médecin se devait de persuader, pour convaincre et rassurer. La rhétorique, en ce sens, était partie intégrante de la pratique médicale. Dans la médecine dite scientifique, la rhétorique dans sa forme historique a disparu (bien que l'on puisse tout de même analyser la communication médicale sous l'angle de la rhétorique, comme l'a fait par exemple Judy Segal). Mais la biologie et les autres supports scientifiques de la médecine n'ont pu combler le vide laissé par la persuasion rhétorique, par l'analyse discursive du patient, du corps, des maux. Des médecins ressentent donc aujourd'hui le besoin de fonder une nouvelle littérature médicale, une représentation différente de la médecine (celle-ci n'étant plus littéraire dans ses publications depuis fort longtemps). Un corrolaire négatif de la toute-puissance du médecin "scientifique" s'ajoute à ce constat : on note que la science ne suffit pas au diagnostic, ni au traitement. Le médecin (honnête) est obligé de reconnaître des limitations dans sa propre pratique, peut-être nées de son manque de culture littéraire. Au XXIe s. en effet, la littérature se fait outil heuristique dans une quête de diagnostic (et de sens ?), par exemple dans le récit de Heidi Julavits, *Diagnose this. How to be your own best doctor* (Harper's Magazine, April 2014), inspiré par un cours de "Narrative Medicine". Comme un lointain écho aux enquêtes et quêtes de sens "caché" dans le corps humain qui ont marqué la recherche antique (chez Hippocrate, Archigène, Galien, mais aussi, plus tard, Laënnec et tant d'autres), Julavits (et les nouveaux modèles dans l'enseignement médical dont elle s'inspire) pose une certaine nécessité de littérature, on pourrait même dire d'une poétique médicale. Exploiter les mots, le verbe, dans la quête du diagnostic réel, parfois manqué par l'analyse strictement biologique prescrite par le médecin. En somme, un retour à une médecine des humanités, une médecine du discours et de la représentation, une médecine en quête du *sens* de la maladie. On peut donc parler d'une mutation des rapports entre médecine et écriture au XXe s. ;

si elle avait pu un temps paraître obsolète, la rhétorique médicale fait en réalité un retour à la surface de la pratique médicale, peut-être même un retour en force. Lire Galien sous l'angle littéraire prend donc tout son sens dans une histoire *longue* de la rhétorique médicale.

Bibliographie

Adams, J.N., *Bilingualism and the Latin Language*, Oxford, 2003.

Adams, J.N./M. Janse/S. Swain (eds), *Bilingualism in ancient society: language contact and the written word*, Oxford, 2002.

Agrimi, J./C. Crisciani, *Les consilia médicaux* (*Typologie des sources du moyen âge occidental* 69), Brepols 1994.

Albert, L./L. Nicolas (eds), *Polémique et rhétorique de l'Antiquité à nos jours*, Bruxelles, 2010.

Alexander, L., 'Canon and Exegesis in the Medical Schools of Antiquity', in P.S. Alexander/J.D. Kaestli (eds), *The Canon of Scripture in Jewish and Christian Tradition*, Lausanne, Ed. du zèbre, 2007, 115-153.

Alvarez-Millan, C., 'Practice versus Theory: 10th c. case-histories from the middle-east', *The society for social history of medicine* 13-2, 2000, 293-306.

Alvarez-Millan, C., 'Graeco-Roman Case Histories and their Influence on Medieval Islamic Clinical Accounts' *The society for social history of medicine* 12-1, 1999, 19-43.

Amato, E. (éd.), *Approches de la Troisième Sophistique. Hommages à Jacques Schamp*, Brussels, 2006.

Amato, E./J. Schamp (eds), *Ethopoiia. La représentation de caractères entre fiction scolaire et réalité vivante à l'époque impériale et tardive*, Salerno, 2005.

Amundsen, D.W., 'Romanticizing the ancient medical profession: the characterization of the physician in the Greco-Roman novel', *BHM* 48, 1974, p. 320-337.

Anderson, G., 'Some Uses of Storytelling in Dio', in S. Swain (ed.), *Dio Chrysostom. Politics, Letters, and Philosophy*, OUP, 2000, p. 143-160.

Anderson, G., *The Second Sophistic. A Cultural Phenomenon in the Roman Empire*, London, 1993.

Anderson, G., 'Lucian: A Sophist's Sophist', *Yale Classical Studies* 27, 1982, p. 61-92.

André, J., *Etre médecin à Rome*, Paris, Les Belles Lettres, 1987.

André, J.-M., *La médecine à Rome*, Paris, 2006.

Angenot, M., *La parole pamphlétaire – Contribution à la typologie des discours modernes*, Paris, Payot, 1982.

Arnou, R., *Le désir de Dieu dans la philosophie de Plotin*, Paris, 1921.

Asper, M., '*Un personnagio in cerca di lettore*. Galens *Grösser Puls* und die „Erfindung" des Lesers', in Th. Fögen (ed.), *Antike Fachtexte. Ancient Technical Texts*, Berlin, De Gruyter, 2006, p. 21-39.

Astarita, M.L., *La cultura nelle* Noctes Atticae, Catania, 1993, p. 155-157.

Aubineau, M., 'Le thème du bourbier dans la littérature grecque profane et chrétienne', *Recherches de science religieuse* 47, 1959, p. 185-214.

Bakker, E.J. (ed.), *A Companion to the Ancient Greek Language*, Oxford, 2010.

Barton, T., *Power and Knowledge: astrology, physiognomics, and medicine under the Roman Empire*, University of Michigan Press, 1994.

Baslez, F./P. Hoffmann/L. Pernot (eds), *L'invention de l'autobiographie d'Hésiode à Saint Augustin*, Presses de l'Ecole Normale Supérieure, Paris, 1993.

Berardi, F., 'La teoria dello stile in Dionigi di Alicarnasso: il caso dell' *enargeia*', in P. Chiron/C. Lévy (eds), *Les noms du style dans l'antiquité gréco-latine*, Peeters, Louvain, 2010, p. 179-200.

Bernstein, N.W., *Ethics, Identity and Community in Later Roman Declamation*, OUP, 2013.

Blum, C., *Studies in the Dream-Book of Artemidorus*, Uppsala, 1936.

Bompaire, J., 'Quatre styles d'autobiographie au IIe s. de notre ère: Aelius Aristide, Lucien, Marc Aurèle, Galien', in F. Baslez/Ph. Hoffmann/L. Pernot (eds), *L'invention de l'autobiographie d'Hésiode à Saint Augustin*, Presses de l'Ecole Normale Supérieure, Paris, 1993, p. 199-209.

Bompaire, J., 'Les historiens classiques dans les exercices préparatoires de rhétorique (*progymnasmata*)', *Recueil Plassart*, Paris, 1976, p. 1-7.

Bompaire, J., *Lucien Écrivain. Imitation et création*, Paris, 1958.

Boudon-Millot, V., *Galien de Pergame. Un médecin grec à Rome*, Paris, Les Belles Lettres, 2012.

Boudon-Millot, V., 'Anecdote et antidote: fonction du récit anecdotique dans le discours galénique sur la thériaque', in C. Brockmann/W. Brunschön/O. Overwien (eds), *Antike Medizin im Schnittpunkt von Geistes- und Naturwissenschaften*, Berlin, De Gruyter, 2009, p. 45-62.

Boudon-Millot, V., 'Galen's Bios and Methodos: from ways of life to paths of knowledge', in C. Gill/J.M. Wilkins/T.J.G. Whitmarsh (eds), *Galen and the World of Knowledge*, Cambridge, 2009, 175-189.

Boudon-Millot, V., 'Galien commentateur d'Hippocrate: de l'authenticité des traités hippocratiques' in P. Hummel/F. Gabriel (eds.), *Vérités Philologiques. Etudes sur les notions de vérité et de fausseté en matière de philologie*, Paris, Philologicum, 2008, p. 75-92.

Boudon-Millot, V., 'Le médecin et la courtisane: la Phrynè de Galien', in V. Boudon-Millot/V. Dasen/B. Maire (eds), *Femmes en médecine: en l'honneur de Danielle Gourevitch*, Paris, 2008, p. 13-27.

Boudon-Millot, V., 'Aux marges de la médecine rationnelle: médecins et charlatans à Rome au temps de Galien', *Revue des Etudes Grecques* 116, 2003, p. 109-131.

Boudon-Millot, V., 'Galien par lui-même. Les écrits bio-bibliographiques (*De ordine librorum suorum* et *De libris propriis*)', in *Studi su Galeno: Scienza, filosofia, retorica e filologia. Atti del seminario, Firenze 13 novembre 1998*, Università degli studi di Firenze, 2000, p. 119-133.

Bowersock, G.W., *Greek Sophists in the Roman Empire*, Oxford, 1969.

Bowie, E., 'The Ups and Downs of Aristophanic Travel' in E. Hall/A. Wrigley (eds), *Aristophanes in Performance 421 BC-2007 AD*, London, 2007, p. 32-51.

Bowie, E., 'Portrait of the sophist as a young man', in B. McGing/J. Mossman (eds), *The Limits of Ancient Biography*, The Classical Press of Wales, 2006, p. 141-153.

Bowie, E.L., 'Greeks and their Past in the Second Sophistic', *Past and Present* 46, 1970, p. 3-41.

Braet, A.C., 'On the origin of normative argumentation theory: the paradoxical case of the rhetoric to Alexander', *Argumentation* 10, 1996, 347-359.

Bréchet, C., '*Parle avec eux*. Le dialogue avec les auteurs classiques', in S. Dubel/S. Gotteland (eds), *Formes et genres du dialogue antique*, Ausonius, Pessac, 2015, p. 155-164.

Brixhe, C., 'Linguistic Diversity in Asia Minor during the Empire: *Koine* and non-Greek Languages' in E.J. Bakker (ed.), *A Companion to the Ancient Greek Language*, Oxford, 2010, 228-252.

Brockmann, C./W. Brunschön/O. Overwien (eds), *Antike Medizin im Schnittpunkt von Geistes- und Naturwissenschaften*, Berlin, De Gruyter, 2009.

Brown, P., *Body and Society. Men, Women and Sexual Renunciation in Early Christianity*, Columbia University Press, 1988.

Brunt, P., 'The Bubble of the Second Sophistic', *BICS* 39, 1994, 25-52.

Burton, R., *Anatomy of Melancholy*, 3 vol., ed. T.C. Faulkner/N.K. Kiessling/R.L. Blair, Oxford, 1989-1994.

Cairns, D./R. Scodel (eds), *Defining Greek Narrative*, Edinburgh, 2014.

Calboli, G., 'L'*expolitio* comme figure de style', in P. Chiron/C. Lévy (eds), *Les noms du style dans l'antiquité gréco-latine*, Peeters, Louvain, 2010, p. 299-314.

Canter, H.V., 'The *paraclausithyron* as a literary theme', *American Journal of Philology* 41-4, 1920, 355-368.

Casson, L., *The Periplus Maris Erythraei. Texts with Introdution, Translation and Commentary*, Princeton, 1989.

Cataldi-Palau, A.C., *Gian Francesco d'Asola e la tipografia aldina. La vita, le edizioni, la biblioteca dell'Asolano*, Genova (Sagep) 1998.

Chandezon, Ch./J. Du Bouchet (eds), *Études sur Artémidore et l'interprétation des rêves*, Presses Universitaires de Paris-Ouest, 2012.

Chandezon, Ch./J. Du Bouchet (eds), *Artémidore et l'interprétation des rêves. Quatorze Etudes*, Paris, Les Belles Lettres, 2014.

Chauvet, E., *La philosophie des médecins grecs*, Paris, 1886.

Chiaradonna, R., 'Galen on what is persuasive (*pithanon*) and what approximates to truth', in P. Adamson, R. Hansberger et J. Wilberding (eds), *Philosophical Themes in Galen*, *BICS Suppl.* 114, 2014, p. 61-88.

Chiaradonna, R., 'Le traité de Galien Sur la démonstration et sa postérité tardo-antique', in R. Chiaradonna & F. Trabattoni (eds), *Physics and Philosophy of Nature in Greek Neoplatonism*, Leiden, 2009, 43-78.

Chiaradonna, R./F. Trabattoni (eds), *Physics and Philosophy of Nature in Greek Neoplatonism. Proceedings of the European Science Foundation Exploratory Workshop (Il Ciocco, Castelvecchio Pascoli, June 22-24, 2006)*, Leiden, Brill, 2009.

Chiron, P./C. Lévy (eds), *Les noms du style dans l'antiquité gréco-latine*, Peeters, Louvain, 2010.

Class, M., 'Medical Case Histories as Genre: New Approaches', *Literature and Medicine* 32-1, 2014, vii-xvi.

Cobet, C.G., 'Ad Galenum', *Mnemosyne* 12-13, 1884-1885, p. 443-448.

Coker, A., 'Galen and the Language of Old Comedy: glimpses of a lost treatise at *PA* 23b-28', in C. Petit (ed.), *Galen's De indolentia in Context. A Tale of Resilience*, Leiden, Brill (à paraître).

Colombat, B., 'Le rôle du grec dans la terminologie grammaticale du *De causis* de Jules-César Scaliger (1540)', in L. Basset/F. Biville/B. Colombat/P. Swiggers/A. Wouters (eds), *Bilinguisme et terminologie médicale gréco-latine*, Peeters, 2007, p. 395-428.

Coste, J./D. Jacquart/J. Pigeaud (eds.), *La rhétorique médicale à travers les siècles*, Genève, Droz, 2012.

Courcelle, P., 'Le thème littéraire du bourbier dans la littérature latine', *CRAI* 117-2, 1973, 273-289.

Curtis, T., 'Genre and Galen's Philosophical Discourses', in P. Adamson, R. Hansberger et J. Wilberding (eds), *Philosophical Themes in Galen*, *BICS Suppl.* 114, 2014, 39-59.

Debru, A., *Le corps respirant. La pensée physiologique chez Galien*, Leiden, Brill, 1996.

Des Places, E., 'Platon et la langue des mystères', *Annales de la faculté des Lettres d'Aix* 38, 1964, 9-23 (repris dans E. Des Places, *Etudes platoniciennes 1929-1979*, Leiden, Brill, 1981, 83-98).

Dietrich, M., 'L'ordre des mots dans le récit médical grec: étude pragmatique', *Syntaktika* 48, 2015, 1-16.

Downie, J., 'Galen's Intellectual Self-Portrait in *De Indolentia*', in C.K. Rothschild/T.W. Thompson, *Galen's De Indolentia: Selected Essays*, Tübingen: Mohr Siebeck, 2014, p.143-155.

Dross, J., 'Qu'est-ce qu'un discours évident? Les rapports entre l'évidence et la clarté dans l'*Institution Oratoire*', in P. Chiron/C. Lévy (eds), *Les noms du style dans l'antiquité gréco-latine*, Peeters, Louvain, 2010, p. 233-252.

Dubel, S./S. Gotteland (eds), *Formes et genres du dialogue antique*, Ausonius, Pessac, 2015.

Dubel, S., *Lucien de Samosate. Portrait du Sophiste en Amateur d'Art (Textes édités par S. Dubel; Postface de J. Pigeaud)*, Paris, Editions Rue d'Ulm, 2014.

Durling, R.J., *A Dictionary of Medical Terms in Galen*, Leiden, Brill, 1993.

Durling, R.J., 'Some particles and particle clusters in Galen', *Glotta* 66, 1988, p. 183-189.

Durling, R.J., 'A chronological census of Renaissance editions and translations of Galen', *Journal of the Warburg and Courtauld Institutes* 24, 1961, p. 230-305.

Edwards, C., 'Self-scrutiny and self-transformation in Seneca's Letters', *Greece and Rome* 44, 1997, p. 22-38.

Edwards, M.J./S. Swain (eds), *Portraits. Biographical Representation in the Greek and Latin Literature of the Roman Empire*, OUP, 1997.

van der Eijk, P.J., '"Aristotle! What a thing for you to say!" Galen's engagement with Aristotle and Aristotelians', in C. Gill/J.M. Wilkins/T.J.G. Whitmarsh (eds), *Galen and the World of Knowledge*, Cambridge, 2009, p. 261-280.

van der Eijk, P.J., 'Towards a Rhetoric of Ancient Scientific Discourse. Some formal characteristics of Greek medical and philosophical texts', in E.J. Bakker (ed.), *Grammar as Interpretation. Greek literature in its linguistic context*, Leiden, Brill, 1997, p. 77-129.

Ermerins, F.Z., *De Hippocratis Doctrina a Prognostice oriunda*, Leiden, 1832.

Fahnestock, J., *Rhetorical Figures in Science*, OUP, 1999.

Favreau-Linder, A.-M., 'L'hymne et son public dans les traités rhétoriques de Ménandros de Laodicée', in Y. Lehman (ed.), *L'Hymne antique et son public*, Brepols, 2007, p. 153-168.

Ferngren, G.B., 'Roman Lay Attitudes Towards Medical Experimentation', *BHM* 59, 1985, p. 495-505.

Ferngren, G.B., 'A Roman Declamation on Vivisection', in *Transactions and Studies of the College of Physicians of Philadelphia* s. V, 4, 1982, p. 272-290.

Flemming, R., 'Demiurge and Emperor in Galen's World of Knowledge', in C. Gill/J.M. Wilkins/T.J.G. Whitmarsh (eds), *Galen and the World of Knowledge*, Cambridge, 2009, p. 59-84.

Flemming, R., "Commentary" in R.J. Hankinson (ed.), *The Cambridge Companion to Galen*, 2008, p. 323-354.

Fortuna, S./A.M. Urso, 'Burgundio da Pisa traduttore di Galeno: nuovi contributi e prospettive, con un'appendice di P. Annese', in I. Garofalo, A. Lami, A. Roselli (eds), *Sulla tradizione indiretta dei testi medici greci. Atti del Seminario Internazionale* (*Siena, 19-20 settembre 2008*), Pisa, F. Serra, 2009, p. 141-177.

Foucault, M., *Histoire de la sexualité*, vol. III « le souci de soi » (1984).

Fournel, E., 'Le rêve dans l'écriture autobiographique à l'époque impériale : l'exemple de Lucien et d'Aelius Aristide', *BAGB* 2014-1, p. 79-109.

Frazel, T.D., *The Rhetoric of Cicero's In Verrem*, Göttingen, 2009.

Frede, M., 'Galen's theology', in J. Barnes/J. Jouanna (eds), *Galien et la philosophie. Entretiens de la fondation Hardt 49*, Genève, 2003, p. 73-126.

Freisenbruch, A., 'Back to Fronto: Doctor and Patient in his Correspondence with an Emperor', in R.K. Gibson/R. Morello (eds), *Ancient Letters. Classical and Late Antique Epistolography*, 2007, p. 235-255.

García Ballester, L., 'Experiencia y especulacion en el diagnostico galénico', *Acta Hisp. ad Med. scient. Hist. illustrandam* 1, 1981, p. 203-223.

García Novo, E., 'Tiempo, Narración y descripción en el tratado de Galeno *De inaequali intemperie*', in J.A. López Férez (ed.), *Galeno. Lengua, composición literaria, léxico, estilo*, Madrid, 2015, 349-368.

García Novo, E., 'Composition et style du traité de Galien *De inaequali intemperie*: avantages et désavantages pour la transmission du texte', in A. Garzya (ed.), *Storia e ecdotica dei testi medici greci. Atti del II Conv. Intern. (Parigi, 24-26 maggio 1994)*, Napoli, 1996, 141-153.

Garnaud, C., *Traduction et commentaire du* Sur les Éléments d'après Hippocrate *de Galien*, mémoire de maîtrise sous la direction de Jacques Jouanna, 1998.

Garofalo, I./A.M. Urso/K.D. Fischer/V. Lorusso/A. Lami/N. Palmieri, "Congetture e emendamenti inediti", *Galenos* 4, 2010, p. 267-278.

Garofalo, I., 'Agostino Gadaldini (1515-1575) et le Galien latin', in V. Boudon/G. Cobolet, 2004, 283-322.

Gherchanoc, F., 'La beauté dévoilée de Phrynè : de l'art d'exhiber ses seins', *Mètis* N.S. 10, 2012, p. 201-225.

Gibson, C.E., 'Encomium and Thesis in Galen's *De parvae pilae exercitio*', *Greek, Roman, and Byzantine Studies* 54, 2014, p. 462-473.

Gill, C.J., 'Did Chrysippus understand Medea ?', *Phronesis* 28-2, 1983, p. 136-149.

Gill, C./J.M. Wilkins/T.J.G. Whitmarsh (eds), *Galen and the World of Knowledge*, Cambridge, 2009.

Gleason, M., *Making Men : Sophists and self-presentation in ancient Rome*, 1995.

Goebel, G.H., 'Probability in the earliest rhetorical theory', *Mnemosyne* 42, 1989, 41-53.

Goeken, J., *Aelius Aristide et la rhétorique de l'hymne en prose*, Brepols, 2012.

Goeken, J., 'La rhétorique du moi dans les *Hymnes* d'Aelius Aristide', in L. Calboli-Montefusco, *Papers on rhetoric* 4, 2002, 121-138.

Gourevitch, D., *Limos kai loimos. A study of the Galenic Plague*, Paris, De Boccard, 2013.

Gourevitch, D., 'Le menu de l'homme libre. Recherches sur l'alimentation et la digestion dans les œuvres en prose de Sénèque le philosophe', in *Mélanges de philosophie, de littérature et d'histoire ancienne offerts à Pierre Boyancé*, Rome, 1974, 312-344.

Gourevitch, D./M.D. Grmek, "*Medice, cura te ipsum*. Les maladies de Galien", *Études de Lettres*, 1986, p. 45-64.

Greene, E./M.B. Skinner (eds), *The New Sappho on Old Age. Textual and Philosophical Issues*, Harvard, 2009.

Grimm-Stadelmann, I., *Theophilos. Der Aufbau des Menschen. Kritische Edition des Textes mit Übersetzung, Einführung und Kommentar, D. Phil. München*, 2008.

Grmek, M.D. (ed./comm.), *Arétée de Cappadoce. Des causes et des signes des maladies aiguës et chroniques, traduit par R.T.H. Laënnec*, Droz, 2000.

Grmek, M.D., *Le chaudron de Médée*, Paris, Synthélabo 1997.

Grimaldi, W.M.A., 'Semeion, tekmerion, eikos in Aristotle's *Rhetoric*', *American Journal of Philology* 101, 1980, p. 383-398.

Hägg, Th., *The Art of Biography in Antiquity*, CUP, 2012.

Hägg, Th./Ph. Rousseau, *Greek Biography and Panegyric in Late Antiquity*, University of California Press, 2000.

Hamon, P., *Introduction à l'analyse du descriptif*, Paris, 1981.

Hankinson, R.J. (ed.), *The Cambridge Companion to Galen*, 2008.

Harris-McCoy, D.E., *Artemidorus' Oneirocritica. Text, translation and commentary*, OUP, 2012.

Henderson Collins II, J., *Exhortations to Philosophy. The Protreptics of Plato, Isocrates and Aristotle*, OUP, 2015.

Herbst, W., *Galeni Pergameni de Atticissantium studiis testimonia*, Leipzig, 1911.

Hertz, G., 'Apulée contre Emilianus dans l'*Apologie* : art de la polémique et cas problématique de la malédiction de l'adversaire', in L. Albert et L. Nicolas (eds), *Polémique et rhétorique de l'antiquité à nos jours*, Bruxelles, 2010, p. 105-118.

Holford-Strevens, L., *Aulus Gellius. An Antonine scholar and his achievement*, Oxford, 2003 (2nd ed.).

Holford Strevens, L., 'Gellius the non-visual portraitist', in M. Edwards/S. Swain (eds), *Portraits. Biographical Representation in the Greek and Latin Literature of the Roman Empire*, OUP 1997, p. 93-116.

Holmes, B., 'Sympathy between Hippocrates and Galen : the Case of Galen's Commentary on Hippocrates' Epidemics book Two', in P.E. Pormann (ed.), *Epidemics in Context. Greek Commentaries on Hippocrates in the Arabic Tradition*, Berlin, De Gruyter, 2012, p. 49-70.

Humbel, A., *Ailios Aristides. Klage über Eleusis (Oratio 22). Lesetext, Übersetzung und Kommentar, Wiener Studien Beiheft 19*, Wien, 1994.

Humble, N./K. Sidwell, 'Dreams of glory : Lucian as autobiographer', in B. McGing/ J. Mossman (eds), *The Limits of Ancient Biography*, The Classical Press of Wales, 2006, p. 213-226.

Hummel, P., *De lingua graeca. Histoire de l'histoire de la langue grecque*, Bern/Oxford, Peter Lang, 2007.

Ieraci Bio, A.M., 'L'Armonia del corpo : medicina e teologia da Galeno ai Padri della Chiesa' in L. Miletti (ed.), *L'harmonie, entre philosophie, science et arts, de l'Antiquité à l'Âge moderne*, Napoli, 2011, 179-188.

Ildefonse, F., *La naissance de la grammaire dans l'antiquité grecque*, Paris, Vrin, 1997.

Israelowitch, I., *Society, Medicine and Religion in the Sacred Tales of Aelius Aristides*, Mnemosyne Supplements, Leiden, Brill, 2012.

Johnson, A.P., 'Porphyry's Hellenism' in S. Morlet (ed.), *Le traité de Porphyre* Contre les Chrétiens. *Un siècle de recherches, nouvelles questions*, Paris, Institut d'études augustiniennes, 2011, p. 165-181.

De Jong, I.F.G., R. Nünlist & A. Bowie (eds), *Narrators, Narratees, and Narratives in Ancient Greek Literature*, Mnem. Suppl. 257, Leiden, Brill, 2004.

de Jonge, C., 'Dionysius of Halicarnassus on Thucydides', in S. Forsdyke, E. Foster, and R. Balot (eds), *The Oxford Handbook of Thucydides*, 2017, 641-658.

Jouanna, J., 'Médecine égyptienne et médecine grecque', in J. Jouanna & J. Leclant (eds), *La médecine grecque antique*, Paris, 2004, p. 1-21.

Jouanna, J., 'Rhétorique et médecine dans la Collection Hippocratique', REG 97, 1984, p. 26-44.

Jouanno, C., 'Les Byzantins et la Seconde Sophistique : Étude sur Michel Psellos', REG 122, 2009-1, 113-144.

Kaczmarek, S., H. Pietras (eds) (in collaboration with Andrzej Dziądowiec), *Origeniana decima : Origen as writer : papers of the 10th International Origen Congress, University School of Philosophy and Education "Ignatianum", Kraków, Poland, 31 August-4 September 2009*, Peeters, Leuven, 2011.

Kerbrat-Orecchioni, C./N. Gelas (eds), *Le discours polémique*, Lyon, 1980.

Keulen, W., *Gellius the Satirist. Roman Cultural Authority in Attic Nights*, Leiden, Brill, 2009.

Kim, L., "The Literary Heritage as Language : Atticism and the Second Sophistic", in E.J. Bakker (ed.), *A Companion to the Ancient Greek Language*, Oxford, 2010, 468-482.

Kirichenko, A., *A Comedy of Storytelling. Theatricality and Narrative in Apuleius' Golden Ass*, Heidelberg, 2010.

Kirchner, R., 'Die Mysterien der Rhetorik. Zur Mysterienmetapher in rhetoriktheoretischen Texten', *Rheinisches Museum* 148, 2005, p. 165-180.

Kollesch, J., 'Die Sprache von Ärzten nichtgriechischer Herkunft im Urteil Galens', *Philologus* 138, 1994, p. 260-263.

Kollesch, J., 'Galen und die Zweite Sophistik' in V. Nutton (ed.), *Galen. Problems and Prospects*, London, 1981, p. 1-11.

König, J., 'Conventions of prefatory self-presentation in Galen's *On the Order of My Own Books*', in C. Gill/J.M. Wilkins/T.J.G. Whitmarsh (eds), *Galen and the World of Knowledge*, Cambridge, 2009, p. 35-58.

König, J./K. Oikonomopoulou/G. Woolf (eds), *Ancient Libraries*, Cambridge University Press, 2013.

Korenjak, M., *Publikum und Redner : ihre Interaktion in der sophistischen Rhetorik der Kaiserzeit* (*Zetemata* 104), Munich, Verlag C.H. Beck, 2000.

Kroon, C., *Latin Discourse Particles*, Leiden, Brill, 1995.

Kudlien, F./R.J. Durling (eds), *Galen's Method of Healing. Proceedings of the 1982 Symposium*, Leiden, Brill, 1991.

Laigneau, S., 'Ovide, *Amores* 1, 6 : Un 'paraclausithyron' très ovidien', *Latomus* 59-2, 2000, 317-326.

Laín Entralgo, P., *La historia clínica. Historia y teoria del relato patográfico*, Barcelona, 1961.

Laird, A., 'The Rhetoric of Roman Historiography', in A. Feldherr (ed.), *The Cambridge Companion to Roman Historians*, 2009, 197-213.

Langholf, V., *Medical Theories in Hippocrates*, Berlin-New York, 1990.

Langslow, D., 'The *epistula* in ancient scientific and technical literature, with special reference to medicine', in R.K. Gibson/R. Morello (eds), *Ancient Letters. Classical and Late Antique Epistolography*, Oxford University Press, 2007, 211-234.

Laplace, M., *Le roman d'Achille Tatios. Discours panégyrique et imaginaire romanesque*, Bern/New York, Peter Lang, 2007.

Lasserre, F., 'Prose grecque classicisante', in H. Flashar (ed.), *Le classicisme à Rome aux Iers siècles avant et après J.-C., Entretiens de la Fondation Hardt, tome XXV*, Vandoeuvres, 1979, p. 135-173.

Laurent, J., *L'homme et le monde selon Plotin*, Paris, 1999.

Lausberg, H., *Handbook of Literary Rhetoric. A foundation for literary study*, English translation, ed. by D.E. Orton and R.D. Anderson, Foreword by George A. Kennedy, Leiden, Brill, 1998.

Lehman, Y. (ed.), *L'Hymne antique et son public*, Brepols, 2007.

Lesher, J.H., '*Saphèneia* in Aristotle: clarity, precision and knowledge', *Apeiron* 43-4, 2010, 143-155.

Létoublon, F., *Les lieux communs du roman. Stéréotypes grecs d'aventure et d'amour*, Mnemosyne suppl. 123, Leiden, 1993.

Lloyd, G.E.R., 'Galen's un-Hippocratic case-histories', in C. Gill/J.M. Wilkins/T.J.G. Whitmarsh (eds), *Galen and the World of Knowledge*, Cambridge, 2009, p. 115-131.

Lloyd, G.E.R., *Principles and Practices in Ancient Greek and Chinese science.*

Lonie, I.M., 'The Paris Hippocratics: Teaching and Research in Paris in the second half of the Sixteenth Century', A. Wear/R. French/I.M. Lonie (eds), *The Medical Renaissance of the sixteenth century*, Cambridge, 1985, p. 155-174.

López Férez, J.A. (ed.), *Galeno. Lengua, composición literaria, léxico, estilo*, Madrid, 2015.

López Férez, J.A., 'Observaciones filologicas utiles para la critica textual y la ecdotica de Galeno' in A. Garzya (ed.), *Storia e ecdotica dei testi medici greci. Atti del II Conv. Intern. (Parigi, 24-26 maggio 1994)*, Napoli, 1996, 273-288.

Lovell, M.S., *A Rage to Live: A biography of Richard and Isabel Burton*, London, 1998.

Lowe, N., *The Classical Plot and the Invention of Western Narrative*, Cambridge, 2000.

Malosse, P.-L./B. Schouler, 'Qu'est-ce que la Troisième Sophistique?', in *Lalies. Actes des Sessions de Linguistique et de Littérature* 29, 2009, p. 161-224.

Manetti, D. (ed.), *Studi sul* De indolentia *di Galeno*, Pisa, 2012.

Manetti, D./A. Roselli, 'Galeno commentatore di Ippocrate', ANRW II, 37.2, 1994, p. 1529-1635 et 2071-2080.

Mattern, S., *Galen and the Rhetoric of Healing*, The John Hopkins University Press, 2008.

McClure, G.M., 'Healing Eloquence: Petrarch, Salutati and the Physicians', *Journal of Medieval and Renaissance Studies* 15, 1985, 317-346.

McGing, B./J. Mossman (eds), *The Limits of Ancient Biography*, The Classical Press of Wales, 2006.

Menn, S., 'The *Discourse on the Method* and the Tradition of Intellectual Autobiography', in J. Miller/B. Inwood (eds), *Hellenistic and Early Modern Philosophy*, Cambridge University Press, 2003, p. 141-191.

Mesk, J., 'Antiochus und Stratonike', *Rheinisches Museum* 68, 1913, p. 366-394.

Meyerhof, M./J. Schacht, "Galen. Über die medizinischen Namen, arabisch und deutsch", *Abhandlungen der preussischen Akademie der Wissenschaften*, 1931.

Miletti, L., *L'arte dell'autoelogio. Studio sull'orazione 28K di Elio Aristide, con testo, traduzione e commento*, Pisa, Edizioni ETS, 2011.

Misch, G., *A history of autobiography in antiquity*, English tr. 1950, 2 vols. (original 1907).

Mitchell, S., *Anatolia. Land, Men and Gods in Asia Minor*, 2 vols., Oxford, 1993.

Mondrain, B., 'Jean Argyropoulos professeur à Constantinople et ses auditeurs médecins, d'Andronic Eparque à Démétrios Angelos', in C. Scholz-G. Makris (eds), *Polypleuros nous. Miscellanea für Peter Schreiner zu seinem 60. Geburtstag*, Munich-Leipzig, 2000, 223-250.

Mondrain, B., 'Comment était lu Galien à Byzance dans la première moitié du XVe s.?', in A. Garzya et J. Jouanna (eds), *Tradizione e ecdotica, Actes du IIIe colloque international sur l'ecdotique des textes médicaux grecs*, Paris-Naples 2003, p. 361-384.

Moraux, P., *Galien de Pergame. Souvenirs d'un médecin*, Les Belles Lettres, Paris, 1985.

Morison, B., 'Logic', in R.J. Hankinson (ed.), *The Cambridge Companion to Galen*, 2008, p. 66-115.

Morlet, S. (ed.), *Le traité de Porphyre* Contre les Chrétiens. *Un siècle de recherches, nouvelles questions*, Paris, Institut d'études augustiniennes, 2011.

Mudry, Ph., *La Préface du* De medicina *de Celse*, Lausanne, 1982.

Murray Jones, P., 'Picturing medicine in the age of Petrarch', in M. Berté/V. Fera/T. Pesenti (eds), *Petrarca e la medicina. Atti del convegno di Capo d'Orlando 27-28 giugno 2003*, Messina, 2006, 179-200.

Nappa, C., 'Elegy on the Threshold : Generic Self-Consciousness in Propertius 1.16', *Classical World* 2007, 57-73.

Nicholls, M., 'Galen and the last days of Commodus', in C. Petit (ed.), *Galen's* De indolentia *in Context. A Tale of Resilience* (à paraître).

Ní Mheallaigh, K., *Reading Fiction with Lucian. Fakes, Freaks and Hyperreality*, Cambridge, 2014.

Nock, A.D., *Essays on religion in the ancient world*, Oxford, 1972.

Nutton, V., 'Galen and the Rhetoric of Certainty' in J. Coste/D. Jacquart/J. Pigeaud (eds.), *La rhétorique médicale à travers les siècles*, Genève, Droz, 2012, p. 39-49.

Nutton, V., 'Galen and Egypt', in J. Kollesch/D. Nickel (eds), *Galen und das Hellenistische Erbe*, Stuttgart, 1993, p. 11-32.

Nutton, V., 'Galen's Library', in C. Gill/J.M. Wilkins/T.J.G. Whitmarsh (eds), *Galen and the World of Knowledge*, Cambridge, 2009, p. 19-34.

Nutton, V., 'Style and context in the *Method of Healing*', in F. Kudlien/R.J. Durling (eds), *Galen's Method of Healing. Proceedings of the 1982 Symposium*, Leiden, Brill, 1991, p. 1-25.

Nutton, V., 'Galen's Philosophical Testament', in P. Moraux (ed.) *Aristoteles – Werk und Wirkung 2 : Kommentierung, Überlieferung, Nachleben*, Berlin, 1987, p. 27-51.

Nutton, V. (ed.), *Galen. Problems and Prospects*, London, 1981.

Nutton, V., 'The Chronology of Galen's Early Career', *Classical Quarterly* 23, 1973, p. 158-171.

Nutton, V., 'Galen and Medical Autobiography', *Proc. Cambridge Philol. Soc.* 198, 1972, p. 50-62.

Oberhelman, S.M., *Dreambooks in Byzantium. Six Oneirocritica in Translation with Commentary and Introduction*, Farnham, 2008.

Palmieri, N., 'Chrysippe, Galien et la Médée de Sénèque', in V. Boudon-Millot/V. Dasen/B. Maire (eds), *Femmes en médecine : en l'honneur de Danielle Gourevitch*, Paris, 2008, p. 131-156.

Paschoud, F., 'Une relecture poétique de Rutilius Namatianus', *Museum Helveticum* 35-4, 1978, p. 319-328.

Pasquier, A., 'Une écriture du visuel au temps de la Seconde Sophistique : Clément d'Alexandrie (*Protreptique*) et Philostrate (*Images*)', in P. Fleury/T. Schmidt (eds), *Perceptions of the Second Sophistic and its Times*, University of Toronto Press, 2011, p. 87-101.

Penella, R.J., 'The *Progymnasmata* and Progymnasmatic theory in Imperial Greek Education', in *A companion to ancient education*, W. Martin Bloomer ed., Wiley-Blackwell, 2015, p. 160-171.

Penella, R.J., 'The *Progymnasmata* in Imperial Greek Education', *Classical World* 105, 2011, p. 77-90.

Pennuto, C., 'Il *De uteri dissectione* di Galeno e la sua fortuna nel Rinascimento', *Medicina nei secoli*, 2013, p. 1103-1142.

Perelman, C./L. Olbrechts-Tyteca, *Traité de l'argumentation. La nouvelle rhétorique*, Bruxelles, 1958.

Perkins, J., 'The *Self* as sufferer', *Harvard Theological Review*, 85-3, 1992, p. 245-272.

Pernot, L., *Epideictic Rhetoric. Questioning the Stakes of Ancient Praise*, University of Texas Press, 2015.

Pernot, L., 'Les mystères de la rhétorique', in M. Fumaroli/J. Jouanna/M. Trédé/M. Zink (eds), *Hommage à Jacqueline de Romilly. L'empreinte de son œuvre*, éd., Paris, Académie des inscriptions et belles-lettres, 2014, p. 61-76.

Pernot, L., 'La réception antique de Xénophon : quel modèle pour quels orateurs ?', in P. Pontier (ed.), *Xénophon et la rhétorique*, Presses de Paris-Sorbonne, 2014, p. 281-294.

Pernot, L., 'Aelius Aristides and Rome', in W.V. Harris/B. Holmes (eds), *Aelius Aristides between Greece, Rome, and the Gods*, Leiden, Brill, 2008, p. 175-201.

Pernot, L., 'Le livre grec au IIe s. ap. J.-C. à partir de l'oeuvre d'Aelius Aristide', *CRAI* N.2, 2007, p. 933-965.

Pernot, L., 'Hymne en vers ou hymne en prose? L'usage de la prose dans l'hymnographie grecque', in Y. Lehman (ed.), *L'Hymne antique et son public*, Brepols, 2007, p. 169-188.

Pernot, L., '*Periautologia*. Problèmes et méthodes de l'éloge de soi-même dans la tradition éthique et rhétorique gréco-romaine', *Revue des Etudes grecques* 111-1, 1998, p. 101-124.

Pernot, L., *Eloges grecs de Rome*, Paris, 1997.

Pernot, L., *La rhétorique de l'éloge dans le monde gréco-romain*, 2 vols., Paris, 1993.

Pernot, L., *Les discours siciliens d'Aelius Aristide*. New York, Arno Press, 1981.

Perry, B.E., *The ancient romances*, Berkeley, 1967.

Petit, C., 'Rhétorique et médecine: le *De elementis ex Hippocratis sententia* de Galien', *Aitia* (*online journal*) 7.2, 2017.

Petit, C. (ed.), *Galen's* De indolentia *in Context*. A Tale of Resilience, Leiden, Brill, 2018.

Petit, C., 'Death, Posterity and the Vulnerable Self. Galen's Peri alupias in the context of his late writings', in C. Petit (ed.), *Galen's De indolentia in Context. A Tale of Resilience*, Leiden, Brill (à paraître).

Petit, C., 'Symphorien Champier (1471-1539) et Galien: Médecine et littérature à la Renaissance', in C. La Charité & R. Menini (eds.), *La médecine au temps de Rabelais* (à paraître).

Petit, C., 'Galen, Pharmacology and the Boundaries of Medicine: A Reassessment', in L. Lehmhaus and M. Martelli (eds.), *Collecting Recipes: Byzantine and Jewish Pharmacology in Dialogue* in the *Science, Technology and Medicine in Ancient Cultures* series, De Gruyter, 2016, p. 50-80.

Petit, C., 'Signes et présages: le discours prédictif et ses enjeux chez Artémidore, Galien et Ptolémée', in C. Chandezon/J. Du Bouchet (eds), *Artémidore de Daldis et l'interprétation des rêves: Quatorze études*, Les Belles Lettres, 2014, 161-190.

Petit, C., 'Galien et le "discours de la méthode": rhétorique (s) médicale (s) à l'époque romaine', in J. Coste, D. Jacquart et J. Pigeaud (eds.) *La rhétorique médicale à travers les siècles. Actes du colloque de Paris, Académie de Médecine, Octobre 2008*, Genève, Droz, 2012, p. 49-75.

Petit, C., 'Médecine et hellénisme à la Renaissance: le problème du grec chez Guillaume de Baillou (1538-1616)', *Medicina e Storia* 11, 2011 (21-22), p. 113-139.

Petit, C., 'La tradition manuscrite du traité des Simples de Galien. *Editio princeps* et traduction annotée des chapitres 1 à 3 du livre I', in V. Boudon-Millot, J. Jouanna, A. Garzya, A. Roselli (eds.), *Histoire de la tradition et édition des médecins grecs – Storia della tradizione e edizione dei medici greci, Atti del VI Colloquio internazionale sull'ecdotica dei testi medici* (*Parigi, Aprile 2008*), Napoli 2010, p. 143-165.

Petit, C., 'Philologie et médecine au XVIe s.: l'art de la conjecture médicale chez un éditeur de Galien, Agostino Gadaldini', F. Gabriel/P. Hummel (eds.), *Vérité (s) Philologique (s). Études sur les notions de vérité et de fausseté en matière de philologie*, Paris, Philologicum, 2008, p. 221-234.

Petit, C., 'Gadaldini's Library', *Mnemosyne* 60.1, 2007, p. 120-127.

Petit, C., 'Mélancolie et méthodisme : traduction originale et commentaire d'un texte de Prosper Alpin (1553-1617)', *Gesnerus* 63 (2006), p. 20-32.

Petit, C., 'Les manuscrits médicaux de Modène et la tradition de l'*Introductio sive medicus* pseudo-galénique', in A. Roselli *et alii* (eds.) *Atti del Ve Convegno Internazionale Trasmissione e ecdotica dei testi medici greci, Napoli, 1-2 Oct. 2004*, D'Auria, Napoli, 2005, p. 167-187.

Petridou, G., 'What is Divine about Medicine ? Mysteric Imagery and Bodily Knowledge in Aelius Aristides and Lucian', in *eiusd.* (ed.) *Embodying Religion : Lived Ancient Religion and Medicine, Religion in the Roman Empire* 3-2, 2017, p. 242-264.

Petsalis-Diomidis, A., 'Sacred writing, sacred reading : the function of Aelius Aristides' self-presentation as author in the *Sacred Tales*', in B. McGing/J. Mossman eds. *The Limits of Ancient Biography*, 2006, p. 193-212.

Pfeiffer, E., *Studien zum antiken Sternglauben*, Leipzig, 1916.

Piazza, F., 'Διαβολή : the personal attack in Greek rhetoric', in L. Calboli Montefusco et M.S. Celentano (eds), *Papers on Rhetoric XII*, Perugia, 2014, p. 193-207.

Pietrobelli, A., '*Arabic* Peri Alupias *: Did al-Kindî and Râzî read Galen ?*', in C. Petit (ed.) *Galen's De indolentia in Context. A Tale of Resilience*, Leiden, Brill, à paraître.

Pigeaud, A./J. Pigeaud (eds), *Les textes médicaux latins comme littérature. Actes du VIe colloque international sur les textes médicaux latins du 1er au 3 septembre 1998 à Nantes*, Presses de l'Université de Nantes, 2000.

Pigeaud, J., 'L'esthétique de Galien', *Mètis* 6-1, 1991, p. 7-42.

Pigeaud, J., 'Le style d'Hippocrate ou l'écriture fondatrice de la médecine', in M. Détienne (éd.), *Les savoirs de l'écriture en Grèce ancienne. Cahiers de Philologie* 14, 1988, p. 305-329.

Pigeaud, J., 'Rhétorique et médecine chez les Grecs. Le cas d'Archigène', *Helmantica* 36, 1985, p. 39-48.

Platt, V.J., *Facing the Gods : Epiphany and Representation in Graeco-Roman Art, Literature and Religion*, Cambridge University Press, 2011.

Plett, H.F., *Enargeia in Classical Antiquity and the Early Modern Age. The Aesthetics of Evidence*, Brill, 2012.

Pomata, G., 'The Medical Case Narrative : Distant Reading of an Epistemic Genre', *Literature and Medicine* 32-1, 2014, p. 1-23.

Pormann, P.E., 'La querelle des médecins arabistes et hellénistes et l'héritage oublié', in V. Boudon-Millot/G. Cobolet eds, *Lire les médecins grecs à la Renaissance*, Paris, 2004, p. 113-142.

Prelli, L.J., *A Rhetoric of Science. Inventing Scientific Discourse*, Columbia, 1989.

Raiola, T., *Nel tempo di una vita. Studi sull'autobiografia in Galeno*, AION quaderni 19, Pisa/Roma, 2015.

Rambourg, C., 'Aristote et le dénigrement. Analyse des rapports entre la théorie rhétorique et la *diabolè*', in L. Albert et L. Nicolas (eds), *Polémique et rhétorique de l'antiquité à nos jours*, Bruxelles, 2010, p. 65-77.

Ratzan, R.M./G.B. Ferngren, 'A Greek *Progymnasma* on the Physician-Poisoner', *Journal Hist. med. & allied sciences* 48, 1993, p. 157-170.

Reardon, B., *Courants littéraires grecs des 2e et 3e s. ap. J.C.*, Paris, Les Belles Lettres, 1971.

Riedweg, C., *Mysterienterminologie bei Platon, Philon und Klemens von Alexandrien*, Berlin, De Gruyter, 1987.

Rochette, B., "Favorinos et ses contemporains: bilinguisme et biculturalisme au 2e siècle de notre ère", in E. Amato/M.-H. Marganne (eds), *Le traité Sur l'exil de Favorinos d'Arles. Papyrologie, philologie et littérature*, Presses Universitaires de Rennes, 2015, p. 101-122.

Roselli, A., 'Galeno dopo l'incendio del 192: bilancio di una vita', in D. Manetti (ed.), *Studi sul* De indolentia *di Galeno*, Pisa, 2012, p. 93-101.

Rosenthal, F., *Das Fortleben der Antike im Islam*, Zurich, 1965.

Rosen, R., 'Socratism in Galen's Psychological Works', in *Antike Medizin im Schnittpunkt von Geistes-und Naturwissenschaften* (*Beiträge zur Altertumskunde*), ed. C. Brockmann, W. De Gruyter, 2009, p. 155-171.

Rosen, R., 'Galen, Satire, and the Compulsion to Instruct', proceedings of the XIIth Hippocratic Colloquium, ed. H.M.F. Horstmanshoff, Brill, 2009, p. 325-342.

Rothschild, C.K./T.W. Thompson, *Galen's De Indolentia: Selected Essays*, Tübingen, Mohr Siebeck, 2014.

Rutherford, R.B., *The Meditations of Marcus Aurelius: A Study*, Oxford, 1989.

Rutherford, I., 'The poetics of the Paraphthegma: Aelius Aristides and the Decorum of self-praise', in D. Innes/H. Hine/C. Pelling (eds), *Ethics and Rhetoric. Classical essays for Donald Russell on his Seventy-Fifth Birthday*, Oxford, 1995, p. 193-204.

Saïd, S., 'Dio's Use of Mythology', S. Swain (ed.), *Dio Chrysostom. Politics, Letters, and Philosophy*, OUP, 2000, p. 161-186.

Saïd, S., 'Le «je» de Lucien', in F. Baslez/P. Hoffmann/L. Pernot (eds), *L'invention de l'autobiographie: d'Hésiode à Saint Augustin*, Paris, 1993, p. 253-270.

Salas, L.A., 'Fighting with the Heart of a Beast: Galen's Use of the Elephant's Cardiac Anatomy against Cardiocentrists', *Greek, Roman, and Byzantine Studies* 54, 2014, p. 698-727.

Saliou, C., 'Antioche décrite par Libanios. La rhétorique de l'espace urbain et ses enjeux au milieu du 4e siècle', in E. Amato (éd.), *Approches de la Troisième Sophistique. Hommages à Jacques Schamp*, Brussels, 2006, p. 273-285.

Salmón, F., 'On whose authority? Ancient and contemporary voices in medical scholasticism', in M. Berté/V. Fera/T. Pesenti (eds), *Petrarca e la medicina. Atti del convegno di Capo d'Orlando 27-28 giugno 2003*, Messina, 2006, p. 145-162.

Santini, C., N. Scivoletto and L. Zurli (eds), *Prefazioni, Prologhi, Proemi di opere tecnico-scientifiche latine*, 3 vols, Roma, 1990-1998.

Schefer, C., 'Rhetoric as part of an initiation into the mysteries: a new interpretation of the Platonic *Phaedrus*', in A.N. Michelini (ed.), *Plato as Author. The Rhetoric of Philosophy*, Brill, 2003, p. 175-196.

Schiefsky, M.J., 'Galen's teleology and functional explanation', in D. Sedley (ed.), *Oxford Studies in Ancient Philosophy* 33, Oxford University Press, 2007, p. 369-400.

Schlange-Schöningen, H., *Die Römische Gesellschaft bei Galen: Biographie und Sozialgeschichte*, Berlin/New York, De Gruyter, 2003.

Schmid, W., *Der Atticismus in seinen Hauptvertretern von Dionysius von Halikarnass bis auf den zweiten Philostratus*, 5 vol., Stuttgart, 1887-1897.

Schmidt, T.S., *Plutarque et les barbares. La rhétorique d'une image*, Peeters, Louvain, 1999.

Schouler, B., *La tradition hellénique chez Libanios*, Paris, Les Belles Lettres, 1984 (Warburg).

Schulz, V., 'Rhetoric and Medicine – The Voice of the Orator in Two Ancient Discourses', *Rhetorica* 34-2, 2016, 141-162.

Segal, J.Z., *Health and the Rhetoric of Medicine*, Southern Illinois University Press, 2005.

Siraisi, N.G., 'Vesalius and the Reading of Galen's Teleology', *Renaissance Quarterly* 50-1, 1997, p. 1-37.

Skenazi, C., *Ageing gracefully in the Renaissance*, Leiden, Brill, 2013.

Skoda, F., 'Galien lexicologue', in M. Woronoff, S. Follet et J. Jouanna (eds), *Dieux, Héros et Médecins Grecs. Hommage à Fernand Robert*, 2001, p. 177-195.

Slater, N.W., 'Apuleian Ecphraseis: Depiction at Play', in W. Riess (ed.), *Paideia at Play: Learning and Wit in Apuleius*, Groningen, 2008, p. 235-250.

Sluiter, I., 'Textual Therapy. On the relationship between medicine and grammar in Galen', in M. Horstmanshoff (ed.), *Hippocrates and Medical Education. Selected Papers Presented at the Hippocratic Colloquium (Leiden 24-26 August 2005)*, Leiden, Brill, 2010, p. 25-52.

Smith, W.D., *The Hippocratic Tradition*, 1979.

Soler, J., *Écritures du voyage. héritages et inventions dans la littérature latine tardive*, Paris, Institut d'Etudes Augustiniennes, 2005.

Soler, J., 'Le poème de Rutilius Namatianus et la tradition du récit de voyage antique: à propos du 'genre' du *De reditu suo*', *Vita Latina* 174 (juin 2006), p. 104-113.

Stok, F., 'Ritratti fisiognomici in Svetonio', in I. Gallo/L. Nicastri (eds), *Biografia e autobiografia degli antichi e dei moderni*, Pubblicazioni dell'università degli studi di Salerno, 1995, p. 109-135.

Stramaglia, A., *Ἔρως. Antiche trame Greche di amore*, Bari, 2000.

Stramaglia, A., [*Quintiliano*] *I gemelli malati: un caso di vivisezione: (Declamazioni maggiori, 8)*, Cassino, 1999.

Stroh, W., *La puissance du discours. Une petite histoire de la rhétorique dans la Grèce antique et à Rome*, traduit de l'allemand et du latin par S. Bluntz, Paris, Les Belles Lettres, 2010.

Strohmaier, G., 'Bekannte und unbekannte Zitate in den Zweifeln an Galen des Rhazes', in K.D. Fischer/D. Nickel/P. Potter (eds), *Text and Tradition. Studies in ancient medicine and its transmission presented to Jutta Kollesch*, Leiden, Brill, 1998, p. 263-297.

Surawicz, B./B. Jacobson (eds), *Doctors in Fiction. Lessons from Literature*, Oxford, Radcliffe Publications, 2009.

Swain, S.C.R. (ed.), *Seeing the Face, Seeing the Soul: Polemo's Physiognomy from classical antiquity to medieval Islam*, OUP, 2007.

Swain, S.C.R., 'The Three Faces of Lucian', in C. Ligota and L. Panizza (eds), *Lucian of Samosata Vivus et Redivivus*, Warburg Institute Colloquia 10, 2007, p. 17-44.

Swain, S.C.R., 'Beyond the Limits of Greek Biography: Galen from Alexandria to the Arabs', in B. McGing/J. Mossman (eds), *The Limits of Ancient Biography*, The Classical Press of Wales, 2006, p. 395-433.

Swain, S.C.R., 'Bilingualism and Biculturalism in Antonine Rome. Apuleius, Fronto, and Gellius', in L. Holford-Strevens/A. Vardi (eds), *The World of Aulus Gellius*, Oxford, 2004, p. 3-40.

Swain, S.C.R. (ed.), *Dio Chrysostom. Politics, Letters, and Philosophy*, OUP, 2000.

Swain, S.C.R., 'Biography and Biographic in the Literature of the Roman Empire', in M. Edwards/S. Swain (eds), *Portraits: biographical representation in the Greek and Latin literature of the Roman Empire*, 1997, p. 1-37.

Swain, S.C.R., *Hellenism and Empire. Language, Classicism and Power in the Greek World 50-250 A.D.*, OUP, 1996.

Temkin, O., *Galenism. Rise and Decline of a Medical Philosophy*, Cornell University Press, Ithaca, 1973.

Tieleman, T., 'Galen and the Stoics, or: the art of not naming', in C. Gill/J.M. Wilkins/T.J.G. Whitmarsh (eds), *Galen and the World of Knowledge*, Cambridge, 2009, p. 282-299.

Tieleman, T., 'Galen on the Seat of the Intellect: Anatomical Experiment and Philosophical Tradition', in C.J. Tuplin/T.E. Rill (eds), *Science and Mathematics in Ancient Greek Culture*, OUP, 2002, p. 256-273.

Tieleman, T., 'Plotinus on the Seat of the Soul: Reverberations of Galen and Alexander in *Enn.* IV, 3 [27], 23', *Phronesis* 43, 1998, p. 306-325.

Thom, J., *Cleanthes' Hymn to Zeus: Text, Translation, and Commentary*, 2005.

Totelin, L.M.V., 'And to end on a poetic note: Galen's authorial strategies in the pharmacological books', *Stud. Hist. Philos. Sci.*, 2012 June; 43-222(2), 307-315.

Tucci, P.L., *The Temple of Peace in Rome*, 2 vols., Cambridge University Press, 2017.

Tucci, P.L., 'Galen and the Library at Antium', *Classical Philology* 108, 2013, p. 240-251.

Tucci, P.L., 'Galen's storerooms, Rome's libraries and the fire of AD 192', *Journal of Roman Archaeology* 21, 2008, 133-149.

Vallozza, M., 'Osservazioni sulle tecniche argomentative del discorso di lode nel "de laude ipsius" di Plutarco', in G. D'Ippolito/G. Gallo (eds), *Strutture formali dei Moralia di Plutarco. Atti del III Convegno Plutarcheo, Palermo 1989*, Napoli, 1991, p. 327-334.

Van Hoof, L., *Libanius. A critical introduction*, Cambridge University Press, 2014.

Van Hoof, L., 'Greek Rhetoric and the Later Roman Empire: The Bubble of the Third Sophistic', *Antiquité tardive* 18, 2010, p. 211-224.

van Mal-Maeder, D., *La fiction des déclamations*, Leiden, Brill, 2007.

Van Nuffelen, P., *Orosius and the Rhetoric of History*, Oxford, 2015.

Vegetti, M., *Galeno. Nuovi scritti autobiografici. Introduzione, traduzione e commento di*, Rome, 2013.

Velardi, R., 'Le origini dell'inno in prosa tra V e IV secolo A.C.: Menandro retore e Platone', in A.C. Cassio/G. Cerri (eds), *L'inno tra rituale e letteratura nel mondo antico*, Roma, 1991, p. 216-220.

von Staden, H., 'Galen and the 'Second Sophistic'', in R. Sorabji (ed.), *Aristotle and After*, *BICS Suppl.* 68, 1997, p. 33-54.

von Staden, H., 'Character and competence. Personal and professional conduct in Greek medicine', in H. Flashar/J. Jouanna (eds), *Médecine et morale dans l'antiquité. Entretiens de la Fondation Hardt vol. 43*, Genève, Droz, 1997, p. 157-195.

von Staden, H., 'Anatomy as Rhetoric: Galen on Dissection and Persuasion', *J. Hist. Med. Allied Sci.*, 50-1, 1995, p. 47-66.

Walsh, J., 'Galen's discovery and promulgation of the function of the recurrent laryngeal nerve', *Annals of medical history*, 1926, p. 176-184.

Webb, R., *Ekphrasis, Imagination and Persuasion in Ancient Rhetorical Theory and Practice*, Ashgate, 2009.

Wersinger, A.-G., *La sphère et l'intervalle. Le schème de l'harmonie dans la pensée des anciens Grecs d'Homère à Platon*, Grenoble, Jérôme Millon, 2008.

Whittaker, J., 'The Value of Indirect Tradition in the Establishment of Greek Philosophical Texts or The Art of Misquotation' in J.N. Grant (ed.), *Editing Greek and Latin Texts: Papers Given at the Twenty-third Annual Conference on Editorial Problems*, New York, 1989, p. 63-95.

Wifstrand, A., *Eikota: Emendationen und Interpretationen zu griechischen Prosaikern der Kaiserzeit, VIII. Galenos zum dritten Mal*, Lund, 1964.

Wilson, N.G., 'Aspects of the transmission of Galen', in *Le strade del testo*, Bari, 1987, p. 45-64.

Wilson, N.G., *Photius. The Bibliotheca*, London, 1993.

Winkler, J.J., *Auctor et Actor. A Narratological Reading of Apuleius's Golden Ass*, University of California Press, Berkeley, 1985.

Woerther, F., *L'*èthos *aristotélicien. Genèse d'une notion rhétorique*, Paris, Vrin, 2007.

Woerther, F., 'Rhétorique, dialectique et sophistique: Aristote, *Rhet.* I, 1 1355b15-21', *Mélanges de l'Université Saint Joseph* 2006, 13-28.

Wollock, J., *The Noblest Animate Motion. Speech, Physiology and Medicine in Pre-Cartesian Linguistic Thought*, Amsterdam, 1997.

Woodman, A.J., *Rhetoric in Classical Historiography: Four Studies*, London, 1988.

Woolf, G., 'Becoming Roman, Staying Greek: Culture, identity, and the civilizing process in the Roman East', *Proceedings of the Cambridge Philological Society* 40, 1994, p. 116-143.

Index locorum

Index nominum et rerum

www.ingramcontent.com/pod-product-compliance
Lightning Source LLC
LaVergne TN
LVHW092117300926
849161LV00002B/164